HOLISTIC INTEGRATIVE MEDICINE
THEORY & PRACTICE

整合医学
——理论与实践

樊代明 著

中国出版集团
世界图书出版公司
西安 北京 广州 上海

图书在版编目(CIP)数据

整合医学:理论与实践/樊代明著. —西安:世界图书出版西安有限公司,2016.10(2024.2 重印)
ISBN 978-7-5192-1670-2

Ⅰ.①整… Ⅱ.①樊… Ⅲ.①中国医药学—医学史—研究 Ⅳ.①R-092

中国版本图书馆 CIP 数据核字(2016)第 187982 号

书　　名	**整合医学——理论与实践** Zhenghe Yixue　Lilun Yu Shijian
著　　者	樊代明
责任编辑	马可为　王梦华
装帧设计	新纪元文化传播
出版发行	世界图书出版西安有限公司
地　　址	西安市北大街 85 号
邮　　编	710003
电　　话	029-87233647(市场营销部) 029-87235105(总编室)
传　　真	029-87279675
经　　销	全国各地新华书店
印　　刷	西安真色彩设计印务有限公司
开　　本	787mm×1092mm　1/16
印　　张	29.75
字　　数	600 千字
版　　次	2016 年 10 月第 1 版　2024 年 2 月第 4 次印刷
国际书号	ISBN 978-7-5192-1670-2
定　　价	128.00 元

☆如有印装错误,请寄回本公司更换☆

序言 Preface

整合是时代发展的特征，是解决划时代难题的法宝。整体整合医学（Holistic Integrative Medicine，HIM）简称整合医学，是未来医学发展的必然方向和必由之路。

整合医学是人类医学发展的第三个时代。第一个时代是农业革命催生的经验医学时代或称传统医学时代。在这一漫长时期，世界上先后出现过100种以上的医学体系。这些原始的医学体系用不同的方法学对人体进行研究和呵护，都是有理的、有效的、有用的。非常遗憾的是绝大多数现在都已落伍，甚至销声匿迹了，其原因有政治压迫、经济剥削、武力掠夺、血腥镇压、神学崛起、宗教盛行，当然也有自己不争气，这是非常可惜的。第二个时代是工业革命催生的科学医学或称生物医学时代。西医学开始并不强盛，自从将科学作为发展的方法学并逐渐引入后形成了现代医学，带来了西医学长足的进步，并取得了辉煌成就，但也使其逐渐走上了至高无上、唯我独尊、近亲繁殖、孤芳自赏的道路。任何事物的发展都呈螺旋上升、波浪前行的态势，目前现代医学已经遇到了自身难以解决的发展问题。比如，人类现存的4000多种常见病，90%以上无好药可治；人类约7000种罕见病，99%以上无药可治；已占人类1/4死因的恶性肿瘤，很大一部分治了还不如不治。现代医学的发展似乎已走到了一个难以逾越的瓶颈状态。尽管一个又一个医学模式不断"粉墨登场"，循证医学不够了来个转化医学，转化医学不够了再来个精准医学，每一个模式都从一个角度、一个局部试图去解决医学目前遇到的难题，但都未如愿，似乎都在末端使劲、局部发力。因为医学并不等同于科学，医学需要科学，但除此之外还需要很多不属于科学范畴却比科学更重要的知识，可以说一切与人体有关的学问都可以纳入医学。因此，我们不能局限于用科学的方法或生物学的方法来认识医学，除了科学或生物学外，我们还必须用人类学、社会学、心理学、环境学等全面系统地认识人体，所以我们必须走向医学发展的第三个时代，即整合医学时代。

整合医学的理论基础，是从整体观（Holistic）、整合观（Integrative）和医学观（Medicine）出发，将人视为一个整体，将医学研究发现的数据和证据还原成事实，将临床实践中获得的知识和认识转化成经验，将临床探索中发现的技术和艺术聚合成医术，在事实、经验和医术这个层面来回地实践，实践出真知，这个真知就是整合医学。整合医学不是一种实体的医学体系。严格地讲，它是一种认识论，也是一种方法学，其实施的结果是创造一种新的医学知识体系。

整合医学的形成好比建筑万里长城。建成万里长城至少需要三个要素，即图纸、砂浆和砖头。同样，构建整合医学也需要这三个要素，图纸就是整体 Holistic，砂浆就是整合 Integrative，砖头就是医学 Medicine。构建整合医学至少需要三个过程，即串联式整合、并联式整合和交联式整合。通过这三个整合过程，不仅要将现在已知各生物因素加以整合，而且要将心理因素、社会因素和环境因素也加以整合；不仅要将现存与生命相关各领域最先进的医学发现加以整合，而且要将与医学相关各专科最有效的临床经验加以整合，不仅要从呈线性表现的自然科学的一元思维角度考虑问题，而且要从呈非线性的哲学的多元思维角度分析问题，通过这种从一元思维向多元思维的提升，通过上述整合方式和过程的再整合，从而构建更全面、更系统、更合理、更符合自然规律，更适合人体健康维护，疾病诊断、治疗及预防的新的医学知识体系。整合医学不能简单视为一种回归和复原，而是医学在新的历史时期的一种发展和进步，它将在解决医学专科过度细划、医学专业过度细化、医学知识碎片化所致问题中起决定性作用。

整合与混合、融合、配合、结合和组合都不同。混合是无序的，融合是被动的，配合是分主次的，结合是有条件的，组合是按规矩出牌，最终难超预期目标；但整合是有序的、主动的、不分主次和没有条件的，整合的结果是青出于蓝而胜于蓝，且远胜于蓝。

整合医学的概念在提出的同时或之前，国内外相继出现过不同侧面或与之相近的概念，比如 Holistic Medicine、Integrative Medicine、Complementary Medicine、Alternative Medicine、Evidence-based Medicine、Translational Medicine、Precision Medicine、Multiple Discipline Therapy，以及国内的中医学和全科医学等，但与这些概念相比，整合医学有其截然不同的特点和特征。

《易传》称"形而上者为道"，我以为道是哲学；"形而下者为器"，我以为器是科学；医学呢？我以为"形而中者为医"。医学上须通道，下须达器，处于混沌状态。因此，我们眼中的医学，包括我们每天服务的对象——病人，包含的因素为无限多，表现的形式为瞬息万变，因而是无穷大，"无限多＋无穷大"，这就是博大精深。如果我们只用逻辑思维，会找出数不尽的因果关系，但常是局部的、瞬间的，很可能与全局无关、与整体无关，也与长期无关。如果我们用抽象思维，可能比逻辑思维得到的结果更接近全面，更接近本质，但由于所处角度及个人的能力有限，各自抽出来的"象"可能都有不同，甚至难以代表整体，经常出错。如果我们用形象思维，把病人这个"象"看成一个不可分割、局部随时变化，但全局则恒定存在的整体，注重形象，服从形象，保持形象，这样去认识问题可能更加全面，更加接近本质，处置也就更加正确。因此，对医学来说定性要比定量重要，而且是重要得多，这就是我们为何推崇、研究、提倡整合医学的缘由所在。

生命的本质是越来越短，但人类对寿命的期望却是越来越长，这就决定了医学和医学发展的重要性。医学研究的知识和医疗实践的经验越积越多，但对保健、治病、康复的需求总是不能满足，求大于供，所以决定了对医学的探索永远没有止境。同理，自然在变，社会在变，人体在变……人类对自身认识越多，就越需要对知识加以整合，使之服务于人类。因此，整合医学将是未来医学发展的一个永恒的主题。整合医学并没有从根本上否定经验医学（或传统医学）和科学医学（或生物医学）的本质及贡献，更没有将自己与之相对立和隔离，反而视其为基础，视其为后盾，并要在新的历史需求下将其更加发扬光大。这不是喜新厌旧，而是推陈出新；不是折返回归，而是迈步前行。因为是向前看，向前走，所以面临的必然是一片新天地，一派新气象，一个新时代。

  本书共分三部分。第一部分写理论，有点像总论，读后恐觉残缺不全；第二部分称实践，以学科建设为例诠释本书的"理论"，读后恐觉言未尽意；第三部分为序集，是笔者为不同时期不同作者所写整合医学专著作的序，读后恐觉杂乱无章。好在残缺不全可补，言未尽意可加，杂乱无章可理。可以说这本书不成系统，不符书例，只是各时期杂文的汇编，不过它可以综合反映一种思想，而且肯定是一本新书。

  因为新，本书只是触及皮毛；因为新，所以并无范本可参；因为新，需要读者不吝指教。权当它是一块山石，重重地砸入沧海，激起无限的涟漪，也许还是巨浪。当巨浪腾空之时，山石早已沉入海底，它还是一块山石。

目录

理论篇

三千年医学的进与退	/ 002
医学与科学	/ 010
整合医学初探	/ 040
整合医学再探	/ 055
整合医学纵论	/ 067
Holistic Integrative Medicine	/ 088
再论医学与科学	/ 112
医药互为师	/ 138
合理用药与用药合理	/ 146
消化病几多是中几多非	/ 154
胃癌研究之路	/ 162
换个地方活	/ 172
慰心神——或安或养祛抑郁	/ 182
浅议肿瘤本质	/ 188
再议肿瘤本质	/ 192
HIG 是中国消化病学的发展方向	/ 196
整合肝病学	/ 199
整合肝肺病学	/ 203
整合肝肾病学	/ 207
门脉高压性肺动脉高压症	/ 209
整合医学在内分泌代谢疾病中的应用	/ 213

i

加减乘除话医改 /218
HIM 走向医学发展新时代 /251

实践篇

宁夏医科大学 /264
河南中医药大学 /280
大连医科大学 /293
沈阳医学院 /310
北京联合大学 /320
广东药学院 /327
南昌大学 /333
兰州军区总医院 /341
广东省人民医院 /355
DRUGS 研发团队 /370
广西医科大学 /386

序言篇

医学整合
　　——为《临床实习指导与病例辨析》作序 /400

转化至整合
　　——为《转化医学——理念、策略与实践》作序 /401

HIH
　　——为《临床肝脏病学》作序 /403

HIPO
　　——为《胰腺癌》作序 /404

自然与科学
　　——为《评价患者结局的注册登记指南》作序 /406

规矩成方圆
　　——为《医学写作学》作序 /408

治病而不致病
　　——为《质子泵抑制剂临床应用的药学监护》作序　　/ 409

针灸之大成
　　——为《中国针灸交流通鉴》作序　　/ 411

医药互为师
　　——为《肝功能不全患者治疗临床药师指导手册》作序
　　　　　　　　　　　　　　　　　　　　　　/ 413

名副其实
　　——为《整合 miRNA 肿瘤学基础》作序　　/ 414

本是同根生
　　——为《整合肠微生态学治疗基础》作序　　/ 416

整合促合理
　　——为《临床路径治疗药物释义》一书作序　　/ 418

35 年的自省
　　——为《整合内镜学——消化内镜基础》作序　　/ 420

论考探的合奏
　　——为《医学发展考》作序　　/ 422

健康知多少
　　——为《健康与长寿》作序　　/ 424

又有新字升腾
　　——为《整合消化病学初探》作序　　/ 425

倒行逆施好
　　——为《内镜逆行胰胆管造影（ERCP）》再版作序　　/ 427

Clinical Biobank
　　——为《临床生物样本库》作序　　/ 429

HI-IBD
　　——为《炎症性肠病学》第 3 版作序　　/ 431

拉曼光谱内镜
　　——为《整合拉曼光谱内镜图谱》作序　　/ 433

学术与经验的整合
　　——为《整合胃肠肿瘤学基础》作序　　/ 434

NMETS
　　——为《国家医学电子培训系统》作序　　/ 435

HIO
　　——为《整合眼科学》作序　　/ 437

原汤化原食
  ——为《华盛顿内科治疗手册》(影印版)作序 / 439

读书还是原著好
  ——为《贝塞斯达临床肿瘤学手册》(影印版)作序 / 440

HICO
  ——为《整合大肠肿瘤学》作序 / 441

无癌的世界
  ——为《无癌的世界》(中文版)作序 / 443

尿中有糖才叫病
  ——为《重庆医科大学学报·糖尿病专刊》作序 / 445

四言共勉
  ——为《中华消化学会纪念册》作序 / 447

HIO
  ——为《临床肿瘤学》作序 / 449

HIPO
  ——为《整合胰腺肿瘤学》作序 / 450

写作须知
  ——为《医学写作概要》作序 / 452

整合之赞
  ——为《整合消化病治疗学》作序 / 453

畲药
  ——为《整合畲药学》作序 / 455

专利
  ——为《临床专利申请案例评析》作序 / 457

医之道
  ——为《医之道》作序 / 458

医之趣
  ——为《医之趣》作序 / 460

延老须知
  ——为《医学抗衰老行业技术规范化指南》作序 / 461

生存与生命
  ——为《生存与生命》作序 / 462

退得境界
  ——为《整合恶性肿瘤姑息治疗》作序 / 464

HOLISTIC
INTEGRATIVE
MEDICINE

理 论 篇

三千年医学的进与退

我从小就有这样的问题：人是从哪里来的？你可能回答：我是从陕西来的，我是从河南来的……不同的人有不同的回答。我问过五岁的小侄女："你是从哪里来的？"她告诉我是妈妈生的。"妈妈又是从哪里来的？"她说是姥姥生的。"姥姥又是从哪里来的？"她回答是妈妈的姥姥生的。再这么问下去，能问到最后结果吗？我想问不到。有人说，人是从猴子变来的。这要问猴子同不同意。听说最近猴子非常生气，说它们的后代怎么能像这个样子。

在很早很早以前，宇宙中发生过一次碰撞。整个地球是一片焦土，毫无生机。大约在38亿年前，地球上出现了一种物质，就是磷。组成人体生命的基本物质，需要磷。人死后坟地会看见很多"鬼火"，那就是磷。有了磷，生命由此开始了。经过了3亿年左右，到了35亿年前，地球上出现了大分子。有了这些大分子，生命越来越近了。什么时候出现了生命或是生物？无从考究。人类的历史有多久，大概400万年。研究人的科学和研究生物的科学就形成了生命科学，有全面文字记载的时间约3000年。

在3000年中间，人类对自己及其他生物做了哪些研究？我大致从十多年前开始，至少花了10年工夫，进行了大量的搜集。要知道，关于生命科学发展史的书籍，一个大房子都装不下，书是看不完的。但为何又要去看呢？大家知道，我是从事消化病研究的，后来当了副校长、校长，加快了对生命科学发展史方面的研究和搜集。因为当校长光懂得消化领域是不够的，要领导整个学校发展，就得更加全面。书看多了，收集的史料也就多了。生命科学3000年，我可以讲10个小时，也可以两个小时把它讲完。我把3000年分为四个阶段，当然，历史发展是不会分阶段的，只是后人的局限性并为了总结，就将历史划分成不同阶段。先是公元前1000年到公元300年这1300年，然后是4世纪到13世纪这1000年，再后是14世纪到16世纪这300年，最后是17世纪到现在。

一、公元前1000年到公元300年的1300年

这1300年，国外主要以希腊为主，西方世界开始了对生命科学的广泛研究。其间出现了很多人和事，我们起码要记住三个团队。

第一个团队是泰勒斯和他的徒弟阿那克西曼德以及阿那克西曼德的徒弟阿那克西美尼这三个人。这三代人的主要贡献是完全靠累积和总结宇宙现象，将宇宙的组成、地球的组成与生命的起源联系起来。这种观察和思维方式启发了很多科学家。泰勒斯一边看天一边走路，掉进一个大坑里，周围没有人来救他。我们说"坐井观天"，他是"坐坑观天"，观了三天。我们看天看不出什么名堂，他一看不得了，看出了次年的日食会在什么时候出现，看出了次年会风调雨顺，橄榄会大丰收。第三天被人救起来以后，他把周围所有榨橄榄油的车在冬天都租回来。第二年橄榄果然大丰收，他把榨橄榄油的车再租出去，发了一笔财。真正体会到了"科技是第一生产力"。

第二个团队是由亚里士多德、他的师傅柏拉图、他的徒弟和徒弟的徒弟四个人组成。这个团队主要的贡献是把地球的变化与人类的一些基本现象相联系。柏拉图是哲学家，也可以说是古时候的生命科学家。他做出了很多贡献，最大的贡献在于办了一所学校，这所学校存在了900年。学生多时人山人海，少时只有一个学生，就是亚里士多德。亚里士多德也有很多贡献，包括植物、动物的分类学，还有哲学。他对遗传学也做出了非常大的贡献，提出的有些观点至今仍没有得到证实或只有部分得到了证实。他说跳蚤是由灰尘变的，这当然是错误的。但他提出的有性生殖和无性生殖很重要。人一定要有爸爸妈妈才有自己吗？那最初的人是怎么回事呢？有的爬行虫，随着气候的变化而变化，气温高了是公的，气温低了是母的；有的"蛋"，23℃孵出来是母的，32℃孵出来是公的，26℃孵出来是公母各一半；蜗牛是雌雄同体，公的母的生殖器官都在一个身体上。人是怎么来的？人一定要有爸爸妈妈才有人类吗？这样的话，那人类将会受到严峻挑战了。一项研究表明，50年前男人每毫升精液中有6000万个精子，那时生七八个小孩没问题。现在每毫升精液中只有2000万个精子，所以不育症很多，有的小群体不育症已达20%。过去把毛病统统算在女人身上，现在知道了，这主要是"种子"不好，不能全怪"基地"。每毫升精液中只有100万个精子时就生不出来了，照此下去人类再过50年、100年或1000年怎么办呢？

第三个团队是以盖伦为首的团队。盖伦是古希腊的医圣，他把人类对自然的认识与人的疾病相联系。盖伦从13岁开始写书，写了256本，其中医书131本。出版他的书要12年，读完也要12年。那时和现在不一样，现在写书多数是抄书，那时没地方抄。他的理论和发现统治了医学包括生命科学1000多年，后人对错都以他为准。作为科学家，他身处的时代是那么神秘，在那个神秘的时代他的观点又是那么科学。他的辞世，标志着整个古希腊医学与生命科学的结束。

中国的生命科学主要是中医学。中医学究竟来源于哪里？现在无从考究。有人说来源于圣人，有人说来源于巫，有人说来源于自然现象。比如说狗受伤了，会找一种草来舔敷伤口；老鼠中毒了会主动去喝黄泥水，肚子就不痛了。古时候，人类社会的生产力极其低下，刀耕火种，广种薄收，日出而作，日落而息，尽管那样辛苦还是食不果腹、衣不蔽体。医学怎么来的呢？为了填饱肚子，大家什么草都吃。结果发现，有的可以吃，吃了有好处；有的不可以吃，吃了会中毒。抓住动物也吃，而且发现吃肝补肝、吃肾补肾。慢慢地就有了中医学。

在这漫长的1300年间，中医药界也出现了很多人很多事。大家起码要记住三本书、三个人。哪三本书？基础医学首推《黄帝内经》，临床医学《伤寒杂病论》，药学《神农本草经》。《黄帝内经》写得很好，现在超过它的不多。它提倡的是整体医学，整体考虑一个人，提倡阴阳平衡。什么叫作健康？就是要平衡。眼睛一睁一闭，呼吸一进一出，手脚一伸一缩，这就是平衡。有的人很强壮，强壮就是健康吗？我经常给人看病，三年前有一个老太太，身子很弱，我以为她活不了多久，没想到三年后她又来看病，和当年还是一个样子。那是因为，她身体哪里都弱，保持了一个平衡。有的人很强壮，昨天打篮球打得好好的，突然心肌梗死，死了。所以说，平衡对于一个人的健康来讲，非常重要。那如何调节平衡？靠"金木水火土"五行来调节。阴和阳，阴中有阳，阳中有阴，两者要平衡，要强都强，要弱都弱，各自都不能过强，也不能过弱。

《黄帝内经》讲五脏六腑，和西医是不同的。我们西京医院中医科研究"脾虚"，翻译给外国人听，他们听不懂，这个"脾"怎么虚呢？中医脾虚症是指脾脏虚弱而引起的一系列病症。在中医看来，脾是促循环、促消化，还有免疫作用，是多种功能的表现。五脏指心、肝、脾、肺、肾，六腑含胆、胃、大肠、小肠、膀胱、三焦。但它描述的五脏六腑是不全的，就像消化系统的胰腺，《黄帝内经》中就没有。怎么没有呢？因为人死后，胰腺会自动被消化掉，解剖晚了就看不到了。

《黄帝内经》强调的是整体，大家相不相信气功？相不相信生命力？生命力是各种各样的细胞、分子相互间作用产生的一种综合反应。有一桶很咸的盐水，你把猪肉放进去变成了什么？咸肉。你把一头猪赶进去，出来是一头咸猪吗？不是。这是为什么？因为细胞有一种能量，可以抵抗外来物质入侵。就像气功发功，我把左右手一叉，左边准备好了，你拿木棒子打左边，什么断了？木棒子。如果你错打到右边，什么断了？手臂断了。就像小孩挨打，说妈妈你打我屁股吧，做好了准备打屁股就不是那么疼，如果打的是另外一边，没有做好准备，那就很疼了。

《伤寒杂病论》强调望闻问切，提倡辨证论治，不同的病用不同的药，同一种病有不同的治法。《神农本草经》记载了365味药，分为上药120种，中药120种，下药125种。上药大补，下药大攻，中药既补又攻，它讲究用药配伍。这1300年中，我们不仅要记住三本书，还要记住三个人。第一个是张仲景，他做过长沙太守,官当得非常好,后来不当了,因为家族250多个人,病死到只剩70多个。他回家学医治病救人,果真学成了名医,写成了《伤寒杂病论》。第二个是扁鹊,曾经做过客栈的舍长(客房部经理),广交天下朋友,认识了一个很出名的老中医。于是不做"经理"了,潜心学医,一学就学成了"扁鹊",写成了《扁鹊内经》和《扁鹊外经》,普济天下苍生。他很有名,遭到秦太医令的妒忌,借机把他杀了。第三个是华佗,华佗很有名,他给曹操治好了偏头痛,曹操要把他留下来做"保健医生"。华佗不干,他要去给老百姓治病,就被抓起来杀了。华佗治病救人很忙,没有时间写论文,在监狱里有时间写了本小书,但没有传下来,狱吏不敢传出去,把它烧了。但有两件法宝传下来了:一个是五禽戏,相当于现在的广播体操,他的一个徒弟练五禽戏,活到了101岁;还有一个是发明了麻沸散。在他发明麻沸散之前,动手术没有麻药,怎么办?打一斤白酒,病人喝一半,医生喝一半。还麻不住,就请几个人按住做手术。华佗发明麻沸散比西方发明麻药早了数百年。

二、4世纪到13世纪的1000年

这1000年,西方生命科学全面退步,几乎退为零。为什么呢?政治腐败、社会动荡、宗教崛起、神学流行,科学发展受到严重破坏。而这一时期的中国,临床医学继续发展。中国这段时期是鼎盛时期,包括隋朝、唐朝等。社会稳定,科技进步。其间很长一段时间首都都定在长安(今西安),外国人说,没到西安不叫来过中国。中国人说,"江南才子山东的将,陕西的黄土埋皇上"。中国历史上400多个皇帝,陕西埋了70多个,其中很多都是很有作为和影响力的皇帝。

这个时候的中医学,包括自然科学,都达到了世界的顶峰,一个是零一个是顶峰,形成东西方鲜明对比。这个时期的医学事件和医学家讲不完,我们也起码要记住三本书、三个人。第一个人叫王叔和,他有两大贡献,一是把张仲景的《伤寒杂病论》传下来了;二是自己写了本书叫《脉经》。当时把脉搏分成几十种且有不同组合,摸脉可以判断是不是怀孕了,是不是有心脏病。神了!皇帝要考察他们这些医生,把他们叫过去,让一男一女躲在蚊帐里各伸出一只手,他一把脉,糟了!这是个怪物,一只手是女的,一只手是男的。他的《脉经》经过阿拉伯地区传到了欧洲,也传到了朝鲜半岛,《大长今》里的摸脉也许就是学他的。第二个人物是孙思邈,他活了100多岁,写了《千金要方》。他提倡"大医精诚",就是说你要当医生就要医术高明,不能以挣钱为目的。你想着做个手术自己能分多少,那肯定治不好人。如果你以医术为挣钱工具,要受到处罚;如果你出现医疗事故,更要受罚。当然,你当医生当得好,可以进翰林院。第三个叫苏敬,是唐朝的药学家,写出了《新修本草》。这是中国的第一部药典,也是世界上的第一部,比西方药典早了800多年。

三个人、三本书,医学家得到极大的尊重,科学得到了极大的尊重,医学得到了极大的尊重。范仲淹讲："不为良相，便为良医。"就是说你不去当个好宰相，第二个选择就当个好医生，地位多高！

三、14 世纪到 16 世纪的 300 年

这 300 年，是西方崛起的 300 年，因为文艺复兴发生了。为什么会发生文艺复兴呢？一是政治腐败，官逼民反，民不得不反。二是鼠疫流行，有的国家几天之内一半儿的人都死了。三是有个中国人，把中国的四大发明带过去了，这个人是谁？成吉思汗。于是西方医学复兴了，出现大量医学科学家。比如解剖学家首推达·芬奇。过去学解剖，不是当画家就是当医生。达·芬奇是个左撇子，写了很多东西别人看不懂。第二个解剖学家是比利时的维萨里，他做了大量的解剖。有个女孩子死了，伯父说是中毒，他说不是，是束腰造成的。那时西方的女性要束腰，肚子越束越小。他说这是因为长时间血脉不通引起的，这对西方社会产生了重大影响，女性都不再束腰了，这是一个革命性的变化。他还纠正了盖伦统治了 1000 年的错误，光骨骼解剖就达 200 多处。他说，人的大腿骨是直的，盖伦说是弯的。人们辩解说盖伦是对的，过去就是弯的，现在直了，是因为人类穿裤子穿了 1000 年，拉直了。盖伦说人类的胸骨是七块，他说只有一块。人们辩解说盖伦那时的人心胸坦荡因此有七块，现在是小肚鸡肠就只有一块。维萨里非常气愤，他对学生说，不能相信权威，你们跟屠夫学到的东西比追随权威学到的要正确。后来他受到迫害，连怎么死的都不知道。又比如桑图雷顿开启了代谢学。他发现人吃了那么多，拉出来没那么多，中间的差额哪里去了？为了弄个明白，他弄了把藤椅，一杆秤。天天坐在藤椅上吃喝拉撒，称自己。一称称了 30 多年，终于发现人是要"出汗"的，由此代谢学产生了。科学家太多，根本讲不完，总之，西方医学在此前 1000 年落后了，在这 300 年一下子赶上来了。

这个时期的中国，宋朝已被消灭，明朝的大幕已拉开。但从宋朝开始讲程朱理学，光说不干，科学受到很大的敌视。外国人拿火药造枪造炮，我们造烟花爆竹。比如印刷术，人家用来传经布道，我们印"鬼票子"。人家把指南针拿去航海，发现新大陆，我们用来看风水，直到现在还在看。还有一个炼丹术是我们开始干的，也是西方化学工业的初始。我们用重金属炼丹，因为吃长生不老丹，中国死了七个皇帝。我们的医学逐渐走下坡路，但是因为积淀很厚，还是有几件大事发生，有一些人值得提及，李时珍就是其中一位。他考过三次秀才都中了，但是没有岗位。后来跟父亲学医，在太医院当医典。他 33 岁时开始广走群山，遍尝百草，写成了《本草纲目》。又比如，中医用自己 16 世纪发明的"人痘接种法"预防天花，成为世界医学免疫学的先驱。后来天花流行时，如果没有中国的"种痘法"，也许人类就不存在了。西方世界认为，这是一个优秀聪明的民族，他们发明的"种痘术"救了人类。现在的免疫学还说不清楚"种痘术"是怎么回事。事态发展就这样，人家 300 年上来了，我们 300 年下去了，中西方在 16 世纪出现了交会。

四、17 世纪至今的 400 年

在 17 世纪，中外医学形成了剪刀差，后头发展的 400 年，两者拉开了更大的差距。当时中国的人均 GDP 和英法德是差不多的，都是 600 美元左右。但是，第一次工业革命催生了一个强大的英国，中国在"睡觉"；第二次工业革命催生了一个强大的德国，中国还如一头沉睡不醒的雄狮；第三次工业革命催生了强大的日本和美国，中国还在"睡觉"。

400 年过去了，中国的人均 GDP 由 600 美元涨到 1000 美元时，日本是我们的 35 倍，美国是 32 倍，英法德是 25 倍。如果把世界的 100 块钱拿来分，美国拿走 32 块，日本拿走 13 块，英法德各拿走 5 块，已经 60 块了，还有 40 块由剩下的国家来分。中国分来 3 块，由 13 亿人民再分一次。有人说，老虎不发威，别当病猫看。我觉得不发威的老虎还不如病猫，因为老虎吃得太多。

就在这一时期，国外出现了大量的生命科学家和医学家。比如列文虎克，他是把医学世界从宏观引到微观的重要人物。他是荷兰一个小市政官员，没上过大学也不懂英文。做小官员还不好好当，经常跑到大街上去吹玻璃、拧螺丝。就是这个人，发明了世界上第一台真正意义的显微镜。他一生发明了 400 多台显微镜，并用显微镜首先进入微观世界，观察人的唾液、尿液、精液。遗憾的是，这个人保密，他的一些发现直到两三百年后才公之于众。

大家知道达尔文，他的爸爸和爷爷都是科学家，外公和舅舅也是有名的科学家。很遗憾，达尔文不好好学习，转了很多次学都学不好。爸爸生气，说他只配抓老鼠捉虫子。那时候，英国舰队有个为期五年的航行，周游列国，要选两名群众去参加。可惜没有人报名。达尔文说要去，他爸爸不同意，说除非有一个和他一样笨的人把自己说服了，就让他去。结果达尔文找舅舅来劝，说反正在家也是抓老鼠捉虫子，还不如让他出去见识见识。他爸爸就同意了。

去了五年，达尔文悟出了物种起源，"物竞天择、适者生存"的道理。在长期进化中，能够适应环境的变化而变化，就能生存下去。没想到达尔文回家后还是喜欢玩，过了 23 年，也不写论文。后来华莱士写出一篇论文，比他还好，尽管后者并没有参加航行。达尔文开始着急了，后来达尔文的朋友说你也写出来，把你们俩的文章都发在同一本杂志上。就这样，两篇论文都发表了。后来华莱士提出把自然选择理论称为"达尔文主义"，达尔文很感动。

这 400 年，西方的科学就这样迅速发展起来，有大量科学家，举不胜举。但中国天天讲理论，讲中庸之道，混淆正确与错误的界限，混淆前进与落后的界限，极大地阻碍了科学的发展。这时外国人开始派传教士进入中国。有一位牧师说，外国的枪炮举不起中国的一根横木时，却用手术刀打开了中国的大门。各种西医的学说、西药开始进入中国，办医院、办杂志、教学生，西医迅速发展起来。看看现在的西医理论 90% 以上都是西方的理论，现在的仪器设备有多少是我们自己产的呢？我们吃的药97%是仿制国外的。更为可笑的是，有人出来公开反对中医学。人类之所以存在和发展，就是与疾病斗争的历史。中医学使中国人繁衍到现在，你能说它什么都不科学吗？"科学"这个字眼才出现1000多年，中医出现了多少年？中医有自己的理论及标准，若按照西医的标准来判断中医，就像打乒乓球用打篮球的标准来评判。

五、体　　会

简要地回顾这三千年的历史，我有十点体会，此处只举三点。

一是要珍惜难得的社会环境。从历史上看，我认为政治稳定、社会繁荣、科技进步对生命科学和医学的发展是非常重要的。常的十八大号召我们大搞科学，创新驱动发展，现在的青年科技工作者很幸运，"文化大革命"时要读书都不行。所以，生逢其时，要身赴其事啊！

二是要用哲学思维思考科学问题。不是科学才是唯一正确的，哲学更高一筹，它揭示所有事物发生的规律和相互间的影响。科学规律只能是"$1+1=2$"。哲学是"$1+1=?$"有结果就行。有时没有结果其实就是结果。两个人吵架是"$1+1$"，不吵了就是零，这结果不是好的吗？不能只用线性思维考虑所有事情。真理是永恒的吗？世界上没有真理是永恒的。永恒是因为自己活不了那么长而已。我们现在享受的太阳光是8分钟以前射下来的。牛郎织女鹊桥相会那是16年前的事，光都要跑16年。说不定这期间他们都已经移情别恋，怎么能说是永恒的呢？像肿瘤，都说要攻克，我看攻克不了。因为人从生下来开始，就是一个不断增生、平衡的过程。人总是会出问题，要是活得足够长，如果不因心脏病或其他什么出事的话，可能都会得肿瘤。为什么有人不得肿瘤，是因为他的身体不需要，身体需要就会长个肿瘤。这是个平衡。现在为什么肿瘤越来越多，因为寿命越来越长，得的机会越来越多。年轻人得的越来越多，这是因为环境污染，肿瘤发病提前了。现在中国肝炎病人那么多，成了"国病"。但好多问题不可理解，一是肝炎病毒从哪里来？找不到宿主，就可能是人自己产生的。有的可能是人自己生长中产生的，有的是受传染的，总要找个宿主。有两个科学家在一个太平洋小岛上发现，那里的人死后，人们就会撬开他的头盖骨，分享他的脑子。吃得越多，表示对他越尊重。有个人有疯牛病毒，分享他的人就得了克雅病。肝炎是不是这种情况，也就是肝炎病毒是人自己产生的。这是第一个问题。第二个问题，肝炎病毒对体内其他器官没有影响。有没有办法使它不感染肝脏？又比如肝硬化就是肝上长疤，为什么人长疤动物不长疤？人类的祖先猴子不长疤，人怎么长疤？动物和人的最大区别是什么？人吃熟食，动物谁给它煮。也许是动物吃了有抗疤的成分不长疤。现在好多人得肝炎，同样是人，为什么有人得，有人不得。人类的历史一直都是这样，病毒一来，得病的人死了，不得的人繁衍开来，成了新的人类。我们现在可不可以多去研究有肝炎病毒却没得肝炎的人，将这个群体的抵抗力找出来，不就是最好的防治办法嘛！所以要用哲学思维去研究科学。不是简单的"1+1=2"，不是线性的。有个人提出科学假设，说蜘蛛耳朵长在蜘蛛腿上。试验是这样的：抓个蜘蛛放在桌子上，大吼一声，蜘蛛跑了，然后把腿剪掉，大吼一声，蜘蛛不跑了。于是得出结论——蜘蛛的耳朵长在腿上。这是偏执造成的笑话。

三是科学要从微观回到宏观。从列文虎克把科学从宏观引向微观，人类的研究越来越细。从组织到细胞，再到亚细胞、分子、原子，再到夸克，似乎谁做得越细谁就是最高水平。实际上西方世界的研究方式已经走到死胡同。什么事情都是研究得太细后最后什么都说不清楚。国外制造的药，万诺可以治疗关节炎，没想到对心脏有影响，只好停药。又比如说一氧化氮的研究是治疗心脏病的，结果研究出来成了伟哥。这就是脱离了实际，事物一定得在某个层次上才有意思，太细就没有意思了。我近几年提出了"整合医学"的理念和实践就是想解决这个倾向，使微观的发现真正为整体医疗服务。

这三千年，中国有过辉煌有过衰落，西方世界也是。现在，我们的医学处于相对落后状态，西方正处于鼎盛时期。中间的差距已经有二三十年。何况我们在跑，人家也在跑。中国什么时候又可以再铸辉煌？我们讲复兴，复兴到什么时候？是唐宋，还是秦汉？历史就是这样不断前进，不断重复，需要我们不断去回顾总结，然后再决策。为什么有的人很有远见，而且被证明是对的，看起来非常不可思议。那是因为他会分析历史，他知道历史的昨天就可能是我们的明天。所以，我们要抓住现在的大好形势，珍惜现在的社会环境，用哲学的思维，从微观回到宏观，在不久的将来，我们的医学事业肯定能赶上西方世界。

医学与科学

医学是什么？从40年前学医我就开始思考这个问题，但一直未得到满意答案。不过还是有些进步，有时会豁然明了，可又迅即转入糊涂。至今，我不能明确地说出医学是什么，但我可以说它不是什么了。依我看，医学不是纯粹的科学，也不是单纯的哲学，医学充满了科学和哲学，但还涵盖有社会学、人学、艺术、心理学等。因而，我们不可以笼统地用科学的范律来解释医学，也不可以简单地用科学的标准来要求医生。正如古人所言："夫医者，非仁爱之士，不可托也；非聪明理达，不可任也；非廉洁淳良，不可信也。"

众所周知，医学要比科学起源早。科学一词的出现也才1000多年，而医学已有数千年甚至更早的历史。因此，应该是医学的积累、进步以及需求催生了科学。在中国古代，与科学相当的词汇是格致，"格物致知"做的是格物，其研究对象是物。而医学研究的对象是人，尽管有人物的说法，但人不等同于物。人物除了物以外，核心是人。医学研究的是"知人扶生"，知人当然需要格物，科学上只要格物就可致知，但医学上只有格物难以知人，更难以扶生。因此，将医学视为科学的一个分支或隶属于科学、服从于科学，甚至把医学视为医学科学的简称，看来是不恰当的，甚至有失偏颇。科学研究的是世界各种现象的本质及变化规律，其结果具有高度的普遍性。医学研究的不仅是疾病的本身（或其本质），而且要研究疾病这种现象的载体，即有着不同生活经历和生理体验的活生生的人，要研究人体各种功能的本质和进化规律。因此，医学不仅重视事物高度的普遍性，而且重视人体结构、功能及疾病的异质性或称独特性。医学是通过长期大量不间断的理论探索和实践检验，最终形成最大可能适合人体保健、康复和各种疾病诊疗的知识体系。

因此，医学要远比科学复杂，表现在人群的异体性、人体的异质性和疾病的异现性。俗话说，"人有人不同，花有几样红"。就以疾病为例，据经典医学书籍记载，现有病种已达4万种之多，加之不同疾病有不同的分期和分型，而且又发生在不同人群或不同个体身上，这就构成了医学的更为复杂性。因此，众多的事件发生在不同的时间和空间，加之人群的异体性、人体的异质性和疾病的异现性，这就构成了医学远比科学的复杂性。针对这种既有普遍性又有独特性构成的复杂性，我们认识医学就不能千篇一律，对待病人更应因人而异，因时而异，因地而异，正像特鲁多医生所说的那样：有时去治愈，经常去帮助，总是去安慰。

医学关乎生命。什么是生命？从哲学上讲，生命本身不是物质，而是物质的特殊表现形式。如果说生命是物质，按科学的说法，即"物质不灭定律"，那生命就不会死亡。因为活的生命体是物质，死的生命体也是物质，那么物质都还存在，死的又是什么呢？如果说生命体死的那个生命是"物质"，那么通常要有质量。显然我们目前无法找到这种"生命物质"，也就不能回答生命究竟是什么的问题。生命相对于它所承载的物质而言更加难以捉摸，生命现象是目前人类最难解释的奥秘。医学研究的对象恰恰是这一特有的高级生命形式——人类及其组成形式，而科学研究的对象则并非是如此高级的生命形式，甚至是无生命的普通物质。科学研究再复杂，最终的定律是"物质不灭"，而医学除了物质不灭外，更要回答为何"生死有期"。

科学可以按照已奠定的精确的理论基础去分析，甚至推测某一物质的结构和功能变化，但目前由于对生命本质的无知，故多数的医学理论和实践还是盲人摸象，雾里看花。正如国外某大学校长在医学院开学典礼上所讲，"同学们，十年以后你们可以发现，我们现在教给你们的东西，一半是错的。"当问及为何教错的知识给学生时，回答是因为我们现在还不知道什么是对的，什么是错的。如果只用生命的载体——生物体或物质——去推测生命的本质，必然存在更多的猜测和假设。

显然，在生命起源奥秘没被揭示之前，所有关于生命现象本质的解读和认识都是狭义、片面和主观的，充满了随意性。对生命的思考和解读，中医和西医充满分歧，甚至南辕北辙，其实这并不奇怪，只是观察角度不同所致。西医的整个体系是建立在科学基础之上的，所以常有西医科学的提法；中医的整个体系是建立在实践经验的归纳分析和总结之上的，所以不常有中医科学的提法。二者各自都有优势和局限性，西医和中医辩争的焦点就在这里。双方对科学和经验的重要性都无异议，可对经验之科学或科学之经验，则认识迥异，这恰恰说明了医学和科学的区别。中医从整体辨证去看，用经验解决了医学的一些问题，但解决不了医学的全部问题；西医从分析还原去看，用科学解决了医学的一些问题，但也解决不了医学的全部问题。因此，这实际上是观察角度不同，就像观察一个带把儿的杯子，站在不同的角度去看，结果是不一样的，其实有把儿无把儿并不重要，关键是要看这个杯子能否装水，能装多少水，这是本质。如果这个杯子底是漏的，作为杯子，功能没有了，那还有用吗？

医学，特别是临床医学，说到底是做两件事，一是治病，二是救命。二者相互关联，但也有些差别。治病是"治"物质，是以物质换物质，或以物质改变物质；而救命不是"救"物质，救命是在调节物质表现的特殊形式，以确保这种形式的正常存在。这就是我们中医所说的整体中的平衡，或西医所说的内环境的稳定（homeostasis）。这一点总体概念相似，但中医说得宏观一些，而西医则微观得多。西医的 homeostasis 包括物质组成成分的恰当及其所形成功能的适当，前者多了不行，少了也不行；后者强了不行，弱了也不行。物质组成的恰当可以保证整体功能的适当，这样生命就存在。当然也不尽然，因为还受体内、体外整体调节的影响。因此，如果说科学是无所不能的，我们可上九天揽月，可下五洋捉鳖，我们可以创造"千里眼、顺风耳"，但医学是有局限性的，好多事情是用科学的理论或办法做不到的。人总是希望越来越好的结果，但生命却是一个越来越差的过程，医学不是万能的，医生是人不是神。所以，人类对医学和科学的要求应该是不一样的。正如伊壁鸠鲁所说："活得幸福和死得安详都是一种艺术。"

关于医学与科学的异同，我想从如下 17 个方面谈谈自己的观点。

一、个体与群体

医学在发源初期，是从一个又一个人体诊疗的实践中获得个别成功案例，然后将其逐渐应用到更多个体（即群体），由此逐渐积累汇成经验。为获取这样的经验，无论是西医还是中医，那时都充满了艰辛和危险，曾经付出了无数血的代价，甚至生命。那时的贡献者多为病人，当然也有医生。进入现代医学阶段，不论是对疾病的流行病学调查，还是做临床药品或疗法的试验，只要经过伦理委员会批准，就可以放到人群中去直接研究。这与长期以来那种个案研究方式相比，的确大进了一步，这在科学上是可行的，是正确的。但是由于受到疾病谱、伦理学及经费的影响，受试对象的数量和观察的指标依然是十分有限的，依然是小群体，依然是抽样，还不是大样本或全样。因而，所获数据的代表性是十分有限的。谁都知道抽样有点像抽彩票，能抽到的人只有极少数。如果把从小样本中得到的结果，放大到大人群中去应用，难免会发生不良后果，甚至是灾难。

比如一个新药放到临床去做试验。在某种疾病的治疗组获得了 70% 的疗效，应该是一个不错的药。但问题是在没有用药的对照组也有 30% 的受试者"有效"（自愈），同时，治疗组中还有 30% 的受试者，用药也没效。正确的判断是 70% 减去 30%，只剩 40% 左右有效。临床试验中，大多数药品都呈现出这种现象，1/3 用药有效，1/3 不用药有效，1/3 用药也无效。可临床现状是常将仅为 1/3 有效的药用到 100% 的病人中去治疗。那为什么不能只将药品用到那些只有用药才有效的 1/3 病人中呢？因为我们并不知道哪些是那 1/3 的病人，哪些是另外那 2/3 的病人。你看，医学统计学，从数学讲，或从科学讲，这个循证医学方法是很科学的，但将其用到临床中去就会出现偏差，甚至错误。未来的临床试验方法应该是找到适应证，即给用药有效的那部分病人用药，给不用药有效的那部分病人和用药无效的那部分病人不要用药。循证医学作为一种科学方法是正确的，但引入医学领域来用，实际上是将带有显著异质性的大量个体看成是同质性人群，从中收集到的结果再用简单的百分比去求算，因而发生错误。其原因是没有考虑到如下的情况。

1. **异质性导致同病不同症** 同样是感冒，甲为发热，乙为头痛，丙为咳嗽。既然是一种病都开一种药就好了，其实不然，我们得根据不同的人开不同的药，这叫同病异治。

2. **异质性导致同病不同害** 同是幽门螺杆菌（Hp）感染，按道理应全部根除。但 Hp 可分为 CagA 阳性株和阴性株，前者与胃癌相关，感染后胃癌发生率比阴性者高 2 倍，应予根除，而后者在正常人多见。而且有些患者根除 Hp 后近端胃癌的发生反而增多，所以 Hp 感染无症状者不应根除。

3. **异质性导致同病不同果** 同是乙肝病毒感染，按理皆应抗病毒治疗。但有的可以自动清除，达到自愈；有的终身带毒，但不发病；有的很快发病，且向肝硬化进展，甚至发生肝癌。因此，对乙肝病毒感染者，是否抗病毒治疗应区别对待。

4. **异质性导致同药不同效** 同是高血压或心动过速，用倍他乐克治疗，有人用 25mg 就见效，但有人用 250mg 却没效果。因此对高血压，尽管是同一种疾病，但应该选用不同的药品治疗。

二、体外与体内

医学是直接为人体服务的，从逻辑上讲，或按科学的要求，任何试验和疗法都应在人体内进行才最真实。但我们不能这么做，因为涉及伦理和人道问题。因此，任何疗法在进入人体前，都应该在人体外得到证实。人体外的实验包括实验室研究和动物实验。

实验室研究是将生物体内的器官、组织、细胞或细胞中的某些成分，置于人工的环境，观察人为的干预因素对其功能活动的影响。这种实验容易控制条件，也容易深入到分子水平，有助于揭示生命现象中最为本质的基本规律，或最原始的基本规律。实验室研究的优点是：①环境因素可控；②可排除其他相关系统如内分泌、神经、免疫系统等的相互作用；③每一剂量水平可用大量的标本，如组织细胞等；④实验批间的误差较小；⑤可同时或多次上样或取样；⑥可直接用人体细胞做实验；⑦减少费用；⑧减少人体试验的成本及风险。这种科学的规范和要求是令人十分满意的。但是，由于研究对象脱离了整体，所处的环境也发生了很大变化，实验结果与体内的真实情况相比可能发生很大差异。其主要缺点是：①分子在细胞内的反应与在整体系统内有差异，从实验室的研究结果难以外推成体内的结果；②缺乏人体其他系统的调节或调控作用，比如癌细胞或细菌在体外检测发现有耐药现象，但同样的药品进入人体内表现为有效，并无耐药发生；

③实验室研究一般为静态结果,难达长期维持生理状态的要求,因而对长期的临床价值评估意义可能不大。综上所述,体外的科学实验结果与在人体内的医学价值不能等同,只能供参考。比如,在制药行业,在实验室证实1万个化合物对某种疾病有效,但真正进入人体并成为有效者可能只有1个,是万里挑一。又比如在肿瘤研究方面,我统计了2014年在国际期刊正式发表的论文,其中约80%是以癌细胞为研究对象的,其实癌细胞并不等于癌,且在体外已经传代培养数百甚至数千代。特别是癌细胞建系时是在人为筛选条件下获得的,即临床病人的癌细胞能在体外培养成活并长期传代成系者仅为20%左右,不是所有病人的癌细胞都可以建系的,这就出现了一个人为筛选的问题,因为在体外不能传代的癌细胞,对病人来说患的也是癌,所以这20%的癌细胞系代表性不强,不能代表100%的病人。再比如,有的研究组在一本国际顶级期刊发表了一篇论文,工作之杰出,受世人瞩目。但遗憾的是他们发现的基因只在40%左右的癌细胞系中存在,即20%中的40%,那就是只在8%的在体肿瘤中有表达。而且这8%的癌细胞系已在体外传代了很多年,可见其代表性之差。后来别人把他们的实验结果拿到人体肿瘤去研究,果不其然,没获得什么好结果,在实验室获得的惊人的科学结果放到医学上其实成了人为结果。

动物实验可视为体内实验,但只是在动物体内的实验。因为动物有别于人类,与人体内试验相比,依然是体外实验,即在人体以外的实验。在动物中获得的成果放到人体未必可获得同样的结果。一个药品在动物体内有效,未必在人体内有效。其主要缺点是:①医学是针对人体个体的实践活动,人体个体的复杂性、特殊性和代表性(或统称异体性或异质性)是动物种群难以模拟的。比如,我们可以用一群异质性不明显的动物,甚至是"同一父母所生的兄弟姐妹",但这在人体试验(或临床试验)中是难以实现的。②目前建成的几乎所有疾病的动物模型都是人为的,不能完全代表疾病的真实状态,有些人体疾病是由生物因素引起的,而我们的动物模型常用化学方法来制造。比如肝硬化是由肝炎病毒引起的,而我们常用四氯化碳诱发动物的肝硬化,殊不知病毒性肝硬化是很难逆转的,而四氯化碳诱发的肝硬化一旦停用四氯化碳,动物的肝脏很快就恢复正常。人体的疾病通常是病体中的病灶,而模型则是健体中的病灶。③人体发病是多因素造成的,包括多基因、多阶段,这在动物是难以复制的。④人体疾病除了生理因素外,还有社会心理因素,后者在动物实验中是无法实现的。比如人们经常在动物身上观察肿瘤生物学特性,这在2014年全球肿瘤研究文献中大约占了5%,但是人体的肿瘤移植给动物是会遭到排斥的,而动物本身生命期短,很少长成自然的肿瘤,于是人们用化学致癌剂在动物体内诱发肿瘤。试想用那么强的致癌剂处理动物,在十天半月内长出的肿瘤与人体经年累月长成的肿瘤是一样的吗?在这样的动物模型观察到的发癌机制或治癌效果在人体中能重复能利用吗?当然我们可以用免疫缺陷的动物(比如裸小鼠)接种人体肿瘤,但难以实现原位接种,于是人们就采用异位接种，比如将人的胃癌接种到裸鼠的臀部。但是，人胃癌的引流血液是要经过肝脏再回到心脏，再向全身分布，而老鼠臀部的血液是直接回到心脏的，这些未经肝脏处理的血液或其中所含的癌细胞与人体肿瘤自然发生状态是不一样的，不仅血液流向不一样，经过的淋巴系统也不一样，因而是难以模拟人体内状态的。因此，所有体外实验，包括动物体内的实验所得的结果，它们是科学的，但用到人体，用到医学都只能是作参考，不然我们把科学的结论直接引入临床实践是会出问题的。难怪在药品试验中，体外有效的 1 万个化合物，引入动物体内有效者只占 250 个左右，这 250 个引入人体有效者仅为 50 个，从动物到人只有 20% 或 10% 的结果可以重复，所以要正确看待体外实验包括动物实验的正确性。

即使是人体内的试验，因为人与人不同，存在明显的异体性或异质性。如前所述，多数药品进入人体对某种疾病都是 1/3 有效，1/3 不用这种药品也有效（自愈），1/3 用药也没效。我们必须全面分析体外的实验结果。

又比如，如何看待药品的副作用。任何药品进入人体不可能只有一种作用，对不同器官或在不同时期对人体的作用都有不同，所谓作用（或称正作用）或副作用的差别，其实是我们的主观选择而已，有时副作用可以成为正作用呢！比如伟哥就是这样嘛！副作用是我们不要的"附带"的那个作用。另外，对药品的毒副作用的认识也应客观和恰当，因为所有药品都会有一定毒副作用，"是药三分毒"嘛！可还有一句话，叫"有病病受之，无病人受之"，你看用三氧化二砷治疗白血病不就是这个道理嘛！

三、外环境与内环境

人类在地球上生活了 400 多万年，已逐渐适应了地球的变化，这种适应是单向的，只是人类去适应地球，而非反之亦然。人体处于自然界这种外环境中，需要与地球共生，需要与地球不断交换物质。一旦受到地球的不利影响，人体则会在适应中不断找到平衡，如果这种平衡被打破，就会出现健康问题。

地球环境一直在不断变化，但是近年变化太快。汶川地震刚过，海啸来了；SARS 刚过，禽流感又来了。过去要几千年，几百年，至少是几十年才出现的这些天灾，最近几年内我们全遇上了。这种变化给人体已经带来了极大的挑战，有些地区已有 1/5 的育龄妇女生不出来孩子，也有 1/5 的人死于肿瘤，即 1/5 该生生不出来，1/5 不该死的死了。有人估计，未来 5～10 年中国的肿瘤发生率可能会呈井喷状态。如果这两个 1/5 的比例继续扩大，将会对人类的生存繁衍造成极大的威胁。

自然环境对人体而言是外环境，它千变万化的复杂性，将严重影响人体内环境的适应性和协调能力。人体内环境的调节及其对环境的适应与单细胞生物不一样，单细胞生物就是一个细胞的分子变化，比较简单，调节不了就死亡。人体是由大量细胞共同组成的，每一种或每一类细胞通过发育分化，形成了独特的功能，各种独特的功能组合共同完成整体的生命功能。与单细胞生物比较，人体的每一个细胞，其功能均发生了特化。特化就是增强了某些，但同时也减少了某些。对减少者来说，那就是退化，但对整个细胞来说，这是进化，对整个人体及其生命功能来说，也是进化。人体就像一部复杂的机器，各部件的功能可以通过神经、体液、免疫、内分泌等来进行整体调节，以万变应万变，确保自己的生存与繁衍，确保自己整体结构和功能的不变。其中，年轻人之所以适应能力强，那是因为他们内环境的适应性跟得上变化；老年人为何适应能力也强，那是因为他们在长期的生存中，内环境已获得了适应的经验。而且年轻人的这种适应能力和老年人的这种适应经验，可以通过遗传的方式一代一代传下去。但是，如果自然环境在短时间内变化太快太激烈，或者人体内环境的调节和适应能力跟不上，就会生病甚至死亡。科学认为，内因是变化的根据，外因是变化的条件。但对医学来说，外环境是适应的根据，内环境是适应的条件，当然也可互换之。

人体内环境与自然外环境间的平衡，需要中介者来协调。可称为中介者的有很多，目前最受关注的是人体微生态。微生态可以说是大自然的使者，更是人类的朋友，它们直接进入人的体腔，并与人类共生，互相进化（co-evolution）、互相适应（co-adaption）、互相依存（co-dependency）。影响人体内环境与外环境平衡的因素也有很多。比如，$PM_{2.5}$带有大量对健康有影响的细颗粒物质，不易被呼吸道纤毛阻挡，沉积在肺泡影响气体交换，并可以进入血液循环损害血红蛋白的携氧能力，加重心血管系统负担，甚至诱发肺癌。

四、结构与功能

除生命科学外，其他自然科学研究的多为非生命物质。医学研究的是生命的特殊物质或与生命相关的物质，它不局限于研究物质的结构，更重要的是研究物质的功能。

1. 结构构型的多样性决定了生命功能的复杂性　在地球生态系统中，没有一种物质的结构构型像生物那么巧夺天工。生命活动结构和功能的最小单元是细胞。细胞通过细胞膜与外界不停地进行合成和分解代谢。无论是细胞膜、细胞核或细胞器都有着十分复杂而独特的构型，就是这样的构型及相互间的密切配合，形成了各种各样的生理功能。就像一把钥匙开一把锁，只要构型对了锁就能打开，而不管钥匙是铁制的、铝制的、还是塑料制成的。同样，酶和底物、受体和配体、抗原和抗体、密码子和反密码子就像钥匙和锁一样，它们靠构型的巧妙契合，从而实现了所参与的反应具有高度的特异性和高效性。通过科学方法人工合成的催化剂远远比不过生物体内催化酶的催化效率，就是因为人工合成者其构型难达体内原装的构型。另外，体外用科学方法合成的东西总是存在左旋、右旋，总有互为镜像的手性分子。而生物体内所有的核苷酸、绝大部分的氨基酸以及多数脂肪酸，它们都只有手性分子镜像的一面，其另一面的缺失构成了独特生命现象的对称性残缺，这就使得生命系统的结构和功能远比科学来得复杂。就分子而言，在体外进行科学实验时，通常观察到的是单体分子在执行功能，观察到的肯定是"1+1=2"；但进入体内后，这些单体功能大分子能够聚集到一起，可以形成各种信号通路，后者通过广泛作用又形成复杂的信息网络，最后的结果可能是"1+1>2"或"1+1<2"。另外，为了实现更多的功能，一种分子构型也可再分成若干有极微小变化的亚型或亚类，最后在生物体内表现为"同分异构""同构异功"或"同功异构"。"同构异功"指一种结构同时具有多种功能，这取决于所处的环境条件和体内需要。比如糖皮质激素具有抗炎、抗休克、免疫抑制、调节糖脂代谢和水盐平衡等多种作用。"同功异构"是指一种功能可由不同结构来实现，如升高血糖，相对应的激素有胰高血糖素、肾上腺素、糖皮质激素和生长激素等。具体由谁执行，或由哪几个来执行也取决于当时的环境条件和体内需要。

2. 有机体结构的构型是动态变化的 不论是宏观或微观，有机体结构的构型总是在变化的，比如肺的一呼一吸、心的一缩一张……整体或器官水平的运动又是由微观细胞或分子的构型变化来实现的。评价人体器官比如心或胃是在舒张时做功还是在收缩时做功，争论很大。医学工作者多认为是收缩时在做功，但搞纯科学的人反对，他们认为是舒张时在做功。正像橡皮筋，是拉长时在做功，人死了胃是收缩的，不做功是收缩状态，所以称僵尸嘛。依我看，收缩与舒张都在做功，其发生可能与细胞和分子的构型变化不同有关。细胞和细胞间质每时每刻都在进行新陈代谢，不仅它们的组成成分处于动态的变化之中，各种蛋白质分子的构型在细胞内和细胞间也在不断变化，这种及时的变构使其激活和灭活能在瞬间顺利完成。这与体外科学研究看到的形态不一样，结构构型的改变都不是孤立发生的。在人体内部，构型改变往往涉及多个相关的层次，或是在细胞、或是在组织、或是在器官。在机体与环境之间，构型的改变往往与环境变化相一致，表现出协调性和适应性，比如天冷了皮肤和肌肉收缩，反之则舒张。

总之，人体各层次、各部分的结构，特别是其构型是发挥各自独特功能的基础，这些结构构型的变化形成了各种功能的多样性，而这些变化的动态性又形成了机体内部与外部环境间的适应性及适应的协调性。结构、构型及变化的动态性又受上一层次的调控来完成，它们相互联系，相互转化，共同完成整体功能的需要。

3. 生物体具有对自身结构的自组织能力 有无自组织能力是生命与非生命的区别或分水岭。生命组织系统对其结构具有自组织能力，包括自我组织、自我修复和自我更新，这种自我组织能力是生命生理活动及适应内外环境的基础。生命的任何系统空间结构，无论多么有序、稳定，当受到内外界环境的影响时都会发生部分改变，这种部分的改变，虽然对整体组织结构的稳定性有影响或威胁，但它可以增强生命的适应性。外界因素对机体结构自组织能力的影响呈现两个极端：一是当外部影响力很大，超过了自组织能力，就对整体结构构成威胁，并导致功能紊乱；二是外部影响力未达到影响生命正常程序的程度，则形成的是一种刺激，通过自组织能力可以形成新的组织结构。当然，如果自组织能力反应过强就可形成过多的瘢痕，甚至肿瘤。

为了实现这种自组织能力，生物体始终处于一种开放状态。医学研究的生命或生物体具有开放系统的一切要素，所有的生命体都能进行物质能量和信息的交换。这不像科学所研究的非生命体，大都属于闭合系统。孤立的闭合系统在能量交换时会产生熵增加的现象。熵是描述热力学平衡状态的函数，根据这个函数单向变化的性质可以判断系统实际过程进行的方向。熵也是一个系统混乱程度的指标，增加的过程就是系统混乱程度增大的过程。在科学也就是孤立系统中或条件控制下，一切不可逆过程必然朝着熵不断增加的方向进行，这就是熵增加的原理。但医学是开放系统，随着熵增加带来的混乱必然与生物结构功能的有序性相矛盾。怎么办？生物体必须从外界环境不断吸收以食物形式存在的低熵状态的物质和能量，将其转化成低熵状态并把废物排出体外从而保持自身熵比环境更低的水平。这样才能保持自身的有序状态。生命的最大特征有两个：一是终究要死亡，二是动员一切力量拼命反抗死亡来延长生命的周期，这就是我们所说的抗衰老。生命有机体从发育一开始就出现熵不断增加的趋势，并趋于接近最大值的危险状态——死亡。而生命体要摆脱这种死亡的威胁，要活下去，唯一的办法就是通过机体的新陈代谢不断从周围环境中吸取负熵，以减少增加的熵值，来维持一定时间和空间中的有序结构。

生命结构与功能具有特殊性，我们不能借用自然科学的一般理论简单地套用在医学上来解释生命现象。自然科学的那些理论可能在自然科学领域通通管用，"放之四海而皆准"，但放到医学中可就不灵了。长期以来，还原论的机械生命观深刻地影响着我们对生命本质的认识。这种观点认为，一切生命现象都可以还原成物理、化学反应，生命现象并不复杂，只是认识的层次问题。按照这一理论来解释生命现象，遇到了许多长期不能解释的困惑。全世界迄今所知的最小最简单的生命是冰岛北部海下发现的一种古细菌，叫 Nanoarch aeum equitans，它也是由许多执行不同功能的组分组成的复合体。非常简单的例子，我们把一个玻璃罐摔碎是很容易的，但你要把它重新还原是很难的，基本上是不可能的。当我们把一个生命系统剖分成各个部分时，我们研究的不过是一个死物，或者是一个已经失去了生命的物体。生命，其所具有的系统、整体的性质，已随着剖分的过程而消失殆尽。目前存在的专科细划、专业细化导致人的整体向部分细划，最终的结果是使生命消失或有助于生命的消失。我们可以用各种物质甚至非常好的物质制成原子弹（整体），但当原子弹爆炸后形成无比威力，你能把这种威力和组成物质还原成原子弹吗？显然是不行的。生命是一个典型的复杂系统，它的特征不是各部分、各层次的简单相加，整体特性也不能简单还原，生命是以整体结构的存在而存在，更是以整体功能的密切配合而存在的，这就是医学与科学之别所在。

更需提及的是，不仅用科学理论去解释生命现象和本质出现了问题，就是用现在的医学理论去解释生命现象也出现了偏颇，这就是人们正在用生命的一般规律或某些规律去解释所有的生命规律，或者是用已知的生命规律去解释未知的生命规律。还是以西医学的还原思想为例，在通过还原法对物质本质进行研究时经常忽略了一个重要环节，那就是生命的本质不仅存在层次转化、结构和功能，还存在差别协同和整体优化等规律，也还存在其他很多活动的机制。前者得到的规律是建立在物质元素的内在联系上，而后者得到的规律是建立在物质组成的系统功能与外界的联系上。现今的西医理论对生命的自组织规律揭示得比较完整，并得到超循环理论、协同学理论、结构耗散理论、系统学理论等自然科学理论的支持，但最大的不足是没有揭示出生命的本质规律，更为重要的是没有将其充分整合。依据这些分散的理论建立起来的现今的医学理论常常不能自圆其说，顾此失彼，这是由生命本质的完整性和不可分割性决定的。只根据生命本质的某些规律得出的结论，虽然从科学上讲符合生命本质，但从医学上讲这只是触摸到生命本质的组成部分，而不是生命本质的全部内涵。

总之，医学必须遵循生命的本质规律，才能满足生命的需要，生命活动的本质并不像科学那样只由一种规律所支配或决定，它是由多种规律有机地支配，因此需要多种认知工具，如西医、中医、自然科学、人文科学，从各个角度去全面认识生命现象，只有这样医学难题才能得到真正解决，生命健康才能得到真正保障。

五、局部与整体

希波克拉底说过，"对于一个医生来说，了解一个患者，比了解一个患者患什么病重要"。

人体是由一个受精卵发育分化而成的整体，不像机器那样是由不同的零部件组合而成。既然是一个卵子形成的，那这个局部出了问题，别的局部也可能出现同样的问题。同样一种致病机制，作用于某一器官出了问题，那它不会只局限在这个器官，还会导致全身的器官也出现病理变化。因此，几乎所有的疾病都存在局部和全身两种形式，只是孰轻孰重，谁先谁后而已。比如皮肤病多达数千种，其实只有少数几种专属皮肤器官，比如单纯性毛囊炎或接触性皮炎等，其他可能都与整体有关，因为这些疾病都需全身治疗，光治局部是难以治愈的，如果治愈了那就是自愈的。

整体往往大于各部分之和，各部分在动态上表现为相互联系、相互影响、相互依存。现代的实验方法，多按科学的要求，分别把各部分的某些要素从整体中抽出来，在分离状态下研究其真相，其实难以反映密不可分的整体状态下的表现形式。好比研究大树，只关注枝叶、根干，忽视了与树的关系，最后得到的结果虽然与此树有关，其实在其他树也是这样。

在临床医学中也是这样，一个人病了，有时是局部影响到全身，死亡是全身因素所致，但有时是全身疾病在局部的表现。医生通常急于找到局部的病变，由此施治有时是错误的，甚至经常是错误的。局部影响全身的例子很多，比如急性化脓性阑尾炎，病人有发热、绞痛，我们不能立即退热止痛，那样会耽误病情，但有时局部尽管有病变，可引起病人死亡的却是全身的损害。比如，重症胰腺炎，死亡率几乎达80%，尽管局部有病变，也很重，但不至于引起死亡，其实是全身性炎症反应综合征，是全身多器官衰竭所致，主要是循环中各种炎性因子骤增引起内稳失调。此时抓住全身情况治疗，比如血液透析，病人可以转危为安。眼科的医生告诉我，眼病真正由眼部的组织结构或功能异常引起者只占15%，85%是由全身因素引起的，如果我们只关注眼部疾病，那就是在用15%的能力给100%的病人治病。心律失常也是这样，心律失常真正由心脏引起的也只有15%，85%是由全身异常所致。心脏像一个净水器，整个池塘水是脏的，净水器再转动也无济于事。一个病人到一个科看病，同时看了该科五个教授，其结果有很大差别，甚至迥异。其实每个医生从局部都是对的，他只强调自己看的那个局部的症状体征或检查结果，但忽视了整体治病。试想，我们把病人看病后的结果都复审一遍，那么从整体出发完全正确的又有多少呢？因此，我们在局部看到的现象，尽管是科学的，但只有整合到整体中得出的结果才真实，才叫医学。

六、微观与宏观

自从列文虎克发明显微镜后，西医学的研究就逐渐从宏观向微观发展，开始从系统、器官、组织、细胞、亚细胞、分子直至夸克，因为人们要找到生命的真谛，也想找到疾病的本质。诚然，人体是由分子、原子、电子、离子，甚至更为微细的物质组成，通过这些物质的有机组合，并发生相适的物理化学反应，不断地与外界进行物质能量交换，从而形成了生命。

但是，任何事物都是在某个层次或水平上发挥功能或作用的，微观也许是物质的本质，但生命只能在一定层面上表现出来。因此，太细未必能说明生命的本质问题。同样，太细未必能揭示疾病的真正病因。比如我们常用大礼堂开会和宿舍睡觉，二者功能截然不同，但如果你对建筑材料进行细分，分到砖头、沙子还可能有差别，但分到元素可能就没有差别了。即使有什么差别，也不用去关注，因为毫无意义。又比如我们看山，华山和黄山外观肯定不一样，但你如果去研究组成华山的沙子或元素，可能与黄山的就没有差别了，即使有差别也没有意义，因为关注层面太低。此所谓"横看成岭侧成峰，远近高低各不同，不识华山真面目，只缘身在沙子中"。

病人是完整的整体，其生理表现或病理表现大多只发生在宏观层面上，所以我们一定要关注层次和层面，只有这样才可能抓住主要矛盾，治愈疾病。

宏观与微观，二者相互联系，又相互影响，宏观表现的是趋势，在大方向上影响微观的走向，同时又受微观状态的影响。

七、静态与动态

对物体来说，一般用变化来描述或分析；但对生物体特别是人体则用进化来描述和分析。变化可以发生在瞬间，而进化是长期变化的结果。进化当然包含变化，但绝不仅仅是变化，其内涵要复杂得多；再者，进化不只包含一种变化，它是多种变化共存并相互影响的结果。我们都习惯了静态地观察事物，或观察静态的事物，这是科学通常的活动方式，因为这样简单、可重复，不需要过多的臆想和推测。然而人体的成长、生命的延续是一个动态的过程，疾病的发生发展更是一个动态的过程。大家都知道，人类的疾病谱，通常是随着时间和环境的变化而变化的。20 世纪五六十年代，我国的主要疾病是感染性疾病；到了八九十年代，心脑血管疾病急骤增加，目前是以恶性肿瘤发病居多。同样，一个疾病的发生发展也是动态的过程，从潜伏期、发病期、恢复期，循序渐进，有的人可能在潜伏期就自愈了；有的可能进入发病期，尽管治疗最后还是死了；但有的可以贯穿疾病全程。在从静止到动态这个过程中，总是存在相生相克。相生为主，相互向好的方向转化，疾病就好了；相克为主，比如癌基因与抑癌基因，相互间的矛盾，克占了上风，病人可能就死了。如果相生相克，各不相让，始终进行，病人体内处于一种拉锯状态，就会形成迁延不愈的慢性病。

八、瞬间与长期

将时间不断分割，到不能再分割时，我们就叫瞬间。长期则为很多瞬间的延续。从科学角度讲，瞬间与长期都是时间的计量单位，科学追求的结果是希望瞬间越来越短的结果，那样的结果越来越准确，离真理就越来越近，因为在瞬间所见到的是尽可能排除了影响因素，尽可能固定为最有限的条件中的结果。如果时间一长，各种因素就会侵入其中，原来瞬间"纯洁"的状态就会杂乱开来，原来瞬间的结果就会被冲淡而不复存在。但医学研究的对象正好是这种状态随着时间的推移，原始状态必然会发生变化。在医学，长期的结果并不是瞬间结果相加之和，因为各瞬间结果并不一致，也不一定是各瞬间结果循序演变而来，昨天不一样，今天不一样，天天不一样，这就增加了医学基础和临床实践推测最终结果的难度。你经常可以听到医生说，如果不发生变化或治疗显效的话，你的情况会怎么怎么样。病人乍一听好像不可思议，还怀疑医生的能力或者是在给自己留后路，其实病人是按"科学"的规律在考虑问题，而医生是按医学的规律在思维、在回答病人的"科学问题"。病情从诊察时看到的瞬间表现，向长期发展会变幻莫测，见多了，就有了经验，这就是老医生为何临床经验多，因为他经历多。他经历了大量瞬间的现象及其向长期的发展，于是获得了长期经验，这也是医学要求初学者必须要跟师学习，床旁学习，学者要人跟人，教者要手把手。非常遗憾的是医学上有成千上万的瞬间结果，都没有被记录下来，只有把那些被记录下来的瞬间结果串联起来，乃至并联起来，最后才能形成成果，形成我们现有的宝贵经验。

我们平时看到的X线片上的异常病灶，病理切片上的异型细胞，或是心电图上的异常T波，那都是我们见到的瞬间现象，它可能代表某个病的本质，但有时什么也代表不了。如果我们只关注瞬间的现象，用定形的疗法给病人治疗，有可能铸成大错。比如，我的老师在心脏Holter刚引入临床时，他戴上试用发现夜间心跳只有40多次。院领导十分紧张，通过会诊给他安上了起搏器。不幸的是他对起搏器过敏，胸壁皮下导线致局部老有渗出感染，做过十几次手术依然解决不了问题，最后干脆取掉了起搏器。结果啥也没发生，最后还活了十多年。因为他的心跳尽管休息时每分钟只有40多次，但活动时可以增加到70~80次嘛。所以，我们在医学研究和实践中一定要注意疾病的发生是瞬间现象还是长期表现；一定要注意治疗的效果是药物的瞬间作用还是长期的疗效。

任何疾病都有其自然发生规律，有些疾病比如肩周炎，无论怎么治疗，它都要到一年才痊愈。又比如带状疱疹，治愈它可以终身免疫，说到底都是一个瞬间与长期的规律。从大一点儿说，人体的健康也是这样，疾病的发生一般是从常态到病态，然后从病态恢复到常态，这是一个长期的表现，其中包括有若干瞬间现象。在疾病期这个瞬间状态，可能用西医治疗好；但若在常态至病态期，为了防止正常人向病态发展，这是一个保健过程，可能用中医药效果好；疾病治愈后需要一个从病态恢复到常态的过程，这叫康复，也可能用中医药或物理治疗更好。

九、直接与间接

人体对周围环境的反应，或人体内部相互间的调节，通常都是以直接或间接两种方式进行，在医学上多以间接形式为主。比如，分子间的反应或调节，那是两个点之间形成一条线，但若干条线可形成一块板，若干层板就形成一个整体。点与点之间的反应或调节那是直接方式，而线与线之间，或板与板之间的反应或调节，那可就是一种间接的方式。科学比较习惯线性关系，总想确定一个分子甚或一个细胞就会明白一个事。医学却不是这样的，我在肿瘤MDR（多药耐药）研究中就发现了这个规律。

20多年前，我从国外回来，开始从事肿瘤MDR的研究工作。大家知道，1万个肿瘤细胞，只要用一种抗癌药，在体外就可以把9999个杀死，可剩下那一个没死的细胞就出现了抗性，你还用那种药，10倍，100倍，1000倍，甚至你直接把癌细胞扔到药瓶子里也死不了，有的癌细胞你不用点儿抗癌药，反倒不长了，因为它成瘾了。从敏感细胞变成耐药细胞，其中究竟发生了什么变化？我们想到了基因的变化，我们申请到了一个国家自然科学基金（以下简称"国科金"）重点项目，花了4年时间，发了几篇好文章，找到了几十个基因，并希望从中找到肇事基因。结果我们失败了，因为找到的基因只是相关基因，不是一种Yes或No或直接关系。与不耐药的细胞相比，只是基因的上调或下调，即调节高低的关系。

接下来我们又想到了蛋白质，因为细胞的任何功能都要由蛋白质来执行。我们又申请到了一项国科金重点项目，花了4年时间，发了几篇好文章，找到了几十个蛋白，并希望从中找到肇事蛋白。结果我们又失败了，因为找到的蛋白质只是相关蛋白，不是一种Yes或No或直接关系。与不耐药细胞比，只是蛋白的高表达或低表达，即表达多少的关系。

由于基因和蛋白的研究都未得到有与无的关系，而且所见基因与蛋白还不是相互编码的关系，于是我们想到了两者间的调节物质，比如miRNA（微小核糖核酸）。我们又获得了一个国科金重点项目，花了4年工夫，发了几篇好文章，找出了几十个miRNA，并希望从中找到管用的分子。结果发现也不是一种Yes或No或直接关系。与不耐药的细胞比，只是调节的方式不同，即直接或间接的关系。

我们在观察其他表型的分子变化过程中发现，人体的细胞，无论发生什么变化，其实都是基因调节高低、蛋白表达多少、调节方式呈直接或间接的问题，根本没有一个有别于正常人或正常分子的崭新的分子出现。但是在正常蛋白分子合成过程中发现了修饰的变化，特别是糖基化修饰，即耐药分子糖基化与正常时的相应分子有细微差别，要不糖加多了，要不糖加少了，要不糖加错了。而负责糖基化的一般是两类酶，一个是糖基转移酶，另一个是糖苷酶，二者共同协调蛋白分子的糖基化。耐药细胞说到底是出现了这两类酶的紊乱从而引发蛋白分子糖基化的异常改变。我们在研究中发现了10余种耐药蛋白特殊的糖基化及3种糖基化酶，也发表了几篇好文章，但是它们之间调节的关系如何，至今不知。后来我们又获得了一个国科金重点项目，我们将继续研究下去。

回顾这十多年MDR的研究活动，我们一直想找到基因、蛋白或miRNA与耐药这种表型的直接关系，结果没找到，也找不到，因为可能就不存在。它们之间是一个十分复杂的间接关系。只有认识了这种间接关系，我们才能在正确的研究道路上前进。因此，用科学的方法或直接的方法去研究医学中存在的大量处于间接关系的问题是不可取的、是难以成功的，甚至得出的结果和结论是错误的。因为直接反映的多为医学的表象，而间接反映的通常才是医学的本质。

十、必然性与偶然性

自然科学追求常理，即必然性。但医学实践除了关注必然性外，还充满了偶然性，这是因为医学的研究对象和研究目的都具有独特性。诺贝尔奖得主，法国分子生物学家雅克·莫诺说："生物学界的偶然性正是每一次革新和所有创造的唯一源泉。"

（1）医学教科书或专著记录的数以万计的疾病中，多数病因不详，近年发生的许多新发传染病，医生见所未见、闻所未闻，偶然出现，有时让医生甚至政府管理部门防不胜防。

（2）疾病的表现特征可随人群、环境、社会的变化而变化。比如，乙肝病毒基因每年按25%突变，这种突变就是偶然性，原来用抗病毒药物可以治好，变异了的病毒用药无效。

（3）一种新疾病发生，尽管我们认识不了，但要救命，就得治疗，这种治疗恰似摸着石头过河，结果有的治好了，有的没治好，其实治好没治好都可视为偶然性。

（4）临床上经常发现病态千奇百怪、病毒千变万化、病人千差万别，用大家认可的常见的治疗方法，应该治好却有治不好的（例外），用大家认可的常规麻醉方法或手术疗法应该治活却有治死了的（意外），这些例外或意外就是医疗过程中的偶然性。一个从医几十年的医生总有遇到例外之人、遇到意外之时，这是难以避免的。这种偶然性一方面可给医生行医带来经验，但同时也会给病人带来损失，轻者是经济损失，重者是血的代价甚至生命。

医学中这种必然性和偶然性的相互交织、相互依存构成了医学的混沌性，有人说医学就是混沌之学。自然科学痴迷于对事物的量化，尽可能精确地描述和研究事物，其结果可达100%或0。但在临床医学领域，100%的结果和0的结果都是错误的，也就是不存在绝对的Yes和No。总存在精准以外的现象和结果，这就是混沌观，也就是一些人认为医学不精确、不科学或是玄学的缘故。"混沌"一词在中国古代哲学概念中指的是天地未分时宇宙所处的状态，而混沌的科学概念来自美国科学家，后来人们就用混沌理论来解释不能用线性的科学办法去解释的非线性现象或系统。

我们可以把颜色分成白色和黑色，但自然界里灰色要多得多，或者没有一种主色的存在形式。科学和科学家一定要追求到一个白与黑，要黑白分明，其实纯粹的白与黑本来就很少。白的越白，黑的越黑，各到极致就会自然消失，只剩下了灰。人们意识不到白和黑的消失，还以为是回到了灰，所以人们常说物极必反。能认识灰，分清灰，把灰的事情处理好，这是最难的，医学就是这样，这就是医学比科学难的又一个原因所在。

人体是一个十分复杂的生物系统，用逻辑方法、线性理论这些常用的科学方法无法完全解释其中的种种变化，这已得到公认。比如在人体内发现了细菌感染，放到体外培养发现其对某种抗生素敏感，可将这个抗生素用到人体内却不显效。反之，在体外发现细菌抗药，但用到体内却有效，这两个极端的例子都是出现的偶然性，都是科学得到的结果与医学相悖的实证，所以用线性量化的科学思维方法来指导医学实践难以得到常在的必然性结果，反倒成了经常的偶然性。偶然本不该经常，但到了复杂的人体系统，各因素相互依存、相互影响，时而相生、时而相克，在一定条件下又发生相互转换。怎么办？古代人的哲学思想，要顺其自然，认为混沌才是自然的，而泾渭分明反而是非自然或反自然的。中医的整体观或阴阳五行学说就是一种混沌观或认识和解决混沌中出现问题的思想。因此，有些人狭隘地认为中医不科学，其实西医也不全是科学，它本来就不应该是单纯的科学，至少不应该是纯粹的科学，只要是真理就成，因为太科学就不是真理。

十一、生理与心理

生理指生物体整体的生命活动和各器官的功能。心理是人脑对客观物质世界的主观反应。在人体，生理与心理相互影响，超过了一方的承受力就会导致生理上的疾病或心理上的疾病。

1. **生理疾病对心理的影响** 病人的身体因疾病可发生变化，他的心理（或情感）也会对疾病发生反应。由于病人的心理受到了疾病的影响，他的态度和行为也会相继发生变化。比如，患者知道自己得了癌症，而且知道癌症目前没有好的治疗方法，得了癌症就等于判了死刑，于是整日感到沮丧，茶饭不思，惶惶不可终日，言行举止与前判若两人，对家人朋友表现出极不友好，本来能生存数月甚至数年的，没几天就病亡了，有些还出现自杀现象。所以，病人的心理状态影响疾病的预后和转归。

2. **心理障碍诱发躯体疾病** 人类的心理活动是多种多样的，有的有助于健康，有的有损于健康。不良心理不仅可以影响生活，重者还可导致疾病。比如面对压力、危险、矛盾，会产生焦虑、恐惧和愤怒等情绪，通过交感—肾上腺等活动引起心血管反应，血压和血糖升高，进一步可发展成冠心病、脑卒中或糖尿病等。又比如，人在悲观、情绪低落或无望时，胃肠道分泌减少，免疫力会降低，进一步还会发展成癌症等。长期恐惧可使胃酸分泌增加发生溃疡病。

3. **同样的疾病作用于不同的人，其心理活动是不一样的，同样的心理障碍对不同人的身体打击也是不一样的** 心理疾病本身就是医学的一道难题。心理疾病是指一个人由于精神紧张，或受到不良刺激或干扰，在思想、情感或行为上与社会生活规范轨道发生了偏离。这种偏离的程度越厉害，心理疾病就越重。心理疾病的发病机制相当复杂，诊断就更为困难。不同病人遇到不同的医生，甚至同一医生对同一病人在不同时间的诊断乃至处理都可能不同，完全凭经验办事，有时根本没有科学那样的标准，而世界卫生组织要求的健康的标准不仅局限在躯体，而且要包括心理健康，这就是医学的难处。

4. **医生的心理对病人的影响** 医生自己也是有思想有独立心理活动的人。医生的心理活动，包括对疾病的认知，对病人和疾病的态度，对预后的预测及与病人的交流能力等都会影响病人的预后。在临床上很多病人喜欢找教授专家看病，因为他们更相信教授专家的诊治水平。年轻医生与科主任说同样的话，病人更愿意相信科主任的。听说有一个牛皮癣的患者，10个医生给他开的都是同一种止痒药，可只有一个医生开的有效，就是病人信任的那一个。这就是俗话说的"信则灵"，其实完全是心理作用。这就提示我们医生除了能用好药、开好刀、治好病外，还要有良好的沟通能力。希波克拉底说"医生的法宝有三样：语言、药物和手术刀。"他把语言放在了第一位。目前的医疗环境中，医患关系紧张，其实有很多都是由于医生的沟通问题和少数病人的心理障碍造成的，解决这道难题的根本办法是医生要将生理与心理整合成双刃剑，才能在复杂的生理与心理疾病的处理中游刃有余。

十二、客观与主观

自然科学追寻事物的客观存在和客观反应，这种客观存在和反应在相同条件下是永恒不变的。但医学除了追求生命物质的客观存在和反应外，还涉及对事物的看法，即对客观存在和反应的主观反应。这个主观反应既来自病人，也来自医生。而且这种主客观反应可以相互转换，构成了其间的复杂性。比如，由于病人的认知能力不够或医生的知识水平不足，不能认识某些症状或体征的客观存在，而用主观的思维去考虑或处置，此时就很容易犯主观主义的错误。又比如，由于不同的环境或不同的时段，受到某些刺激或打击，病人或医生都可能把客观存在的体征或症状放大加强，最后成了脱离客观的主观主义错误。解决这个问题，怎么办？

1. **用医生的客观性克服病人的"主观"性** 疾病可以引起病人各种不舒服的感觉，如痛、麻、痒、胀等，这也是病人求医的动机。但是由于各种生理和心理因素，同一刺激在不同病人的感受和忍受程度是不一样的，这是病人的主观感觉。几乎每一个人在不同生理状态下对各种不舒服的感觉都是不同的，比如战士在战场上受了重伤，却毫无知觉，继续冲锋陷阵。又比如同是急性阑尾炎，绝大多数表现为转移性右下腹痛；但婴幼儿表现可能是啼哭、拒奶甚至嗜睡；老年人对疼痛感觉迟钝，甚至发生化脓穿孔、生命垂危还不感觉疼痛，因此主观感受是因人而异的。

人是情感动物，在受到突发打击时常会产生主观不舒服的感觉。比如有些功能性消化不良的病人有明显主观症状，甚至生不如死，但各种检查却正常。对这样的病人，常规治疗往往没有效果，给点抗抑郁药就好了。这就要求医生，面对病人错误的"主观表现"一定要保持冷静的客观性，用医生的客观性克服病人的"主观"性。

2. **用医生的主观性克服病人的"客观"性** 这里所指的医生的主观性是主动观察和主动认识问题。行医如断案，考验的是医生的知识和经验，受医生阅历的影响。尽管我们都学过内科、外科、检验科……但在"书里"和"书外"的世界是完全不一样的，书里的知识是死的，而我们每天见到的病人是活的，其表现千奇百怪、千变万化，很多症状和体征只有亲自见过才能真正理解，才能明白书中描述的内涵。比如皮肤科的皮疹，对刚毕业的初学者看起来都差不多，但资深医生一看就知道其中的不同。又如包虫病人，在牧区很常见，那里的医生很警惕，一看就能确诊；如果放到大城市医院，反倒诊断不出来，还以为是肝囊肿，抽液治疗越抽越坏，最后满肚子都是包虫。

科学追求严谨，甚或可用严谨的公式表示，"1 + 1 = 2"是永恒不变的真理，所以科学关注量变，强调定量。但医学是模糊的，病人来到医生面前表现的是一种疾病状态，有很多症状和体征，所以医学关注质变，强调定性，甚至认为定性比定量重要，而且重要得多。科学常认为从量变到质变，而医学经常是质变了但量未变，或变得不多，不明显，医学所处的这种状态是否可称作"2"？如果可以，即"x + y + z… = 2"，那么组成2的加数"x + y + z"究竟等于几？这就是客观与主观间不断交换、互补、求实的结果。如何用主观来把握客观？又如何用客观来校正主观？这有点像拳击中的你进我退，购物中的讨价还价，十八般武艺你来我往、大战十八个回合方知功败垂成，这就是医学实践，与科学不一样的医学实践。

十三、数据与事实

人体、疾病、环境的复杂性加上时间的变化相互耦合、相互作用，可以产生海量数据。医学上得到这些数据易，但正确分析解读这些数据难。因为用科学的方法研究这些数据并与人体的生理和病理相联系具有固有的高难度和高复杂度。

从宏观层面，随着医学检验技术、成像技术的引入和医院信息化水平的提高，各种检验数据（血、尿、便、唾液、分泌物等），X线、超声、CT和磁共振图像，组织标本，电子健康档案、医疗服务记录等从方方面面记录了每个患者的健康相关信息。从微观层面，基因组学和蛋白质组学产生了海量数据，基础研究从基因、蛋白和代谢物等不同水平描述了人体细胞内不同分子水平的活动信息。宏观与微观相加，医学已经进入大数据时代。

这些浩如烟海、极为复杂的数据，从不同角度为疾病的研究和诊疗提供了信息支撑和辅助决策，但同时也给医学工作者，特别是临床医生带来了不尽的困扰和挑战。过去是没有数据不行，现在是有了数据更不行。谁都知道，科学是注重数据、注重证据，要数据说话、证据说话，数据就是证据；而医学则不然，因为数据不一定是证据，临床医生每天碰到的是"数据复数据，数据何其多；哪个更真实，谁也不好说"。因为数据不是人体，数据不是疾病，数据不一定是诊断证据，数据也不一定是治疗效果。多数数据不一定是事实，因为它不是反映生物体的主流，也未反映出事物的本质，任何数据揭示的生物结果都有例外。医学工作者在用医学数据诊疗疾病或从事研究时一定要综合判断，慎思而为，因为数据可能反映事实，也可能偏离事实，从而误导医生的判断，主要表现在以下几个方面。

1. **错判因与果**　人们在做临床流行病学数据分析时，通常把一些发生在某个疾病之前的因素看成诱因甚至病因，比如吸烟是因，肺癌是果，这是对的。有时同一疾病将轻者看成因，将重者看成果，比如慢性支气管炎与肺心病，这在一般情况下也是对的。但从整个医学角度讲，并不尽然。在实际情况下，有些数据就难以清晰地显示哪些因素是诱发疾病的，哪些因素是疾病导致的，经常会出现常识导致的误判。比如《新英格兰医学杂志》发表过一篇文章,说糖尿病与胰腺癌存在相关性。常识会使我们武断下结论,是糖尿病引起了胰腺癌。但事实上,数据中的很多糖尿病患者都是近期发病的,就是说发生在胰腺癌后面,是胰腺癌引起了糖尿病,是胰腺癌继发性地破坏了胰腺中产生胰岛素的胰岛 β 细胞导致了糖尿病,所以胰腺癌是因,糖尿病是果。

2. **误信伪数据**   纷繁复杂的医学数据中有真实数据,但也包含了放大的数据,甚至脏数据。这些数据混在一起容易导致过吻合、伪相关和假阳性等结果。2014 年《美国医学会杂志》(*JAMA*)刊登了一篇文章,作者将已发表的随机临床数据与 Meta 分析进行对比,发现 35% 的 Meta 分析得出的结论与原始研究文章的结论不同,而这些研究结果直接影响到临床试验的评价。在目前发表的医学论文中,进行重复验证的研究少之又少,许多已发表的临床试验数据很可能是经不住验证的假阳性结果。其实在早期医学实践中,比如孙思邈发现吃得太精易得脚气病,吃麦麸糠壳可以治愈,那时并不知道维生素 B 族;吃得太差易得夜盲症,吃猪肝可以治愈,那时也不知道维生素 A。为什么他们那时通过现象观察到的老东西,成了现在的新知识(现在还有意义),而我们现在通过科学数据发现的新东西将来成不了老宝贝。过去那些老医学家为什么上千年后还有名,而现在的好多名医将来留不住名,这是因为我们只是向前人学习,向别人学习;而他们是从人体上发现,并为我们后人留下了宝贵的经验。

3. **偏差时时有**   数据分析的结果和事实之间可能存在偏差,这些偏差有可能是人为造成的,也可能是系统偏差,例如有人发现喝咖啡与胰腺癌发病之间高度相关,可能是胰腺癌的病因。但深入分析发现,对照组中有很大一部分病人患有胃溃疡,因怕病情加重,几乎不喝咖啡,所以二者其实并无关系。有人还报道,个子矮的人活得长。理由是像日本这些平均身高较低的国家,其国民活得长,但把日本国内身高低的与高的相比,甚至同为双胞胎的比较,结果不是这样。我们不能把世界上凡是相关的两个因素都看成因果关系。世界上的事物都联系一下,就是两种关系,相关和不相关。如果我们把两种相关的就叫作因果关系,这在科学上可能是合理的,但在医学上那会犯很多错误或很大错误。比如屋内有个人,屋外有棵树,人长树也长,你说有因果关系吗?人长不长树也会长,甚至人死了树还在长呀!

4. **假象处处在**   基础医学研究产生数据越来越快,数据是越来越多。基因芯片刚问世时,一次实验可测几万个基因的表达水平或突变位点,大家都用其检测肺癌发生和转移的基因,结果全世界都大失所望。事实证明这只是基因组学研究繁荣下的一种假象,大家花了不少钱,费了不少劲,所得结果千奇百怪、各不相同。有两个小组在不同时间对同一批标本进行研究,得到 170 多个乳腺癌的相关基因,经过对比只有 3 个相同,结果还不好使。大家公认,靠单一组学数据是无法全面揭示疾病机制的,用中国古话说,"一叶障目,不识泰山"或者"横看成岭侧成峰",也可以说是"不识肿瘤真面目,只缘身在分子中"。因此,必须结合多种数据构建多因素分析模型,才能从更多系统的层面上挖出疾病数据,从而给出靠谱的判断。

一个人的细胞数远远超过上万亿,每个细胞又由成千上万的基因、蛋白或代谢物组成。人体就像一个黑匣子,任何一个小问题、小刺激都会导致人体做出一系列复杂的反应,这种反应超过平衡的极限就会生病。诊断疾病需要对医学数据分析,但必须是扎实可信的数据,而且需要稳定可靠的分析模型才能获得可靠可重复的结果。这对于科学来讲可能已足够了,但对医学来说还不行,因为即使这样的结果还需要有经验的临床医生来解读分析和判断。我们只能用科学的方法来利用数据,尽可能地逼近医学的事实,但决不能直接与医学的事实画等号。

如果用一个公式来表达的话,数据是什么?数据对于人体意味着什么?数据的用途又在于什么?那就是"成千上万个分子×成千上万个细胞×成千上万秒时间/个体=无穷大的结果"。这个无穷大的结果只有通过电脑计算,然后再经过人脑判断,最后才能成为医学事实,这就是医学上数据与事实间的关系。

十四、证据与经验

科学是对世界各种现象的描述,并对其变化规律进行总结。科学研究是将物质严格控制在一定空间和一定时间条件下进行的,因此,科学知识具有普遍性,科学方法具有客观性,科学理论具有严谨性。科学研究追求最为重要的是证据,没有证据就没有也不能进行科学理论的总结。

医学除了上述要求外,更为重要的是强调在与不同患者交往过程中的经验总结。这种经验可能缺乏普适性,甚至缺乏科学要求的严谨性,因为它因人而异、因地而异、因时而异。有时甚至不符合逻辑,上升不到规律,不能放之四海而皆准,但是经验很有用。"纸上得来终觉浅,绝知此事要躬行"。经验即经历过的灵验的方略。科学强调客观存在的证据,而医学除此之外,还强调主观获取的经验。因此,按科学的办法学医从医都会遇到困难。"Experience is the child of thought, and thought is the child of action, we can not learn men from books."要想成为好医生,必须同老师脚跟脚地看,手把手地学,因为医学所需的经验,从书本上是看不到学不来的,这是医学家与科学家(比如数学家)之间显著的区别。经验是各种证据在不同个体中的随机组合和随时组合,因此,目前所形成的所有经验都因人、因地、因时而异。知证据者不一定有经验,有经验者必知证据。

1. **获得医学经验难于收集证据**　收集证据是科学家验证科学假说最为重要的一步,他可以通过多种多样的科学实验来收集证据,从而推导科学的结论。收集证据可以用简单的实验模型替代,例如想探索两个不同重量的铁球哪个下落速度快,伽利略采用了在比萨斜塔上同时扔下两个铁球,看哪个先落地即可。这样的实验所需材料少(两个铁球),步骤简单(爬上铁塔),观察结果单一(哪个先落地），结论也显而易见。综上所述，科学家收集证据的过程可谓简单或单一。

但要获得医学经验就没那么容易了。医生要通过长期观察或与病人反复交流才能对病因做出初步判断，然后通过对病人的望闻问切或视触叩听追寻疾病的蛛丝马迹，再通过一定的医疗设备的检查来印证自己的判断，最后通过对疾病的尝试用药并观察病人的反应来评估治疗效果。这些复杂的过程统统归到了经验的范畴。在获得经验的过程中，需要的材料繁多——从病人的血尿便到黏膜活检等；操作过程精细——单是各项消化内镜的熟练操作就需要3年以上的训练，更不用说要求更高的手术演示操作；观察结果庞杂——从病变的形态、性质等特征到病人的饮食、睡眠等全身状况。上述种种都说明医学比科学家单纯收集证据要难得多。加之从不同病人身上获得实用的医学经验既是医学家的珍贵所在，也是医学家的难题，很多情况下是通过血的教训获得的。因此，经验既是医生的财富，也是病人的无私贡献。

2. 整理医学经验难于分析证据　我国培养一名医学博士通常需要11年，明显长于其他专业的学生，而培养一名优秀的医生则需要毕业后终身的学习和积累经验。医学经验源于医生同病人的交流和自己的总结，将自己的工作或经验记录下来已经很难，整理自己的经验归纳成为规律让别人也可借鉴更是难上加难，经常是心中了了，却纸上难明。我国医学教科书和专著基本上都是拷贝国外的，书中属于国人的寥寥无几。相比之下，科学家回顾证据则要简单得多——单纯地记录下来实验结果并用相应公式分析就行了。

举个例子，李时珍35岁就开始编写《本草纲目》，以《证类本草》为蓝本，参考了800多部书籍，从嘉靖四十四年（1565年）起还多次离家外出考察，足迹遍及湖广、江西，翻越许多名山大川。经过27年的努力才完成《本草纲目》初稿，时年已61岁，以后又经过10年做了3次修改，前后共计40年，终于完成巨著。现代的药学研究，同样充满了艰辛和困难，在体外成功发现1万个化合物，只有250个左右能进动物体内，而后只有50个左右能进入人体研究，真正成药者仅一个，是万里挑一，且要耗资十几亿美元，耗时十几年，其中耗费了多少人力、物力、时间可想而知，这在其他任何科学领域都是很少的。因此，要从浩如烟海的证据和数据中整理出正确的治疗方法，使之成为经验，是一个非常困难的事情。

3. 应用医学经验难于应用证据　在科学研究中，将收集到手的科学证据归纳总结，得到的科学规律可以应用到任何同类事物上，如牛顿被苹果砸中脑袋，总结出万有引力定律，同样适用于梨或西瓜。但是在医学研究中，总结的医学经验能否或如何应用到其他病人身上，这可是令医生头疼的难题。大多数病人适用于某种药物，能否把这种药物用到全部患同样疾病的人身上呢？答案是否定的。青霉素过敏的比例只占人群的1%~10%，发生过敏性休克并死亡者不到0.4/10 000，但每年仍有数万人死于青霉素过敏，因此如果没有皮试及过敏后的抢救措施，付出的代价是多么的惊人。又比如近年研制出来的肿瘤靶向药物西妥昔单抗，它可与内皮生长因子受体结合，从而抑制酪氨酸激酶，阻断细胞内信号传导途径，与化疗药同用，可提高结肠癌的治疗效果。遗憾的是，只有22.9%的患者有效，对近80%的患者无效，如果盲目用药反而增加经济负担。因此，怎样将22.9%的病人筛选出来针对性地用药，做到有的放矢，这就需要经验。不同的病人放到不同的医生那里去治，可能有的活了，有的死了，能治活的医生就需要经验。同样，一个病人来了，可能有8个症状，有经验的医生抓住一个主要症状一治，病人就好了，没有经验的医生把8个症状都治了，结果病人死了。能抓住主要症状者靠的就是经验。

4. 循证医学可出经验但不一定管用 循证医学作为一种科学方法是无可厚非的，但将其引入医学出现了不少问题。循证医学的核心是靠证据，可这个证据是不同的医生从不同的病人身上在不同地方和不同时间获取的，尽管有随机方法进行校正，但事实上很难确保所取证据的均一或均衡性。用这些不一致的证据相加再用百分比求出的结果很难成为医生的经验。现在的循证之证是基于目前某个方面或某个角度的发现，大家都把它看成正确的或正面的发现。但一个事物有正面就有反面，还有侧面，正面是正对自己的那一面，科学常强调这一面。而医学有多方面表现，只强调正的一面就是片面。用片面做证算出来的东西不但不能成为经验，反倒放大了片面，使结果更加片面，会将医生导入歧途。另外，循证医学只是对已有的治疗方法做出评价，用所获得或所观察到的那些证据告诉医生或患者，哪种疗法有效或几种都有效的方法中哪一种会更好，但它不能发现新的治疗方法。循证医学有点像法官，法官在审案中只负责根据公诉人提供的证据，对已经找到的嫌疑人做出有罪或无罪的判断，而去茫茫人海中查找真凶不是法官的职责。这样的职能分工也是经常发生冤假错案的原因，要么证据不充分，要么证据充分而嫌疑人不对，要么证据适合所有人。这是循证法官的局限性，也是循证医学的局限性。

Cochrane协作网是世界上公认的最大和最可靠的提供循证医学证据的网站。截至2005年8月，在该网站所有2435个循证医学的系统评价中，只有30%的证据能为相关的临床问题提供肯定或否定的答案，其余70%则不能确定，显示模棱两可。比如，全世界因为腰背痛请病假者占所有请病假者的1/3以上，但用循证医学对128种最便宜到最昂贵的治疗方法进行评估没有一种有效。这说明两点，一是确实没有好疗法，二是循证医学本身有问题，因为有很多腰背痛患者确实从某些疗法中获益。

综上所述，经验对医学是十分重要的，遵循经验是目前医学解决问题的主要方法。人类如果要完全依靠证据去战胜疾病，那么目前能够治愈的疾病少得可怜。人类在制成火药前并不知道元素周期表，曹冲在称象时并不知道阿基米德的浮力定律，孙思邈用麦麸和糠壳治好了脚气病，但不知道维生素B族。有时是经验在前，证据在后，有经验而无学问胜于有学问而无经验，在医学上好多经验性的东西到现在还说不清楚,但有效、有用,这就是医学与科学间的差别。

十五、因果与相关

科学通常强调事物的因果关系,医学高度关注因果关系,同时又强调相关关系。在医学实践中,因果与相关两种关系难辨彼此,容易混淆。一般来说相关关系包括了因果关系,但相关关系绝不是因果关系。

因果关系不难理解,一般是满足两个条件:①两个变量要符合因果逻辑;②改变"因"变量的特征,必将导致"果"变量特征发生相应改变。就医学上的因果关系,通俗一点讲,要确定A与B有因果关系,必须同时具备三个条件:①A和B要同时存在;②有A必然导致B;③取消A,B自然消失。

相关关系,特别是医学研究或医学实践中的相关关系,与因果关系相比,要难理解得多。按科学的解释是结构数学分析中的定义,即如果存在两个或两个以上的变量,它们之间呈现出定义所容许的趋同或者相异的变化趋势,这就是相关,否则就不相关。常见的描述方法有:①概率法,出现事件A看有多大概率出现事件B;②数理统计法,具有有意义的相关系数的两个随机变量、残差平方和小于阈值的回归方程;③函数拟合法,最小二乘法函数拟合、龙格库塔函数拟合等。

在医学实践中,确有不少因果关系,但存在最多的还是相关关系。比如在教科书中,几乎每一种疾病都列出了数种甚至十种以上的病因。本来一种疾病,如果病因明确,因只有1~2种,这就是因果关系。为什么举出十多种呢?其实很多是相关关系。但随着研究的进展,有的相关关系可能会被确定为因果关系,有的会被排除,有的相关关系又会不断地被纳入其中。在以经验为主导或以问题为驱动的医学研究中,从相关关系中去发掘因果关系,是十分常见的,而且是非常好用的方法。听说有两个科学家,一个不断做实验,获得了大量数据,但至死也没找到一个病的因果关系;另一个不做实验,而是把那个同事留下的大量数据进行相关分析,最后获得了重要发现。在临床实践中,我们看到的病是"果",医生或研究者的任务是去探寻"因",即收集因果关系可能存在的证据,并据其做出合理推论,再通过实(试)验验证这个推论从而证实其间存在的因果关系。

但是,由于医学的复杂性和个人有限的认知能力,很容易而且有时是很愿意把相关关系看成因果关系。医学的因果关系可能有,但不一定都有传递性。比如A是因,B是果;B是因,C是果。在科学,A—C通常有传递性,而在医学上则不然,A—C可能毫无因果关系。不能看到A、C相关就误认为其有因果关系,这也是医学上要强调元因果的缘故。在医学上,由于一个事物受到的影响因素太多,我们还可能发现因果关系中还有因果存在,这就是元因果。比如从统计数据上看,肝硬化与抽烟有关,因为抽烟的人肝硬化多,其实是肝硬化的人爱喝酒,爱喝酒的人又爱抽烟,肝硬化与抽烟其实并无因果关系。在医学上这样的情况大量存在,从表面的相关其实无法抽离出因果关系,但受认识水平限制,却抽出了很多因果关系。比如绝经期妇女用雌激素替代疗法后，心血管病发病率降低，故认为二者有因果关系，后来发现是因为用得起激素的人原来是社会经济条件好，而且有空闲时间经常锻炼身体，其实是后两个因素的作用。即使这样，也是暂时正确，说不定将来还会发现更重要的因素呢。

在医学研究中，为何判断因果关系如此难呢？①海量数据致相关关系混淆不清，使之难分孰因孰果；②混杂变量，多重间接因果导致难说孰因孰果；③自身认识水平有限，难辨孰因孰果。医学的确与其他科学，比如数学、力学极为不同，各因素之间并非黑白分明，且相互转换，多数都是处于中间状态的相关关系，可称"灰色关系"。

因果关系和相关关系都是事物中各因素间的联系。就医学来讲，因果是局部的，相关是整体的；因果是直接的，相关是间接的；因果是暂时的，相关是长期的；因果是狭义的，相关是广义的。在医学研究和医学实践中处理因果关系比较容易，因为是真刀真枪，有的放矢；但处理相关关系是困难的，因为是目标不明，雾里看花。治疗疾病是处理因果关系，把病人看好。而处理好相关关系可以加强保健，使健康人不得病，少得病，或得病轻；处理好相关关系还可以加速康复，使病人治愈后尽快恢复健康，或完全恢复健康。

十六、科学与伦理

科学除了考虑自身对其他领域的影响甚至危害之外，一般不受到其他因素的影响和限制。但医学的研究对象是人，人除了自然属性外，还有社会属性和思维属性。换言之，科学研究的对象是静止的（固定的非生命体）和均一的，而医学研究的对象是动态的（活的生命体）和复杂的，而且不允许对其有任何明显的伤害，无论是在生理上还是心理上。因此，必须要以道德规范作为导向，并受到约束。任何一项人体内的试验都必须经伦理委员会批准才能进行。也就是说不是想怎么做就可以怎么做，想怎么干就怎么干的，而在多数的科学研究中不是这样。

科学经常遇到双刃剑，同时又被视为双刃剑。科学的进步，一方面为人类文明带来巨大的帮助，比如粮食增产、蛋肉增多，使人均寿命延长；另一方面又为人类文明带来巨大挑战，甚至是危害，比如营养过剩导致冠心病和糖尿病发病率猛增。又比如经济生产突飞猛进，人类的住房多了，住房好了，更利于人体健康，但$PM_{2.5}$增多，可能导致肿瘤骤增。有人估计，未来5~10年中国肿瘤的发生将呈井喷状态。爱因斯坦早就说过："科学是一种强有力的工具，怎样用它，究竟是给人带来幸福，还是带来灾难，全取决于人自己，而不取决于工具。刀子在人类生活中是有用的，但它也能用来杀人。"

医学本身的进展中也充满了科学与伦理间的矛盾。表现在某时某事从科学的角度来讲是严格的、正确的，且满足了科学的要求，但从伦理上却行不通，甚至从人道主义上是残酷的。某时某事在科学上是合格的，但在伦理上是不合理的，于是在医学上是不合法的。比如,器官移植中存在的第一个大问题是器官短缺。科学上要解决这个问题,是将人基因移植到猪的身上,因为猪的基因与人更相似,而且长得快,10个月就可利用。猪成为"转基因器官"的第一候选动物,这在科学上是合适的,但若将猪的器官移植到人身上,岂不成"人面猪脑"或"人面兽心"了吗?这在伦理上是通不过的。器官移植存在的第二个大问题是免疫排斥反应。为了克服这个问题,近年国内外都在开展具有亲缘关系的部分活体移植术,比如进行父子之间的小肠移植,将父亲的部分小肠移植给子女,那么接受移植后的受者与其兄弟姐妹是什么关系呢?他是否成了父亲或叔叔,他的子女是父亲的儿女或是孙辈。又比如,国外有一个男性先后接受过4个人的不同器官的移植,那么对他的妻子来说,这个人还是不是他原来完整的丈夫?如果移植的是别人的生殖器官,那这个女人是否遭到了别人强奸呢?这在科学上是做得到的,但在伦理上是不可用或不好用的。同理,在人工授精中出现的"生物父亲"或"代理母亲",也有类似的伦理问题。又比如,接受异体手移植的受者,当他用移植手偷盗或者杀害别人时,你能判断究竟是谁在犯罪呢?是供者还是受者呢?

大家都希望长寿,但人体正常细胞由于端粒酶有限,到一定状况时细胞就停止分裂。肿瘤因有丰足的端粒酶可使端粒不断加长而使细胞不断分裂。能否将正常细胞的端粒控制机制引入癌细胞来治疗肿瘤或将癌细胞的端粒加长机制引入正常细胞使人长生不老呢?这在科学上是完全做得到的,但医学伦理上是不行的,因为有可能使正常人长出肿瘤来。

还可举出很多类似的例子,有很多事作为科学,甚至生命科学的研究是可行的,但就医学的要求是不行的。因此,做医生难、做杰出医生更难。他们的创新要受到伦理的影响,要受到伦理委员会严格限制,这种限制几乎到了苛刻的程度,同时他们还要受到国家药审或法律的影响,甚至受到宗教神学的影响。他们不能像科学家一样想干什么就可以干什么,而且干成什么。科学家对人有益的他们可以干,对人(当然是敌人)不利、有害,甚至是灭顶之灾的事他们也在干,比如制造原子弹。又比如,"二战"中日本为了制造细菌武器,拿中国活人做实验等。

十七、理论与实践

理论与实践的相互结合是医学发展不可或缺的环节,也是医学实践必须经历的过程。医学实践必须有正确的理论来指导,而理论的正确性必须由实践来检验。医学特别强调实践,可以说比任何一门科学都强调实践的重要性。医学理论是从实践中抽象出来形成的,它代表人体的基本规律,可以用来指导实践,且具有普遍意义。但是,医学理论对医学实践绝不是通通有效的。医学的难度通常表现在那些偏离这些基本规律的个体或疾病的诊断处理上,这也会暴露出临床医生水平的差异。观察和掌握一般规律,我们可以用之形成共识或指南。后者是基本要求或常识,只是对一般基层医生或一线的年轻医生有用。但到大医院来就诊的一般是小医院或年轻医生已用通用指南治过而没治好的,也就是经过指南治疗筛选出来的病例,如果我们还用一般的指南去重复治疗,效果肯定不好。这些病例是指南以外的,我们可称其为例外的病例,也是最容易发生意外的病例,这就需要我们用更加高级的试验性尝试和独到经验去解决病人的问题,继之再形成新的指南,更适合疑难病人的指南,然后加以推广。为何资深医生遇到的例外少,发生的意外少呢?因为他们经历多、实践多,所见病人的诊治也就在意料之中。

另外,基础医学成果一定要向临床应用方向走,临床遇到的问题要放到基础研究中去,这就叫转化医学,但是转化医学搞了十几年,美国人总结"进展缓慢,收效甚微"。所以这不是一件小事,也不是一件易事,理论究竟怎么向临床这个方向走,哪些理论已经成熟可以走了,哪些还不成熟、还需孵化,研究这些问题确实是一篇大文章。

理论是共同认识,实践能取得经验,怎么把认识变成经验?研究理论是因为我们对事物的本质不了解,是因为我们无知,发现本质形成理论称为已知,但已知是局限的,也不一定有用,只有将理论与实践相结合,才能真正去探寻未知,才能在病人面前说明道理,找到治病的良方。

理论与实践相当于两个圈,把两个圈相交,二者重叠越多,提示理论越正确,实践越有效。就某个药品对某类疾病的治疗效果,用什么方式最为可靠,目前我们还是"有效+自愈+无效/(异质+异体)",将来应该是"有效/(异质+异体)",意即找到病人中的适应证,这是未来临床研究的最高境界。该公式分母中的异体性为同一群体中不同个体的情况不同,异质性指同一个体对疾病治疗的反应与别的个体不同。要解决上述复杂的问题,需要的是理论与实践的紧密结合,并不断推进,螺旋上升。正确的理论只是现在的认识水平,需经过不断的实践,最后理论才能与真理更靠近。

以上谈了医学与科学的不同,其实还不止这17个方面,比如,还有表象与实质、治愈与自愈等。我不打算照此这样总结下去,也不打算继续分析下去。我必须就此打住,因为这是一个总结不尽、分析不完的问题。如果你支持我的观点,你还可以依此做些努力,向广度进军,争取横向到边。如果你反对我的观点,你也可以就此做些努力,向深度发力,争取纵深到底。因为问题越辩越清,道理越说越明。到头来你会发觉我们原来战斗在同一条战线上,最终的结果一定是果不其然。

列举前面17个方面,我的本意并不是想一言以概之曰:医学不是科学。一因国人通常把"科学"二字当真理来解,说医学不是科学,就似医学不是真理,而是谬论,甚则邪说。这不仅难以说服我自己,而且必将成为众矢之的,甚至被万炮齐轰,还是收敛一点、保守一点为佳。二因医学中包含了大量科学或科学的元素,比如物理的、化学的、数学的、生物的……所以,说医学不是科学,一是我不愿,二是我不敢,三是我不能。

但要说医学就是科学，这是我坚决反对的。科学的巨大进步，把科学推上了至高无上的地位，导致了科学主义的出现，于是乎什么学科都把自己往科学上靠，似乎一戴上科学的帽子，就会更接近真理，就会名正而言顺。但医学自从戴上科学的帽子后，其实好多问题不仅解决不了，反而导致医学与人的疏离，甚至越来越远。"医学就是科学"，尽管它已成为当下大众的普识，也是近百年来一次又一次、一步又一步逐渐形成并锁定的习惯性概念。正是这种普识与概念，导致时下医学实践出现了难堪的现状：我们不仅在用科学的理论解释医学，用科学的方法研究医学，用科学的标准要求医学，也是在用科学的规律传承医学。最终的结果：医学的本质将被科学修改，医学的特性将被科学转变，复杂的医学将被单纯的科学取代；医务工作者将成为科研工作者，医学院将成为科学院，病人不再是医生关怀呵护的人群而将成为科学家实验研究的对象。这将是一种难以接受甚至难以承受的事实。这既不是医学发源的初衷，更不是医学发展的目的。大家都知道，医学的本质是人学，若抽去了人的本性，医学就失去了灵魂；若抽去了人的特性，只剩下其中的科学，那就成了科学主义。它所带来的严重后果将不堪设想。正像有人说过：高科技离医学越来越近，医学离病人就越来越远，医患之间的问题就会越来越严重。这是我们医学领域包括科学领域都不愿意看到的事实。曾经，科学脱胎于自然哲学，其后获得了巨大发展；现在，医学出现科学化，导致了不少难解的问题；将来，医学如果能从科学回归医学本源，必将引起医学发展史上的一场革命。科学对医学的发展究竟该起什么作用？诺贝尔奖获得者费因曼说过："科学这把钥匙既可以开启天堂之门，也可以开启地狱之门，究竟打开哪扇门？有待人文的引领。"狭义上讲，人文就是医学中除去科学以外的所有重要的成分。它与科学犹如车之双轮、鸟之两翼，共同推动医学的健康发展。正因为如此，我认为将来的医学实践，包括医学教育，应高度关注如下几个问题。

第一，我们可用科学的理论帮扶医学，但不能用之束缚医学。

科学的理论是各种事物的普遍规律，有其普遍性。人体存在于世界之中，是世界的一份子，当然也受这种普遍规律的规范和影响。但这并不尽然，如果把科学发现的理论生搬硬套地纳入医学体系，必将影响医学研究和医学实践，不是误导之，便是束缚之。比如转化医学，其本意是将基础研究成果向临床应用转化，这是一种正确的科学的思维方法，本身是积极的、先进的。但如果把现今在科学研究中或医学基础研究中发现的各种科学的数据、分子全部用到临床去诊治病人或预防疾病，必将铸成大错特错，甚至引发灾难。因为科学的理论，也包括它的数据和观察到的现象，正如前面所述，多数是瞬间的、局部的、静态的、微观的……而医学实践遇到的实况却是长期的、整体的、动态的、宏观的……二者相差甚远。正如美国学者所说的那样："转化医学在美国搞了17年，目前只有两个结果：一是进展缓慢，一是收效甚微。"其实转化医学这种想法是对的，有人说是在炒概念、玩花架，这是不对的。那么为什么进展缓慢、收效甚微呢？实质就是科学与医学之间的区别。因为科学具有普遍性，而医学常有例外和意外发生。

第二，我们可用科学的方法研究医学，但不能用之误解医学。

应用科学的研究方法或科学的计算方法，我们曾破解了很多医学上的奥秘，也极大地促进了医学的进步。但是，在历史上，由于应用科学研究方法不当或者是对其结果解读不当，或更多的是由于科学研究方法或计算方法的局限性，惹出过不少笑话，甚至是造成严重后果。因为用科学的方法观察到的结果，多数是个体的、体外的、结构的、微观的……而医学实践遇到的实况却是群体的、体内的、功能的、宏观的……二者相差甚远。我们不能把科学当作"文档的格式刷"，一切学问通过科学格式刷一刷，就都成了科学的属性。照此办理，最终医学成了科学，本属医学的重要东西统统被刷掉了，这必将铸成大错特错。例如，循证医学是很正确的科学分析方法，但是由于其局限性，引入临床试验就出了不少问题。比如，经循证医学证实理想的药品，尽管上市后年收入达数百亿美元，但因偶然发现致命的毒副作用而在一夜之间被撤离市场。

第三，我们可用科学的数据（或技术）助诊疾病，但不能用之取代医生。

最近几十年临床医学的发展最瞩目的两个方面是科学或基础医学的成果用到了临床领域：一个是检验医学，一个是影像医学。一个从细胞深入到了分子基因，一个从一维发展到了四维影像，从而使医学诊断水平大为提高。但同时引发了大量年轻医生难抑的依赖性，严重影响高水平医学人才的培养。因为用科学的技术得到的数据多数是瞬间的、直接的、生理的、客观性的……而医学实践遇到的实况却是长期的、间接的、心理的、主观性的……二者相差甚远。实际上，科学的结果及其引发的影像技术和检验医学的进步，即使再先进、再快速、再精准，也是不能代替医生的。它们只能提供一个参考。它们提供的正常值都有一个范围，比如空腹血糖的正常值是 $3.9 \sim 6.1 mmol/L$，但对正常值是 $6 mmol/L$ 的人来说，$4 mmol/L$ 就是低血糖了，反之就是高血糖了。

第四，我们可用科学的共识形成指南，但不能用之以偏概全。

应该说所有疗法或所有药品都是经过科学的方法研究出来的，其疗效都是经过科学的方法计算出来的，但绝不是所有疗法或所有药品对所有的人都是有效的。因为我们用科学的疗法治疗病人、判别疗效主要是依据数据、证据、因果、必然性……而医学实践遇到的实况却是依据事实、经验、相关、偶然性……二者相差甚远。我们医生每天坐诊，在诊桌前的是千百个不同的病人，在诊桌后药柜上摆放的是千百种药品，这千百种药品都经科学研究发现是有确切疗效的药品。但我们既不能让一个病人吃千百种药品，也不能用一种药品治千百个病人，怎么能将正确的药品发给正确的病人呢？这是相当困难的！这就是医生的作用所在，这也是有经验的医生与年轻医生的区别所在。难怪外国人说："There is no safe drug, but safe doctor."尤其要提到的是，很多药品的疗效，其实不是药品本身所为，而是病人自愈了。同样一群病人，给予同样的药品治疗，有不治也愈的，叫"自愈"；有治也不愈的，叫"治不愈"。张悟本之流之所以施骗术迷惑了很多民众，正是利用了医学中科学成分的局限性。因为对自愈的群体，你是用药才愈，而他是不用药也愈，谁强，他"强"。对于治不愈的群体，你是治也不愈，但用了药；他呢？虽然治也不愈，但没用药，谁强，还是他"强"。所以，通过科学的基础实验或科学的临床试验获得的结果在大多数医生中获得的共识甚至是指南，那只是对一定比例的病人治疗有效。那是只适用于基层医生或年轻医生的基本要求。任何指南都不能包罗万象、包治百病或包治百分之百的病人，总是会有一部分病人无效的。特别是来到大医院的病人，多数是在基层医院用指南未治好者，因而指南以外那类病人的百分比会增高。因此，我们不要过度迷信用科学方法制定的那些指南，更不能以偏概全。

结　语

医学与科学属于两个不同的"范示"（paradigm），有不可通约性。科学确定的是一种世界观和自然观，而医学确定的是一种生命观和健康观。科学需要"仰望宇宙之大，俯察品类之理"，医学需要"纵观人类之盛、细寻治病之策"。医学的有些做法不一定科学，但只要生命尚存、健康尚在就行。二者相当于两股道上奔驰的列车，一列不能涵盖一列，一列更不能取代一列。尽管有时有交集，但通过交点或交接地带后就需要在各自的方向上继续奔驰，最终达到一个共同的目标——为人类利益服务。但是，由于两条轨道在宽度、材质上有差别，列车各自使用的动力模式不一样，速度也不相同，因而需要各走各的道，不能交换，更不能重走在一条道上，否则就到不了共同的终极目标。

既然，医学具有特殊性和复杂性，它既不像纯粹的科学，但它又离不开科学。那它们究竟是什么关系呢？我个人认为就像降落伞与跳伞员的关系。科学像降落伞的伞罩，医学像跳伞员，怎么才能实现平安着陆呢？①首先要把伞罩打开，充分发挥伞罩的面积带来的浮力，打不开抱成一团会摔死人；②伞罩打开了，全部部位都去抓，那抓不过来，也不必要，但抓少了，只抓住一个部位也会被摔死；③成功着陆最重要的是那17根绳子，就像我在前面讲的17种关系。这17根绳子把伞罩与跳伞员联系起来，联结起来，最后就平安着陆了。

最近，我们一直在提倡整合医学，英文叫 Holistic Integrative Medicine（HIM）。整合医学就像这17根绳子，把个体与群体、局部与整体、瞬间与长期、生理与心理等17种关系，与至今科学发现的浩如烟海的数据和知识，从整体出发，为整体需要，有选择地、有机地整合成新的医学知识体系，并用于医学实践。我曾经在《整合医学初探》《整合医学再探》《整合医学纵论》和 *Holistic Integrative Medicine* 4篇文章中反复说过："整合医学不仅要求我们把现在已知各生物因素加以整合，而且要将心理因素、社会因素和环境因素等也加以整合。""不仅要求我们将现存与生命相关领域最先进的科学发现加以整合,而且要求我们将现存与医疗相关各专科最有效的临床经验加以整合。""不仅要以呈线性表现的自然科学的一元思维考虑问题,而且要以呈非线性表现的哲学的多元思维来分析问题。""通过这种一元思维向多元思维的提升,通过这四个整合的再整合,从而构建更全面、更系统、更合理、更符合生命规律、更适合人体健康维护和疾病诊断及治疗和预防的新的医学知识体系。"最终使人类的健康能真正得到保障,进而真正地"认识我们自己",这就是本文和本人的所思、所想和所愿。

整合医学初探

不少同道问：你提整合医学已有一段时间了，进展如何？大作是否已出？可否先睹为快？一次次我都满脸窘相，全身发怵，无言以答。世人都知顺水推舟易，哪晓逆流搏浪难啊！

一般写文章、提新辞，每先赋以概念，让人以纲识目、顺藤摸瓜。可就整合医学（Holistic Integrative Medicine，HIM）的概念或定义，我似心中了了，却纸上难明。无奈将其藏到文中或文末，你找到了，可也！当也！反之……故请耐着性子读下去。

谈到"整合"二字，不能不谈到人类认识产生和发展的普遍规律。马克思主义认识论认为：认识和实践是人类掌握世界的两种基本形式，在认识和实践的关系中，实践是认识的基础，是检验认识正确与否的唯一标准；认识从实践中产生，随实践而发展，认识的根本目的是为了实践；在认识过程中，人们通过实践发现真理，又通过实践证实真理和发展真理；实践、认识，再实践、再认识，循环往复以至无穷，而实践和认识之每一循环的内容，都相对进到了更高一级的程度。世界的统一性和多样性，决定了人们对世界的认识既有分化，也有整合。我们认为，分化与整合是对立统一的，是科学发展的两种相反相成的趋势。它们贯穿于科学发展的全过程，体现在科学每一发展阶段之中。科学的分化指在原有的基本学科中细分出一门或几门相对独立的学科。科学的整合指相邻乃至相距甚远的学科之间相互交叉、相互渗透、相互融合，从而打破原有学科之间的界限，形成许多边缘性、综合性学科，使原来几乎彼此毫不相干的各门科学联结成为科学知识的有机整体。整合医学就是将医学各领域最先进的知识理论和临床各专科最有效的实践经验加以有机整合，并根据社会、环境、心理的现实进行修正、调整，使之成为更加符合、更加适合人体健康和疾病诊疗的新的医学体系。整是整体的整，是从整体出发；整，也是整理的整，是方法，是手段，是过程；合，即适合的合，是要求，是标准，是结果。这样做是顺应历史潮流、顺乎科学规律、顺合社会民意的，有其历史和哲学的根据。

事物发展多数都表现为"分久必合，合久必分"之现象，通常都按照"螺旋上升，波浪前行"之方式，从来都遵从"否定之否定，对立又统一"之规律，充满了既一分为二，又合二为一之哲学思想。合太久，合太紧，僵硬难变，新物难生，发展受阻；分太多，分太频，万物争生，杂乱无章，形不成合力，找不到规律，无前进动力，无前行合力。大千世界，历来如此，无不如此。其实大自然在一定时间内（也许上千年）可能并无多大变化，规律依旧。分也罢，合也罢，有时只是世人的眼光不同，角度各异而已。分合循环、分合适宜才是事物的真正本质。例如，人体本身客观存在，细胞、器官与生俱来。没有人体何有器官，没有器官焉有人体。但随着人类知识的增长，"唯器官论""唯细胞论"，甚至"唯基因论"就出现了。其实江河的分流与汇合只是外在形式，而本质是"水往低处流"。理解本质，江河的分流与汇合就不费解了，这就是"分合论"。

医学发展是世界事物的一部分，其轨迹离不开上述规律。在人类发展早期，在医学发展初期，人类靠低级的社会活动和落后的生产力在漫长的岁月中探索未知领域，包括与自身生命和健康的相关现象，没有多少实践经验，没有多少知识积累。人们逐渐把分散、零星且私有的经验做法集聚起来，写成了几本书，且按师传徒并强调单传的方式逐渐下传。这段时期的特点是以合为主，不断地合二为一。如中国的中医最后形成了相当于基础医学的《黄帝内经》、临床医学的《伤寒杂病论》和药学的《神农本草经》。医学先驱们的这些早期实践，初步建构了中医学的早期框架，在中医知识体系里，渗透着"天人合一"的理念，即人为天的一部分，天有人的一部分。"天要下雨，娘要嫁人"，只能顺其规律，顺者存、逆者亡。在经验收集和知识积累过程中，也成就了或推出了数位名医大家，如扁鹊、华佗、张仲景等。据考究，扁鹊活了300多岁，写成了《扁鹊内经》和《扁鹊外经》。其实，扁鹊没活到300多岁，是人们把300多年中所有医学学者的贡献都集中到了他个人身上，这就是医学发展早期以合为主、合二为一的显著特征。有点像本文所讲的整合医学，或称原始的整合医学。

后来经验越集越精到，知识越集越丰富，有绝技绝活的名医越来越多，形成了较为系统的传统中医学，成了中国医药学的知识宝库。但从秦朝开始，整合医学逐渐向专科医学发展。这到汉唐时期更为明显，逐渐从医学中分出内、外、妇、儿等专科，随着人们对药物种类认识的增多，对药物性质及疗效认识的增加，药学的发展也从少数药方形成了"百病可治"的《千金要方》，到唐朝还颁布了世界第一部药典《新修本草》。

事本一体，道分双途。在西医方面，也循着这种变化方式发展，但速度更快程度更深，只是由于中西哲学本源的差异，西洋医学更加强调就事论事、实证测量，注重从微观上定性定量，与原始中医的总体把握、系统平衡互为区别，成为世界医学的"双璧"。由于文章篇幅有限，此处不再赘述。但需特别提及的是，自从17世纪列文虎克发明显微镜后，医学从宏观向微观迅猛发展。很快将医学分为基础医学、临床医学、预防医学等。基础医学先把人分成多少个系统，每个系统又分成多少个器官，每个器官再分成若干种组织，组织又分成细胞、亚细胞、分子（蛋白、DNA、RNA）……临床医学先分成内科、外科、专科，继之再细分成消化、血液、心脏、骨科、普外、泌外……也就是我们现在的三级学科。

近一二十年的发展，很多三级学科再次细分，我不知道能否称其为"四级学科"。比如骨科再分为脊柱、关节、四肢等科；消化内科再分为胃肠、肝病、肛肠、胰腺病等科。听说眼科专科医院被分成了17个亚科，脑科医院中神经内科被分成9个亚科，神经外科被分成了11个亚科。过去的中华消化学会亦随之再分成中华消化学会、中华肝病学会、中华消化内镜学会……过去的《中华消化杂志》亦随之再分成《中华消化杂志》《中华消化内镜杂志》《中华肝脏病杂志》《中华胰腺病杂志》……目前一个"四级"学科还在继续再分成各个协作组，最多达十几个。更有甚者，有人似乎认为分得还不够，更提出"精准"外科，不知要精到哪种组织，准到哪个细胞！现代医学发展到现在，其特征是不懈地一分为二，似有不把人体整体搞个四分五裂、身首异处、撕心裂肺、肝肠寸断、脾胃分家决不罢休的意思。

诚然，这种以分为主的发展方式确实带来了现代医学的进步，人们对人体的认识似乎更细致了，积累的知识更丰富了，诊疗的手段和方法更加有的放矢了，也不可否认的是疾病的诊疗水平和人类的平均期望寿命确有显著提高。但是，我们也不得不承认它给医学带来了不利、损害，甚至恶果。主要表现在以下9个方面。

一、患者成了器官

由于临床分科越来越细，医生的整体观念在逐渐消失。老一点的医生还好，新进专科的青年医生得不到整合医学的培训，只知道四级学科的专门知识，只知道人体的一个局部。来了一个活生生的病人，在他们眼里是来了一个器官，或者不自觉地把病人看成了一个器官。亲友陪病人来看病，好像是亲友带了一个生病的器官（而不是病人）来就诊。比如说，来了一个肝癌病人，本来应该是一个得了肝癌的人。但在他们心目中，总想着是一个人肝上患了癌，着重点在肝这个脏器上，特别是在肝这个脏器的癌上。临床上有的病人腹腔里发现了癌细胞，医生便使劲去找癌是从哪里来的，可就是找不到癌细胞的来源之处，甚至病人死亡了，尸体解剖也找不到癌的原发器官。对"癌症病人"应该理解为"得了癌症的人"，而不是"人得了个癌症"。着重点应放在"人"这个个体的整体上，医生护士在提供治疗和护理时，应将服务对象看作一个具有生理及社会心理需要的整体，而不是只重视其生理或病理变化的局部。因为得了同样一个癌，但人不一样，结局是不一样的。有的病人把癌切除了，甚至把患癌的器官都全切了，更甚者把周围的淋巴结不论有无转移全都扫光了，最后人却死了；但有的病人癌未根治，甚至原封不动，人却活着，这叫带瘤生存。又比如，有的病人患了癌，由于不知道病情，直至晚期，还在照常工作，甚至还在运动会上竞跑；有的病人病期还很早，一旦知道，几天不吃不喝，惶惶不可终日，不几天就被吓死了。因此，由于分科太细，医生们各自注重"自管"的器官，各自注重"自管"的病变，最后各自都把"自管"的器官或"自管"器官上"自管"的病变治好了，但由于缺乏整体观念，自己的知识面不够宽，每每顾此失彼，因而在治疗"自管"器官或病变的同时，影响、损伤甚至摧毁了别的器官，甚至是致命的器官。一边做"好事"一边做"坏事"，最后是各自都把"自管"的器官治好了，病人却死了。有的医生不知道器官局部的病变是全身疾病的局部表现，或受全身状态的影响，一味地抓住局部病变治疗，最后结果更惨，局部没治好，病人还死亡了。

二、疾病成了症状

症状是反映疾病表现、严重程度及进展转归的重要标志。但不同疾病可以表现为同一症状，同一疾病可以表现为不同症状，而且同一疾病出现症状的先后次序也不一样。有的疾病很重，直至末期就是表现不出相应症状。但有的医生对疾病认识千篇一律，将症状与教科书比对，成了典型的症状医生。诊断时按症断病，治疗时对症治疗、问症发药，头痛医头、脚痛治脚。有的病人来时腹痛如绞、辗转难安，医生一针强止痛剂下去，疼痛消除了，病人安静了，可最后死亡了。这是因为疼痛是病情的早期表现，其实体内还有更加严重的变化将要发生或正在发生，随意止痛会掩盖病情，耽误治疗。而且，一个病人就诊时的症状表现，可以千奇百怪，可以千变万化，症状有时是表征，有时是实质。也许病人有八个症状，有经验的医生抓住一个最重要的症状，即把反映疾病实质者一治，其他症状就迎刃而解，病人马上转危为安，痊愈出院；而经验不够的医生抓住这八个症状全治包治，药用了一大堆，把多数症状甚至把全部症状都治好了，都治没了，不咳嗽了，不发热了，不腹疼了，但病人肤色黄了，肝坏了，昏迷了，最后死亡了。

三、临床成了检验

检验、影像、病理等临床辅助检查对于临床医学的发展和常规诊疗实践起着非常重要的作用。没有临床检查技术的高速发展，我们难以有现代化的医院。一个没有先进检验科及影像科的医院，它不仅不能谓之先进医院，也不能发展成为先进医院。再有水平的临床名医在那样的医院都将束手无策，迷茫无为。问题是，现在不少临床医生忽视"视触叩听"或"望闻问切"等临床基本功的养成和训练。来了一个外伤病人，连他自己都知道手折了、腿断了，但医生不是去检查病人，而是拍了一大堆片子，然后告诉病人，CT或磁共振报告你的四肢骨折了。有的医生更是无视病人存在，仅按照X线的影子、B超的诊断、血检的指标等资料，拼成了一个病人，并按之做出诊断，特别是进行治疗。我曾看过一个外院病人的CT片，是肝硬化的增生结节，外院却当肝癌进行了血管栓塞并局部化疗。本来肝硬化后正常组织就很少，却把它当癌治了，那不是雪上加霜吗！可经治医院的辩解是，这个人有肝炎病毒感染，栓塞没治到癌细胞，也把病毒消灭了呀！真是无稽之谈！有的年轻医生过于重视临床检验，离开检验就看不了病。只要有蛛丝马迹，甚至毫无线索，也穷查到底。为了"疏而不漏"，布置"天网恢恢"，宁可错查三千，不愿漏查一项。一方面是"检不出什么指标升高，看不见什么异常阴影，查不到什么异常细胞"那就不是病，另一方面是"检出什么异常指标，看见什么异常阴影，查到什么异常细胞"那就一定是病。一切从检验出发，一切以检验为据，一切按检验断病，一切按指标下药，从临床医生彻头彻尾变成了检验技师的附庸。殊不知人是变化的，许多"同病异影、异病同影、一病多影、多病无影"的情况时有发生。有一次我参加研究生的复试，考题是"CEA（癌胚抗原）在什么情况下升高？"有人答患癌高，有人说怀孕高，还有人说抽烟高。还有吗？没有了！书上就这几个答案。可有一个学生答，查错了也高。这是一个很有水平的答案，这个学生后来很有出息。这可不是赵本山的脑筋急转弯——1+1在什么情况下得3？"查错了高"对医生来说是充满哲理的，要时刻想到。何况CEA高了不一定患癌，不一定怀孕，也不一定就抽烟；反之，低了则可能是癌，可能怀了孕，也可能在抽烟，这就是复杂的生命现象在人体的表现。作为肿瘤标志，"查出来的不是癌，是癌查不出来"的情况常有发生。医学上没有绝对值，0和100%都是不存在的，碰到了只是你所用样本太小所致。SARS流行时有这样一个例子，有人在SARS病人中查出一种蛋白，100%阳性，而正常人100%是阴性，大家欢呼雀跃，以为是重大发现。最后发现这种蛋白的出现是与发烧有关，尽管正常人群均为阴性，但临床上发热的病种很多，均为阳性。这样对SARS的诊断就没有特异性了，如果这个蛋白只能诊断发热，还用这么复杂吗？只用体温计就行了，甚至用手、用眼睛也能诊断发热嘛。

四、医生成了药师

　　药品是治疗疾病的重要手段，自古"医药不分家"，而今"医药是一家"。可是市场上药品的种类越来越多，光是抗生素如头孢菌素，有的医院就有20多种。同一种药，化学名不一样，商品名不一样，甚至剂量还不一样，药效更是参差不齐，不良反应又视品种而异，搞得医生用药时一头雾水。多数医生采用对症下药，这个"症"指的不是疾病，而是症状。哪个症状最先出现就治哪个，哪个症状最严重就先治哪个。一个药治一个症状，不行就改用一个或加用一个，甚至改加数个轮番进行，群起攻之，并一次又一次请药师帮忙。有时越治越重，有时压住这个症状又出现另一个症状，此起彼伏；有时把全部症状都治好了，病人因药物不良反应死了。医生遇到困难时不是反复思考"病呀病"，而是不停琢磨"药呀药"。一个病人来了，不是医生指导药师发药，而是药师"教导"医师用药，由此引起很大混乱。一次有个发热病人，医生开了红霉素，药房没药，结果发了柔红霉素。护士询问是否发错了，对方则说是新一代红霉素。其实柔红霉素是抗癌药，一字之差、谬之万里。再举一个例子，一个病人因心脏放支架后出现肝功能障碍，我去会诊时他正在吃药。我一数他一共要吃 26 片药，还没加外用的伤湿止痛膏。为什么吃那么多药呢？因为他是该校领导，为关心或重视起见，每个学科的主任教授去看他，都从自己专业出发开了"好心"药，即预防用药。这样一来，药就多得不得了。从各个专业来讲都没有错，不过"是药三分毒"，加起来就会出现药物不良反应，严重伤肝，病人差点死亡了。除了阿司匹林用于抗凝外，我停用了其他全部药物，最后病人好了。用药要合理，中医还讲辨证施治。中药分成"君臣佐使"，合理搭配，要不"一三五"，要不"一五七"，一是主药或称君药，解决主要矛盾；臣药和佐使药要随症加减，配合主药治病。如果主药用了两个且相互矛盾，那不是治病人，那是折腾病人，说不定病没治好却要了病人的命。

五、心理与躯体分离

"病人"这个词，应理解为得了"病"的"人"。因此，不仅要治疗他的"病"，而且要关心他这个"人"。他的病变可能表现在躯体上，但他的痛苦却隐藏在心灵里。治愈疾病恢复健康，不仅要有医生的贡献，而且要有病人的努力。否则病变可能治愈但不久复发，甚则结果适得其反。比如某个年轻人因失恋而跳楼自杀，如果不从根本上解决心理问题，治好了跳楼的伤，她还可能改用上吊或跳河。如果不采用躯体和心理两种疾病同治，不仅结果难达理想，且再多的医生也治不完病人。

在医学发展初期，由于当时生产力低下，缺乏科学知识，人们不能认识疾病的真正原因，心理疏导有一定作用，因而在疾病治疗中受到很大重视。当时，从事这份工作的叫作"巫"或"巫医"。曾经还有过"以巫为主"的时代，当时把医都排挤了，过度地重视心理治病，甚至信神信鬼，迷信猖獗，这过头了，是错误的。不幸的是，随着医学的发展，心理治疗慢慢被疏远了，甚至还出现过完全否定的时代，比如 20 世纪"文化大革命"时的"破四旧、铲除封建文化、横扫牛鬼蛇神、反对形而上学"，把身体上肉眼看不见的东西通通看成是伪科学、假医学或唯心论，有的还被看作"政治思想问题"。现在这样的想法、看法和做法还时有发生，比比皆是。事实上，很多疾病表现有症状，甚至是严重的症状，但实际上身体查不出来病变，这是心理紊乱造成的。调整心理状态可以消除这些症状，甚或治好这些疾病，在日常的消化门诊中可能有 30%~40% 的病人是这种情况。另一方面，有些器质性疾病导致的心理障碍可能比疾病本身对病人的危害还大，但随着器质性疾病治疗成功，心理表现也迎刃而解。总之，心理障碍与躯体疾病有时单独存在，但多数共同发生，且互为因果。整合医学需要医生同时具备两方面的知识，才能看好这些疑难杂症。

六、医疗护理配合不佳

国家医药卫生体制改革纲要指出，护理改革的重点是改变护理工作的模式，变"以疾病为中心的功能制护理"为"以病人为中心的责任制护理"，使病人在住院期间能够得到连续、无缝隙的优质护理服务。俗话说，"三分治疗七分护理"，说明护理在疾病治疗及人体恢复中的重要作用。病人求医不仅希望得到最佳治疗，而且希望得到最佳护理。通常，诊断治疗的过程对病人来说也许是短暂的、不知不觉的，而对护理的体会却是漫长而有知有觉的。自从护理专业及护理人员加入医疗领域以来，医疗水平大幅提高。随着医学模式的转变和整体护理的开展，医护关系不再是主辅关系，而是共同为恢复病人健康的平等合作关系。完成一台手术治疗，是医生、麻醉师和护士的跨学科合作、紧密配合的典范。有时护理工作甚至更显突出，手术师和麻醉师在很多情况下必须服从手术室护士的安排，接受护士监督，以确保手术流程，避免并发症，甚至事故发生，这绝非人们一贯印象中的"护士在医生指导下工作"。在国外，护理专业及护理人员受到医生和管理人员的极大重视和病人的高度尊重。但在国内，这种新型的医护合作关系还没有得到充分认识。本来，护士是临床用药或病情观察等一线工作的主要实施或参与者，但由于受传统分工观念的影响，医疗与护理间在医学教学中知识的互通融合、技术的相互配合、专业的协调互补、服务的交流沟通等方面都有不很协调的情况发生。例如，临床治疗过程中，没有将护理工作整体纳入，病例讨论、术前讨论或死亡讨论没有护士参加，有时参加也是陪衬。危重病人抢救，护士不知道护理重点，有时出现医护之间的严重分离，甚至造成医疗纠纷或医疗事故。正如前面所述"医生成了药师"，药师成了"摆药的师傅"，而护士呢？护士成了"药品二次加工工人"。护士的大部分工作时间不是守候在病人身边，而是陷于发药、配药等非直接护理操作中；不是与医生主动交流病情及治疗方案，而是单纯机械地执行名目繁多的用药医嘱；不是给病人进行康复宣教和心理疏导，而是反复给病人解释住院费用和催费。从此，医护共同查房的次数少了，医生主动向护士交代治疗方案的时间少了，医护配合缺乏默契甚至脱节。护士总是停留在发药、打针、量体温、数脉搏等最低级的工作层面，与整体护理要求相距甚远。对病人实施的护理级别历来由医生确定并下达医嘱，医生仅从疾病的严重程度来考虑护理级别，并没有从病人的护理需要，从心理、社会等综合因素整体考虑下达护理级别医嘱。比如，一个大手术后基本复原、已改为三级护理的病人，可能因为肺栓塞出现突然死亡，这种突发意外情况每每被问责的是护士巡视不到位，而不是医嘱问题，护士成了"被告"，殊不知护理级别与病人病情不符是问题发生的直接原因。"医护一体"的理念自古有之，被古希腊人誉为"医学之父"的希波克拉底就曾教病人如何漱口、教肾病病人如何饮食，后来成了现代护理中的"口腔护理和饮食护理"；《本草纲目》的作者李时珍，能医善护，亲自为病人煎药、喂药，被传为佳话，这就是现代护理中的"口服给药"。在这里，我们不是提倡医生去当护士，或医生去做护理工作，医生和护士都应把本职工作做好，我们所需要的是医生要用护理的理念去完成医疗工作，护士则应用医疗的理念去完成护理工作。

七、西医中医相互抵触

西医和中医作为东西方不同的医学门派，都经历了上千年，甚至数千年的发展。既有差异性，也有共同性，都为人类的生存、繁衍和发展做出了贡献，都是人类文明的共同财富。但其在理论和实践中均有各自的特点，并强调自己的侧面和优势。两种医学体系都是为诊断和治疗疾病服务的，如果能相互学习，取其之长、补己之短，形成中西整合医学体系，定能事半功倍。但两个医学领域历来协作不好，相互藐视，互相抵触。在历史上更多的是西医看不起中医。从1880年左右新中医反对老中医，到北洋政府时期，西医引入并兴起后对中医的排斥，一直到现在社会上对中医的否定。有人公然提出"中医不科学"。其实单一地强调西医或中医的正确性和贡献都是片面的，比如西医在急性病、中医在慢性病的治疗中各显其优势；西医治疗针对病灶，追求药到病除，刀到病除；而中医治病针对全身，追求整体调理，恢复元气，"正气内存，邪不可干"。比如溃疡病人目前最好的药物是质子泵抑制剂，一吃就好，治愈率相当高；但对于功能性消化不良，可能服保和丸或藿香正气丸更好，服质子泵抑制剂长期效果不佳。如果将二者结合起来形成整合消化病学，在溃疡急性期服质子泵抑制剂，在恢复期（或称愈合后期）最好服藿香正气丸，那样就会取得理想的效果。

八、重治疗轻预防

人类的卫生事业应该以防病为主，这是一个"人所共知"但始终未达"人所共识"的问题。相传扁鹊有三兄弟，他本人善治晚期疾病，流芳至今。他的二哥善治早期疾病，大哥是治"未病"的，即未发生的疾病，相当于现在的预防医学。但他的二哥和大哥都不为人知。我们无从考究这是否为事实。但有一点是肯定的，从那时起直到现在，预防医学一直没有得到重视或没有得到足够重视，即使"足够"也没到基础医学，更没"足够"到临床医学那种程度。其实，一场疾病来了，好比决堤洪水，是去下游抗洪抢险解救万民重要，还是立足现场筑堤堵坝重要，这是显而易见的。预防医学本来就应该是整合医学。现代医学的分化及微观化，使得"一个疾病、一种基因，一种病原、一种治疗"的线性思维模式成了医学发展的主流。SARS及甲型流感等公共卫生事件已充分证明，不能仅靠这种线性纵向治疗，更需要"病原、疾病、人群、社会"这种"点线面体"结合，"经纬纵横"

交织的综合防治。临床医学主要解决的是发现一种疾病并治疗之,基础医学主要是认识这种疾病,但并不能避免它在不同地区、不同人群的再次发生。预防医学正是通过研究健康影响因素及其作用规律,阐明外界环境因素与人群健康的相互关系,从而制定公共卫生策略与措施来预防疾病。所以,预防医学本身就要求医学的整合,不仅要整合流行病、劳动与环境卫生等预防医学学科,而且要整合基础医学、临床医学甚至社会医学。

有人曾经认为,人类基因组计划的完成就能解开生命和疾病的奥秘,人类就能战胜所有疾病,但结果并非如此。因为基因只决定疾病的先天遗传易感性,但多数疾病是环境因素与机体因素交互作用的结果。基础医学可以解决发病机制的问题,临床医学可以解决疾病治疗的问题,但如何有效避免"后天不良刺激",真正做到"防患于未然",还得靠预防医学。提起预防医学,人们首先想到的是一遇突发事件,工作人员身穿防护服,肩背消毒器,到处喷水撒药。其实,预防医学不只是干这些,这完全是误解。预防医学不仅是事中、事后防治,更重要的是事前防范,不仅是"治末病",而且是"治未病"。犹如两支足球队在场上比赛,"医学队"这边的球员,是临床医学者来冲锋陷阵、治疗疾病,基础医学者权当"教练组",用来研究制定战术,而预防医学好比"守门员"。如果有一个顶级守门员,无论主客场、还是裁判黑哨等环境因素,只要守门员能确保一球不失,那么"医学队"就不会落败。因此,预防医学在整合医学中起到"一前一后"的作用,即前期研究必须优先进行,后期干预必须及时持续,预防医学贯穿整合医学的始终。

但今天,这种临床医学和基础医学与预防医学的严重分离依然存在,甚至相当严重。预防医学有赖基础医学和临床医学各学科的全面整合,才能提出行之有效的防病方案或策略。可是目前由于医学向细枝末节分解,对全方位、多角度、全局性、大范围预防医学的发展造成了极大影响。如不改变这种状态,继续重治轻防,不能关口前移,结果是 1 个预防医学工作者就可以完成的事情(防病)却要 100 个临床医生才能完成(治病)。继续这样发展下去,到最后 1000 个或 10 000 个临床医生也解决不了 1 个预防医学工作者所能解决的难题。

九、城乡医疗水平差距拉大

在中国,目前存在城乡医疗技术水平的极大差距,这确实是一个严重的社会现象。尽管它与前八个问题不在一个层面上,它是我国现有卫生体制特别是卫生资源配置不合理造成的,不是医学过细分化直接造成的结果,但最终要解决这个问题,也需要整合医学的帮助。现状是,分布在乡镇的医生是一些形似全科但达不到全科医生水平的医生,而城市分布的是只懂某一专科但不具全科本领的专科医生。这是由城乡经济状况、医院布局特别是近十几年来城市医院向专科化发展造成的。乡镇医生愿意到城市医院工作,但难以胜任专科的医疗。城市的专科医生不仅难以胜任乡镇医院的全科医生工作,而且因经济、环境条件等原因不愿到乡镇工作。由此导致每天农村病人到城市的大旅行，这恐怕是中国交通领域的重要任务之一。因为在农村看不了病，或者看不好病，这也形成了中国看病难甚至看病贵最直接的原因之一。加之过去能培养全科医生且其学生愿意在乡下服务的医学中专或大专学校被全部撤销，尽管我国的中央政府或地方政府正在进行医改想解决这个问题，但恐怕一时半会儿还解决不了这个难题。

综上所述，社会分工越来越细，极大地提升了个人所从事专业的熟练程度，提高了工作效率，加速了社会繁荣，也改善了人类的生活质量，已成为时代发展的潮流。医学分科越来越细，对于医疗技术的发展和医生水平的提高确实也带来了积极的影响。但随着生活方式的改变和疾病谱的变化，"分"已经到了尽头，靠无限的"分"已经解决不了医疗存在的现实问题。不解决好这个难题，现代医学的发展不仅会严重受阻，而且有可能走入歧途。怎么办呢？

第一，加强整合医学的理论研究。

加强整合医学的理论研究，我们必须首先重视阐释如下几个问题，并将其作为理论研究的重点。

（1）随着医学研究的深入，有的疾病已明确了病因。但是，现在临床面临的多数疾病都没有明确的或唯一的病因。比如原发性高血压、自身免疫性疾病，我们无法确定其真正的病因，它是多因素联合作用的结果。要彻底了解和治好一种疾病，靠一个专科是很有限的，即便是单一的外伤，也会牵扯全身多系统、多器官的变化。

（2）随着生活方式的改变，有些疾病是无法战胜或无法消除的，比如肿瘤、糖尿病等。我们所能做到的只是带病生存和提高带病者的生存质量。只重视单科治疗获得的生存质量可能很差、生存时间可能很短，这本身就是对人类尊严的亵渎。整合医学既是人类尊严的要求，也是人类不得不为之的转变。

（3）随着自然环境的变化，许多新发或再发传染病不断涌现，比如艾滋病、SARS、甲型流感。人类一时来不及适应或形成抗病能力，这已给人类发展带来极大挑战。医生对这些新发或再发传染病的病因及机制不甚了解，对诊断和治疗便束手无策。单一学科不仅是背水一战而且是杯水车薪，这就需要多学科联合应战。

（4）随着人类老龄化的到来，比如在短短的50年中，中国人的平均期望寿命增加了30岁以上。这比早前多活出的30多年，身体不仅与自然界的接触增多会发生变化，而且身体本身也会发生多系统、多器官的变化。对于这些生理性的或病理性的变化，医学界并不知道或并不完全了解，需要多学科联合攻关、共同认识，才能从诊疗中真正解决现在和未来因老龄化带来的问题。

（5）随着医学技术的发展，许多以前难以想象的诊断技术和治疗方法不断问世，并在临床上得到成功应用，解决了许多过去解决不了的医学难题。但似乎继续向前发展已有很大困难，而且经典医疗技术只能解决局部问题，无法解决全部、全局或系统的问题，要维持医学的发展，必须依靠医学知识与技术的整合。

(6) 随着现代社会的进步，许多疾病的发生与社会现实有关，而社会现实又引起大量心理问题。如果医生只了解躯体疾病的诊断治疗，不解决心理问题，势必再多的医生和再多的医院也治不完或治不好这么多病人。

整合医学是传统医学观念的创新和革命，是医学发展历程中从专科化向整体化发展的新阶段。这种观念的变革不能简单地视为是一种回归或复旧，而是一种发展和进步。不仅要求我们把现在已知各生物因素加以整合，而且要将心理因素、社会因素和环境因素也加以整合；不仅需要我们将现存与生命相关各领域最先进的医学发现加以整合，而且要求我们将现存与医疗相关各专科最有效的临床经验加以整合；不仅要以呈线性表现的自然科学的一元思维考虑问题，而且要以呈非线性表现的哲学的多元思维来分析问题，通过这种一元思维向多元思维的提升，通过这四个整合的再整合，从而构建更全面、更系统、更合理、更符合自然规律、更适合人体健康维护和疾病诊断、治疗及预防的新的医学知识体系。这就是整与合的统一。从这个意义上讲整合医学应该译为 Holistic Integrative Medicine（HIM）。目前，整合医学虽然还未得到全面认同，但她必将成为世界趋势、国际前沿。当然从事这方面研究也是一个严峻而复杂的课题。医学从合到分，中医西医都已经历了上千年，相比之下，中医稍慢，西医很快。将其整合如逆水行舟，难度很大。既要向传统理论挑战，又要向现代实践挑战；既要向权威学究挑战，又要向习惯势力挑战。人类医学知识的增长到现在已经相当庞大，而且正在且还将继续增长。这些知识中，何为主、何为次，何为因、何为果，何为先、何为后，何为真、何为假？如何去粗取精、去伪存真，由表及里、由此及彼？无论是分与合，数量越少越易，层次越低越易。但面对如此知识爆炸的年代或局面，哪些合？怎样合？值得广泛深入研究，要有正确的方法、历史的观点、前瞻的策略，要经得起实践的考验。我们要大力宣传整合医学的优势，大力探讨不搞整合医学的危害，寻找整合医学的优秀典型，全面、适时地改掉旧观念，形成新概念。在推进"整合医学"的宣传中，要从学理上阐释大而至宇宙天地，小而至人体本身，都是一个内部诸要素密切相关、环环相扣、节节联动的整体，由此要求医家不能只盯局部忽略整体，而应该全局在握、整体在胸。

整合医学与全科医学有相同性，但更有不同性。全科医学强调的是一个医生掌握多种本领，一专多能，但这个能只是一般的能力，是建立在现有基本理论和普通实践基础上的。相当于"A+B+C=和"，而整合医学强调的是各种最先进知识理论和最有效实践经验有机、合理的整合，相当于"A×B×C=积"，前者是数的增加，系常人能为；而后者是质的飞跃，需能人所负。说通俗一点，好比专科医生 A 会擦浓的红药水，专科医生 B 会擦浓的蓝药水，而相当于全科医生的 C 既会擦红药水，也会擦蓝药水，但他所擦的红和蓝的药水都要比 A 和 B 医生的淡一些。而相当于整合医学的 D 医生则是将 A 和 B 医生擦的浓的红药水和蓝药水加以整合，成为既浓又兼有红蓝两种药水功能或作用的绿药水，即"绿出于红蓝而胜于红蓝"。

整合医学与转化医学（Translational Medicine）有相同点但更有不同点。后者是将人们在基础医学理论研究中的发现及时用到临床诊疗中，去检验其有无价值，所得结果再回到基础研究中去完善或改进，通过不断的循环往复，最终使在基础研究中的发现及时地造福于人类健康。

整合医学与国外倡导的"互补医学和替代医学"（Complementary and Alternative Medicine，CAM）不同，后者是用西方医学为主流的观点来看待所有其他非主流医学，是一派带有轻视和排他性的观点。

整合医学与循证医学（Evidence-based Medicine，EBM）有相同处更有不同处。后者是以证据为基础，理性地选择各种医学诊疗手段中的一个或数个疗效最佳、不良作用最小的方式进行诊疗，它是以一个群体获得的证据或百分比为基础的。整合医学是代表人类健康和疾病认识的集大成者，是将从整体及其各因素之间发现的理论整体与人体整体，再与自然和社会环境各因素之间发现的有关疾病诊断预防的经验整体进行相互对比、相互分析，两个整体共同作用、相互整合，从中找出最符合、最适合人体健康及疾病诊疗的最佳状态、最佳方案，从而实现最佳效果，由此逐渐形成新的医学知识体系。

医学模式的转变是一项十分复杂的工作。我们要特别重视整合医学概念的准确性，要限制其内涵和外延。当然这个概念和涉及的范围也是需要不断修改、修正和完善的，可以讨论，可以争论，可以见仁见智。一方面，我们要做好人的特别是医学科技工作者的观点转变，使其认识到整合医学的紧迫性和重要性，使其知道疾病发生发展过程中绝对不是机体的一种基因、一类细胞或者一个器官在发生变化。由于机体有强大的调节保护机制，可能是人体各系统都在发生功能和结构的改变，这种改变的发展和转归又与周围环境、饮食习惯，甚至人际关系等因素有关，所以诊疗疾病必须综合考虑。另一方面，又不能全盘否定医学分科的重要性，在现在和以后相当长的一段时间中，专科医生还有其在治疗效率或精准性方面存在和发展的必然性和必要性。

第二，加快整合医学实践的推进。

实践是检验真理的唯一标准。整合医学本身既是一种深奥的同时又是实用性极强的学问，需要不断积累、不断提高、不断地付诸实践检验，是一个从理论到实践，回到理论再到实践，永不停息的过程。需要我们采取如下各种办法来推动和完成这个过程。

1. **举办整合医学的学术会议**　积极推广和普及整合医学的理念，不断交流整合医学的学术成果，不断交流实施的经验和做法。开始时可以试办某一专题或某一疾病的整合医学研讨会，如以乙肝综合防治区或肿瘤的综合防治策略为主题，邀请相关基础医学、临床医学和预防医学的学者参加会议，从多角度讨论理论发现、诊疗方法和预防策略，形成相应的共识和指南，并逐渐地修正或完善这些共识和指南。继之在更大范围举办中国整合医学学术会议等。由此,逐步解决"同饮一江水",但"隔河相望,老死不相往来"的问题。

2. **成立整合医学的学术组织** 发现从事整合医学的优秀人才,吸收从事基础医学、临床医学和预防医学的专家参加,并组成相关整合医学学术组织,比如成立中华医学会整合医学学会,外称中华整合医学学会,下分设整合消化病学分会、整合心脏病学分会等,以此推动整合医学的发展。由此,逐步解决同治一种病,但"八仙过海,各显神通",互相瞧不起的问题。

3. **创办整合医学专业杂志** 创办《中华整合医学杂志》,以及相关分册如《整合消化病学杂志》《整合心脏病学杂志》等,不断报道各专业整合医学的成果。由此,逐步解决同是一种理论,但"公说公有理、婆说婆有理","谁的声音大、谁的胡子长,谁就是胜者"的问题。

4. **编写出版整合医学丛书、教科书或专著** 由此逐步解决教材类同,"东家抄西家,南家抄北家,家家出专著,其实一本书"的问题。

5. **成立整合医学研究所** 开展整合医学的专门研究,除了用循证医学研究的方法开展整合医学的深入研究外,最主要的是应用信息网络分析技术来开展研究。正如前述,整合医学是将各领域最先进的理论发现和各专科最有效的临床经验实现有机的科学整合,收到"积"的效果。但近200年来,世界人口的增加和医学知识的增长,都呈一种指数型增长态势。如,20世纪80年代,全球已达4万种生物医学杂志,预测每20年翻1倍;又如,知识老化速度在加快,一个人所掌握知识的"半衰期"在18世纪大约是100年,现在已缩短为5年。未来20年仅在生物医学领域的知识进展量,将相当于人类近2000年来各领域知识的总和。显然,人的大脑不仅"记"不住,而且"跟"不上。电脑虽然在智力上远不如人脑,但在记忆力和逻辑运算方面远远超过人脑。我们可以通过信息整合的方式实现各领域最先进医学知识之间的最佳整合,各专科最有效临床经验之间的最佳整合,继之实现这两个最佳整合的再整合,从而构建医学知识的新体系,带来医学发展的新飞跃。这也可称为数字医学或信息医学,包括建立整合医学基础与临床研究平台,重点提供疾病预防信息、临床诊疗决策支持、疾病治疗转归分析,药物交互作用和临床指南的综合知识,患者特定信息的知识整合,临床决策需要的知识工具与领域专家的沟通机制,评价和预测疗效的方法学,整合后的患者健康信息(从出生到当前电子健康档案或电子病历),独立的诊疗指导软件(如预防、诊断、健康的风险评估、治疗方案、临床检测、临床用药与操作、提高患者信任度);建设信息化环境,包括居民健康档案、患者病情监测(局域网、物联网、互联网)、家庭健康档案、家庭健康信息系统、家庭护理信息系统、院前急救信息系统、急诊信息系统、长期护理信息系统、转诊信息系统、医院信息系统(门诊工作站、病房工作站、入院管理系统、实验室检验信息系统、影像存档传输系统、医嘱系统、ICU监护系统、手术管理系统)及电子病历等。由此,逐步解决知识骤增、眼花缭乱，如何去粗取精、去伪存真、取之有用的问题。

6. 成立整合医学专门病房　先在有限的、易于操作的学科之间开展整合。在美国有的医院，几年前就以疾病为中心开展内科、外科及相关学科的整合。目前，国内某些大医院开展的院中院模式的建设，就是整合医学的一个有益尝试。有些大医院的综合病房或介入病房在一定程度上是在向整合医学发展，比如血管介入病房或微创病房就是结合内科和外科技术的整合医学病房。但现在的综合病房严格地讲是能治疗各种不同疾病的病房，而现在的ICU则是利用多种技术治疗类同急重症的病房。整合医学需要向ICU的治病模式发展。建立"预防医学与健康维护门诊"，或称"防病门诊"，该门诊与临床门诊连为一体，将预防保健科和体检中心等临床相关部门统一起来，改变以往单一预防接种，或者健康查体的形式。整合预防医学和临床医学各自的优势，为社会提供更全面的健康教育、开展健康体检、建立健康档案，实现一条龙服务。由此，逐步解决不以病人为中心，医出多门，病人就诊找不清东南西北，复杂伤情不知该哪科收管等类似问题。

7. 开设整合医学教学课程　加速医学教育模式转变，逐渐打破目前分系统、分专科教学法，从一开始就以整体概念学习局部知识。目前倡导的全科医师培养有利于向整合医学发展。在整合医学教学实践中，应在医学生进入各科室学习之前就开设整合医学课程，以促使医学生向临床整合医学医生的过渡；继之，在制度上进行保证，比如延长住院医生在临床各科的转科时间，对刚分到医院的新医生实施整合医学教育，同时进行3~4年不定科培训，使之成为具有综合分析问题和解决问题能力的医生。再之，对高年资医生进行定期整合医学知识进展讲座，使每一位医生都能用整合医学的知识和本领诊治患者。整合医学教学，不是一概否认现存的教学方法，而是在现有方法或内容基础上的整体化、系统化。由此，逐步解决医学生整合医学知识贫乏的问题，克服目前流传的"金眼科，银外科，糊里糊涂去内科""世上只有专科好，多一事不如少一事"的错误思想。

8. 开展整合医学的继续教育工作　由国家和各省、区、市卫生部门组织，或由中华医学会等学术组织机构牵头，委托有关高等医学院校实施。第一，对全国三甲医院的医务人员进行整合医学的培训或轮训，然后逐步向基层拓展；第二，在职业医师考试中，更多地引入和强调整合医学的内容，用考试的指挥棒督促广大医生自主学习和实践整合医学的知识；第三，在高等医学院校的研究生教学或在职教师的培训中，开设整合医学的必修课程，并逐步纠正课程门类过多，分科越来越细的现象。由此，逐步解决"分科定终身""师傅带徒弟，一代一代传下去""各人打扫门前雪，哪管他人瓦上霜""医学越来越广，医生越当越小"的问题。

综上所述，医学从合到分已有上千年的历史。分不是不好，只能到一定程度。分得太细、分得太散，最终不仅说明不了生命的真谛或人体的本质，而且容易出现盲人摸象的现象，容易出现只见树木甚至树叶而不见森林的现象。医学需要整合，整合的结果就是整合医学，就是还器官为病人，还症状为疾病，从检验到临床，从药师到医师，身心并重、医护并重、中西医并重、防治并重。开展整合医学的学科不是要把一个综合医院的医疗全部都能完成，同理，从事整合医学的医生不是要把所有医生的工作全部都能胜任。但这样的学科这样的医生必须懂得，他们必须利用整合医学的概念和实践来治疗他正在治疗的患者。他们所诊断和治疗的患者不仅要比别的医生诊疗的患者，而且还要比自己过去诊疗的患者生存率更高，生存时间更长，生活质量更好。这就是对整合医学的要求，这就是对从事整合医学医务人员的要求。

整合医学再探

本次整合医学高峰论坛邀请我做中心发言，感谢大家给我这么好的一次交流机会。今天云集到这里的都是对整合医学比较感兴趣，或者已在这方面做出重要贡献的专家们，涵盖基础和临床的多个学科多个专业。我曾写过一文，题目叫《整合医学初探》，发表于《医学争鸣》2012 年第 2 期，其英文版 Holistic Integrative Medicine 也很快会正式发表。这篇文章被《健康报》《中国医学论坛报》《中华医学信息导报》等医学主流媒体分别进行了转载。我今天的发言和已发表的那篇文章有所不同，主要侧重于从医疗实践中的一些事例来说明整合医学的必要性和如何促进医学整合，故命题为《整合医学再探》。

什么是整合医学？整合医学就是将医学各领域最先进的知识理论和临床各专科最有效的实践经验分别加以有机整合，并根据社会、环境、心理的现实，以人体全身状况为根本，进行修正、调整，使之成为更加符合、更加适合人体健康和疾病治疗的新的医学体系。整，即从整体角度，整，即整理的整，是方法，是手段，是过程；合，即适合的合，是要求，是标准，是结果。英文译为"Holistic Integrative Medicine"。

人类医学发展有文字全面记载大致三千年，回顾三千年医学史，我们可用两个"N"字来概括其特点。第一个"N"字指其发展态势，医学发展从无到有，迅速上升，随后经历一个下滑期，然后又进入快速发展；第二个"N"字指其发展模式，初期的医学属于整合医学，以后经过发展逐渐走向专科分化，现在又需要走向整合。事物发展多数都表现为"分久必合，合久必分"之现象，通常都按照"螺旋上升，波浪前行"之方式，从来都遵从"否定之否定，对立又统一"之规律，充满了既一分为二，又合二为一之哲学思想。三千年写成一个"N"字，再过三千年，再来一个"N"字，若干个"N"字加在一起就成了波浪。我们每个人只是生活在历史洪流的小浪花中，顺着波浪走多易前进，逆潮流而动多会失败。

医学从何而来？原始社会生产力低下，那时是刀耕火种、广种薄收，日出而作、日落而息，整天忙忙碌碌，还衣不蔽体，食不果腹。那时是抓住什么吃什么，结果发现吃什么补什么，吃肝补肝，吃肾补肾。在生产活动过程中人们发现了医学，或发明了医学。自此，医学知识积累逐渐增多，到东汉时期中医集成了三本经典著作：相当于基础医学的《黄帝内经》、临床医学的《伤寒杂病论》和药学的《神农本草经》。在这个发展过程中也出现了很多名医，比如扁鹊、华佗、张仲景等。这些名医是把当时所有的医学知识集合在一起，也因此而成就了他们。其实有些知识并不都是他们这些人发现的。比如传说扁鹊活了 300 多岁，人不可能活那么长，实际上是把前后 300 年所有的医学进展都算在了扁鹊身上。其实现在也有类似的情况，很多医学大家非常有名，实际上也是把很多学生或别人的成绩整合在了一人身上。这就是整合，整合成就名著，整合成就名医。

西医学的发展也是从无到有，逐渐整合发展起来的。自从 17 世纪列文虎克发明了显微镜，使得医学从宏观向微观迅猛发展，医学分科越来越细。一直到如今，医学划分为基础医学、临床医学、预防医学、康复医学等一级学科。基础医学又继续按照系统、器官、组织、细胞、亚细胞、分子一级一级细分。人们想从微观世界中找到生命的真谛，发现疾病的本质。临床医学从二级学科逐渐细分到三级学科。在 30 多年前我当住院医生时，我值整个大内科的夜班，尽管我是消化科医生，但内科哪个科的病都得看。那时还有大内科主任，而现在很多大医院已经找不到内科医生了，你如果说自己是内科医生就有点吹牛了，你应该说你是呼吸内科医生或者消化内科医生。分到三级学科还不够，比如骨科又继续分为脊柱、关节和四肢等四级学科。有人甚至提出要分到精准外科，说他的手术是以细胞直径为准，能准确地区分癌细胞和正常细胞，这可能吗？

相关学会组织的发展轨迹也是遵循同样的方式。比如消化专业，早期全国只有一个中华医学会消化病学分会，那时想当全国委员很难，每个省只有一个委员名额。我当年申报青年委员，连续申请三次都没有成功。后来从中华医学会消化病学分会分出了中华医学会消化内镜学分会和中华医学会肝病学分会，要进学会就容易多了。又比如专业杂志，以前就一个《中华消化杂志》，还是双月刊，那时要在中华牌杂志上发表一篇文章可是了不得。当时杂志的编辑姓夏，我们称他夏编。每次开学术会时他后面老跟着一长串儿医生，我也跟着他走，因为要给他介绍自己的工作，不然很难在中华牌杂志上发文章。后来杂志变多了，从一本《中华消化杂志》派生出《中华消化内镜杂志》《中华肝脏病杂志》《中华胰腺病杂志》等，周期也变快了，从双月刊到月刊再到半月刊，如今国内消化领域的专业杂志就多达一二十本，文章就比较好发表了。现在不是我们找夏编，而是夏编找我们了。

诚然，这种以分为主的发展方式确实带来了现代医学的进步，人们对人体的认识更细致了，积累的知识更丰富了，诊疗的手段和方法更加有的放矢了，也不可否认的是，疾病的诊疗水平和人类的平均寿命确有显著提高。但是，我们也不得不承认它给医学带来了不利、损害，甚至恶果。主要表现在以下九个方面。

一、患者成了器官

现在有些医生成了"器官医生"。一个活生生的病人来到医院，通过挂号由导诊员把他分到各科去，各科医生只顾看自己科那个器官，别的不会看，也不愿意去看。连病人自己也感觉是带着器官来，而不是完整的人来就诊的。病人来院以后，医生问他："你怎么了？"病人告知："大夫，我胃不好。"医生又问："昨天休息得怎样？"病人还是强调："大夫我胃不好，你把我胃看看。"若医生再问："大小便怎么样？"病人则不耐烦了："大夫我胃不好！你是不是吃错药了。"家属更是强调："大夫，我丈夫是胃不好。"你再详细询问，她就生气了。其实医生的问题是和胃有关的，要么是引起胃不好的原因，要么是胃不好的结果。

又比如癌症病人的定义是什么？正确的理解应该是得了癌症的人，可是绝大部分医生把癌症病人认为是人得了癌症，后者是不对的。同样一个癌，结局不一样，不是或不一定是癌不一样，而是因为人不一样，正所谓"人与人不同，花有几样红"。在国外，医生的工作是看病人（To see patient）；而在中国，内科医生是看病的，外科医生是开刀的，不知道给谁开刀。在国外，病人到医院是去看医生（To see doctor）；而在中国，病人到医院是去看病，也不知道是医生给他看病，还是他给医生看病。

请问大家，一定要器官有病才算病吗？如果器官没有病呢？曾经有一个长期发热的病人，查遍全身器官也没发现问题，诊断不清，只能用退烧药来对症治疗。有一次我们查房，发现他有的浅表淋巴结有些肿大，于是建议在用药前后查查淋巴结大小的变化，结果发现一用药淋巴结就缩小，停药后又增大，于是就取淋巴结活检做切片染色，发现COX-2（环氧合酶2）强阳性。我们又检测他血清中的COX-2，发现比正常值高出2000倍，我们就持续给他用COX-2抑制剂治疗，最后治好了。这个病是世界上发现的第一例，我们对此进行了报道，文章发表在 *Nature Clinical Practice Oncology* 上，被美国医学会选作继续教育教材，并请我们出五道题，美国医生答对以后才能得一个继续教育学分。从这个意义上来讲，我们不能单纯以器官来看病，否则就失去了发现"第一例"的机会。现在好多医院会诊，对一个疑难病例，各科医生都说主要问题不在自己科，医生最后说完了，也走完了，可病人还在那里病着。有水平的医生要看别人看不了的病，更主要是看别人诊断不清楚的病，这才是高水平的医生。医生如果缺乏整体观念，只注重自己管的那个器官和病变，可能是一边做好事，一边做坏事，自己管的器官治好了，可别的器官损害了，最后把病人治死了。

二、疾病成了症状

症状非常重要，它是反映疾病表现、严重程度及进展转归的重要标志。但某一个病不一定要有这个症状，有这个症状不一定就是这个病。比如一个病人来了有8个症状，水平高的大夫只要抓住一个最主要的症状，针对这个症状治疗，其他问题就能迎刃而解；而水平不高的医生把8个症状都治了，全心全意为人民服务，最后病人却死了。现在很多医生已经抢救不了病人，因为不会看心电图，不会用呼吸机，只好叫ICU的医生来帮忙。当年我当住院医生时，主任让我到西京医院急诊科轮转一年。急诊科是一个非常锻炼人的地方，各种急症重症病人都能碰到，当时教员们都忙得没工夫教我，我就跟急诊科护士长学，因为她见识多，抢救经验丰富。比如来了一个敌敌畏中毒患者，我按照传统的做法先查血压，观察生命体征。护士长说："人是活的，眼睛都睁着呢，查什么血压，赶快插胃管洗胃，早一分钟救活的可能性就大一分。你如果先查血压，毒药已经吸收了怎么办？"紧接着要静脉推注阿托品，那时一支阿托品的剂量很小，护士端来一大盒，一个护士敲，一个护士抽，一个护士打，可打到多少合适？因为打得不够，病人要死，打过了也要死。赶忙把护士长叫来，她有本事，能通过看瞳孔找出最合适的剂量。现在的医生就不一定有这个水平了。我们不能当症状医生，比如病人肚子疼，开了止痛药把症状治没了，不痛了，但是却掩盖了症状，耽误了病情，最后病人死了。

我给大家讲一个病例，有个病人一到星期六、星期天就定期出现消化道出血、黑便，在其他医院做血管造影，诊断为小肠毛细血管扩张症，病理证实也是这样，于是动手术把小肠切掉了几十厘米。切了以后还出血，又做胃造影发现也有毛细血管扩张，然后做了栓塞，结果还是不行。她辗转来到我们医院就诊，我问过病史后，告诉下级医生，等她下一次出血，查查大便，看里面究竟有什么东西，结果发现大便中有一小段一小段圆圆的、像树枝的东西。这个发现很重要，因为只有胆胰系出血才会产生这个东西，消化道其他地方没有。她再一次要出血前，我们先给她麻醉，把胃镜插进去停在十二指肠乳头开口处观察，看胆管出不出血。一直等了几个小时，结果出血了，是胆道出血，诊断为胆管胰管血管瘘，经手术治好了。这是中国第1例、世界第14例，我们做了报道。所以光靠症状行吗？没有一点整体思维是不行的。

再说一个病例，有一天来了一位病人，突发性顽固性呕吐，血都吐出来了，怀疑可能是食管黏膜撕裂症，准备要做胃镜。我说先看看心电图怎么样，下级医生说正常，我又叫他把X线片拿来我看看，结果一看，我说马上报病危，为什么？因为这个病人后背持续性的疼痛处，X线片显示纵隔宽了一点，B超检查发现是胸主动脉夹层动脉瘤，已经撕裂到腹主动脉了，得马上转胸外科手术。那时胸外科也没多少办法，到了入院第三天，这个病人就死了，所以光看症状怎么行呢！

三、临床成了检验

随着检验技术的进步，目前临床上的化验种类成百上千，甚至连检验科的医生都记不过来。为了避免遗漏病情，很多临床医生说："宁可错查三千，不愿漏查一项"。病人来了以后不是先看病人，而是先开单子做检查，查完后把检查单拼凑起来，组合成一个数据病人或电子病人，没看病人居然把病治好了，这样看病是不行的。有的病人本人不来，家属带着一堆化验单和片子叫医生看，医生也不注意看姓名，结果里面既有公公的、婆婆的，还有丈夫的，全都混在一起，这样看病肯定要出问题。这种事在全国的大医院每天都在发生。

光靠检验单是看不了病的，不然只需要检验科医生或者影像科医生就够了。化验结果阳性不一定就是某个病，有这个病化验值也不一定是阳性。讲一个CEA的故事，早年有四个学生报考我的研究生，学校规定我只能招一个。复试时我就问他们"CEA在什么情况下升高？"前三个人分别回答说"癌症病人高""孕妇高""抽烟的人高"，非常正确，因为教科书上就这三个答案。第四个人似乎没办法回答了，逼急了，他说："报告老师，查错了高。"多么富有哲理的回答！于是我把他收了，其他三个都没要。这个小伙子现在在西京消化病医院工作，还不到40岁，在ESD（内镜黏膜下剥离术）治疗早期胃肠肿瘤方面做得非常出色。

SARS流行时有这样一个例子，有人在SARS病人中查出一种蛋白，100%阳性，而正常人100%是阴性，大家欢呼雀跃，以为是重大发现。最后发现这种蛋白的出现是与发热有关，尽管正常人群均为阴性，但临床上发热的病种很多，均为阳性。这样对SARS的诊断就没有特异性了，如果这个蛋白只能诊断发热，还用这么复杂吗？只用体温计就行了，甚至用手、用眼睛也能诊断发热嘛。

还有一个病人在加拿大发热一年诊断不清，常年低热、消瘦，回国后去过全国很多大医院还是没有结果，最后收到我们科病房。年轻医生看完他的病历后琢磨：第一，他白细胞低，淋巴细胞特别少；第二，长期发热、消瘦，又是从加拿大回来，那个地方比较开放，恐怕是艾滋病。但是病人矢口否认。学生对我说："老师您去问，您经验比较多。"我去问也问不出来，更主要的是我觉得不是那个病。因为这个病人除了这些症状，还有肝脾肿大，红细胞也低，贫血很厉害。外科医生把脾脏切掉后送病理科，还送北京和香港去会诊，仍然诊断不清楚。肝脾肿大，伴有浸润性病变，我猜测只有两种情况：一是慢性炎症，不明原因的感染引起；二是新生物。于是我向病人家属推荐，将病理切片拿去给时任解放军总医院病理科主任的纪小龙教授看看，他是我大学同班同学，水平很高。他看了以后结合我的临床观察，认为是一种噬红细胞性的淋巴瘤，这种淋巴瘤除了自己生长，还把红细胞吞噬掉了。这是中国第1例，世界第16例。诊断清楚后，我就敢拿主意，就可以用化疗药，最终将这个病人治好了。有一次他和他夫人在机场候机碰到我，他一边向我走来一边对他夫人说："这是我的救命恩人。"我说："不，我是救了恩人的命。"

四、医生成了药师

现在年轻医生的一大烦恼就是背药品名和说明书，药品实在太多了。不像我的老师,他说他一辈子也就用二三十种药,掌握好组合搭配就行。现在可不一样,我听说心血管科就有200多种药,怎么记得过来!消化科至少有100多种。我们医院某一时期仅头孢菌素就有26种,医生怎么知道哪个好!有一次我查房,一个发热病人用了头孢体温就是退不下去,我说换一种头孢,进修生都笑我,说:"主任,我们用的是第三代,你用的是第二代。"我说:"先别管几代,我用惯了这个二代。"一用果然体温降下去了。后来我说:"你们不要以为三代就一定比二代好,你们不知道三代里面是不是装了淀粉,可能四代装得更多。"用了二代头孢有效,这就是临床经验。

现在很多医院出现这样的现象,病人来看病就是来拿药的。医生很快把药方开了,病人得划价、缴费、取药,所以看病不排队,但取药排队,每个药房的窗口前总是排着长长的队伍,药房的人也很累。药太多了,也存在很大问题,医生记不过来,容易弄错。告诉大家一个真实的例子:一个发热病人来了,医生开了红霉素,叫护士到药房取药,药房的药师说:"红霉素用完了,柔红霉素要不要?"护士赶紧跑回来问医生:"红霉素用完了,柔红霉素要不要?"医生说:"当然要,柔红霉素是新一代的红霉素。"红霉素是抗生素,柔红霉素却是抗癌药,你看一字之差,谬之千里啊。

我们有一位校领导一直从事行政管理工作。他突发心肌梗死,到我们医院心内科安了支架,心脏病是治好了,但转氨酶却急剧上升,高达四千多(超过4000U),并伴有黄疸。惊闻这种情况,作为消化科医生的我主动去看他,发现他正用两只手捧着吃药,一共要吃26片药,还不算外用的伤湿止痛膏。这是因为各科主任去看他,都从各自的角度说应该吃什么药,前一个开了,后一个又不能否定前一个的,就这样一直开下去,总共开了26片药。单独从每一个科的角度看是对的,但是这么多药加在一起,领导的肝可受不了,就出现黄疸、转氨酶增高。我去了以后说:"你不要吃这么多药,就留一个抗凝药,其他药都不要吃了。"他不太懂医,带着怀疑的眼光看着我,心里想着:"我到医院来治病,这么重,就是要吃药的,你叫我不吃药,万一我出事怎么办?"北京的一位资深医生告诉我,26片药不是最高纪录,她看过一个人吃36片的。

五、心理与躯体的分离

现在的医生都习惯看器质性的病,病人来了以后一定要找到一个器质性的病变,从组织学上找不到,就从细胞学找一个。殊不知现在很多疾病已经并非器质性病变所引起,一部分可能是心理因素导致的,是心理性或者功能性疾病。就消化内科而言,我所在的西京消化病医院门诊30%左右的病人根本没有器质性的病变,应该属于功能性疾病,病人就是不舒服,很难治好。所以我们一定要将心理和躯体因素结合起来考虑才能把这部分病人治好。

比如一个20多岁的姑娘,突然从5楼跳下来导致骨折,骨科医生很快给她把骨折治好了，可以出院了。可姑娘说没治好，你只是治了标，本没有治好，她是因为失恋才跳楼，医生把骨头接上了，她还可能去跳海、跳井。正确的治法是给她找个对象，才能彻底解决问题。在很多情况下，病人的身体疾病治好了，后面还要有心理治疗。比如说心脏移植，心脏移植做好了，但治疗并没有完，病人可能会问移植的心脏从哪里来的？他会认为自己本来是一颗纯洁善良的心，现在也许是换上了一个坏人的心脏，自己怎么能天天带着一个坏人的心脏活着？这就是心理问题还没解决。随着人类文明程度的提高，病人的智商越来越高，心理治疗也就越来越重要。

六、医疗护理配合不佳

人们常说"三分治疗七分护理"，同一个病人做了手术，两个不同的护士去护理，最后结果可能不一样，甚至差别很大。护理工作非常重要，可现在把护理看得非常简单，认为护士只需要初中水平，会打针发药就够了。实际上护士的工作远不是那么简单。给智商高的病人护理，特别要注意心理护理，如果护士水平不够，就会越护理越糟糕。医生给人治病就同修理机器一样，机器修好了，护士的工作就像保养机器，会保养的使用者会越用越好，不会保养者则可能用几下就又坏了。随着社会的文明程度越来越高，病人的智商越来越高，病情的发展越来越复杂，对护士的素质要求也越来越高，所以我认为护士理应得到重视，将来很可能出现两种情况：一是考大学护士的分数线要比医生高，二是护士的工资和奖金要比医生高。

七、西医与中医相互抵触

中西医各有各的理论和治疗范畴，但现在中医和西医相互抵触得厉害。西医说："孩子，要相信科学，中医不科学。"中医说："孩子，中医有几千年的实践基础，我们是在人身上得出的经验，不像他们西医，在老鼠身上发现的阳光未必都能给人类带来温暖。"中医学帮助中华民族繁衍和发展到现在，肯定有极大的历史作用。很多疾病，中医开一副药就能解决问题，比如不孕症，西医怎么都没好办法，但有时服几副中药就怀上了，对月经不调的治疗也是这样。再比如消化科一部分病人胃不舒服，胃镜做了，化验做了，查不出什么病，西医说没病，吃了好多西药都不顶用，结果喝上两支藿香正气水就好了。因此，中西医要相互尊重，取长补短，互相合作。

我再给大家举个例子，现有的止痛药主要包括非甾体类抗炎药（如阿司匹林、布洛芬等）、中枢性止痛药（如曲马多）和麻醉性止痛药（如吗啡等），其中一些具有成瘾性，特别是吗啡类。我的团队最近发现一种中成药，止痛效果非常好，更主要的是把这个中药分成若干个化学单体，每一个单体都不止痛，组合在一起就止痛，还不成瘾。我想可能是中药进入机体后刺激人自身产生了某种物质起到了抑制疼痛的作用，很难找到靶点。我在想，人为什么会疼痛？身体里有引起疼痛的物质，也肯定有抑制疼痛的物质。正如身体里有让心跳减慢的物质，就有让心跳加快的物质；有升高血压的物质，就有降低血压的物质；有升高血糖的胰高血糖素，就有降低血糖的胰岛素。我们出生后这些物质在身体里都存在，只要让它们保持平衡就行。我们研究镇痛药，可以去研究抑制引起疼痛物质释放的药，也可以去研究促进抑制疼痛物质释放的药。举个夸张的例子，历史上关公受伤做手术时也没打麻药，还在下棋。如果能把关公在接受手术前的血抽一点，再把他手术时的血抽一点，两者进行比较分析，或许可以找到这种抑制疼痛的物质，这个物质就是关公顽强意志的物质基础。

我的团队曾经做了一些关于中医中药的实验，很有意思。比如吗丁啉可以促进胃动力，每年杨森公司从中国拿走6个亿的利润，中药中难道就没有胃肠动力药吗？有的！番泻叶、巴豆不就是吗？谁吃了巴豆不拉稀？但是巴豆毒性太强了，于是我们把巴豆里面的物质提取出来，给一只老鼠喂，另一只老鼠不喂，喂到3个月，再把这两只老鼠的肠子拿出来比较。喂巴豆那个老鼠的肠细胞中多了很多蛋白质，然后把平滑肌细胞分离出来，固定后用描记器描记，加不同化合物刺激细胞，只要一收缩，这就是巴豆的作用蛋白，可能比吗丁啉效果还要好。因此，中西医之间不能相互抵触，要搞中西医结合。

八、重治疗轻预防

一直以来人们对预防医学不太重视，预防医学工作者也没有名气。扁鹊的故事很说明问题，扁鹊是老三，治已病，很有名；他的二哥是治欲病的，没名；他大哥是治未病的，不为人知。目前还有这种倾向，很多基层连防疫站都撤销了。其实一个预防医生做的事，是千百万个临床医生做不了的；千百万个临床医生做的事，不如预防医生一个人做的。比如天花流行时，临床医生哪里忙得过来，可预防医学发明了种痘术，很容易就控制住了。预防医学好比是守门员，临床医学是前锋，基础医学是教练，无论前锋和教练再厉害，守门员固若金汤你就踢不进去，就解决问题了。就像长江大坝决堤，淹了千家万户，我们派那么多抗洪英雄去各家各户救灾，不如先去把决堤的缺口堵上，缺口堵上就不会有那么大损失了。医学一定要把关口前移，一定要重视预防医学。

九、城乡医疗水平差距拉大

交通运输部的同志告诉我，现在大城市每天那么多流动人口，很大一部分都是从农村来看病的。城市不少医院中可能60%的病人都是从农村来的，天天来了又回去。全国最大的旅行群体之一就是病人的城乡旅行，因为农村医生看不了病，而城市大医院的医生只能看几个病或几种病。比如西安市有很多家医院，包括西京医院，老百姓中流传，如果儿子把父亲送到其他医院，没有送到西京医院，回家后别人会说他不孝。这么多病人都上大医院来看病，造成城乡医疗水平差距越拉越大，看病难、看病贵的问题还是没有得到根本解决。

还有很多问题，这里不能一一列举。存在这么多问题，怎么办？

第一，加强整合医学的理论研究。

整合医学就是把现阶段已经发现的各个医学学科的新知识加以整合，根据病人的整体需要，去伪存真，去粗取精，找到最符合、最适合病人整体情况的诊治方案，提高疾病的治愈率，形成新的医学体系。整合医学就是要使病人从大量科学研究中得到益处，而不是成为受害者。

整合医学同全科医学是不一样的。全科医学是各专业的知识都会一点，但所会的对每一个专业而言都是"小儿科"，像万金油；而整合医学是把各专业最好的知识加以整合，选择最适合病人的诊疗措施，好比十万金油、百万金油。

比如糖尿病，现在血糖高的人很多，据说中国有一亿多糖尿病病人，但我觉得没有那么多。光是血糖增高一点，尿糖没有增高，怎么能是糖尿病呢？我觉得血糖高一点可能是身体的需要，因为现在生活水平提高了，我们过上甜蜜蜜的生活，当然要高一点。用过去饥饿状态下的参考值当衡量标准能行吗？另外，如今工作节奏加快，工作负荷加重，原来一上午看六个病人，现在一上午得看二三十个；过去周六周日休息，现在都要听学术活动，你说血糖不高一点怎么行呢！就像宝马车只加桑塔纳车那么一点油，肯定要开坏的。血糖高一点就高一点，只要尿中糖不高就行了。我们要辩证地看待，只是单纯把血糖降下来，可能对身体不但没益处，反而有害，到时候说不定死得更早、死得更快。糖尿病，糖尿病，尿中有糖才叫病。古代中国把糖尿病叫作"消渴症"，后来古埃及人称之为"Diabetes"，"Diabetes"是多尿症，直到古印度人、古罗马人发现尿中有糖"Mellitus"后，才把糖尿病定义为"Diabetes Mellitus"。只有血糖超出了身体的阈值，尿中才有糖，如果尿中没有糖，恐怕不能随便叫糖尿病。可是现在医生发现血糖高就先治了再说，而且现在血糖查得太细致了，几乎精确到了极限。过去仪器设备差，条件不行，我到农村公社卫生院实习的时候，老师通过观察存放尿液的杯子中是否有苍蝇或蚂蚁来判断糖尿病。

又比如，高脂血症是由各种各样的原因所引起，可能是肠道吸收增多，也可能是体内利用不完，还可能是排出不畅等。医生怎么知道一个病人究竟是以什么因素为主，统一都叫他们少吃一点，可是有人喝水都会发胖，所以只有整合医学能解决这个问题。肥胖跟肠道细菌有关系，肠道细菌有两种：一种能调节身体的脂肪代谢，根据身体需要多少脂肪就加工多少，另一种细菌只要是脂肪就吸收进去了。将来肠道的细菌将成为人体保健和治疗疾病非常重要的东西。细菌调节肿瘤也是一样，身体内有一群引起肿瘤的细菌，必然有另外一群抑制肿瘤的细菌。只要让抑制肿瘤的细菌多生长一些，可能就把肿瘤抑制住了。细菌的工作是调节整个人体，包括人的精神面貌，甚至智商高低可能都和肠道细菌有关。现在自身免疫性疾病越来越多，哮喘越来越多，其中一个原因是肠道寄生虫少了。我当住院医生时，很多病人肠道内都有蛔虫，我们经常使用宝塔糖或杀虫净治疗，现在人们肚子里太干净了，没有一条蛔虫，药房和药厂也没有宝塔糖和杀虫净了。其实蛔虫除了引起肠梗阻和胆道梗阻之外，并没有什么其他坏处。蛔虫与人类共生已经很长时间，肯定是有好处的，不能一概说它不好，随便就杀。

再比如幽门螺杆菌感染，对我来说有一个记忆深刻的故事。1975年我在第三军医大学上本科的时候，当时有人用庆大霉素治疗溃疡病，老师在课堂上说这简直是天方夜谭。而当年北医三院的郑芝田教授用痢特灵治疗溃疡病，效果非常好，但他当时考虑是痢特灵跟大脑中抑制胃酸分泌的受体结合，从而抑制了胃酸。可是后来把诱发溃疡的老鼠大脑取出后，切片染色查找痢特灵的受体，最终也没有找到。到1978年我去第四军医大学读研究生时，我跟我的师兄，现任北京军区总医院肿瘤科主任的刘端祺，把胃的标本拿去看电镜，发现很多"毛毛虫"。我们如获至宝，立即跟辅导老师汇报，老师认为我们少见多怪，胃里面吃了五谷杂粮怎么能没有一点细菌污染。5年后，澳大利亚的医生沃伦（Warren）和马歇尔（Marshall）也看到了"毛毛虫"，可他们认为这可能是胃溃疡的病因，就取出做培养，一直培养不出来，直到第35份标本，因为一个偶然的原因，"毛毛虫"长出来了。后来他分析原因，一是培养时间长，因为当时他休假去了，所以放置了较长时间；二是厌氧环境，因为长时间放置，造成一定程度的厌氧环境。后来因为这个发现他俩获得了诺贝尔奖，我们却失去了机会。每次在学术会议上听他做报告，我心里就特别感慨，我为此写了一篇文章《诺贝尔奖离我们有多远》，发表在当年的《中华医学杂志》上。没有用整合医学的统一思想去思考，老是按照常规的线性思维必然会失去很多宝贵的机会。

第二，加强整合医学实践的推进。

1. **举办整合医学学术会议**　这种会议不像我们现在开的会那样，比如溃疡病研讨会，过去就只是消化科医生在开，好治的部分都治好了，不好治的部分越来越难治，应该怎么办？除了消化科，要把搞基础的，如病理、生理、生化、微生物等和临床的中医科、外科都叫到一起开会，相互切磋交流，集思广益讨论难治性溃疡病究竟怎么治，光靠消化科医生是不行的。我们必须要学习其他学科的知识。有人说五年前上过大学，之后一直在做手术，再没有继续学习，那你就相当于医盲，因为医学知识的半衰期只有五年，五年再没学就落伍了。今天的整合医学高峰论坛就是一个很好的开端，来自于中国生理学会、病理生理学会、预防医学会、康复医学会、航空航天医学会、中医学会和中华医学会的心胸外科学、呼吸病学、心血管病学、血液病学、麻醉学、危重医学、运动医学、代谢与内分泌学、老年医学、健康管理学、物理治疗和康复医学等分会的多个专业的高端专家教授们近百名共聚一堂，共同探讨整合医学的发展。

我给大家举个例子，刚才提到的幽门螺杆菌，它绝对不只是溃疡病的元凶，其他很多疾病也都是幽门螺杆菌感染引起的。比如血液科碰到有些不明原因的缺铁性贫血，其实是幽门螺杆菌感染引起的；还有一部分血小板减少性紫癜，也是幽门螺杆菌感染引起的。但血液科的教科书上从来没写过，他们就不知道。又比如心脏内科碰到的顽固性心律失常，有一部分也是幽门螺杆菌感染引起的，可是心脏科的专业书籍没有写这些，这就需要向其他学科学习。

再比如牙龈萎缩。人老之后牙龈萎缩，影响美观，口腔科拿这种病没有办法。但心脏内科有一类钙通道阻滞剂的药，其中有一个副作用就是导致牙龈增生，那么口腔科医生把这个药拿去用，既能把老太太心脏病预防了，又能把牙龈萎缩治好，这不是很好吗？所以要交流才行，要学习其他专业的知识，不能光看自己专业那么一点儿，凡是搞不清楚的，要跟别人请教，这就是整合医学。整合医学是集全科医学、互补医学、循证医学、转化医学等精髓和优势于一体的。

2. **成立整合医学学术组织**　这样的组织不是由单纯一个学科组成，如整合心脏病学会，要把心脏内科以外，与心脏内科某个疾病有关联的人叫在一起成立一个组织，这相当于集团军，而不是单兵种作战。成立的学会可称为中华整合心脏病学会、中华整合消化病学会等，这样做才能越做越好。

3. **创办整合医学专业杂志**　比如《中华整合心脏病杂志》《中华整合消化病杂志》，这种杂志的水平是很高的，有点像我们的临床病例讨论等。

4. **编写出版整合医学丛书、教科书或专著**　这类专著不太好编。比如胰腺癌，我们平常看的教科书就三四页，而我的学生写了一本100万字关于胰腺癌的专著，这里面得有多少知识！同样都是胰腺癌，有的病人CA-199高，有的病人却不高，高与不高对预后有什么影响呢？用药是不是应该有所区别呢？其实大量的问题我们并无答案。我建议他把书名定为《整合胰腺肿瘤学》，他说不行，因为他只是把大量相关的资料收集起来，并没有进行整合，相当于一堆零件没有整合成飞机。其实飞机的零件不一定很先进，整合起来组装成飞机才能飞，飞起来才是整合医学。整合医学丛书第一本很快就要面世，是由人民卫生出版社出版，由我主编的《合理用药》。我们组织专家写了50种疾病的合理用药知识，大约800页，我们准备再写400种病，一共编成8本书。

5. **成立整合医学研究所**　我这个报告在全国各地讲后，个别单位已经开始着手成立整合医学研究所。这类研究所就是研究整合医学的内容，比如阜外医院的一名教授从缺氧这一点来研究，然后将整个呼吸、循环、代谢等知识整合起来。再比如研究合理用药，现在医生用药的随意性太大，想怎么用就怎么用，也不知道正确与否。某市的一个病人分别到十家医院看病，最后拿回来的处方只有一家是完全正确的，其他都有这样或者那样的问题。一个病人用一种药一般不会错，除了过敏。但是一个病人用两种药就难说了，五种药更难说了，五种药加在一起会成为无穷大的影响因素，不知道会产生什么结果，怎么解决这个问题？北京的医生都难保证一定完全正确，那乡村的医生差距就更大了。所以我们把700多个专家组织起来,按照世界上最好的诊治指南,把每一个病编写出数个方案,然后根据病人的实际情况进行甄别,找到最适合这个病人的正确方案。我们把这套"临床安全合理用药系统"做成光盘,在全国几十家医院进行了安装使用,医生对此爱不释手,当然我们还要继续研究下去。

6. 成立整合医学专门病房　第四军医大学的西京和唐都两家医院成立了数个院中院,就是把相近专业整合到一起,相近科室的人员在同一栋大楼里一起工作。西京消化病医院就是集门诊、急诊、检验、病理、超声、内镜中心、介入中心、手术室、监护室、病房和实验室为一体的独立院中院,11个病区按照消化道器官进行了分工,每一个病区的医生对他主攻的那个器官研究得非常深入,同时又将其整合在一起为病人提供一站式服务,提供最适合的治疗方案。这就是院中院的发展模式。

7. 开设整合医学教学课程　我的老师张学庸教授是西京医院第三任大内科主任,92岁时离开了我们。他看病看得特别好,因为每来一个病人,他在脑子里就像放电影一样,会想这是和他过去看过的哪一个病人类似,用了哪种药结局就会怎样。这就是临床经验,但问题是怎样能把他的经验拿过来,让29岁的医生就能达到他92岁的水平。而且还不只是他一个人的经验,而是把上百个甚至更多这样的老专家的经验都拿过来,让29岁的医生都学会。另外,不光我们向老专家学习,老专家也应该向年轻人学习。他们对免疫学、分子生物学知识不太了解,需要向年轻人学习。相互学习,把彼此的先进知识整合起来,就能达到最高境界。

大医院水平为什么高,大医院医生的水平为什么高?其实不完全是他们每一个医生水平都高,主要是靠会诊,碰到疑难病症,全院各科一起会诊,甚至找院外或全国的专家会诊,相互碰撞找出最佳治疗方案,最后就得到了整合医学带来的收益。问题是目前只有少数病人能享受整合医学这样的会诊,绝大多数病人还是一个医生看了算。

8. 开展整合医学继续教育工作　这需要纳入政府的硬性规定,并实行学分制,从根本上普遍提升医生的整合医学水平。

整合医学究竟是什么,现在还很难下一个非常准确的定义。我们提倡整合医学,但不是说让大家不去做具体的病变研究,也不是反对微观研究,这些仍然要做,仍然需要深入微观水平,需要将手术越做越精,但前提是一定要回归到整体,要看这个病人整体情况究竟怎样,不能只把具体病变治好了,但对病人的其他损害却更大。一定要注意,医学知识的进展是让病人得到好处,而不是对病人有害,这就是整合医学的根本要求。

整合医学英文译为"Holistic Integrative Medicine",简称HIM。HIM不是指某一个他,而是指整合医学。I Love HIM!

整合医学纵论

什么是整合医学？我在全国各地已做过200余场报告，掐指算来，已涉及40多个临床专业，应该说引起过一次又一次的共鸣。发表的比较系统的文章中，一篇叫《整合医学初探》，发表在《医学争鸣》杂志上；一篇叫《整合医学再探》，发表在《医学与哲学》杂志上；还有一篇是英文的，叫 Holistic Integrative Medicine，已被接收，很快将发表在 American Journal of Digestive Diseases 上。本篇文章取个什么标题，思来想去，就叫《整合医学纵论》吧。

"整合医学"概念的提出，目的是针对现实的医学问题，即专科过度细划、专业过度细化，导致医学知识碎片化，给临床医生诊疗疾病带来的局限性问题。缘由却是因为我对医学史的兴趣使然。其实当一名消化科医生，即便是当一名消化科的好医生，并不一定要对浩如烟海的医学知识全面了解。但要当一名大学校长，特别是要当好一名大学校长，那就必须要有全面的医学知识，你才能正确指挥战斗，否则别人会蒙你。但人的精力和时间是有限的，怎么在短期内获取丰富的知识，获取有用的知识，学习医学发展史是有效的，是可以事半功倍的。

我有一个报告叫作《三千年医学的进与退》，在全国各地已讲过200多场了。这个报告断断续续大概花了我10年工夫，我的两任院士秘书帮了我的大忙，全部讲完大概要花10个学时。三千年医学的发展可以用两个"N"来代表，第一个"N"代表走势，医学从三千年前开始发展迅速，达到顶峰，但到中世纪下去了，后来又上来了。第二个"N"代表态势，开始是靠整合集大成，然后再细分，现在到了必须整合的时候了。医学发展的这种走势和态势，总是遵循一种规律，就是一分为二或合二为一，分久必合，合久必分，螺旋上升，波浪前行。三千年写成了一个"N"字，过三千年再写成一个"N"字，"N"+"N"串起来是波浪。踏着波浪而行，无往而不胜；逆历史潮流而动，你将一事无成。围绕这两个"N"字，我和同事们写成了一本书，叫《医学发展考》，这本书近1400页，200余万字，重达6斤3两。这本书可以说之前国外没有，中国也是没有的。怎么写成的呢？比如眼科学，第一大章写眼科学三千年来里程碑的事件和产生这些事件的历史根源或学术根源，第二大章写现阶段全世界眼科学面临的挑战和问题，第三大章写未来20年眼科学将向何处去。照这样一个一个学科写，写成后把整个医学界的90个学科加在一起，相互照应形成了这本书的全部内容，并将其分成"论""考"和"探"三部。《整合医学初探》就是其中的一篇文章。

这本书的写法有些奇特，为什么这么写？我们很多年轻的本科生、研究生、医生（我看还不只他们），对医学的发展史有多少了解？很多是不很了解，甚至是很不了解。比如说，整形外科是怎么发展起来的？大概三千多年前，在印度有一个教，这个教的教规非常严格。如果违反了教规，轻者割鼻，重者挖眼，再重掏心，就死了。但是也有错判的，有冤假错案，把鼻子割了，结果错了。他们就请医生在病人身上挖一块肉，给他缝一个鼻子，第一个做这事的人我看应该叫他"鼻祖"。这种技术一直到东汉末年才传到了中国，整形外科就这样开始并慢慢发展起来。整形外科后来又是怎么发展的呢？遇到两次机会，也可称里程碑事件。第一次机会是两次世界大战。那时面部爆炸伤很多，外科医生虽然救了命，但脸太难看，生不如死，整形外科就这样火起来了。第二次发展机会就是现在。人们有吃有穿，生活过好了，饱暖思美容，对父母给我们造的这张脸不满意了，要去美容，于是整形外科又火起来了。

外科是怎么发展起来的呢？外科最初开始于放血治疗，人得了病热血沸腾，发热活不了就去放血。在哪里放？在理发馆！用什么刀？用柳叶刀！你看现在理发馆门外总有一个标志，就是纪念这个事件的。这个转动的标志成条状，有一道红颜色的，有一道蓝颜色的，红颜色代表动脉血，蓝颜色代表静脉血，转是circulation，即循环。大城市的理发馆都是红蓝两种颜色。可在个别小地方他把颜色弄错了，是黑颜色和白颜色在转，晚上10点钟你去理发馆害不害怕，那不是给鬼剃头的地方吗！其实这叫不识典故，没有文化。接受放血治疗最有名的受害者是美国第一任总统华盛顿，他带着一群人上山打猎，一不小心被什么东西叮了，回家发热，高热不退，便去放血，放掉850毫升时还在发热，放到2500毫升他就死了。按现在来说，就是失血性休克而死亡。放血治疗没有很多科学道理，但为外科建立做了贡献。在外科发展过程中，第一个里程碑事件是麻药的发明，这就是华佗发明的麻沸散。在华佗之前没有麻药，病人来做手术，医生的处方是一斤白酒，病人喝半斤自己喝半斤，病人喝了晕晕乎乎，自己喝了胆大包天，然后就做手术，实在没麻住，怎么办？找几个壮汉按住，喊爹叫娘做完手术。麻醉的醉是怎么写的？左边那个"酉"像不像酒瓶，中间有一刻度，上半部分是病人喝的；右边是卒，卒是强壮的兵，一旦麻不住，就请他来按住。你别小看了这个麻醉，麻沸散比外国人的麻药早了数百年。非常遗憾的是，华佗发明的麻沸散失传了，现在不知道是由哪些成分组成的。外科的第二个里程碑事件是发明了青霉素。在没有抗生素之前做手术很容易感染，不是伤口感染，就是全身感染。是弗莱明和弗洛里发明了青霉素，解决了这个问题。弗莱明的父亲是个穷人，有一天他的父亲救了一个富人家的孩子。富人要报答他，就资助弗莱明去读书，结果弗莱明发明了青霉素，富人的儿子去作战，不幸感染了，用弗莱明发明的青霉素控制了感染，保住了生命。外科的第三个里程碑事件是巴斯德发现生物的腐败现象是由细菌引起，于是李斯特发明了蒸汽消毒，用于手术器械等的消毒，再一次解决了切口感染的问题。外科还在继续发展，第四个里程碑事件是现在的微创治疗，微创治疗不要大手术，病人的痛苦小、花费少、恢复快。比如我的专业，胆管结石，现在很多医院还在做大手术，一个上午最多做一个病人。可我们用内镜经口去做，一上午做18个病人，最快一个手术6分钟可以完成。外科医生做一个手术要花4万元，我们做一个只要1万，外科医生做一个手术病人要10天才能出院，我们今天做完明天可以上华山旅游，这就是微创治疗。外科发展的下一个里程碑事件是什么？我想可能在50～100年时间，传统的外科将会消失，你们不信，我信。当年我当实习医生，腹部外科解决的主要是三种病，或者说做手术最常见的是溃疡病的三大并发症，就是胃出血、胃穿孔和幽门梗阻。由于质子泵抑制剂的引入，这些并发症大大减少，即便出现也不需要外科手术，用内镜就解决了，就把手术完成了。过去消化内外科的病床可以说是1∶1，现在呢？在我们西京消化病医院是外科只占3个病区，8个是内科，现在8∶3，以后9∶2，将来很可能是10∶1。比如，有一天肿瘤能用抗生素或其他药品像治炎症一样治好，你说还需要大手术吗？而且用抗生素治好恶性肿瘤现在已有先例，绝非天方夜谭啊，用抗生素把幽门螺杆菌根除后，能治愈50%～60%胃的恶性淋巴瘤嘛。不过我说的这个消失，可能至少要在50年之后，而且是传统外科，现在的外科医生不要着急，不过要有这样的意识了。在我们那儿，外科医生必须要学会做内镜治疗，不做腹腔镜手术就没饭吃了。

　　我们为什么要讲整合医学，这要从医学的发源和发展说起。医学发源于原始社会，那时生产力低下，刀耕火种、广种薄收、日出而作、日落而息，虽然忙忙碌碌一天，还衣不蔽体，食不果腹，居无定所。人类跟其他动物差不多，只能抓住什么吃什么，结果发现吃了什么补什么，吃肝补肝，吃肾补肾。医学在探索中前行，在整合中发展，到东汉末年，逐渐地整合整理，写成了三本书，基础医学首推《黄帝内经》、临床医学《伤寒杂病论》、药学《神农本草经》。这三本书是我们中医的经典，后头的书都是在此基础上修修补补、抄抄写写，逐渐发展的。说它经典，因为最自然的、最历史的通常是最本质的东西。

　　在医学整合的过程中，不断成就了一些大医学家，比如扁鹊、华佗、张仲景……还有很多。他们的确是真正的大医学家。一两千年后，我们还记得住，谁要记不住将影响你自己的知名度。不像现在医学上有些大家，是所谓的大家，故后不要说10年，走了5年、1年，甚至刚走人们就记不住了。为什么？那是领导

"册封"的，是媒体宣传的。既然是领导册封的，那领导一走他也就没名了。而上述那些大家，可不是皇帝御批的，是靠给后人留了东西，才被后人记住的。这些人为什么能成为大家？我看最重要的有两点：第一，聪明，智商很高。你看扁鹊，他的头，那是绝顶聪明。华佗的大奔儿头，你有吗？没有！这样的人，好多年才出一个。我不是宣传"天才论"，光智商高不够，那还要什么呢？这就是我要说的第二点，整合。怎么整合？他们把前后左右的东西都整合到自己身上，向别人学习。比如扁鹊，有人说他活了300岁。人怎么能活300岁呢？人们把前后300年的医学成就都算到他一个人身上了，那可不就成了大家。其实现在很多大医学家也是这样的，比如说樊代明有点小名气，其实也是把自己学生的东西算在自己身上了。

西医也是这样发展的，以整合方式发展，后来分成了基础医学、临床医学、预防医学、药学、护理学……到16世纪后出现了两个伟大的科学家，一个是伽利略，向宏观发展，这里不需细说。一个是列文虎克，发明了显微镜，把物体放大了260多倍，于是医学开始向微观发展。基础医学又按系统、器官、组织、细胞、亚细胞、分子……依次分下去。为什么要这么分呢？人们想知道生命的真谛，人们也想知道疾病的本质。临床医学也在分，先是二级学科（内科、外科、专科），然后是三级学科（消化、血液、心脏、骨科、普外、泌外）。如果在30多年前，我当住院医生时，你说你是内科医生，还可以。现在你要说自己是内科医生，可能有点吹牛。你应该是消化内科医生，或者是血液科医生，因为其他科你不会。我是我们医院末代内科主任，从我以后就叫内科教研室主任了。区别在哪里？我当内科主任时，内科有个值班室，各科轮流来值班，负责整个内科，甚至全院的抢救。抢救不了找我，我抢救不了，就大会诊。现在不是了，医生们都回到各科去了，消化科只能值消化科的班，血液科只能看血液科的病人，消化科医生看不懂心电图，一个专科治不了另一个专科的病。现在大家公认的最能干的医生是谁？ICU医生啊，那里的医生最全面，什么紧急情况都会处理，院长应该给他们多发点奖金，人家水平高嘛！

骨科本身是三级学科，现在还在分，分成了脊柱、关节、四肢……有人还说要分到精准外科，就是他们手术刀的工作直径是一个细胞的直径，叫细胞刀啊。我的专业是消化病学，我1985年回国时，当时只有一个中华医学会消化病学分会，一个省只有一个委员，老师进了我就进不了。我连续申请了三次青年委员没被批准，差点把我耽误了。以后中华医学会消化病学分会分出了中华医学会肝脏病学分会和中华医学会消化内镜学分会，学会多了，我就进去了，还当了中华医学会消化病学分会主任委员，并且连任了一回。杂志也是这样，开始只有一本《中华消化杂志》，一个季度才出一本。我1985年回国，现在算老海归，那时《中华消化杂志》负责的编辑姓夏，人称夏编，在夏编的屁股后头跟了好多好多人，也包括我。谁不跟啊，不跟能发表文章吗？现在中华牌的杂志多了，光消化领域就有

《中华消化内镜杂志》《中华肝脏病杂志》《中华胰腺病杂志》等。现在不是我们跟夏编，而是夏编跟我们要文章了。这种分，好不好？好！大大促进了医学科学的发展，使中国人的平均期望寿命从40多岁增加到70多岁，也使我们一个医生治疗一个疾病的一个病灶越来越精细，越来越精到。但是，这种分也分出了问题。

一、把器官当成患者

本来一个活生生的病人来到医院，他在导诊员的引导下，"提着"自己不同的器官就到各科看病去了。坐在我面前的病人经常对我说："大夫我胃不好"，我说："你昨天休息好了吗？""大夫我胃不好。"我说："你大小便如何？"他怀疑地看着我，说："大夫我是胃不好，你是不是吃错药了？"本来上述这些问题都是与胃病有关的，而且他还不一定是胃病患者，我这样问是对的，他居然说我吃错药了。

我们医生中很多人也是这样，注重人的病忽略了他是一个病的人。比如一个癌症病人，癌症病人的正确定义是什么？是得了癌症的人，强调的是人，但我们好多医生认为是人得了癌，强调的是癌。因为同样是一个癌结局是不一样的。不一样不是因为癌不一样，而是因为人不一样。癌症病人，外国人说是 the patient with cancer，是带有癌的那个人。我们中国人说的是 cancer patient，或 advanced gastric cancer patient，一开始外国人听不大懂，或听起来不顺耳，现在全能听懂了，听起来也十分舒服了。一个癌症病人来到医院，外科医生是切（除），内科医生是化（疗），放疗科医生是放（疗），都是以消灭癌细胞、杀死癌细胞为目的的，杀到最后把病人"杀"死了，放到停尸房都死透了，8个小时后把腹水的癌细胞抽出来一培养还是活的。所以，外国医生上班是 to see patient，看病人，中国医生上班是看病，把"人"给丢了，看来看去，把病（灶）看好了，把手术做成了，做得简直像艺术，但结果一看人死了。这样的医生缺乏整体观念，只注重"自管"器官和病变，一边做好事，一边做"坏事"。比如肾脏得了病，肾内科医生把肾透析做好了，便万事大吉，至于透进去了肝炎病毒，那不归我管，那是肝病医生管的问题。

举一个例子，一个病人发热，全身器官检查完了都没发现有问题，全国各地很多地方都去看过，后来到我们科来了。医生用NSAIDs（非甾体类抗炎药）给他退热，退热后回家，过不了多久，继续发热，又来了。什么病？我们科里查房时，发现他浅表淋巴结有些肿大，用NSAIDs后淋巴结下去了，这是一个重要发现。NSAIDs是COX-2（环氧合酶2）的抑制剂，这是不是一种淋巴结COX-2增高的新疾病呢？我们的医生取了淋巴结活检，然后做免疫组化染色，真的发现淋巴细胞有COX-2的强阳性反应。我们把这惊人的结果写成论文，投给 Nature，结果被退了回来，因为机制还没有完全搞清楚。我们通过一系列进一步的研究，特别是发现病人血中COX-2比常人高了2000多倍，这可是世界上从来没有发现过的。既然COX-2增高，我们就用NSAIDs给他治疗，而不是退热。结果把这个病人治好了，我们再把论文投到 Nature Clinical Practice Oncology（Nature Review Cancer 的前身），很快就发表了。这是我们在国内做工作发表的第一篇 Nature 子刊的文章，他们说是我们的处女作，我说这是"处男作"。该文发表后，美国医学会把它作为继续教育教材，他们要我们给他出五道题，医生回答了这五道题且正确才能得一个学分。大家知道在美国，医生必须完成继续教育规定课程才能继续当医生的，而这些继教课程通常是医学上的最新发现或发明。我们中国医学界也经常搞继续教育，但所教的东西基本是外国的，已经习以为常。我们不能老让外国人教我们，我们也得教教他们。我有三篇论文被美国医学会选为继续教育教材。有人说我们这只是个案报道，其实个案报道很重要，任何一个病最初的发现都是从个案报道开始的，你最先认识，你一报道，病例马上就多起来了。不管你一辈子做了多少个手术，拔了多少颗牙，那都是跟着别人学的。要当一个好的医生，光这个还不够，如果你发现了别人没有发现的新疾病，为医学知识宝库增添了新内容，那才是最高水平。

二、将症状视为疾病

症状对于诊治疾病很重要，但有的医生成了症状医生，跟着症状走，头痛治头，脚痛医脚。殊不知一个病人可能有八个症状，高水平的医生抓住症状四，一治就好，因为这是主要症状，其他不用管，这个病人就好了。水平低的医生，从症状一开药，一直开到症状八，八个症状都给治，所有症状都治消失了，一看病人死了。我是1978年招收的"文化大革命"后第一批研究生，1981年毕业后到内科轮转。我在心脏内科学习时，要求会出心电图报告。怎么学？跟谁学？晚上我把心脏科老师的库房门打开，那里存有很多很多心电图报告的存根。我先把结果蒙上，一份一份地分析，然后再跟老师的报告结果对照，开始几千份基本上判错了或错得很多，到后面的几千份就基本上对了，有时还把老师诊断错了的给发现了。到血液科轮转，要求自己会看血液科的片子。我要求到急诊科整整工作一年，在西京医院的急诊科工作一年，真是什么样的病人都看到了。我被为难过好多次，也被吓倒过好多次。那时我是独立工作，没有老师在身边，白天还可以向别人请教，晚上夜深人静，越是这时，病人越多，病情越重，那时跟谁学，跟护士学。急诊室的护士可厉害，我们都称"护士奶奶"，尽管比我小，也是奶奶。随时挨骂，我是骂不还口，人家说得对嘛！病人那么急、那么重，人家急，急就骂人嘛！当时我想，脾气这么大的急诊科护士将来能不能找到对象，跟着"奶奶"难受，但可以学东西。比如来了一个农药中毒的病人，我赶快去查血压，这是老师教的，看生命体征嘛！可护士说：你查什么血压，你没看到病人眼睛还在转，是活的，赶快洗胃！确实她对，早洗一分钟胃，成功率可能会增加80%，一边洗胃一边打解毒药，我们用阿托品，那时阿托品每支剂量很小，重病人需要端来一筐，然后一个护士敲，一个护士抽，一个护士打，打多少合适呢？打少了要死人，打多了也要死人，赶快叫"护士奶奶"看瞳孔。她教我一看，就学会了。急诊室护士各方面技术都很厉害，气管插管非常内行，有时不需要喉镜一下就插进去了。插胃管也是这样，既准确又麻利，不佩服不行。所以说，我跟她们学了很多东西。在急诊室那一年长进很大，我的很多本领、很多经验，都是从那里学来的，有时是以病人的生命为代价教给我的。在急诊室学到的究竟是什么呢？也就是整合医学的知识，在那个地方不整合不行呀，因而是终身受益的。

现在会诊不一样了，过去会诊回答的是患的是哪个科的病或是什么病，现在不是了，现在都是说不是或主要不是自己科的病，至于是什么病谁也不说清楚，其实是说不清楚。这种情况全国都一样，也包括北京的医院。我现在在北京参加会诊的次数很多，病人往病床上一躺，这个科的医生来说主要不是他们的病，那个科的医生来说不是他们的病，最后所有的医生看完都走了，病人还躺在那儿。我说你该起来了，他说为啥？我说所有医生都说你没有病。他说不是的，我的病重得很。现在综合医院的急诊科，重症中大约10%是这样误死的，因为找不到合适的医生。病人也没办法，谁叫你得那么复杂的病，复杂得让医生都看不出来，因为我们现在的医生是"简单"型的。这样很容易出现医疗纠纷，卫计委（国家卫生和计划生育委员会）想了一个绝招儿，就是首诊负责制，意思是只要找到一个医生，无论他会不会治都要负责到底，一直到病人临终。曾有一个病人是呕吐，第二天早上血都吐出来了，医生要用胃镜给他止血，既诊断又止血。我说不行，这个病人是呕吐，但这个人的吐有两个特点：第一，突发性呕吐，本来好好的；第二，一吐就没完，我们叫顽固性呕吐，不太像消化道的疾病。我叫他把心电图给我看，好好的没问题；我说把胸片给我看一下，他们说胸片也是好好的，白晃晃的一个阴影都没有。一个阴影没有？赶快报病危，是没有阴影，但就是白晃晃那个地方出了问题，因为纵隔宽了嘛，不是太明显，但确实宽了嘛，赶快把B超推到床前，是什么？主动脉夹层动脉瘤，已经从胸部撕到了腹部，转到胸外科三天病人就死了。

我还遇到过一个病例，每个周末因为黑便定期来住院。在很多医院都诊断不清楚，先怀疑"小肠毛细血管扩张症"，把小肠切了一段，病人还出血，后来把胃又切了一部分，还是出血。你把肚子里的器官全掏空，肯定不出血，但活不了。最后到我们医院来了，而且要求我们治好。我必须给她治好，不然我出国护照按时拿不了，因为她丈夫是外事办主任。但这是什么病呢？别无他法，我就叫我的徒弟把大便淘一淘，看里面有什么东西。一淘淘出了蛛丝马迹，那就是有小树枝状透明的凝血块，透明的凝血块表明是慢性出血。凝血块呈小树枝状那是胆道出血。我让她下次还没出血时就来，叫我的两个徒弟把她麻醉了，再把胃镜下到胆道口那个地方去，他们两个轮流观察。观察到什么时候？什么时候出血什么时候停。结果从晚上9点看到第二天凌晨3点，终于出血了，出血来自胆道。这是什么疾病呢？中国第1例，世界上第14例，胆管胰管血管漏，诊断明确，外科手术效果极好。目前病人痊愈退休，当然继后我的护照签证也能按时获取。

三、把检验当成临床

现在很多医生看病离不开化验单，跟着检查报告走。我女儿是一位整形外科医生，她说现在当医生好难，化验单背不完，成百上千，连检验科主任自己都背不完。有那么多化验项目，你就得开，有点儿"天网恢恢，疏而不漏；宁可错杀三千，不要漏查一项"的味道。来了一个病人不是看病，而是先开化验单，化验查完后，也不是看病人，而是把化验结果合到一起就诊断疾病，就开始治疗了。特别是有些农村妇女，给丈夫看病，病人没来，带了一堆化验单，还有照片，结果把公公的、婆婆的、老公的包括她自己的都拿来了。那上头还有英文字，医生也不注意看姓名、年龄、性别，把这些检查单合成一个病人，就开始开药。所以，老有男人带子宫，女人有前列腺的笑话，在哪个医院都有这种事，都是因为这样闹出的笑话。出个笑话不打紧，误诊误治可是人命关天。

光看化验单行吗？告诉大家一个真实故事。十几年前，来了四个研究生复试，让我只收一个。我想录取率这么低，怎么办？提高难度。题目是"CEA（癌胚抗原）在什么情况下增高？"第一个说得癌高，第二个说孕妇高，第三个说抽烟高，再没有了，教科书上就这几条。第四个看没答案了，就说同意他们的看法。我说不行，一定要想一个。他说那就查错了高。查错了高，多么深的哲理，我就把这个收了，其他几个光会背书的不要。就这个小伙子，现在还没有到40岁，是我们的副教授了，他现在做ESD（内镜黏膜下剥离术）。什么叫ESD呢？消化道得了肿瘤不需要做手术，内镜进去做掉就行了，做穿孔了也不要紧，一夹就行了。外科医生一上午做1个病人，他一上午要做3个病人，做得相当好。这次在世界胃肠病大会上现场表演，一万多人观看，技术熟练，效果很好，赢得全场掌声。

还有一个关于SARS（重症急性呼吸综合征）的故事，SARS那时很难诊断，不可能每个病人都去找钟南山院士。有个单位从病人血中找到一个蛋白质，可用于快速诊断，叫我参加鉴定，他们说这是中国的重大突破。为什么？在SARS病人100%高，在正常人中都不高。好不好？好！不过我说，医学上的结果凡是100%和0，都是错的。精确到如此程度，那检验科主任一个就搞定了，我们医生还有事吗？不可能特异到如此程度。我要求他们再查一查别的病，二十几天后又把我叫回去，当时临床医生就我一个，其他是基础研究工作者，结果他们失望了，为什么？凡是发热的病人都高。SARS有发热当然高，正常人谁发热，当然也就高了，但凡是发热都是SARS吗？我说你这东西没有用，花那么多钱。他们说有用，可以诊断发热嘛。

2008年，我带了800人在汶川抗震救灾，我是四医大总指挥，总部驻北川。成都某医院邀请我去会诊。病人是成都军区的一位首长，半年前在他院因胃癌做了一个手术，6个月后影像学发现吻合口有一个包块。由于道路难走，我去时他们已经会诊完毕，会诊意见为胃癌复发，需做第二次手术，越快越好。我看了病人，看了片子，局部确实有一个包块，但不是癌，是缝得不周整。首长听了很高兴，留我在成都住一晚上。第二天早上派了一架军用直升机把我送回绵阳。4天后，一架军用直升机在映秀掉下去了，几万人找了好几天没找到。我给首长打电话，问那架飞机是不是我坐过的，他说不是。他问我他到底是不是癌，我说是不是癌不重要，关键你不是癌。这个首长到现在还活得很好，已经退休了。我是怎么下诊断结论的？现在我告诉大家。这个病人术后2个月曾做过一次造影，所见也有一个包块，而且这个包块的大小和形状跟现在一样。4个月已经过去了，如果是个癌，那癌的生长有这么听话吗？所以，诊断疾病未必只一个症状、一个体征或检查的一个表现，而是把各种因素加在一起诊断才能得到正确的结果。

有一个病人从加拿大回来，他有半年低热，极度消瘦，重度贫血，全国各地都跑遍了，诊断不出来。我的学生想，血细胞三系降低，又从加拿大回来，那个地方开放，可能得的不是一个好病。他想到艾滋病去了，但问不出来病史，叫我去问，说老师您经验多，您去问问。我去问也问不出来，人家干净得很，没这方面的事。当时全院会诊，我说谁是最可爱的人，谁把他脾脏拿下来就是最可爱的人，因为当时贫血血红蛋白只有3克（30g/L）多了。外科医生说我们来，咔嚓一刀，拿下了脾脏，他们成了最可爱的人，可我成了最可恨的人。为什么？脾脏拿下来，病理切片诊断不清楚，西安、上海、北京的大医院都拿去看了，诊断不清楚，拿到香港中文大学，他们校长就是搞病理的，也诊断不清楚。病人说你还我的脾脏，我说还不了，已经切下来了。但我发现，脾脏和肝脏都有浸润性的病变。有这种表现一般见于两种情况，一是慢性感染，这个病人可以排除；第二是新生物，也就是病理医生还不认识的新生物。但是我找不到病理医生帮我诊断，那怎么办？想来想去找到了我的大学同学，他叫纪小龙，301医院病理科的主任。纪小龙看病理是很有水平的，但纪小龙说话不好听，得罪过好多人，结果被逼到北京武警总医院当病理科主任去了。病人就把片子拿去找他了，他问樊代明有诊断吗？说没有诊断。废话，没有诊断就是一种诊断。这话是太难听了，没有诊断是什么诊断。他又问樊代明从临床角度有考虑吗？他有考虑，是你们病理科医生还不认识的恶性肿瘤。这对纪小龙也是一种刺激。这一刺激好结果就来了。他最后认识了，是什么？中国没有见过的，中国第1例，世界第16例噬红细胞性淋巴瘤。这种淋巴瘤细胞很怪，吃自己的红细胞。人吃人啊，没见过。大家知道淋巴瘤的病理诊断是很困难的，分上百种，有不同分型，有的能治甚至能治愈，有的治不好。诊断十分困难，很多病理医生水平很高，"一生清白"，最后"晚节不保"栽到淋巴瘤上。纪小龙敢诊断，我就敢治，一个化疗上去这个病人好了。现在是西安交通大学一个学院的院长，在 *Nature* 上发表过文章，还当了长江学者。有一次我和工程院周济院长到西安交通大学访问，该校校长是我们工程院的郑南宁院士。我说郑校长，这个同志应该宣传，应该广泛宣传，因为他是冒着恶性肿瘤风险做出的成绩。但病人家属不同意，说不能宣传，据她的经验，肿瘤病人一宣传就死。我说不是，那是死了以后才宣传的，你这个病人不会出问题，十年过去了，已经痊愈了。有一次他们夫妇两个从北京回来，我们刚好在机场遇上，他们两个人牵着手，高兴向我走来。丈夫说，这是我的救命恩人。我说，不！是救恩人的命，不然我怎么当上院士呢。我的意思是，正是应用整合医学的理念诊断清楚，治愈了别人没有诊疗成功的疑难病例，使自己取得了成绩，当上了院士，而病人是用他的身体和生命作为贡献者，难道不是我们的恩人吗？

四、视药师为医生

很多医生临床水平不高，就知道开个药方，背个处方。现在药品多得很。我女儿告诉我，当年轻医生第二个困难就是背不完的药品。你看心血管科有 200 多种，消化科有 100 多种，肿瘤科加起来大大小小有近 1000 种药，你背得过来吗？我的老师是名医，92 岁才离开我们，他说他一辈子就用二十几种药，来来回回不同配用就行了。我们现在有这么多药，怎么受得了？我女儿说根本背不过来。就像我们西京医院光是头孢类就有 26 种，其他很多医院比这还多。一个病人发热住院，医生用过一个头孢不顶用。我查房说用另外一种头孢吧。进修生纳闷，哪有这样的医生？一种头孢换另外一种头孢，而且他说，校长你用的是第二代，我们是第三代，意思是我不与时俱进嘛！我说不管第二代、第三代，你给我用，结果一用病人就好。你怎么知道三代就比二代强呢？你怎么知道四代包的淀粉不比二代要多呢？一个医院就有 26 种头孢，搞得医生一头雾水，不是头孢成了"包头"。我狠批医院领导，因为他是我的学生，一批就减下来了，但还有十几种。可是待我不当校长，又上去了。他也没办法，因为各科主任有各科的头孢拿去"包各科的头"。如果你去每个医院的门诊，你都会发现这样的现象，医生忙，但不是最忙，好多病人来开点药就走了，关键是拿药那里忙，排长队，划价的、拿药的、包药的，院长没有办法。实在解决不了，怎么办？有的院长只好给药房买一台自动包药机或发药机。

药品太多会出事的，告诉大家一个真实的故事。一个病人发热来看病，医生给他开了红霉素，护士去取药，被药师告知，红霉素没了，柔红霉素要不要？柔红霉素可是抗癌药！护士赶快回来转告医生，红霉素没了，柔红霉素要不要？要啊！柔红霉素可是新一代的红霉素。这是不是"蒙古医生"，一共三个"二百五"，不出事才怪。但反过来想，你说他们有没有道理？有呀，红霉素加个"柔"不是它儿子吗。无独有偶，我告诉大家一个类似的事情，山东一个医生告诉我，他们医院来了一个脑卒中病人，医生给他开脑血管扩张药，叫长春西汀。结果开了长春新碱，长春新碱是抗癌药，这个病人最后死了，要医院赔，医院赔 100 万，家属说不行，必须赔 200 万。官司还在继续打，大家说原因在哪里呢？

我校有一位校领导得了心肌梗死，连安 7 根支架才抢救过来，当时病情很重，我自告奋勇申请给他当医疗组长。支架安好了，心病解决了，但肝出了问题，转氨酶上去了，有黄疸了。我去一看，他正在吃药，我数了一下，一共 26 片药，怎么这么多药，但这还不是吉尼斯纪录，北京军区总医院有个韩英副院长，她告诉我她见过一个病人一顿吃了 36 片药，那才是吉尼斯纪录。为什么吃 26 片呢？校领导得病住院，每个科的主任都去看他，一个说从我们的角度你应该吃这个药，另一个主任说从他们的角度应该吃另一个药，后一个还不敢把前一个的减掉，加在一起就是 26 片。每一个科主任的角度都是对的，查不出问题，但是校领导的肝可受不了。我最后决定减去所有的药，只吃一个药就行了，就是抗凝药。最后他痊愈出院，还推荐我当校长。我卸任后有一次碰见他，他夸我，我说："是啊！老首长，如果当年您吃 26 片药，现在我们两个总有一个不在了。"

五、心理与躯体分离

现在好多医生只知治躯体的疾病，一定要找到一个病灶，殊不知很多病是没有病灶的。像消化科，30% 的病人找不出来病灶，是功能性的或者心理性的。美国的麻省总医院有上百个心理医生，有些疾病用心理疗法是可以治愈的。眼科也是一样，比如夜盲症，孙思邈就知道是吃差了造成的，那时还不知道是缺维生素 A，他让病人吃猪肝就治好了，还称为醒肝明目。现在好多眼病都做手术，其实不需要手术也可治好，只是我们现在不知道啊！任何一种疾病的群体中，总有一些病人是心理问题，通过心理干预是可以治愈的。就像我们学校，有三个年轻的教授，说校长我受不了了。为什么？他说好像世界上坏事都到他们家了，是什么？是抑郁症，现在抑郁症大概占 5%，如果有 200 人，就应该有 10 个抑郁症病人，不知道分布在哪里。当然不一定严重，但也要干预呀，不干预就会继续发展。我叫他们回去吃药吧，他们说好，那就回去吃药。我说不行，你们一定要在医生护士监控下吃药，因为现在几乎所有抗抑郁症的药，都可以引起欣快感，引起幻觉，引起自杀。打开窗户，一个声音在召唤，外面的世界真精彩，跳下去还精彩吗！这种人不少，悄悄在吃药，特别是有些干部，害怕上级知道他是"精神病"，悄悄吃药，吃了以后跳楼，真的前途就没了。

将来我们的医学发展一定是心身结合，这是医学的发展方向，确实很重要。心理作用究竟有多大呢？传说有一个外国人，一天做梦梦见自己肺部长了很多包块，惶惶不可终日，到美国，到英国，到发达国家拍片肺部没问题，他不相信，还是惶惶不可终日。最后到中国来，一下飞机，中国医生带他去拍片。拍出来拿给他看，果不其然，肺部那么多大小包块。然后告诉他，给他输液，我们用新疗法一治，十天保证能好。结果一天比一天好，到第十天再去拍片完全没有包块了。他非常高兴地回去了。为什么出现这个情况？其实他开始来拍的那张片子，根本就不是他的，是别人的片子。如果这只是个传说，那大家熟知的"杯弓蛇影"就不是传说了。心理学实验证明，越聪明的人越容易出现这样的毛病。心理学有一个典型的实验,将一个人绑在一个很暗的黑屋子里,给他血管扎上针,然后告诉他,马上给他放血,放到一只桶里,放到 30 分钟,他就会死。关上灯后只留他一个人在黑屋子里,他听到嘀嗒嘀嗒不停的响声,到 30 分钟时只听他大叫一声,一开灯他果真死了,其实是水龙头在滴水,他的血一点没动。你相信吗?心理暗示就有如此大的作用。

最近开了两个大会,都是在国家会议中心开的,一个是全国心理学大会,一个是全国精神病学大会,每个会都达两千多人。两个会的第一个报告都是请我去做的,而且都讲了一个小时。为什么呢?他们对我的两句话特别感兴趣,"当医生,只会做手术,不懂心理,他就是一个兽医;当医生,不会做手术,只会用心理来忽悠人,那就是巫医。"一个 20 多岁的女孩,从五楼跳下来,骨折了,骨科医生把她骨头接好了,说你出院吧,治好了。她说没治好,你只治了标,回家我还要跳,因为我还有本,本是什么?失恋了。正确的治法是接好骨头,找到对象。

六、医疗和护理分离

现在对护理专业和护士都不重视,古代医护是不分家的。民间认为初中毕业后,再上三年的护校,就可以当护士,其实只会打针发药不是合格的护士。同样一个手术做完,病人交给两个水平不一样的护士来护理,最后的结果是不一样的。就像你修车,修好后看交给谁开,交给"二把刀"开一下就完蛋了。举一个例子,有个病人发生股骨骨折,她不是别人,就是我夫人。去年春节前我们回重庆老家过年,下了一点雪,路特别滑。我们在前头开,后头还有一个车在开,后头的车比我们开得快,追尾了,责任都是他们家负,但骨头全是我们家断。送到骨科,骨头接好了,就算治好了。治好了吗?同样一天,在一个医院,一共 4 个骨折的病人,骨头都接好了,可是死掉两个,50% 的死亡率。为什么?春节期间缺护士,病人怕痛,不动,血栓形成,导致肺栓塞,一半的病人死了。我们家为什么没出事呢?你看谁是护士,那是院士护士嘛。我女儿是博士,我说不能让她护理她妈,水平不够。我在妻子床前,一共守了她 14 天,白天晚上都守,一步都不离开,而且根据骨科护士的要求,给她按摩,左边 100 下,右边 100 下,一下都不多,一下也不少,到最后治好了。出院时,骨科护士非常感动,动情地给她写了一条短信,要号召天下的老公向樊校长学习。我说这个不好学,只有老婆的骨头断了才来进修。现在不仅护士质量有问题,数量也少,我国现有 300 万~400 万的医生,但真正的护士不到 350 万,物以稀为贵,人才也是这样。我推测,在不久的将来,会出现这样的情况,考大学护士的考分要比医生高,拿工资护士的钱比医生要多,此处应该有掌声。鼓掌的都是护士,或者护士的家属。不过不要太着急了,我说的是不久的将来,现在才开十八大,可能要二十八大才能实现。

七、西医中医互不认账

中医西医有各自的特点,都可以治病,而且还可以互补,但现在却是相互抵触。西医说：孩子，要相信科学，他们中医不科学。中医说：孩子，中医有几千年的实践基础，我们是从人身上得到的经验，科学！不像他们西医，在老鼠身上见到的阳光未必都能给人带来温暖。其实不能这么说，我们现在讲的整合医学有人说就是中医学，其实不是！中医讲整体，是宏观的整体概念，没有微观的物质基础或机制来加以证实；而西医只在微观中游刃有余，通常与宏观的整体脱节。所以，中医相当于是一个画家，画一栋非常漂亮的房子，但不能住人。西医注重一块一块精美的砖头，但忽视要建成漂亮的房子才有用。两个加在一起就叫中西医的整合。在这里我特别要告诫咱们当西医的，一定不要瞧不起中医，有些西医办不到的事，中医就可以办到。举个例子，比如现在不孕症的发病率在有的地方达到了20%，即5个育龄妇女有1个生不出来孩子。什么原因呢？西医查她激素是正常的，输卵管也是通的，爱人也基本在家，但就是生不出来。中医开几副药一吃，生出来了。比如保胎，西医要人家平着躺，不要动，屁股抬高，最后还是流了。可中医开几副药一吃，把胎保住了。又比如催奶，现在西医催奶基本没有药，好多孕妇生了孩子没有奶，不够母亲的标准啊，西医没有办法。怎么办呢？中医开一副药，加两个猪蹄儿一炖就出来了。西医没有药呀，西医加羊蹄儿也没用啊！现在有一个药可以催奶，是什么？吗丁啉，吗丁啉的副作用就是催奶，现在正在开发，用作胃肠动力不行了就用去催奶。又比如说水土不服，我经常到全国各地讲课，每到一个新地方就胃不舒服，甚至腹泻，做什么检查都没问题，吃吗丁啉没用，吃什么西药都不管用。我妻子说吃藿香正气水，藿香正气水一吃就解决问题。所以，在我的旅行包里老是有几支藿香正气水，肚子不舒服一吃就解决问题，还便宜。又比如止痛，西医经常用两种止痛药，一个是吗啡，一个是非甾体类抗炎药（NSAIDs），这两种药不是所有的痛都可以止，而且还易致成瘾。我发现一种中药止痛而不成瘾，我把它做成胶囊，叫凡痛定，凡是痛都能搞定。非常奇怪的是，你把它分成单体，每一个单体都不止痛，加在一起就止痛。找不到药物靶点，这是什么机制呢？搞不太清楚。它是进入到人体以后，刺激人体自己产生的物质来止痛。人为什么不痛呢？平衡就不痛，在人体有引起痛的和抑制痛的两种物质存在，二者一平衡就不痛了。但有的大老爷们儿不平衡，一看要打针就倒了，晕针。还有一种人，像我们的革命战士去炸碉堡，快冲上去了，旁边一个人说，老兄你肠子都掉出来了，他一看真掉出来了，一下就倒了。其实你不告诉他他冲上去了，是妈妈给他的止痛物质在起作用。

八、重治疗轻预防

现在对预防工作不是不很重视而是很不重视，县以下的预防工作很少有人管，多数的防疫站已经被撤销了，这种状态早晚要出大问题。因为一个预防工作者做的事是我们千百万个临床医生做不了的。比如说，几百年前出现的天花流行，是我们的老祖宗发现的种痘术解决了问题，不然人类将遭到毁灭性打击。因为预防工作相当于守门员，球门守得严严的，你再使劲也踢不进去。预防也像长江决堤后堵堤的那些人，长江决堤了不是去抢救千家万户，而是把堤一堵就行了。因为对人类健康缺乏完善的预防体系，出现了许多奇怪的事情。我们既不能把传染病当成一般疾病来处理，也不能把一般的疾病当成传染病来预防。大家知道禽流感，其实全中国才死了几十个人，有些还不一定就是这个病致死的，其实哪个病一天没死几十个人，有的病一天死上千人上万人都有。现在有的地方把鸡都杀完了。全国丢掉了1000多个亿，大家着急呀，专家这边说这样，那边说那样，国务院更着急呀，不杀鸡，全国传染起来怎么办？杀吧，国民经济下去了又怎么办？有一次开会，要我表态。我怎么表的？"鸡不传染鸡，人不传染人，个别的鸡祸害个别的人，就叫个别的人不吃个别的鸡。"不然，这里报一例那里报一例，报了就得杀鸡，那里养鸡的农民也要遭受重大损失，他们受不了啊！其实禽流感病毒的基因主要是猪的，鸡的占少数，鸡被杀了，猪在那里乘凉，合理吗？有一次工程院开会，一边坐的是基础方面的院士，一边坐的是临床的院士，基础的院士告诉我，这几天有人来打禽流感疫苗，问我打不打，我说临床这边的院士都不打，他说，听说这一批疫苗比上一批好呢，我说下一批比这一批更好。不就感冒嘛，哪有那么可怕，而且病毒是变异的，用去年的病毒做成的疫苗今年通常没用，因为病毒变了。

九、城乡医疗水平差距拉大

大家都知道春运的问题，国家很难解决，我发明了一个名词叫"医运"，春运难解决，医运更难解决，每天都有农村病人到城市来看病，再多的高铁都不够用。为什么会这样呢？农村医生看不好病，城市医生看不了病。我说得极端了一点，城市医生不要认为自己行，其实你只会看一类病，甚至只会看一个病。你治骨折的院士带了一帮治骨折的学生，到农村组成一个医疗队，实际上基本没用。哪有那么多骨折的，除了治骨折，你对心脏、血液或其他科根本就不会，这样的医疗队在农村基本没用。于是，农村的病人就不断到城市来，一次只能看一个医生，看了回去不好再来看另一个医生，次数越来越多，花钱越来越多，医疗纠纷也就越来越多，杀医生、砍医生、背着死孩子游街的都有。医生正给病人治疗，一个砖头下去脑壳崩裂，最后死了。你告到哪里？告到公安局他不理，说不是他们的专业，人都死了还不是公安局的专业。告到卫生部（现卫生与计划生育委员会），他们也解决不了问题，大门前天天排队上诉，纠纷越来越多，医患关系越来越紧张。医改对缓解这种紧张状况起了一定作用，但总体来讲，成果还只是局部而非全局的，暂时而非长久的。现在是什么状况？我有几句话："病人，看病难，看病贵；医生，行医难，行医畏；院长，管医难，管医累；谁最帮我们？中华医学会！"

怎么解决这些问题？社会管理要担当重任，本文不可能涉及太多，我们只讨论用整合医学的方法来帮助改变现状。

第一，加强整合医学的理论研究。

整合医学是要把各种专业，也包括环境的、心理的，只要对病人有用的，把先进知识收集起来，根据疾病发展转归的需要有所取舍，形成新的医学体系。整合医学不是全科医学，全科医学是"A+B+C=和"，什么都会一点，什么都不很会，叫万金油。而整合医学是十万金油、百万金油，它是把各行各业最先进的知识拿来，有所取舍，形成新的医学体系。当然要有所取舍，你不取舍，拿来一个错的就有问题了。全科医学是解决看得了的问题，而整合医学是解决看得好的问题。有人提倡要全面搞全科医学，如果那么搞，那是医学的倒退，最后都成了赤脚医生，那怎么行。整合医学究竟要研究什么？

比如糖尿病，据说中国有1亿人患糖尿病，其中有没有过度诊断呢？我看多是过度诊断所致。你看心血管病患者有2个亿，高血压有2个亿，全中国各种病加起来有30亿病人，但我们只有13亿人口，这不叫过度诊断叫啥？什么叫糖尿病？要让我说，"糖尿病糖尿病，尿中没糖不叫病"，尿中糖都没有，血糖稍高一点就叫病吗？现在生活条件改善了，情况跟过去不一样了，十八大都开了，生活甜蜜蜜，你总要有点体现嘛。现在医疗工作这么紧张，过去星期六、星期天都休息，现在星期六、星期天院长书记还叫我们听学术活动，你说血糖不高一点你顶得住嘛！高一点就高一点嘛，你光把血糖降下去要出事的。就像宝马车只加桑塔纳那点油，你让它转，最后不出事才怪。你让上坡时只用平路的那么点油，不踩油门能上去吗？还有空腹血糖，过去晚上六七点钟，爸妈就让我们赶快上床睡觉，那时候没有电灯也没有电视。现在不是，12点以后还在看电视，爱情燃烧的岁月，而第二天都是早上6点抽血，你说两个血是一样的吗？那血糖呢，也肯定不一样。糖尿病糖尿病，尿中没糖不叫病，糖尿病最先是在哪里发现的？在中国。古代中国叫"消渴症"，那时候不知道有糖，到了古埃及叫"多尿症"，还不知道有糖。一直到古罗马、古印度才知道尿中有糖。尿中一定要有糖，超过了身体需要从尿中流出去了，那才叫糖尿病，否则血糖高一点那是身体需要，你把它降下来要出问题。再说，同一个人在听报告前的血糖和正在听时的血糖肯定不一样。同一个人在身体不同部位其血糖的分布是不一样的，比如大家正在听课，那75%的能量是在脑子里消耗掉的，你说我只有50%的能量在那里消耗，那就是你注意力不集中；你说我只有25%，那就是在打瞌睡。现在查血糖越查越精确，过去查血糖不那么精确，但可靠，就是尿中一定要有糖，要甜才叫糖尿病。我们的祖宗诊断糖尿病，最准确的办法是尝尿。一直到了20世纪70年代，还是那样。那时，我们到四川农村开门办学，公社卫生院的老师教我们查糖，怎么查？太阳底下5杯尿，他在前头尝，我在后头尝，他尝得泰然自若，我尝得翻江倒海。他是用中指蘸的尿，但用食指在尝；我用食指蘸的尿，尝的就是食指。但最后结果都一样，为什么呢？他是看见哪一杯尿中有蚂蚁或有苍蝇，就断定那是糖尿病人的尿。最后老师说，那都是糖水，他只是教导我怎么查糖。究竟怎么研究糖尿病？应该把各行各业，病理的、生理的、微生物的、基因的、内科的、外科的……都请来共同讨论共同研究，拿出整合医学的方案，才能选中病人，才能治好病人，否则血糖高了一点就治，那怎么得了，全中国的GDP用完都不够。

因此，整合医学是把全科医学、转化医学、循证医学、互补医学，还有其他医学的精髓加以整理整合，使之适合、符合病人的全身整体治疗。

第二，加强整合医学实践的推进。

1. 举办整合医学的学术会议 今后的学术会议，要邀请不同专业的学者一起来开会，共同解决疑难问题，而不能都是些纯爷们儿纯姐们儿在一起，那是解决不了大问题的。比如治疗消化性溃疡，对我们消化内科来说易如反掌，光我们纯爷们纯姐们就基本解决了。但这是对一般的溃疡，对于难治性溃疡甚至发生癌变，那就难治了，甚至治不了。这就要大家聚集到一起，联合攻关。有时对自己是很难的事情但对别人却非常简单。比如幽门螺杆菌，它是溃疡病的病因，为此有人得了诺贝尔奖。但是它不限于此，过去我们不知道它和血液科也有关，有些缺铁性贫血或血小板减少性紫癜，就是幽门螺杆菌感染所致，但血液科不知道。中国工程院就有一个处长，长期贫血全国都看过了，血液科没看出来病因，久治不愈。我让他查一下幽门螺杆菌，一查阳性，根除，现在好了。又比如说心脏内科有些顽固性的心律失常，特别是青年人的心动过速，其实是幽门螺杆菌感染。我女儿就是这样，她在二军大上博士的时候，经常出现不明原因心动过速，心血管医生给她解决，屡治屡发，不除根儿，我说查幽门螺杆菌，结果阳性，根除已经6年了，再没出现问题。特别是我妻子，她是皮肤科教授，在家里听我说顽固性湿疹和幽门螺杆菌感染有关系。她凡是治不好的湿疹，都到我们那儿查幽门螺杆菌，查出阳性，一根除，再涂点药就好了。所以，她成了西京医院连续五年看病最多的人。她为什么会成为名医呢？因为她知道幽门螺杆菌。你说全国治不好的湿疹有多少，只要抓住一点深入下去就会成为名医。宁夏卫生厅（现卫计委）医政处有个赵处长，在北京听我这么讲，他们那个地方有个领导是顽固性湿疹，治不好。他说樊校长讲的，可能是幽门螺杆菌感染，去查一查试试看，一查阳性，根除，湿疹好了。很多病因，是一层窗户纸没捅破，捅破了其实很简单。每一个病都是有病因的，原因不明是暂时没有找到，但其实很简单。我推测，消化道的细菌很可能是很多疾病的原因，也可以成为很多疾病治疗的办法。比如用黄连素治疗糖尿病，这是中国人近年在中医方面重大的突破之一。过去想都没想过，血糖受肠道细菌调节，有的人喝水都胖，他们家细菌好，有的人吃一大堆，结果还瘦，那是细菌不一样。用黄连素把那个不利于糖代谢的细菌抑制住了，很多轻型的糖尿病就这么治好了。肠道的细菌很有用，有些人总是神采奕奕，为什么？他们家细菌好，有的人长得很漂亮，细菌好呀。不是一家人不进一家门，夫妇两个进到一家门，越长越像兄妹，基因肯定没有变化，是细菌一样了嘛。有人家里连续三个人考上博士、硕士，说他风水好，其实不是，是细菌好呀。将来，我准备回家养细菌，用它来治疗病人或用作保健康复。大家知道吗？现在自身免疫性疾病越来越多，哮喘、克罗恩病、牛皮癣……为什么呢？肠道的蛔虫少了呀！30 多年前我当住院医生时，50% 的城市病人和 90% 的农村病人有蛔虫。蛔虫跟我们人类已经相互寄生或称共生多少年了，是人类相互选择到最后的自然结果。你现在把它杀光了，过去我们用宝塔糖，现在没有宝塔糖了，因为蛔虫没有了。你要发现一条蛔虫，那是重大科学发现。我们这么搞正在遭报应呢！自身免疫性疾病增多，一个重要原因就是没有蛔虫了。蛔虫是全抗原，没有它淋巴细胞就把自己的组织吃了，自身免疫性疾病就发生了。将来我准备回家养蛔虫，"男人吃母蛔虫，女人吃公蛔虫，男女搭配干活不累"，蛔虫也不会增得太多引起肠梗阻或胆道蛔虫，蛔虫老了加几条年轻的。其实最好的办法是养成蛔虫后做成蛔虫粉，给正常人服用就解决问题了。科学需要逆向思维，一切都按部就班，都合情合理了是不会有创新的。举个例子，用抗生素把人的恶性肿瘤治好，过去是不敢想的，现在已经不是天方夜谭了呀！胃的恶性淋巴瘤，用抗生素把幽门螺杆菌一根除，很多病人就自然好了。那么在肠道又是哪些细菌引起结肠癌？肺癌又是什么微生物引起的呢？或者是病毒，或者是细菌，不仅要这样去思考，还要这样去研究。对于幽门螺杆菌，我有一个刻骨铭心的痛。1975 年上大学时，老师在讲台上骂人，说竟然用抗生素治疗溃疡病，简直天方夜谭。因为那时是"无酸不溃疡"啊，我听了老师的。之后到四军大做研究生，我和师兄用电镜看到胃标本上有"毛毛虫"，但不知道是幽门螺杆菌，老师说是污染，我们听了老师的，把片子扔在了电镜室，现在还在那里。不久，我的师妹到北医三院郑芝田教授那里读博士，因为郑先生发现痢特灵也可以治疗溃疡病，但他们认为是脑组织中有痢特灵的受体，就把大鼠的头盖骨打开，掀起它的盖头来，然后再查受体，查了很长时间没有受体，她就去美国改行了。5 年后澳大利亚的沃伦（Warren）也发现了毛毛虫，他请马歇尔（Marshall）给他取活检培养，36 个病人不成功，到第 37 个病人的标本他们扔进孵箱就不管了，休假去了，7 天后回来发现"毛毛虫"长出来了。为什么？幽门螺杆菌需要长一些时间的培养，而且它厌氧，你把那个孵箱一关没人管它不就厌氧了吗，这样居然长出来了，成功了！所以，我经常跟我的研究生说，你们不要太勤快，太勤快诺贝尔奖就没有了。后来马歇尔的母亲发现马歇尔口臭无比，是他把培养的幽门螺杆菌喝下去了，然后用抗生素一治，好了，多年以后，得了诺贝尔奖。他得诺贝尔奖那天，我写了一篇文章，发表在《中华医学杂志》上，题目叫《诺贝尔奖离我们有多远》。其实我们早得多，那些片子到现在还在，就是想法太顺理成章了。2013 年，我推荐马歇尔做中国工程院的外籍院士，最后高票当选。

2. **成立整合医学的学术组织**　这种组织应该广纳天下奇才，广结天下朋友，比如眼科学不仅要把本院的而且要把他院的眼科整合到一起，这还不够，而且要把和眼科有关的，胃肠道的、呼吸的、血液的……都要整合到一起。人体相当于一个湖，眼是湖的一部分，全身的任何系统，包括心脏、血液、呼吸、内分泌都对其有极大的影响。一定要各行各业都来支持，最后眼科的很多疾病可能不需要做手术就迎刃而解了。

3. **创办整合医学的专业杂志**　这个杂志要怎么办？就是要说反话，不能光反映正面的东西。一个事物有正面，就有反面，还有侧面，光报道正面就是片面，把反面和侧面都报道了那才叫全面，那才是事物的本质。有些杂志只说正面话，只报道阳性结果，比如原来四医大的学报，过去只有400个订户，为什么呢？登的文章没人看，一篇文章就两个人看，一个是写的人，一个是编的人，为什么？老说正话。其实反面或侧面也重要，有时更重要。我们到天安门广场去，一共有三条路，有一条能去，另外两条不能去，选择不能去的那两个人也很重要，他回来告诉我们哪两条是不行的，自然就剩这一条正确的了嘛。因此，我们把四医大的学报改成了《医学争鸣》，英文就叫 *Negative*，就是说反话，结果3年内订户从400到了14万，相当于30~40本中华牌医学杂志的总和，订户一下成了中国科技期刊第一名。过去我们是每年给它70万元预算，现在一分钱不给，3年内每年总收入达1400万元，其中600万元的成本，800万元的利润。如果我们要办一个眼科的整合医学杂志，你就要把各行各业都请来，眼睛是我们身体的窗户，醒肝明目，眼睛看不见，要把肝脏醒一醒，孙思邈发现夜盲症就是吃猪肝治好的。那样，好多不解的问题都可以从你们眼睛里得到答案，如果你们办的杂志消化科订、呼吸科订，什么科都订，那你这个杂志就办出水平了。你们眼科要办这个杂志就叫 *Holistic Integrative Ophthalmology*（HIO）；成立这样的研究所，前头再加一个I，叫 Institute of Holistic Integrative Ophthalmology（IHIO）。你这样做将来绝对是全世界第一，没有人能超过你。在未来二三百年的历史长河中，肯定是你们为中国眼科的医学历史开了先河。如果全中国、全世界的人都在走的一条路，你跟着走，顺性思维，不一定会有大的成绩。但是反过来，你肯定是胜利者。

4. **编写出版整合医学丛书、教科书或专著**　编写整合医学的专著是很困难的，写这种书没地方抄。我们的第一本《医学发展考》，就是整合医学的基础。我有个学生是沈阳军区总医院的消化科主任，我们平常读胰腺癌的书内容很少，他写了一本胰腺癌的书，近100万字，可见有多少材料我们没有用上。我说那就叫整合医学吧，他说现在还不能叫整合胰腺学。为什么呢？他只是把那些东西收集起来，还没有加以整合，就像一堆零件，只是零件，没有形成飞机，飞机才叫整合医学。我们现在在写医学教科书，教科书将来就是整合医学的书，我们现在的大学教材很厚，自己说自己的，相互之间的联系不知道，甚至你找哪段跟哪段有联系，翻都翻不到。再这样不行了，于是国家给我们拨了几千万经费，让我们写一套整合医学教科书，将来就是一个IPad解决问题。将来读书就像看电影，也包括看手术的电影，而且每年都可变化一次，这套教材共53本，总主编是我。我下决心要办好这件事，当然这是一件永无止境的工作，因为知识在不断增加。

5. **成立整合医学的研究所** 这种研究所的目的是研究共性问题,我们研究所针对的就是临床合理用药问题。现在的医生开药随意性太大,想怎么开就怎么开,不规范,不按规矩办事就会出错。北京的一个病人去了十家医院,拿回来的处方只有一家正确,剩下的都有这样或那样的问题,你怎么能保证全中国的医生包括乡村医生开药都能正确呢,那很难。一个医生给一个病人开一种药,一般不会出问题,出了问题也好纠正。但开两三种药因素就增多,五种就会成为无穷大的因素,你把五种药放到一个杯子,加点开水会成什么东西?何况人与人不同,基因不一样,环境不一样,什么都不一样,怎么办呢?我们组织了几百位专家一个病一个病写方案,按照全世界最好的RCT(随机对照试验)经验,一个病做成若干种方案,然后把病人的情况输进去,比如这个病人是月经期不能用哪个药,这个病人肝功不好不能用哪个药。计算机帮你回答Yes或No,到最后Yes就可以用了。这个软件研制成功,目前有90多家医院在用。一旦用了医生就离不开了,离开了就不知道哪个药对哪个病人,是对还是错了。比如说氨苄青霉素引起过敏,50%是和葡萄糖配伍造成的,现在有多少人知道呢?所以,合理用药非常重要。要做到用药合理,就得将现今相关的所有先进知识整合起来用于临床。

6. **成立整合医学的专门病房** 西京消化病医院是全世界最大的消化病医院。我们四医大已经建有八个院中院,就是把相应的学科组合到一起。院中院有多种功能,对病人来说解决什么问题?解决以病人为中心的问题。现在一个病人来了找不到合适的医生看病。比如胃癌,外科可以看,内科可以看,放疗科可以看,中医也可以看,但他究竟该谁看?不知道!由于利益驱使,各科还在抢病人。病人有时相当于抓彩球,抓住哪个医生就是他了,其实抓彩球抓对的机会特别少,成立院中院就可以解决以病人为中心的问题。

7. **开设整合医学的课程** 什么是整合医学?谁最善于整合医学?我的老师是有名的内科医生,也是西京医院第三任内科主任,92岁时离开了我们。来了一个病人,在他脑子里转,相当于过去哪个病人,到最后的结局就是他。这叫医学知识与实践的自然整合,我为什么不如我老师呢?一是他智商比我高,二是他年龄比我大。他92岁,我刚过60,我现在正在追,到我92岁时一定能赶上他,青出于蓝胜于蓝,因为他不动了,在等我呢。但到92岁时,我也要走了,怎样能把92岁的经验让29岁的学到呢?而且不是一个92岁,是千百万个92岁医生的经验让29岁的学到呢?此外,不光是我们向老师学,老师也得向我们学,比如分子生物学、免疫学、遗传学……老师们基本不太懂。好了,如此浩如烟海的知识,就是我们现在所说的大数据,怎么把它整合起来,整合以后让年轻人学的就是新东西,而不是让年轻人学支离破碎的老知识,这就是整合医学的使命。当然这么浩如烟海的知识,要用人脑来整合已经力不从心了,要靠计算机,近年应运而生的数字医学,无疑会给整合医学提供重要的帮助。

整合医学很像我们的会诊,一个医院水平很高,不是单个高,单个高不重要。

是什么呢？来了一个病人，非常疑难，或者没见过，相关学科都来说出自己的诊疗方案，但最后有一个高人，把这些方案加以分析和整合，有所取舍，哪些该先用，哪些该后用，哪些该不用，哪些用得多，哪些用得少等，最后组成一个合理的方案，这个病人就好了。还是这些人，各治各的这个病人就死了。这里面关键是有一个高人，高人其实就是具有整合医学知识的人，现在这种高人越来越少了。高人需要有深厚的知识积淀，高人需要涉猎当今最先进的知识和技术为己所用，而不是整天沉溺于一个单分子几十年不能自拔。我不是反对分子，也不反对基础科研。我也做过很多分子的研究，SCI论文有560多篇，高影响因子的也不少。法国的医学科学院给我发了个"塞维亚奖"，美国医学科学院聘我做外籍院士。媒体采访说我取得了很大成绩，我回答没有。他们说有啊，我反问那你跟我说，他说不出来，我也说不出来，那就是没有成绩。作为一个临床医生，老是在分子之间游刃有余，真正的问题解决不了。整天"分子复分子，分子何其多；哪个更管用，谁也不好说"。说这话，不是自我否定，也不是缺乏信心，而是要把做出来的这么多的科研数据，分析一下，综合起来，看哪些有用，哪些没用，去粗取精，去伪存真，把真正有用的东西用到临床中去。整合医学不是反对我们学科的细划、专业的细分、技术的精细，但在细的过程中要提倡回归整体，我们治病不是在治细胞，也不是在治分子，而是在治人。前不久，我到瑞典访问，我对诺贝尔奖的评委会说，你们最近几十年一直是把诺贝尔奖发给搞分子的人，把奖发给分子，不发给人，早晚要出问题的。他们说我有道理。

搞整合医学，年轻医生最反对，他们说搞什么整合医学，我一个医生治一种病，该下班就下班，哪有那么多精力去管别人的事。但病人绝不会一个人专门得一种病，即便是一种病也是千变万化的。读书读得越多，发觉自己知道的知识越少。看病看得越长，发现自己本事不大。我当住院医生时，100个感冒病人来了我全都能治好，成就感非常高，其实我不治他也好。到现在不行了，都是他们教授、副教授看不了的给我送来，其实我也看不了，我比他们不多几个脑袋，这个时候怎么办？就靠整合医学。要向基础求教，要向别人求教，有些事合到一起就解决了。当然，搞整合医学绝对不是年轻医生的事，他们连基础积累都不够，搞整合医学是具备一定经验，有能力接受最先进知识，有能力对多因素进行识别判断，然后整合的专家们的事。强求年轻人是不公平的，也达不到目的。

我有一句话，叫"I Love HIM"。这个HIM不是某个人，而是整合医学Holistic Integrative Medicine的缩写，是新的医学体系，是将来医学发展的必然方向和必由之路。我们当今这种分块碎片化的医学教育，如果再这么下去，不进行改革，很可能把医学引向歧途。现在的年轻医生为什么这么"专"，知识和技术为什么这么局限呢？不是因为他们，而是教育系统出了问题，是教他们的师傅出了问题，甚至是他们师傅的师傅都已出问题了，师爷开始专，师傅就专，他们能不专吗？三千年写成一个"N"字，过三千年再写一个"N"字，后一个"N"字的上部是什么，我认为就是整合医学，就是HIM。还是那句老话，"N"＋"N"形成波浪，踏着波浪而行，你将会成为专家，说不定是大家，否则你将一事无成。什么是医匠，什么是专家，什么是大家，差别在哪里？医匠只知道自己会做什么，不知道别人会做什么，还其乐无穷，时不时可能批评人家几句，甚至瞧不起别人。专家呢？专家是知道自己不会做什么，但知道别人会做什么。我自己会的那点儿不值一提，把别人会的学过来就成了专家。大家是什么？大家知道自己不会做什么，也知道别人不会做什么，还知道全世界都不会做什么，但知道将来应该做什么。他把将来要做的现在开始做，将来不就成了大家了吗。你们想成为专家吗？想成为大家吗？有志者跟我一起说"I Love HIM，HIM is Holistic Integrative Medicine."

Holistic Integrative Medicine

Many people engaging in medical science asked me, "You've been working on the exploration of Holistic Integrative Medicine (HIM) for quite a while. What is the progress you have made in your research? Have you got your article published? May I be your first reader?" Each time I was confronted with such a situation, I felt embarrassed and speechless. Just as an old saying goes, it is easy to put the boat along with the current but it is difficult to sail against the current.

When an author writes an article, he frequently coins a new term or defines a new concept to guide the reader to grasp its key point, just like following the vine to get the melon. This time it is a tough job for me to give a definition of Holistic Integrative Medicine in words even though I have a clear idea in my mind.[1] You are lucky if you figure out its definition in the middle or at the end of the article at first glance, otherwise you have to read the whole article.

In terms of "integration", we should discuss the universal laws based on which human knowledge arises and develops. Epistemology holds that knowledge and practice are the two essential means for mankind to gain an insight into the world. Practice is not only the basis of knowledge but also the sole criterion to verify the knowledge. Knowledge arises and develops from practice and in turn serves practice. During the process of knowing, people discover the truth through practice, and again through practice verify and develop the truth. Practice, knowledge, again practice, and again knowledge. This form repeats itself in endless cycles, and with each cycle the content of practice and knowledge rises to a higher level. Unity and diversity of the world determine the people's perception of the world. People know the world either from integrated perspective or from differentiated perspective. As a unity of opposites, differentiation and integration oppose each other and complement each other. Such a law is reflected at every stage of the development of science. Differentiation of science refers to the differentiation of one or several comparatively independent disciplines from one essential discipline. Integration of science refers to the overlapping and merging of similar or even different disciplines, which aims at breaking the boundaries of existing disciplines and establishing many marginal or holistic disciplines so that the irrelevant disciplines are closely integrated into an organic body. HIM means people conduct an organic integration of the most advanced knowledge and theory in medical science and the most valuable clinical experience to establish a new medical system which is beneficial to people's health and is effective in medical treatment by implementing unceasing adjustment in accordance with the changes of society, environment and patient's psychology.[2-3] The Chinese character "zheng" refers to rearrangement which is a strategy focusing on process while the Chinese character "he" refers to fitness which is a standard with the emphasis on result. Therefore, HIM originates from history and philosophy so it should be in conformity with historical trend, scientific laws and people's will.

The development of the world accords with the phenomenon of "unity after a long time of division and division after a long time of unity", complies with the trend of "spiral development" and abides by the law of "the negation of negation" and "the unity of opposites", which embodies the philosophical concept that "one divides into two" and "two combine into one". With too long or too tight unity, new things will be difficult to emerge and social development will be blocked. With too long or too frequent division, there will be no cohesive force and the motivation of making progress. It is true to nature although no noticeable changes take place in the world in a certain period of time (maybe thousands of years). Either division or unity is just what people view things from different perspectives. The essence of the world lies in the law of unity and division. For example, it is self-evident that there are cells and organs in human body and they are indispensable. However, with the explosion of human knowledge, "organ-based theory", "cell-based theory" and even "gene-based theory" were proposed. Just as the rivers join and split, whether we make a division or achieve a unity should comply with the laws of nature, which is "the theory of division and unity" proposed in this article.

The development of medicine is a kernel part of scientific advancement in the world and abides by the laws of nature. In the early stage of medical development during the early period of human development, people who were short of practical experience and knowledge explored the unknown areas, such as the mysterious phenomena related to their life and health through primitive social activities and backward productive forces. The dispersed, sporadic and personal experience was collected and compiled into several books which were passed down from the masters to their apprentices, particularly from father to his sons. Unity is a typical feature of this period, emphasizing the concept that "two combine into one". For example, the rich knowledge of traditional Chinese medicine was compiled into three books: *Huangdi Neijing*, which is related to preclinical medicine, *Shanghan Zabing Lun*, which is concerned with clinical medicine, and *Shennong's Herbal*, which is associated with pharmacology. Medical development in this period is mainly characterized by integration. The early practice of medical pioneers constructed the tentative framework of traditional Chinese medicine permeated with the concept of "the unity of man and nature", namely, man is an integrated part of nature and vice versa. "Those who submit will prosper, those who resist will perish." Several well-known medical masters such as Que Bian, Tuo Hua and Zhongjing Zhang accumulated a large amount of medical knowledge through practice. Que Bian, who is said to have lived more than 300 years, wrote two books entitled *Bian Que Neijing* and *Bian Que Waijing*. In fact, he did not live to that old age. It is people who attributed 300 years' contributions of medical workers to him, which embodies the concept that "two combine into one" during the early medical development and is somewhat similar to Holistic Integrative Medicine in this article or primary integrated medicine.

As time went by, with the accumulation of experience and knowledge and with the increase of more famous doctors who had unique skills, a relatively systematic framework of traditional Chinese medicine was established, which is a valuable knowledge reservoir of Chinese medicine and pharmacology.[4] However, integrated medicine gradually developed into special medical disciplines since Qin Dynasty and was divided into internal medicine, surgery, gynaecology, paediatrics and other disciplines in Han Dynasty and Tang Dynasty. Meanwhile, pharmacology developed with the discovery of more traditional Chinese herbs and their properties and effects. The formulae in the book *Thousand Pieces of Gold Formulae* were said to have the effect of "treating any diseases". *Newly Revised Materia Medica*, the first pharmacopoeia in the world, was published in Tang Dynasty.

Both TCM and western medicine serve the same purpose in two separate ways. Although western medicine has also developed following the trend of division, its developmental speed and degree are more apparent than TCM. Because western philosophy and Chinese philosophy have different origins, western medicine puts more emphasis on evidence-based study, qualitative study and quantitative study at the micro-level while traditional Chinese medicine takes all factors into consideration and makes a systematic study at the macro-level. Both of them have made great contributions to world medicine.[5-7] (Detailed discussion of this aspect will be omitted for the limited length of this article.) However, it should be particularly pointed out that medicine has made a rapid progress from macro-level to micro-level since Antonie van Leeuwenhoek invented a microscope in the 17th century and then medicine was divided into preclinical medicine, clinical medicine and preventive medicine. In preclinical medicine, the structure of human body is divided into different systems, each of which consists of some organs. Each organ is further divided into different tissues composed of cells, organelles, molecules (protein, DNA and RNA), and etc. As for clinical medicine, it is divided into internal medicine, surgery and medical specialized disciplines and then it is divided into gastroenterology, haematology, cardiology, orthopedics, general surgery and urology, etc., which are called third-grade disciplines.

Many third-grade disciplines are divided into more specialized ones in recent ten to twenty years. I wonder whether they could be called fourth-grade disciplines. For instance, Orthopedics Department consists of several divisions concerning spine, joints and limbs, etc. Gastroenterology Department is composed of different divisions for the treatment of gastrointestinal, liver, colorectal and pancreatic diseases, etc. In addition, the former Chinese Society of Gastroenterology has been divided into current Chinese Society of Gastroenterology, Chinese Society of Hepatology and Chinese Society of Digestive Endoscopy. Accordingly, the former *Chinese Journal of Digestion* has been divided into today's *Chinese Journal of Digestion*, *Chinese Journal of Hepatology*, *Chinese Journal of Digestive Endoscopy* and *Chinese Journal of Pancreatology*. At present, a so-called fourth-grade discipline has been divided into many cooperative groups, with the number amounting to more than ten. Furthermore, some people propose that surgery should be further divided into more specialized divisions. I wonder how specialized the division should be. It seems that one will never give up if the whole human body is not broken into pieces, with his head decapitated, his heart and lungs torn up, his spleen and stomach separated, and his liver and intestines cut into inches, which is one of the features of modern medicine.

It is true that the unceasing division has enhanced the development of modern medicine. Nowadays people have had a better understanding of their bodies, have acquired much more medical knowledge, and the medical treatment has become more effective. There is no denying that the therapeutic effect has been enhanced and people's life span has been increased. However, we also admit that division of medicine has brought some disadvantages, detriment and even disastrous effects, which are reflected in the following nine aspects.

I. Patients are treated as organs

With the more specialized division of clinical departments, doctors have a dim impression of general medicine. Compared with the experienced doctors, the green hands have no access to the training of integrated medicine. As a result, they only have a command of medical knowledge concerning the fourth-grade disciplines and a part of human body. Consciously or unconsciously, they see their patient as an organ. For example, they treat a patient with liver cancer as a cancerous liver, namely, they pay more attention to carcinoma rather than the patient. When cancer cells were found in the abdominal cavity of a patient, some doctors tried to discover the primary carcinoma. Sometimes they ended in vain even after the autopsy of the dead patient. In fact, "a cancer patient" should be regarded as "a patient who has contracted cancer" rather than "cancer contracted by a patient". When they provide him with treatment and care, doctors and nurses should put emphasis on the patient himself. They should take their patient as a person with physical, psychological and social needs rather than focus on his organ with physiological or pathological changes. Different people with the same cancer may turn out to have different fate. Some patients with cancer died even though they had their tumor removed, or had their cancerous organs fully cut off, or even had all the surrounding lymph glands removed no matter whether there was a metastasis or not. On the contrary, some patients with cancer survived even though their cancer had not been radically cured or even had not been treated. Here are some other examples. Some patients who were not informed of their advanced cancer still work as usual and even take part in a sports meet as a runner. By contrast, some patients who were informed of their cancer at early stage did not eat and drink for several days in a state of anxiety and were scared to death only in a few days. These examples demonstrate that many doctors only take care of the organs relevant to their specialties and the diseased organs or lesion, so they got the diseased organs cured but damaged other organs crucial for a patient's survival. They can't attend to one thing without neglecting the other. Some doctors who did not realize that topical lesion is the signal of a systemic disease or indicates the patient's poor health only focused their treatment on topical lesion. Consequently, the disease did not get cured and the patient died.

II. Symptoms play a dominant role in diagnosing disease

Symptoms are the main indicators to reflect the expression, severity, progress and outcome of a disease. However, the same symptom may be shown in different diseases while different symptoms in the same disease. Moreover, the sequence of the symptom manifestation of the same disease in different patients may vary. Some diseases, though very serious, have no corresponding symptoms at all until the advanced stage. Nevertheless, some doctors use a stereotyped approach to the understanding of the disease, comparing its symptoms with what is stated in their textbooks, so they are figuratively called "Dr. Symptom", which means they make a diagnose and treatment of the disease only based on their observation of its symptoms. For example, the doctor gave a patient with severe abdominal pain an injection of highly powerful analgesic, which resulted in the relief of the pain but the patient died in the end. In fact, the pain is just the early symptom of the disease but more severe changes are taking place or will take place in his body. The administration of painkillers at will may mask the real cause of the disease and even delay the treatment for the patient. Symptoms, which are various and are always changing, comprise the superficial ones and substantive ones. For an experienced doctor who treated a patient with eight symptoms, he would focus his attention on one substantive symptom, and the other symptoms would soon disappear as the result of the proper treatment to the substantive one. In this way, this skillful doctor saved the patient's life. [8] When an inexperienced doctor treated a patient, he would administer treatment for each symptom. After the administration of a great amount of drugs, most or even all of the symptoms like cough, fever and abdominal pain, disappeared. As a result, the patient who looked pale and remained in a deep coma died of liver failure due to the overuse of drugs.

III. Clinical examination plays a key role in diagnosing disease

Major clinical examinations, such as laboratory testing, medical imaging, and pathological diagnosis, play an important role in the development of clinical medicine and the practice of conventional treatment. It is true that a hospital cannot be modernized without the rapid development of clinical examination. Likewise, a modern hospital must be equipped with advanced Laboratory Testing Department and Medical Imaging Department. Just as a cleverest housewife can't cook a meal without rice, a clinician with exquisite skills cannot perform his/her tasks in a hospital without them. However, many clinicians pay no attention to the training and practice of the basic diagnostic skills such as "inspection, touching, knocking and acouophonia", or "observation, listening, interrogation and pulse-taking" and etc. When a patient with fractured hand and leg went to the hospital, the doctor asked him to have his bones X-rayed in Medical Imaging Department. After examining the results of CT and MRI, the doctor informed the patient of his/her fractured hand and leg which the patient himself had already known. What's worse, some doctors diagnosed and even treated the disease based on the results of X-ray image, ultrasound scan, blood tests, etc., turning blind to the patient. I once examined the CT image of a patient who was treated in another hospital. I diagnosed the patient as having cirrhosis of the liver by examining his CT image from another hospital. However, the doctor in that hospital diagnosed it as liver cancer and administered Percutaneous Transhepatic Variceal Ebolizaiton (PTVE) and local chemotherapy to him. Isn't it another disaster fallen upon him when PTVE and local chemotherapy were administered to him who had less normal tissue due to the cirrhosis of the liver? The hospital defended itself in this way: since the patient had already had hepatitis virus infection, PTVE could kill the virus though it had little effect on cancer cells. What a ridiculous explanation! Some young doctors are so dependent on clinical examination in their diagnosis of the disease that they can't carry out their practice without them. They would track down any possible hints of disease through countless examinations so as not to miss them even if the examination results were proven futile and ineffective. If the values of the tests were found on the increase or abnormal image or cells were detected in the patient, he/she was diagnosed as having some disease, and vice versa. Therefore, clinicians have become a slave to clinical examination because they give it first priority in the whole process of practice, including diagnosis of the disease and administration of medicine. In fact, the condition of human body is changing all the time. There are many cases like "the same disease showing different images", "the different diseases showing the same image", "one disease showing many images" and "many diseases showing no image". Once I acted as a supervisor in a reexamination of the postgraduate candidates. I asked them a question "Under what condition will carcinoembryonic antigen (CEA) increase?" They gave three different answers: it would increase if the patient had a cancer, or if she was pregnant, or if he smoked. "Any other possible cause for the increase?" I asked. "None. They are all the answers in our textbooks." At this moment, one student said CEA would also increase if something was wrong with examination. It is a quite good answer, totally different from the answer to the question "Under what condition does 1 plus 1 equal 3?" put forward in the intelligence game by a famous Chinese comedian Benshan Zhao. It is this philosophical way of thinking that paves the way for the young man's later success. All the doctors should cultivate this way of thinking. In fact, suffering from cancer, being pregnant or smoking do not necessarily contribute to the increase of CEA while the decrease of CEA may be related to one of the three cases, showing the complex mechanism of human body. Cancer indicators are not necessarily the determinants of cancer. No absolute thing exists in the world, nor does absolute value exist in medicine. If it does happen, it is due to the small size of the collected samples. During the period of SARS outbreak, a protein detected in SARS victims was found to be 100% positive, but 100% negative in normal people. The finding was taken as a novel approach to detecting SARS virus. Later it turned out that the protein in SARS patient was only related to fever, which can be caused by different diseases with protein positive. Therefore, this protein can not be regarded as specific to SARS diagnosis. Isn't it so complicated if that protein is only used for diagnosing fever? Clinical thermometer or even our hands and eyes do work.

IV. Doctors act as pharmacists

Drug treatment has been considered as an important means of curing diseases and an indispensable part of medical practice since ancient times. Medical treatment and drugs are so closely related to each other that they are figuratively called "one family". However, there is a great variety of drugs in the market. For instance, cephalosporin, one type of antibiotics, is used in some hospitals with more than 20 types. The same drug not only has different chemical names, brands and dosage but also shows different efficacy and side effects after administration, which makes the doctors puzzled at their medication. In addition, most doctors would like to give prescription based on the symptoms rather than the disease itself. The first symptom or the most serious one will be treated as priority. One drug will be used to treat one symptom and if it doesn't work, another drug, or even several drugs, will be considered as alternatives with the help of pharmacists. In some cases the symptom worsens; in other cases the symptom disappears but another symptom occurs. What's worse, all his symptoms disappear but the patient dies of adverse reaction to drugs. When confronted with such complex cases, the doctors would count on the drug rather than their diagnosis and treatment. Consequently, it is the pharmacist who instructs the doctor to prescribe drug, causing great confusion in treatment. Once a doctor prescribed erythromycin for a patient with fever, and when the drug was not available in dispensary, the pharmacist dispensed daunorubicin instead. When the nurse asked whether the drug was wrongly dispensed, the pharmacist explained it was erythromycin of a new generation. In fact, daunorubicin is a kind of anti-cancer drug. In Chinese, erythromycin is called "Hong Mei Su" and daunorubicin "Rou Hong Mei Su". As a result, a single word variation in the drug name makes the great difference. Here is another story. A patient suffered from liver dysfunction after stents were embedded in his heart. He was taking some drugs when I visited him to hold the consultation. I was surprised to find he was taking 26 tablets, coupled with the damp-removing-pain-killing ointment. Why did he take so many drugs? The real reason was that because he was a leader of the university, directors of each department showed their great concern for him by prescribing the so-called "good-will" drugs, namely, the drugs for prevention. As a result, the drugs heaped up. It is not wrong to prescribe the drugs from their own individual professional angle, but every drug is more or less toxic to some degree and the accumulated toxicity caused great damage to the patient's liver, which almost led him to death. I asked him to stop taking all the drugs except for aspirin for anticoagulation, and finally the patient recovered. The cases indicate that drug administration should be scientific. Traditional Chinese medicine stresses treating diseases in a dialectical way. Chinese medicines are grouped into "Monarch, Minster, Assistant, and Guide". Reasonable matching is the key point. Traditional Chinese medicine stresses the different roles played by different ingredients in a prescription. If the matching is not "One, Three and Five", there must be "One, Five and Seven". One refers to the main ingredient, or called monarch ingredient to treat the major disease; the minister, assistant and guide ingredients must be added or subtracted in terms of the symptoms to treat the disease in cooperation with the main ingredient. If a medicine has a conflict with the main ingredients, it may not cure the patient's disease, but worsen his disease. Probably, the disease is not cured, but the patient may not lose his life.

V. Physiological treatment is separated from psychological treatment

A patient should be regarded as "a person with a disease or diseases". So not only the "disease" should be cured but also the "person" should be cared about. Although the pathological change in his body can be perceived, the psychological suffering is neglected. His recovery involves not only the doctor's treatment but also the patient's efforts, without which the disease may relapse or his condition may worsen.[9] For example, a young lovelorn lady jumped off a building and was severely injured. The injury might heal through medical treatment but if the psychological problem was not tackled thoroughly, she was likely to commit suicide again by hanging or drowning herself. So both physical and psychological treatment should be applied for her full recovery. With more and more cases like that, it would be impossible to cure all these patients even though we have more doctors.

In the early stage of medical development, owing to low productivity and lack of scientific knowledge, one could not understand the real cause of the disease. At that time psychological consultation played a significant role in the treatment of diseases. The person engaged in this practice was called "witch" or "witch-doctor". There was once a "witch-dominated" era when the role of psychological treatment was so overstressed that people were obsessed with gods and ghosts, resulting in the prevalence of superstitions. The overemphasis on the psychological treatment is totally wrong. To the other extreme, with the development of medical science, psychological treatment was disregarded and even completely denied at a time. Take Chinese Cultural Revolution for example. The campaigns of "Doing away with four olds (old idea, old culture, old custom and old habit), Rooting out the feudal culture, Sweeping away the ghosts and monsters, and Opposing metaphysics" were waged to take the nonmaterial things as pseudoscience, false medicine or idealism, or even ideological problem. Up to now, such ideas, views and practices are still occurring everywhere and even at the present time. In fact, even if symptoms and even serious ones are shown in some diseases, they can not be detected through the medical examination, because they are caused by psychological disorders rather than the pathological changes. Curing the mental worries can relieve the symptoms, or even cure the disease. About 30%~40% of outpatients with digestive disease recovered in this way. Besides, some psychological disorders caused by organic disease do more harm to the patients than the disease itself. Psychological disorder will be cured as the result of effective treatment of organic disease. In short, psychological disorder or physiological disease sometimes exists independently, but most of time they coexist and interact as cause and effect. From the perspective of Holistic Integrative Medicine, only when doctors are armed with both medical and psychological knowledge can they treat the intractable diseases.

VI. Medical treatment is not well coordinated with nursing

The Guideline of National Medical and Health System Reform points out that nursing reform aims at changing the nursing mode, namely, switching "the disease-oriented functional nursing" to "patient-oriented primary nursing" to offer patients continuous and seamless high quality nursing services. The old saying "Treatment and nursing account for 30% and 70% in the patients' recovery respectively" highlights the importance of nursing in the disease treatment and patients' recovery. The patients hope to get not only the effective treatment but the holistic nursing as well. Generally speaking, the process of diagnosis and treatment for patients might be short and unconscious while their experience of nursing services is long and conscious. The medical service quality has been greatly enhanced with the involvement of nursing and its staff in the medical service. This transformation and the development of holistic nursing have changed the primary-secondary relationship between doctors and nurses into an equal and cooperative one for patients' recovery.[10] The successful operation lies in the cross-disciplinary cooperation and coordination among surgeons, anesthetists and nurses. On some occasions, nursing even plays a more important role. Nurses, stereotyped as working under the guidance of doctors, are now supposed to make arrangements for surgeons and anesthetists in the operation room, and supervise them operate in a standardized way to avoid complications, even medical accidents. In foreign countries, nursing and nursing staff are greatly valued by the doctors and administrative staff and highly respected by patients. However, in China, this new type of cooperative relationship between doctors and nurses has not yet been fully recognized. In fact, nurses should perform the frontline tasks such as drugs administration or their observation of patients. However, because of their different traditional roles, doctors and nurses are not well coordinated in such aspects as knowledge mergence in medical teaching and learning, technical coordination, professional complementation and intercommunication. For example, nursing is not included as a whole in the clinical treatment. Nurses are not asked to participate in case discussion, preoperative discussion or death case discussion, and even if asked occasionally, they only act as foils. As a result, nurses fail to know their essential duty in rescuing seriously ill patients. What's worse, lack of cooperation between doctors and nurses may even cause medical disputes or medical negligence. As mentioned above, "doctors act as pharmacists", and "pharmacists act as drug dispensers". What about the nurses? Nurses act as "nurses who deliver drugs". Most of their working hours are spent on non-nursing work, such as drug dispensation and delivery instead of nursing by the bed. They carry out a variety of medication orders mechanically without any attempt to communicate with the doctors about the patients' condition or treatment. They account for the hospitalization expenses and press for payment rather than offer patients the recovery and psychological consultation. Consequently, doctors and nurses have fewer ward inspections together, and doctors seldom inform nurses of the remedies. So, the cooperation between doctor and nurse is compromised and even clashed. Nurses keep occupied by such physical labor as delivering drugs, giving injections, taking temperatures and counting pulses, a far cry from the requirements of holistic nursing. Doctors always assign the nursing degree to nurses in their medical orders simply based on the severity of the disease, without considering patients' nursing needs, or other psychological and social factors. For example, when a patient with tertiary care who has almost recovered from a major surgery may suddenly die of pulmonary embolism, it is nurses, rather than doctors, that are usually blamed for their improper inspection. So the nurses have become "the accused". It is obvious that direct cause of this case is the incompatibility of nursing degree with the patient's condition. Since the ancient times, there has been the concept "integrated medical care". Hippocrates, known as "the father of medicine" by ancient Greeks, used to teach the patients how to gargle and teach the nephropathy patients how to have a rational diet, which developed into "oral care" and "diet nursing" in modern nursing. Shizhen Li, the author of *An Outline Treatise of Medical Herbs*, was good at both treating and nursing. He decocted medicinal herbs for the patients and fed them in person, which has become a much-told tale. This is called the "oral administration" in modern nursing. I do not mean doctors should do nurses' job, or vice versa. Both of them should fulfill their own duty. The point is that doctors should carry out their medical service from the perspective of nursing while nurses from the perspective of treatment.

VII. Western medicine conflicts with traditional Chinese medicine

Western medicine and traditional Chinese medicine have developed for a thousand, or even thousands of years, even though they belong to different medical schools. As the common wealth of human civilization, both of them have contributed to the survival, reproduction, and development of mankind, though there are some similarities and dissimilarities. However, with their respective features in theories and practices, both of them tend to emphasize their own specialties and advantages. If they are reconciled for the same goal of diagnosing and treating diseases, they could be enriched mutually to form an integrated Western-Chinese medical system, getting the twice results with the half efforts.[11-12] Unfortunately, their coordination has never made any significant improvement due to constant mutual condemnation and contradiction. In history, western medicine practitioners looked down upon traditional Chinese medicine practitioners. Here are some examples. Around 1880, the new practitioners of TCM were against the senior ones; with the introduction of western medicine into China during the Period of Northern Warlords Government, the practitioners of TCM were excluded by the doctors; and until now, they are still negated in society. Some people even openly claim that "traditional Chinese medicine is not scientific". In fact, it is one-sided to put emphasis on the correctness and contribution of either traditional Chinese medicine or western medicine. For example, western medicine has advantages in curing acute illnesses while Chinese medicine in curing chronic ones. Western medicine focuses on nidus for the immediate relief with medication or operation, while Chinese medicine treats the body as a whole in order to achieve an overall recuperation, regain vigor, and finally reach the state that "Vital energy exists inside, so pathogenic factors can not prevail." For instance, at present the best medicine for ulcer is Proton Pump Inhibitors with an immediate effect and a rather high cure rate. However, for functional dyspepsia, Lenitive Pill (Baohe Wan) or Agastachis Pill for Restoring Healthy Energy (Huoxiang Zhengqi Wan) may be more effective, since Proton Pump Inhibitors can not maintain a long-term effect on it. If we give the patients ulcer Proton Pump Inhibitors at the acute phase and Agastachis Pill for Restoring Healthy Energy at the recovery phase, the effect of the treatment will be much better with the integrated methods.

VIII. Treatment is prior to prevention

It is well-known but far from well-accepted that public health service should mainly focus on the prevention of diseases. It is said that Que Bian, the ancient Chinese medical master, had two elder brothers. Que Bian himself specialized in treating advanced diseases, which earned him great and eternal fame. His second elder brother specialized in treating early diseases, and his eldest brother specialized in treating potential diseases, which is similar to modern preventive medicine. Because of the differences in their specialties, Que Bian's two elder brothers had never gained their fame and still remain unknown. We have no evidence to confirm this story, but one thing is certain that from ancient times to the present, preventive medicine has never aroused enough attention. Even if it did arouse "enough" attention, it is not be comparable to that by preclinical medicine, not to mention clinical medicine. In fact, a disease is like bursting flood when it occurs. Which is more important, going downstream for flood fighting and rescuing people or plugging the breach on river banks immediately? The answer is definite. Preventive medicine should have been integrated medicine. The specialization of modern medicine turns the linear thinking pattern of "one disease, one gene; one pathogen, one treatment" into the mainstream in medical development. Public health incidents, such as SARS and H1N1 influenza, have proved that this linear longitudinal treatment is not enough. Instead, we need a comprehensive "point-line-surface-body" prevention and treatment, taking "pathogen, disease, population and society" into consideration. Clinical medicine mainly involves the diagnosis and treatment of a disease while the preclinical medicine studies the nature of a disease, but neither of them can prevent such a disease from recurring among different populations in different regions. Based upon the study on factors influencing the health and their effects, preventive medicine aims at illustrating the interrelation between external environment and public health, and subsequently laying down some strategies and measures for prevention.[13] Therefore, preventive medicine itself needs to be integrated with not only the disciplines in preventive medicine, such as epidemiology and labor and environmental health, but also the disciplines in preclinical medicine, clinical medicine, and even social medicine.

It was once believed that with the accomplishment of Human Genome Project, people could discover the secrets of life and disease, and conquer all the diseases.[14-15] However, the reality is not in line with our expectation. The reason is that genes can only predetermine the genetic predisposition to certain diseases, while most diseases result from the combined effects of environmental factors and organic factors. It is true that preclinical medicine uncovers the pathogenesis of diseases while clinical medicine offers treatment to diseases. But we have to turn to preventive medicine for effective prevention from the "postnatal noxious stimulation" to nip the problem in the bud. When it comes to preventive medicine, people can't help thinking of an emergency with staffs in their protective gear, shouldering a sterilizer and spraying disinfectant everywhere. In fact, this is totally misunderstood. Preventive medicine does much more than that. It can not only offer treatment during and after the incident, but also, more importantly, provide prevention in advance. In short, it can curb not only advanced diseases, but also potential diseases in advance. Suppose a football team of "medicine" in a football match. During the match, clinical medicine acts as the forwards, preclinical medicine acts as coaches to make tactical plans and preventive medicine serves as the goalkeeper. If the team has a top goalkeeper, the external factors, such as playing home or away, or "black whistles", could do little to the result. So such a team will be unbeatable. Accordingly, preventive medicine should also play a pre- and post- role in integrated medicine. That is, preliminary research must be conducted as the highest priority, and later intervention must be carried on in time and persistently. Therefore, preventive medicine should always run through integrated medicine.

However, the current preventive medicine is clearly separated from clinical medicine and preclinical medicine, and the situation is worsening. Only with the comprehensive integration of preclinical medicine and clinical medicine, can preventive medicine offer effective strategies to disease prevention. However, at present the science of medicine is becoming more and more specialized, which really hinders the development of preventive medicine in every aspect. If this situation continues with treatment over prevention, it is likely that the task, originally accomplished by one doctor in preventive medicine, will require 100 clinical doctors at present. If this tendency goes on, ultimately one thousand or even ten thousand clinical doctors may not be able to solve the problem which one staff in preventive medicine can handle at the early stage.

IX. Gap between urban and rural medical service is widening

In China, there exists a huge urban-rural gap in medical service, causing a serious social problem.[16] As a result of the unreasonable distribution of health resources under the current Chinese health system rather than the over-specialization of medicine, this problem is different from the previous eight ones. Only with the integration of medicine, can this problem be solved. At present, most of the doctors in rural areas, with the title of general practitioners, are not qualified and doctors in urban areas are mostly specialists without enough competence for general medical service. This situation has resulted from the urban-rural economic gap, the unbalanced hospital distribution and especially the specialization of urban hospitals over the past several years. On the one hand, rural practitioners desire to work in urban hospitals but they are not competent at special medical work. On the other hand, specialists in urban hospitals are not only unqualified for the general medical work in rural hospitals but also unwilling to work there because of the poor economic and living environment. Consequently, a large number of rural patients are pouring into cities for better medical service, imposing a heavy burden on national transportation. In rural areas quality medical service is not available, directly contributing to inadequate and overly expensive medical services in China. In addition, technical secondary schools and three-year colleges were banned, which used to train general medical practitioners for rural hospitals. Even though both the central and the local governments are promoting healthcare reform aiming at solving this problem, there is still a long way to go.

To sum up, the increasing labor division in society has largely improved the proficiency of people's professional techniques, working efficiency and social prosperity, and people's living standards. Likewise, the increasing specialization of medicine has greatly promoted the development of medical techniques and the doctors' professional ability. However, with the change of lifestyle and disease spectrum, the specialization has seemingly reached its limit, suggesting that endless "specialization" cannot solve the current medical problems. Unless the problems get settled, the development of modern medicine would not only be hindered, but slip off the track as well. Then, what should we do? We should promote theoretical study on integrated medicine and accelerate the practice of Holistic Integrative Medicine. [17]

I. Promoting theoretical study on integrated medicine

To promote researches in integrated medical theories, we must first clarify the following points and set the priorities in theoretical research.

1. With the advance in medical research, the causes of some diseases have been identified. However, in clinic, most of the diseases can not be attributed to a specific cause. For example, we cannot identify the specific cause of such diseases as primary hypertension and autoimmune because they result from combined effects of several factors. A trauma may even induce the change of more than one system or an organ. Therefore, it is unlikely to know and cure a disease only by one discipline.

2. With the shift of lifestyle, some diseases like cancer and diabetes become incurable to some degree. Specialized treatments may lead to poor life quality and relatively short-term survival, which to some extent, may compromise human dignity. Nonetheless, with integrated medical treatments, we can help these patients live with disease and improve their life quality. Integrated medicine not only shows a respect to human dignity, but is a must for humans as well.

3. With the change of natural environment, emerging and re – emerging infectious diseases, like AIDS, SARS and A (H1N1) influenza are becoming a threat to humans due to the delay of induced resistance to the diseases. Doctors have such little knowledge

about the cause and mechanism of diseases that they could do nothing, much less diagnose and treat the diseases. One single medical discipline is only a drop in the bucket, which cannot win the war against the diseases. To win the war requires the multi-disciplinary integration.

4. With the advent of the ageing stage, the average lifespan of Chinese people has increased by more than thirty years during the past fifty years. During these additional thirty years, the physical condition of Chinese people will change as a result of the interplay with the nature and physical senescence. These physiological or pathological changes still remain uncertain or under-investigated. It needs multi-disciplinary integration to resolve the present and future medical problems caused by ageing.

5. With the development of medical technology, many diagnostic techniques and therapies, which were beyond imagination in the past, have already been applied to treat many thorny cases. However, the development of medicine seems to have hit its bottleneck. The classical medical techniques have been proved effective in solving only local problems rather than global or systemic ones. The sustainable development of medicine must count on the integration of medical knowledge and technology.

6. With the march of modern society, the incidence of disease is increasingly related to social reality which triggers a variety of psychological problems. If doctors only focus on physical diseases and ignore psychological problems, it is by no means to treat or cure a large number of patients even though we have more hospitals and doctors.

Integrated medicine is a reformation of the traditional medicine, symbolizing a new stage of development from specialization to integration in the medical course. It is not a regression but a progress. It aims at achieving the following goals: the integration of biological factors and that of psychological, social and environmental factors; the integration of the most advanced medical discoveries in all life-related areas and that of the most effective clinical experience in all medical specialties. It also requires us to analyze a problem with not only linear, one-dimensional way of thinking in natural science, but with non-linear multi-dimensional way of thinking in philosophy. Through this thinking mode and the re-integration of the above four integrations, a more comprehensive, more systemic and more scientific new medical knowledge system would be established, which accords with natural laws, health maintenance, and disease prevention, diagnosis and treatment. This is the unity of "rearrangement" and "combination". In this sense, Integrated Medicine should be defined as Holistic Integrative Medicine (HIM). Although HIM has not yet been fully recognized, it will become a worldwide trend and international frontier of medical investigation, which will be definitely tough and complicated. As we all know, it has already taken thousands of years for both traditional Chinese medicine and western medicine to evolve from generalization to specialization, with the former lagging behind the latter on the way. Therefore, integration is doomed to be difficult because it defies traditional theories, established practices, academic authority and force of habit. In addition, medicine has developed into an enormous theoretical system and will keep growing. In this system, we have to differentiate the primary from the secondary, the cause from the effect, the predecessor from the successor, and the truth from the false. We should try to attain the essence out of the dross and strip the false off the true by analyzing the nature of the problem and its relevant factors. In the era of knowledge explosion, what to be integrated and how to integrate is worthy of extensive and intensive study. The more we want to integrate, the more complex the integration is. Therefore, we should take scientific methods and forward-looking strategies to achieve the integration in the historical context. The outcomes of integration must be able to stand the test of practice. We need to highlight the advantages of promoting HIM and point out the disadvantages of impeding it, and establish excellent models of promoting HIM so that we can wipe out the stereotypes completely and scientifically and form new concepts. In the promotion of HIM, we should theoretically illuminate that everything, regardless of whether it is as large as the universe or as small as human body, should be regarded as a system within which all internal elements are closely related. This idea requires doctors to have a global picture instead of only a local one.

Although there are some similarities between HIM and general practice, their differences are marked. General practice requires general practitioners to be expert in one field and versatile in others. But their competence developed from the established basic theories and common practice is only the sum of ordinary abilities, like the sum of "A + B + C". HIM emphasizes rational and scientific integration of the most advanced theories and the most effective experience, which is like the multiplication of "A × B × C". The former is a quantitative increase which can be achieved by ordinary people while the latter indicates a qualitative leap which can be achieved by only a few talents. For instance, Specialist A knows how to rub red lotion with high-concentration. Specialist B knows how to rub blue lotion with high-concentration. General Practitioner C can rub both the red and blue lotions but with lower concentration. But Doctor D was so well-trained with HIM that he can invent green lotion by integrating red with blue lotion with the effect of both lotions, which can be interpreted as "Green comes from red and blue but is better than both".

Although there are some similarities between HIM and Translational Medicine (TM), their differences are evident. TM translates preclinical findings into clinical application to test their values and then optimizes the preclinical research.[18] It finally takes the advantage of preclinical findings to improve human health through the process.

HIM is different from Complementary and Alternative Medicine (CAM). CAM views western medicine as mainstream medicine and underestimates other schools of medicine as non-mainstream medicine. CAM is a school discriminating against the viewpoints of other schools. [19]

Although there are some similarities between HIM and Evidence-based Medicine (EBM), their differences are obvious. EBM lays stress on making rational clinical decisions which may result in desirable efficacy and fewer side effects on the basis of the available evidence from the investigation of a group of patients, [20] while HIM represents the cognition of human health and diseases with emphasis on comparison, analysis and integration of theories and practice. HIM aims at exploring the most optimal therapeutic methods with the best curative effects and establishing a new medical knowledge system.

The transformation of the medical model is an extremely complicated project. We need to define HIM with high accuracy by carefully clarifying its connotation and denotation. In order to define HIM accurately, we should revise, modify, and improve connotation and denotation through discussion. On the one hand, medical workers should be encouraged to realize the urgency and importance of promoting HIM. It is known that the changes of more than one type of genes and cells or one organ take place in the development of a certain disease. The strong regulatory and protective mechanism may cause overall changes of the functions and structures of the systems in human body. In addition, the development and outcome of the changes are related to environment, dietary habit and even interpersonal relationship. So it is necessary to diagnose and treat diseases with comprehensive consideration of HIM. On the other hand, it is noteworthy that we should not deny the importance of medical specialization. [21] Specialists are and will be playing their part for their therapeutic efficacy and accuracy at present and in quite a long period afterwards.

II. Accelerating the advancement of HIM practice

Truth can only be verified through practice. HIM is both a profound and practical science, which needs to be unceasingly enriched, improved and verified in practice. It is a never-ending process from theory to practice, back to theory and again to practice. We should adopt the following strategies to accelerate this process. [1,17]

1. Organizing academic conferences on HIM. The conferences aim at popularizing the concept of HIM, exchanging academic achievements on HIM, and drawing on the experience of HIM practice. At the initial stage, we could hold seminars based on certain topic or certain disease, such as holistic prevention and control areas for hepatitis B, or

holistic prevention strategies for tumor. We could invite the scholars in preclinical medicine, clinical medicine and preventive medicine to the seminars and make a discussion on the theory, the diagnostic and therapeutic methods, and the preventive strategies from different perspectives, so that we could reach an agreement and make some guidelines, which will be amended or improved step by step. Based on the experience gained from the seminars, we could hold national HIM conferences. In this way, we could solve the problem that scholars from different disciplines never contact with each other, which is similar to the case that people who are nourished by the same river never greet each other.

2. Establishing HIM academic associations. We should attract the talents in HIM and invite the specialists in preclinical medicine, clinical medicine and preventive medicine to join the HIM academic associations to promote the development of HIM. We could set up The Holistic Integrative Medicine Association of Chinese Medical Association, officially named The Chinese Association of Holistic Integrative Medicine, which could have several branches such as Integrated Gastroenterology Society, Integrated Cardiology Society, and etc. In this way we could treat a disease with different methods from different specialties to avoid the phenomenon that "scholars tend to scorn each other".

3. Publishing the journals on HIM. We should start the publication of Journal of Chinese Holistic Integrative Medicine and its affiliated journals such as Integrated Gastroenterology Journal, Integrated Cardiology Journal and so on, to report the latest achievements on HIM in every discipline. In this way we could gradually deal with the problem that when a dispute over an academic issue arises, only a person of authority has the final say.

4. Publishing a series of books, textbooks or monographs on HIM. The publication of these books could solve the problem that many books are various in cover but similar in content due to the fact that the authors copy one another.

5. Setting up HIM Institutes. We should carry out in-depth specialized researches in HIM using techniques for network information analysis as the main approach in addition to the methods applied in the evidence-based medicine. As mentioned above, HIM aims at integrating the most advanced theoretical achievements in every field with the most effective clinical experience in each discipline in a systematic way and achieving the effect of "multiplication" rather than the effect of "addition". However, over the past 200 years, both world population and medical knowledge have been growing exponentially. For example, in the 1980s, the number of biomedical journals worldwide reached 40 000 and is predicted to double every 20 years. Here is another example. Knowledge is outdated at a faster pace than before. In the 18th century a person's knowledge became outdated and

obsolete in 100 years but now it is in five years that a person's knowledge should be updated. In the coming twenty years, the amount of knowledge in biomedicine alone will be equivalent to a total amount of knowledge in all fields over the past 2000 years. It is self-evident that human brain can neither "memorize" all the information nor "keep up with" the growth of knowledge. Although the computer cannot rival the human brain in terms of intelligence, it can easily beat the human brain in memory capacity and logic operations. With information integration, we could optimize the integration of the most advanced medical knowledge from various disciplines, and the most effective clinical experience in every specialty, thereby boosting the re-integration of the integrated medical knowledge and experience so as to construct a new system of medical knowledge, which will lead to a new leap in the development of medicine, which is also called data-based medicine or information-based medicine. It covers the following aspects:

Establishing a platform for preclinical and clinical research in HIM;

Keeping the residents' health records;

Providing information about disease prevention, establishing a system for diagnosis and treatment, providing analysis of treatment and recovery;

Providing comprehensive knowledge about drug interactions and clinical guidelines;

Integrating specific information of patients;

Establishing strategies of making clinical decisions and communication mechanism for experts in related fields;

Providing methodology for evaluating and predicting the curative effect;

Offering integrated patient health information (electronic health records or electronic medical records of patients from birth to present);

Developing software assisting independent diagnosis and treatment (such as prevention, diagnosis, risk assessment of health, treatment program, clinical testing and examination, clinical medication and operation, enhancement of patient's confidence);

Constructing the informationalized environment, including the residents' health records, disease control (through local area network, the Internet of things, and the Internet), family health records, family health information system, home care information system, pre-hospital emergency care information system, emergency information system, long-term care information system, referral information system, hospital information system (including outpatient station, ward station, admission management system, LIS system, PACS system, the doctor's advice system, ICU monitoring system, and operation management system);

Keeping electronic medical records, etc.

In this way we could help medical workers discard the dross and select the essential, and get rid of the false and retain the true at the era of knowledge explosion.

6. Setting up HIM wards. The integration should be launched among several disciplines as a trial. The disease-oriented integration of internal medicine, surgery, and other related disciplines has already been carried out in some American hospitals over the past few years. Recently, the hospital-within-hospital mode taken in some general hospital in China is a good attempt for HIM. The general wards and intervention wards in some hospitals are to some extent in line with HIM. For example, vascular intervention wards and minimally invasive wards are HIM wards where internal medicinal and surgical techniques are integrated. Strictly speaking, the current general wards are the ones that deal with a variety of diseases whereas ICUs are the wards that deal with acute severe diseases through various techniques. HIM should develop in accordance with ICU mode. The Clinic of Preventive Medicine and Health Care Maintenance (CPMHCM), or "Preventive Clinic", should be set up. By integrating this clinic with outpatient clinics, clinical practice such as preventive care and check-up service are organically combined, changing the isolated practice of the vaccination or check-up service. By combining the distinctive advantages of preventive and clinical medicines, such an integrated clinic can provide more comprehensive services for the public, including health education, check-up service and health records. In this way, we could help patients overcome the difficulty in finding the right department to get their diseases diagnosed and treated due to non-patient-oriented diagnosis and treatment.

7. Offering HIM courses. The transformation of medical education mode should be accelerated by gradually changing the system-based or discipline-based mode, which requires freshmen to learn with an overall view. The currently advocated training of general practitioners is beneficial to the development of HIM. In the teaching practice of HIM, the integrated courses should be set up for medical students before their internship, accelerating their shift towards doctors equipped with HIM. What's more, the system of cultivating such doctors should also be established. For instance, resident doctors are required to have a prolonged rotation, and newly recruited doctors to receive training in different departments for 3 or 4 years. In this way, they will gradually develop into doctors with ability of analyzing and solving medical problems. Furthermore, senior practitioners should regularly attend lectures on the development of HIM so as to be equipped with HIM knowledge so that they are able to diagnose and treat patients with HIM knowledge and skills. HIM teaching is by no means the denial of current teaching methods, but the integration and systematization of current teaching methods and contents. In this way, the problem that medical students are short of HIM knowledge will be gradually solved, and some misconceptions will also be corrected such as "The top priority for medical students

is to become ophthalmologists, next is to become surgeons, and the worst is to become physicians" and "Compared with general practitioners, specialists feel more secure and face less trouble."

8. Providing continuing education on HIM. The HIM continuing education can be provided either by the public health organizations at all levels, or by some medical colleges and universities headed by academic institutions such as the Chinese Medical Association. First, HIM training should be provided for the medical workers in grade-three class-A hospitals across the country, and then extended gradually to those in grass-roots hospitals. Second, HIM knowledge should be added to the Qualification Examination for Licensed Physicians so as to motivate doctors to autonomously learn and apply HIM knowledge. Third, in medical colleges and universities, HIM courses should be offered as compulsory courses in the postgraduate education programs or in on-the-job training for teachers, avoiding the current problem of over-specialization of medicine. In this way, we could solve the problem that a doctor who has been assigned to work in a medical department for lifetime will become a specialized doctor with limited knowledge and skills.

To sum up, it takes more than 1000 years for medical science to develop from generalization to specialization. Although specialization has its advantages, it must fit the contexts. Over-specialization fails to help medical workers develop a comprehensive view to see the truth of life, and the secrets of human body. Without the overall view, a doctor diagnosing a disease is like a blind man figuring out the image of an elephant just by feeling some part of it. Without the overall view, a medical researcher doing medical research is like a man seeing the trees but not the forest. Medical development requires integration, and the fruit of this integration is HIM. HIM, in essence, is to ensure that medical diagnosis and treatment are not organ-centered but patient-centered and not symptom-oriented but disease-oriented. HIM requires doctors to act as doctors in the real sense of the term instead of pharmacists, who diagnose and treat patients based on clinical experience rather than laboratory results. HIM is to make sure that medical workers could put the same weight on treatment and nursing, western medicine and traditional Chinese medicine, and treatment and prevention. However, it should be noted that HIM discipline does not necessarily perform all the medical tasks in a general hospital, nor require HIM practitioners to be competent for all the medical service. The doctors in HIM discipline must bear it in mind that they must treat their patients with guidance of HIM and make them have higher survival rate, longer lifespan and better life quality than those treated by other doctors and even themselves in the past. That's the basic requirement for both HIM and medical workers in HIM.

Acknowledgements

I sincerely thank Professor Guang-Fu Zhou from Xi'an Jiaotong University, and Professor Yu-Mei Zhou, Associate Professor Shao-Lan Liang, Associate Professor Jia-Yong Fan, and Ms. Dong-Lei Jiang from Department of Foreign Language, Fourth Military Medical University for English writing assistance.

参考文献

[1] Fan D. General remarks on Holistic Integrative Medicine (in Chinese). *Negative*, 2012, 3: 3-12.

[2] Sierpina V, Kreitzer MJ, Anderson R, et al. The American Board of Integrative and Holistic Medicine: past, present, and future. *Explore*, 2010, 6: 192-195.

[3] Mantri S. Holistic medicine and the Western medical tradition. *Virtual Mentor*, 2008, 10: 177-180.

[4] Zuskin E, Lipozenci J, Pucarin-Cvetkovi J, et al. Ancient medicine—a review. *Acta Dermatovenerol Croat*, 2008, 16: 149-157.

[5] Li S, Xu H. Integrative Western and Chinese Medicine on Coronary Heart Disease: Where Is the Orientation? *Evid Based Complement Alternat Med*, 2013, 2013: 459264.

[6] Lam TP, Sun KS. Dilemma of integration with Western medicine—views of traditional chinese medicine practitioners in a predominant Western medical setting. *Complement Ther Med*, 2013, 21: 300-305.

[7] Chan E, Tan M, Xin J, et al. Interactions between traditional Chinese medicines and Western therapeutics. *Curr Opin Drug Discov Devel*, 2010, 13: 50-65.

[8] Ventegodt S, Merrick J. Clinical holistic medicine: the patient with multiple diseases. *Scientific World Journal*, 2005, 5: 324-339.

[9] Ventegodt S, Andersen NJ, Merrick J. Holistic medicine: scientific challenges. *Scientific World Journal*, 2003, 3: 1108-1116.

[10] Mariano C. Holistic nursing as a specialty: holistic nursing-scope and standards of practice. *Nurs Clin North Am*, 2007, 42: 165-188.

[11] Song JJ, Yan ME, Wu XK, et al. Progress of integrative Chinese and Western medicine in treating polycystic ovarian syndrome caused infertility. *Chin J Integr Med*, 2006, 12: 312-316.

[12] Liu X, Zhang M, He L, et al. Chinese herbs combined with Western medicine for severe acute respiratory syndrome (SARS). *Cochrane Database Syst Rev*, 2012, 10: CD004882.

[13] Broadbent A. Philosophy and preventive medicine. *Prev Med*, 2012, 55: 575-576.

[14] Baetu TM. Genes after the human genome project. *Stud Hist Philos Biol Biomed Sci*, 2012, 43: 191-201.

[15] Hood L, Rowen L. The human genome project: big science transforms biology and medicine. *Genome Med*, 2013, 5: 79.

[16] Yip W, Hsiao WC. The Chinese health system at a crossroads. *Health Aff*, 2008, 27: 460-468.

[17] Fan X, Yang Z, Fan D. Further discussion on Holistic Integrative Medicine (in Chinese). *Medicine & Philosophy*, 2013, 34: 6 – 11, 27.

[18] Littman BH, Di Mario L, Plebani M, et al. What's next in translational medicine? *Clin Sci*, 2007, 112: 217 – 227.

[19] Pan SY, Gao SH, Zhou SF, et al. New perspectives on complementary and alternative medicine: an overview and alternative therapy. *Altern Ther Health Med*, 2012, 18: 20 – 36.

[20] Duggal R, Menkes DB. Evidence-based medicine in practice. *Int J Clin Pract*, 2011, 65: 639 – 644.

[21] Weisz G. The emergence of medical specialization in the nineteenth century. *Bull Hist Med*, 2003, 77: 536 – 575.

再论医学与科学

中国人民的伟大领袖毛泽东，他不仅是伟大的政治家、思想家、军事家，而且是杰出的诗人。他曾用激情的诗句这样点赞科学："可上九天揽月，可下五洋捉鳖"，当时大家都觉得是异想天开，可在他辞世后不久的现在，这些想象都实现了，科学似乎无所不能。他也曾用悲情的诗句这样担忧医学："绿水青山枉自多，华佗无奈小虫何；千村薜荔人遗矢，万户萧疏鬼唱歌"，难道不是吗？SARS 的惊魂未定，埃博拉又来肆虐，他老人家担忧的事情一个刚去另一个又来了，医学似乎无能为力。

能否用无所不能的科学来帮扶无能为力的医学？能否用科学家的标准来培养和要求医生呢？我们曾经这么做过，我们现在还依然在这么做。但这种做法对于医学的发展和医生的成长是对的还是错的？是利多还是弊多？如果是前者，那又对在哪里错在何处？如果是后者，那又利从何讲，弊从何说呢？

前不久，我在 2015 年第 2 期的《医学争鸣》中发表了一篇长篇文章——《医学与科学》，全文共 33 000 字，从 17 个方面阐述了医学与科学的异同。其后，《光明日报》《健康报》《科技日报》《医学科学报》等 10 余种报刊，光明网、人民网、赛先生等 10 余个网站全文转载或摘登。2015 年 1 月 18 日我应邀在泰州中华医学会全国学术年会上做了专题报告，其后 8 个月 240 天内在北京大学、清华大学、复旦大学、浙江大学、上海交通大学等 30 余所大学，以及 20 余次国内外学术会议上做了专题报告，引起强烈反响。绝大多数学者是支持的，也有少数持否定意见，还有个别学者认为讨论这个命题没什么意思，把病看好，当个好医生就行了。恰恰是这个问题不搞清楚，不仅当不了好医生、看不好病，而且会影响医学的发展。这个辩争暂且留到后面章节去讲。最集中的意见是认为我写的那篇文章过于文言化，建议最好用常人均可看懂的白话来说、来写，于是就有了这篇文章的出笼。题目叫"再论"，不是更深一层次，只是笔风的改变，当然加了一些新例子，但内容的实质还坚持原意。

医学是什么？过去回答这个问题，有很多说法，但通常是在阐述医学是为了什么。这样讲，答案是很明确的，不用争论，医学是为了维护人类健康。我们可否这样认为，世界上几乎所有的科学或科学的终极目标都是为了让人能活得长一点、活得好一点，医学特别是医生就是直接为这个目的而存在、而服务的。有人说比如农业是为了让羊活得长一点、活得好一点，但最终羊还是被人吃了，使人活得更长更好。所以，也许我们不能武断地说科学就只是为医学服务的，但我们可以肯定地说，医学不是为科学服务的。

医学的本质是什么？这个问题回答起来非常困难。我们现在不能清楚地定义医学是什么，但我可以清楚地说医学不是什么。医学充满了科学，但又不是单纯的科学；它充满了哲学，但又不是纯粹的哲学。它同时兼有人类学、社会学、心理学、艺术等，可以说，凡是与人体相关，且对其有影响的学问都可广泛纳入医学。如果说科学是观察世界，具体地观察世界；如果说哲学是认识世界，全面地认识世界；那么医学除了具体地观察人体和全面地认识人类以外，它还在以其他各种形式，想方设法地呵护、维护直至保护人体，特别是整体的精气神，也就是生命。因此，医学是为维护生命而存在和发展的。

生命是什么？这个问题比医学本身更难回答。地球人回答不了，地球以外的生物更回答不了，因为地球以外根本就没有生命或者说迄今还没有发现生命。对于生命，科学家强调物质和关注物质，最后的结论是物质不灭。但物质并不能代表生命，我们也不能把物质看成生命。固然，没有物质肯定没有生命，但更重要的是有物质不一定有生命，比如人活的时候有物质也有生命，而死以后物质仍全部存在，但生命没了，那死的又是什么呢？医学研究的是物质的特殊功能，从而回答为何人类生死有期。生命是生存与死亡的博弈，博弈时间越长，人就活得越长。医学就是为探索这种博弈的过程和机制，并想方设法来帮助人类包括健康人与病人的这种博弈。西医最大的特点是用最大的精力去研究这种博弈的物质组成及其变化，当然也涉及少部分功能，这更像科学的方法，所以人家说西医科学。但中医最大的特点是用最大的精力去研究这种博弈的功能表现及其变化，当然也涉及部分物质，因为涉及后者太少，所以不太像科学，于是人家说中医不科学，其实中医更趋于医学。西医和中医都是在研究生命和健康，只是角度不同，中医西医都是医学，医学并不等同于科学，所以不只是中医不等同于科学，西医也不等同于科学，那它们等于什么呢？应该是西医和中医都等于医学。看一个事物，从不同的角度去看，方法都是科学的，或者说是正确的，但结果却不一样，甚至是相反的。如果我们只注重正面，也就是自己正对的那一面，那只是部分结果，甚至是无关紧要的结果，因为正面的对面是反面，还有侧面，光看正面就是片面，正面看得越多，最后必将走向极端。观察正面越多，报道结果越多，论文发表越多，离事实及其本质就越远。就像桌上摆有一个杯子，坐在左边的人说有把儿，坐在右边的人说没有把儿,于是发生激烈争论甚至争吵,其实他们都是错的,因为只对了一半。而且只重视了事物的一些表面现象,花了精力和时间,反而忽略、忽视了事物的本质。因为杯子是用来装水的,应该争论它能否装水,能装多少水,如果杯子是漏的,不能装水,那争论有把儿无把儿还有什么意思呢?

既然医学是为了生命,而且只能是为生命服务的;而科学则不一定,至少是不一定直接为生命服务,那其间一定有差别。从发展历史看,医学比科学起步早,科学这个名词只是1000多年前一部分地球人提出来的一个事物或一个学科,或者说是一种方法学。而医学发展要早,而且早得多,是医学的发展、积淀或需求催生了科学。就像父亲一生竭尽全力并把自己的全部积蓄献给了儿子,儿子长大后不能说我就是父亲,甚至是父亲的父亲。科学既然是天下千万个事物中的一个事物,是千万种方法学中的一种方法学,尽管是了不起的事物,尽管是不得了的方法学,但我们绝不能用一种事物或一种方法学来完全代替千百种事物或千百种方法学,也不能用一种事物或一种方法学的标准来完全地衡量、要求甚至判决千百种事物或千百种方法学。科学研究的对象是物,目标是格物致知。它追寻事物的共同性,其结果是100%或0,是Yes或No,黑白分明,它获得的结论具有普遍性,最高境界是放之四海而皆准。医学研究的对象是人,虽然有人物的说法,但人物除了物以外,更多的是人的特性和人的本性,目标是知人扶生。它追寻人体的不同性或者可能性,或者说最大可能性。任何时候都不可能是100%和0,它是在0与100%之间寻找可能性,>50%是有意义,<50%是没意义,正好落在50%上,那是啥意义?即不知是啥意义。所以在医学的研究中或临床的观察中,常常是Yes中有No,No中有Yes,黑中有白,白中有黑,黑白相间,是灰色地带。医学所获得的是不同人体不同疾病不同时期的独特性,通常是因人而异、因地而异、因时而异。因此,医学与科学虽有很多相同或很大相同,但的确也有很多不同和很大不同,具体表现在如下17个方面。

一、个体难以代表群体

个体是组成群体的基础,群体是由若干个体所组成。科学研究的个体或称元素是完全相同的或者说相等的,无论是一个分子或结晶,其结果肯定是"1+1=2",个体与群体间只是数量不一,但本质上是可以画等号的。而医学则不然,如果一个60千克重的人加上另一个60千克重的人是120千克,"1+1=2",即一个群体或科学的群体;那一个60千克重的人加上另一个65千克重的人就等于125千克,这个"1+1=2"的群体跟前一个科学的群体是不一样的。同样你用65千克和125千克分别除以2,得到的个体也不一样。这还只是体重这个单因素的不同,还有高低呢?男女呢?老少呢?有些人搞医学研究为了讲究科学的标准,硬把循证数学引入医学形成了循证医学(Evidence-based Medicine,EBM)的概念,并引进医学的临床试验中,结果出了大问题。EBM对于科学或数学那是没有问题的,但引入医学为什么会出大问题呢？首先在选择试验个体上，本来都是一种病，比如溃疡病，都应该纳入试验，但这些病人不可能都一样，比如有其他病，吃了其他药。EBM 为了让试验个体一样，就要把他们排除出去，比如 100 个病人，它首先来个纳入标准去掉了一批人，然后在其中再有个排除标准又去掉了一批人，最后只剩下部分符合标准，它认为是一样的个体、"纯洁"的个体，但做完试验后可是给 100% 的溃疡病人去用。还是这个 EBM 方法，比如某个药品用于治疗某种疾病的试验，在 100 个病人中发现 70% 有效，那可是个好药。但人家对照组，即不用这个药的病例也有 30% 有效，即自愈。70% 减去 30% 只剩 40% 有效了，更何况还有 30% 的病人是用了药也没效。临床试验中很多试验药都是 1/3 用了有效，1/3 不用有效，1/3 用了无效。所以有人戏说对 1/3 不用有效者是糊里糊涂活，对那 1/3 用了无效者是明明白白死。医生为何不针对性用药，免得劳民伤财呢？因为我们不知道哪些才是这个药物的真正适用者，所以 EBM 做出来的 1/3 的结果诱导我们 100% 的用药。科学方法用于医学研究中出现的局限性，常常被骗子利用。他们宣称不用药可以治病，对那些不用药可以自愈的病人，即 30% 的对照组，他没用药，医生是用了药花了钱的，谁对？他对。对那些用了药没效的病人，他没用药，医生也是用了药花了钱的，谁强？他强。大家细算过没有，他们客观上抓住了 60% 的百分比啊！你们不信，举个例子吧，一次我出门诊，来了一个晚期肝癌病人，我做体检时发现他戴了一个某某元气带。我好奇怪，现在元气带怎么越做越窄了，病人很不好意思，戴反了，把宽的一面转到后背去了。不久，在一次会上，我质问某某元气带的发明者，批他骗人。他说没有，我说你们元气带能把晚期肝癌治好吗？他说你能治好吗？我说治不好，他说我跟你一样。

所以，从事医学研究一定要处理好个体与群体的关系。从事医学实践，医生一定要考虑到病人群体的异体性、个体的异质性、疾病的异现性，要充分考虑同病不同症、同病不同害、同病不同果、同药不同效。比如用同一种药治疗同一种疾病，通过科学试验得出的药品说明书，其剂量是每次 1~2 片，每天 2~3 次，疗程 3~6 月，最低剂量是 180 片/人，但最高剂量却是 1080 片/人，差别如此之大，而且都是通过科学试验的，是科学的、正确的。但是如果将 1080 片的剂量用到只能耐受 180 片的人身上，或者反之亦然，其结果如何可想而知。必然是吃多的死了，吃少的也死了。

二、体外难以反映体内

医学的服务对象是人，按理说，用于医学研究的一切实验材料应该取自于人体，一切研究结果应该来自于人体，这样才是最可靠的。但因伦理和人道，我们是不能这么做的。中医学历经数千年，中医的经验很多是从人体中获得的，因而十分可贵也是十分宝贵的。科学的出现为医学研究提供了重要的方法学，但是科学实验不可能直接在人体内进行，所以通常采用体外，或者在动物体内进行，得到初步结果后再想法逐步进入人体。但是，在人体外包括在动物体内获得的科学结果，只能作为医学的参考，不能直接地解释为人体内的现象，更不能武断地下结论，这样做闹的笑话、铸的大错，甚至付出的生命代价不胜枚举。

我统计过2014年全世界发表的有关肿瘤研究的SCI论文，其中78%是用肿瘤细胞系完成的。肿瘤细胞不一定能，通常也不能代表在体肿瘤的特性。比如从张三的肿瘤中取出的细胞在体外培养成系，可以长期传代培养，但是张三的肿瘤细胞系并不能代表张三的肿瘤，更不能代表张三这个肿瘤病人。何况这些肿瘤细胞系离开人体已经很长时间，有的甚至快达100年了，其生物学特性已经远离其在人体中的特性了。如果你把张三的肿瘤细胞系看成了张三，那你就是把张三这个人看成了单细胞生物。国外有一个学者在一本顶尖杂志的同一期上发表了两篇论文，可谓了不得。我们医院的追星族请他来做报告，报告完后我说老兄你这个结果没有用。他很生气，心想我在顶尖杂志上发的论文你怎么能说没用呢？大家想，他的阳性结果虽然是在全世界的第一个发现，可只是在40%左右的癌细胞系上有表现，而人体肿瘤只有20%左右能在体外培养成为活的细胞系，那你20%中的40%左右不就是8%吗？这8%对人群中的肿瘤病人究竟有多少用呢？最后放到人体研究果不其然嘛！

在体外不行，那就在体内去研究，肿瘤研究不可能直接在人体，那就在动物体内进行，这样的论文约占9%。但动物一般生命期短，比如老鼠一般只能活3年，还没到长出肿瘤就老了就死了，所以叫老鼠嘛！动物自己不长，科学工作者就给打致癌剂，你用大量的致癌剂使老鼠十天半月长出来的那个癌跟人自然生长的是一样的吗？那怎么办？科学工作者就把人的肿瘤接种到老鼠身上，有毛的老鼠它不长，那不是它自己的东西，统统给你排异掉了。于是，科学工作者就把人的肿瘤细胞接种到不长毛的裸鼠身上。裸鼠是人类用科学方法把自然鼠改造成的，失去了部分免疫力，连毛都不长，那只好长肿瘤，这样的研究论文大致占5%。但是你很难实现原位接种，比如人的胃癌细胞应该接种到老鼠的胃中，但很难成功。不成功，科学工作者就把胃癌细胞接种到老鼠屁股上，人的胃癌成了老鼠的什么癌了。不仅局部的组织学完全不一样，你把内胚层的胃癌接种到中胚层了嘛！况且，接种到胃先要通过肝脏才能到心脏，种到臀部这个模型可以越过肝脏到全身去啊！逻辑上都有问题。所以上述这些肿瘤的实验都是假的，这里说的假不是故意造假，脱离事实远离人体真实状况就是假象。其实在科学研究中所采用的模型动物或动物模型，除了创伤可以模仿外，没有一种疾病的模型在人体是真实的，我们不能说这样做的结果完全没用，但最多只有参考价值，不能过高评价其价值。这方面的教训是很多的，有的很深刻。

当然，也有8%的论文采用的是人体肿瘤标本，但人也有不同，花有几样红，父母不一样，吃喝不一样……好多不一样。南方人喜欢吃米饭，北方人喜欢吃面条。你把他们看成一个群体，从中得到的数据用除法得个百分比，取个平均数，实在不行再取个中位数，再不行加个标准差，划个范围，这样能说明肿瘤的实况吗？你得到的结果究竟适用于吃米饭的南方人还是喜欢吃面条的北方人呢？包括现在大家在广泛提倡的生物样本库，那是取自人体的，而且做了很好的保管，但其中也有一些问题。最近我参加了一次会议，突然明白一个道理。比如在组织库积存的肿瘤标本中发现一种分子，阳性率达到80%，于是文章就写在肿瘤的阳性率达80%，其实不对呀，那只是切除标本中的80%呀！因为100个晚期肿瘤，比如胃癌，最多能切掉50或60个，还有50%切不下来呀，切不下来的那些病人才是重病人，才是难治的呀！所以，以后的表述应该是某分子在切除肿瘤标本的阳性率才对。

研究肿瘤最好是在一个比较固定的群体中进行，比如自然环境、饮食习惯、遗传背景等相同或相近，这样就排除了很多不相关因素。我们研究团队在陕西发现了一个癌症村，这个村庄在最近20年从160多个人死到只剩现在的70多人，奇怪的是多死于肿瘤，而且死的多是男性。某科研单位去抓了一把土，拿回去化验发现汞多了，媒体做了报道，但医学界不认同，我更不认同。那么多因素，就是一个汞吗？你想想看，这片土地自从盘古开天地就有了，这个村也祖祖辈辈住到了现在，人家过去不得癌，现在得，不是现在才"汞"，过去也在"汞"；同住一个村，同吃一锅饭，男人得癌，不仅男人"汞"，人家女人也在"汞"嘛；还有村长家不得癌，我也不知道是当了村长不得癌，还是不得癌当了村长，人家不仅村民"汞"，村长也在"汞"嘛……你说那么多因素存在，你能单说哪个因素是罪魁祸首吗？这个村前后已去了100多个团队，想从不同角度研究出病因，但至今未成功。当地政府要把他们迁下山住，他们不愿意，他们要在那里守住祖坟。我说你不要守了，再守你们都成祖坟了呢。他们说不要紧，他们在山上吃得差得癌，你们在山下吃得好，得冠心病，最后都要走到一条路上，这叫殊途同归。怎么办？我们研究团队连续三年把他们全部接下来，为他们做体检，一旦发现肿瘤就进行手术或其他治疗，并保留下来全部受检者的标本，待科学技术发展到一定水平再进行研究，不然过不了多长时间这个群体就完全消失了。当然，我们也进行了初步的病理组织学观察，很奇怪的是，有些现象跟我们在动物身上按科学方法进行实验见到的结果很不一样，甚至完全不一样。比如胃癌，全世界都说是从慢性浅表性胃炎—慢性萎缩性胃炎—肠上皮化生—不典型增生—胃癌演变的，这是一个经典的故事。我的老师这样教我，我又这样教我的学生。可在这个群体胃组织的病理组织学观察，根本不是这样，可以说是颠覆性的结果。因此，"在老鼠身上见到的阳光未必都给人带来温暖"，说这话的人没有什么名气，但说出来的这句话很有道理，说这话的人是谁？他叫樊代明。

体外的实验结果与体内的实际情况差别有多大，我们可以看看用科学的方法进行新药创制的结果。大家知道，在体外发现的1万个有效化合物，真正能有效进入动物体内的仅250个左右，能进入人体内试验的仅50个，最后能成为药品的只剩一个，这是万里挑一啊！这个过程要耗费十几亿美元，要花十几年时间。所以，理论上讲，一个从事药学研究的人，30岁博士毕业后开始研究生涯，到60岁一生只能完成2个化合物的研究，而人家是万里挑一啊，你能成功吗？你成功的概率有多大呢？在新药创制历程中，始终围绕着"靶-效"二字在进行，就是观察一种化合物对靶产生的效果。用这种方法研究新药的策略有很大问题，特别是对中国的科研工作者而言有更大问题。大家知道，目前全世界所用的药靶只有500多个，而且全是外国人发现的，中国人一个都没发现，人家该研究的早就研究过了，人家好研究的早就研究过了。试想靶是人家的，人家拿着靶，主动权在人家手上，中国人拿枪，人家握靶在那里左右上下不断摇摆，你瞄得准、打得着吗？更为重要的是，这500多个靶其实好靶不多，而且现在再去找更好的靶找不到了，不是中国人找不到，外国人也很难找到理想的靶了。什么是靶？就是细胞中与某种疾病发病特别相关的分子，一个细胞里头有那么多分子，不是一个分子定乾坤，也不是一个分子包打天下，它们在相互调控，它们是一个网络，相互掣肘，也相互帮忙，抑制住这个那个起来，促进了这个那个下去，让你搞不定。就像一个1岁小孩，他不高兴，乱打乱蹬，你按住左手，他右手动，你按住右手，他双脚蹬，你按住双脚，他张嘴嚎。打个比方，就像全中国地图上有那么多火车站，星罗棋布，过去火车线少，相互串联不起来。恐怖分子要想从新疆去北京，过去兰州、西安是必经之路，公安把这两个地方一堵，国泰民安，不会出问题。但现在火车线多了，并联起来成了一个网，他可以先去昆明练一练，或者先去广州练一练，然后去北京，甚至根本不通过陆路，直接从乌鲁木齐坐飞机就去了。

另外，在这个以靶观效的过程中，还有两个重要的取舍标准。第一个是副作用，就是某个药品虽然有效但如有副作用就得放弃。其实副作用是药品附带的一个作用，一个药品进入人体不光是一种作用，它会有很多种作用，在不同时期，对不同个体，乃至对不同器官具有不同的作用。是正作用还是副作用，只是科学研究者的判断或取舍不同而已。有时副作用还可以用成正作用，比如伟哥就是这样的例子。一个城市也一样，你不能只说市长好，说副市长不好，有时副市长可以变成市长呢。当然是市长提升了、退休了，或是犯错误被免了嘛！第二个是毒副作用，就是某个药品虽然有效但如有严重的毒副作用，那就要坚决放弃。其实毒副作用也是药品的一个作用，是药三分毒嘛！没有毒的药品是没有的。不过还有一句话，叫"有病病受之，无病人受之"啊！有病是用毒副作用治病的，以毒攻毒嘛！举个例子，三氧化二砷是砒霜，谁都知道是毒药，你让白血病的孩子喝砒霜那不是雪上加霜吗，哈尔滨医科大学的一位教授就是采用以毒攻毒的方法，"有病病受之"。

讲到这里，为何现在全世界的新药创制可以说都很不景气，研究中难以得到好结果，多少的研发人员一辈子辛苦拿不到一个好药，于是唉声叹气。还自己戏言，什么是药品研究，就是将很多化合物给老鼠注射后，产出一大堆SCI论文。个别人幸运,终于拿到一个新药,而且在世界市场年销售收入达500亿美元,可因突发严重副作用而一夜间全部退市。有的新药出来,比如肿瘤的靶向治疗药物,用那么多钱平均生存时间才多2个多月,你只要给肿瘤病人照顾好一点,保证多活4个月。分析其根本原因,就是现在我们是在用单纯科学的方法研究药品,怎么改变这种现状,能不能换一种思路,用医学的方法来研究药品呢?

1. **从没有药效中找疗效**　这句话乍一看来有些费解,理解不了。理解不了涉及"智商"问题。一方面,有药效不一定有疗效,这在前面用科学方法研究的药品中屡屡见到;另一方面,有疗效不一定是药效所为,这在医学研究中屡见不鲜。我们习惯了找靶点,这不一定对,很多情况下,得病根本没有靶点,或者说是有好多靶点,靶点多了等于没有靶点,只能说明是一个大方向或一种状态。治病是改变一种状态,发热了,让他不发热就行。比如感冒,中医叫伤寒,或者伤风,被寒伤了,被风伤了;西医叫 catch a cold,见冷了或被冷抓住了,中西医认识一样。治感冒靠改变一种状态,不是找靶点。小时候我妈为我治感冒,两种方法:一是多喝水,她不知道水针对哪个靶点;二是发汗,让我多盖几床被子发汗,她也不知道被子针对哪个靶点。两种方法都很有效。我现在想做个创新,把我妈的两种办法结合起来,就是把感冒病人一边放进桑拿房去蒸,一边让他猛喝水。再举一个例子,脑卒中的内科治疗没有多少好办法,神经内科大专家告诉我全世界治疗脑卒中都是在用安慰剂,治好了是碰到的。最近发现一种中药提取物——人参皂苷——效果很好,但在局部找不到靶点。它是用药后动员人体的积极因素去止血。人体不论哪个地方出血了,都是全身动员,这些因素涉及成百上千的分子、因子,哪一个都重要。就像长江决堤后,从国家领导人到全国普通百姓都在总动员,有钱出钱,有力出力,有车出车。你若光是出车,针对"靶点"能堵住决口吗?人体内的总动员,那么多因素,你怎么找?找哪个更重要呢?用医学的思维把它搞定不就行了嘛!

2. **从没有药理中找道理**　这句话更是费解,理解不了存在"情商"问题。有药理不一定有道理,有道理不一定是药理所为,天下道理一大堆,不能只是药理才是理。举一个例子,基因治疗是一项先进的科学技术,也许可用来改造世界,甚至创造世界。但是用它来治疗人类疾病已经遇到难以解决的困难,甚至是做不到的。什么是基因,老百姓叫作根啊。我爸像我爷爷,我像我爸,那就是根,这是千百万年形成的,一代一代传下来,还将一代一代传下去,因为根是很牢固的。我爸像不像我爷爷,那是他们那代的问题,毕竟传下来了。但如果我不像我爸,缺胳膊短腿,那是传不下去的。基因这个根一是不能改,二是改不了。不仅人类改不了,连植物都改不了,大家都吃过红富士苹果吧,好吃啊,那些苹果树是嫁接的。但是红富士结果只有五年,后面就结不出红富士了,因为那不是它们家的根。又比如袁隆平院士的杂交水稻,解决了多少人的吃饭问题,也得了世界大奖。但这种水稻的种植并非一劳永逸,所以袁院士已过八十高龄,还要年年去海南育种或选种,不然水稻就要变回去,最后仍是低产,因为那不是水稻祖宗遗传下来的东西。遗传下来的根不能变,也变不了。再说,你真把根变了,那把人变成了羊,即便把病治好了,还有什么意义呢?有好多人问我,为什么袁院士没有进科学院,那时我还小,不知道原因。也许科学与农学的标准要求不一样吧。科学院考虑的是水稻的科学问题,工程院考虑的是水稻的农学问题(或工程问题)。那制药呢?不仅要考虑药品的科学问题,可能更要考虑药品的医学问题呢!

3. 从老药中找新药(老药新用) 目前,全世界都在动员各种力量大力研发新药,这个想法是很好的,但常常事与愿违。近几十年的经验告诉我们,似乎花的功夫更大,花的经费更多,但所得结果还不如过去的成绩大。一方面我们正在竭尽全力寻找新药,另一方面我们已有大量的老药,不论是中药还是西药都各有数千种,我不知道最终能否找到从根本上超过它们的药,但若干经验提示我们一个不可忽视的问题,那就是这些老药值不值得、可不可以用来治疗新的疾病,或者开发新的适应证。这样的例子很多很多,西药有个 APC(复方阿司匹林),中药有个 Berbrin(黄连素),它们就是两个绝好的例证。这些老药是千百年祖辈自然发现而且经过大量人群长期验证的结果,不仅可信而且可靠。比如阿司匹林,最早是 2000 年前人类发现一种柳树皮或根有解热镇痛作用,后来发现其还能防止血小板聚集治疗冠心病,相关的研究者也因此获得了诺贝尔奖。近 10 余年又发现其能防治结肠癌,我想还可能得诺贝尔奖,我个人认为得不了诺奖,那是评委会有问题。可这才只发现了阿司匹林对人体心脏、结肠两个器官的作用,那它对肝脏、肺脏、胰腺、肾脏及其他器官有什么作用呢?肯定有的。用它还能治疗什么疾病呢?我们还不知道。我们应该去发掘,说不定有重大收获呢?中药的突出例子也有好多。比如黄连素,过去这是用来治疗腹泻的一个中药,现在发现可以治疗糖尿病,从西医的道理上是说不通的,它和胰岛素没有什么联系,但确实有效。这不仅让中国人吃惊,让外国人也不能理解。什么是糖尿病,就是体内血糖高了,而且引起多器官损害。人摄入糖类比如吃淀粉后会经过肠道细菌慢慢转化。有的人为什么喝水都胖,他的细菌好啊,吃一点转化一点,而有的人吃一肚子,还是瘦子,那是细菌不好嘛。细菌太好就容易得糖尿病,你一吃黄连素把细菌或其功能抑制住一些,血糖不就低下来了吗。这是近期中国人一项重大的发现,其实以后治疗高尿酸症或高脂血症也可以采用这种办法。当然所选的抑菌中药种类或配方可能有所不同。我认为很多中药能够治疗人类疾病可能都是因为改变了肠道菌群。如果用中药或其他治疗还改变不了肠道菌群,我们可以采用肠微生态(肠菌)移植的办法。前几年国外报道重大新闻,说用肠菌移植可以治疗难治性疾病,比如难辨梭状芽孢杆菌肠炎,该病在全世界的死亡率几乎都达 100%,而应用这种办法治愈率可达 93%,这成了前几年美国的重大新闻,而且被认为是他们的创造发明。我有一个学生,是南京医科大学第二附属医院消化科副主任,他叫张发明。从我们学校毕业后去美国做了很长时间基础研究,却一直引不起他的兴趣,回来后改做肠菌移植。他有两个贡献：一个是写了一篇论文在 *Am J Gastroenterology* 上发表，指明肠菌移植的原始设想不是外国人，而是1000多年前中国的老中医葛洪。他在其专著《肘后方》中就有记录，吃胎粪上清可治难治性腹泻。结果再往上溯，还有中医更早提出的，现在全世界都承认了这个事实。另一个贡献是从美国回来后与天津大学精密仪器系合作，研制出来一台设备，这边把正常人的粪便放进去，通过一系列自动化操作，那边出来就成了可用于疾病治疗的制剂（胶囊）。他用后者治疗难治性克罗恩病，有效率达到40%，这是一个了不起的临床结果，那为什么达不到70%~80%呢？因为他们还没有找到理想的供体，而且对治疗规律还未摸清，这毕竟是一种新疗法。

这个办法还可以用来做美容，有些人总是很漂亮，是脸长得周正吗？也可能是，但不全是，还有精气神在那儿呢！夫妇两个本来不是一家人，但走进一家门，成了一家人，越长越像一个人，夫妻相嘛！其实，基因没变，是肠道细菌变了，吃一样的饭，菌群也一样了嘛。这还可用于提高学习成绩呢！有的妈妈生三个女儿都考上了研究生，不是风水好，是什么好？是肠道菌群好啊。如果给智商差一些的孩子移植智商高的人的菌群能否成功呢？我看这更是可以的，说不定可以从一个不爱学习的孩子变成勤奋学习的孩子，可以从一个反应很慢的孩子逐渐变成一个反应快一些的孩子。这方面的研究大有可为。

综上所述，用医学的方法来研究药品可能比单纯用科学的方法更加有效，因为它考虑到以人为本，考虑到人体的整体条件和复杂因素。在这里我只讲了三个方面，其实我可以举出十个办法，也许将来还会更多。

三、内外环境迥异

如果把整个人体看成是内环境，那它就有个适应外环境的问题。外环境包括人体所处周围的环境，也包括大到整个地球。人体必须适应外环境的变化，天冷了加几件衣服，天热了脱掉几件衣服。反其道而行之，就会有害健康，就会生病，甚至威胁到生命，适应不了就死亡了，你看恐龙就是这样。科学对外环境的研究比较透彻，但医学需要研究人体内环境与外环境的适应条件和怎样提高这种适应能力。问题是现在外环境变化太快、太剧烈，有时让人类适应不了或来不及适应。比如汶川地震刚过去，海啸来了，SARS 刚过去，禽流感来了。过去需要几千年、几百年，至少几十年才见的一次天灾，现在几年内都见到了，甚至一年见到几回。你看北京的雾霾，一年280多天超标，那还是以中国的标准75微克/立方米（指 $PM_{2.5}$ 的标准）计算的，如果按美国的标准35微克/立方米来计算，那几乎天天超标啊。地球或外环境的急剧频繁变化，已让人类适应不了或难以适应了。你看，现在1/5的育龄妇女该生生不出来，到医院去查，输卵管通的，激素正常，丈夫还经常在家，她就是生不出来嘛。有人说是人工养殖的鳝鱼吃多了，可有些夫妇就从来不吃鳝鱼啊。还有1/5的人不该死的死了，这是指目前全球因肿瘤而死亡的比例已达23%，其中美国肿瘤死因高达25%，中国也近24%。北京市最近8年肿瘤已成最高死因，特别是青壮年肿瘤的发生率在急骤增高，很多人因肿瘤而过早死亡。有人估计在5~10年，人类肿瘤的发生率有可能呈井喷状态。1/5的育龄妇女该生生不出来，1/5的人不该死的死了，这个比例如果继续增加，那对人类将是什么威胁！那时可能就不堵车了。

因此，我们不仅要用科学的方法研究自然界的变化，我们还必须从医学的角度研究人类的进化。就目前的水平，科学多是通过单细胞生物来研究其对外环境的适应，但所得结果对医学仅为参考。因为单个细胞生物简单，只有细胞膜（壁）、细胞质、细胞核三种重要成分，能适应就活了，活不了就死了。它们个头那么小，活的看不见，死了也不知道。而人体是多细胞生物，尽管开始都是一个细胞（受精卵），但在母亲的子宫里会发展成为一个由难以计数的细胞组成的个体。鸡开始也是一个卵细胞（蛋），但在鸡窝里孵出来也成了一个由难以计数的细胞组成的个体。这些个体的每一个细胞与原始那个细胞已有很大不同，它们已经分化成具有不同功能的细胞。有的细胞某些功能增强，这叫进化；有些功能减弱，这叫退化。正是这种进化和退化，共同形成了整个个体对外环境的适应，而且这个适应过程受到全身神经体液、免疫等的整体调节。此时机体是作为一个整体并非单个细胞在适应环境的变化。年轻个体更具适应能力，年长个体更具适应经验。这种适应能力和适应经验，是单个细胞生物完全没有的，是可以一代一代传下去的。因此，即便是从受精卵这样的单个细胞或从整体获得的单个细胞（如肿瘤细胞），观察到的对外环境的适应都难以反映或根本不能代表整体的实际状况。单细胞生物不能适应必然是整体消亡，而整体中的单个细胞甚至无数的单个细胞不能适应，甚至死亡了，但是只要整体存在，它就可以动员其他细胞来适应、代偿，最后生命还可以存在。

我在这里必须强调能帮助人体适应外环境的中间体，它是我们的朋友，它可以被看成自然界的一部分，也可以被视为人体的一部分，它们和人体共同进化（co-evolution）、共同适应（co-adaption），相互间谁也离不开谁（co-dependency）。它们就是存在于人体胃肠道、泌尿生殖道、口腔、呼吸道，乃至皮肤上的微生物。没有它们人类活不了。有时人体生病了，是因为它们生病了；有时人体康复了，是它们康复了。尽管我们不能说它们健康人体就一定健康，但它们病了人体必然生病。

四、结构并非功能

科学研究多从物质结构开始，强调一把钥匙开一把锁。锁打不开，只有两种可能，要不钥匙错了，要不锁错了。而医学研究多从物质的功能开始，特别是中医。无论是在科学领域还是医学领域，物质有结构但不一定有功能，不管这种结构是肉眼结构、显微镜结构或分子结构。科学喜欢刨根究底，一定要把结构搞清楚。但在医学，如果发现了功能，实在搞不清楚结构也不打紧，把病治好就行，能治病就行。天下结构那么多，宏观的、微观的、圆的、方的。结构越微观，相似性、相同性就越多，你研究得完吗？有的研究者有别人没有的显微镜，有的研究者有别人没有的研究方法，有的研究者有别人没有的科研经费，于是看到了别人没有看到的结构，但这些结构究竟对整体、对生命有何影响或有何用途没人能知道，这种研究活动是不能全面或大范围提倡的。听说过去有一个人叫费希尔，他是一个私生子，绝顶聪明，但不知父亲是谁，名字中没有父姓，所以很短。他从事生物化学结构研究，研究出来一个结构就加到自己名字后面，最后名字成了61个音节，一页纸写不下他的名字，堪称硕果累累。有一次大雪封山，他回不了家，找一小店敲门投宿。人家问之，答曰借宿，问其姓名，才答一半，房主说你走吧，我们没那么多房间。这是戏剧性笑话，结构研究多了，不一定有用处。费希尔曾得出结论，生命是人体所有生物化学反应的总和。这句话不仅那时不对，现在看来更不对。你想，你把四肢全砍下来，生物化学反应之和减少了多少，可生命依然存在啊，反之亦然呢！

在人体内，也有大量的结构，有的是固定的，有的是游离的，正像体外一把钥匙开一把锁，结构镶嵌互为影像。比如酶与底物、受体与配体、抗原和抗体、密码子和反密码子……但体内的结构与体外的既相同又很不相同。科学家设法在体外合成体内的结构，但最终难以达到体内的结果。首先是因为人体内的结构非常精细精密，难以模仿；第二，在体外合成常出现手性物质，或左旋右旋，互为副产品，常兼副作用，这在体内是绝对不存在的，否则生命活动会杂乱无章，最终导致生命停止。结构是否发挥作用在很大程度上取决于构型及其变化。在人体，一是常有同分异构，一种结构好比主构，可以发生非常细微的变化形成若干亚型或称亚构，如 α、β、γ 等。亚构中有些增强主构的作用，有些抑制主构的作用，相辅相成，共同维持稳态，维持生命的存在。形象一点，主构好比父亲，通常还有很多长得跟父亲差不多的叔叔或姑姑，那要这些叔叔姑姑干啥呢？当父亲太弱势，叔叔会帮忙，父亲太强势，姑姑会去劝架，这样全家和谐相处。二是常有同构异功，比如糖皮质激素，既有抗炎、抗休克作用，还有调节免疫等20余种作用，很像一把钥匙开几把锁或几十把锁。三是常有同功异构，比如升高血糖，胰高糖素、肾上腺素、糖皮质激素、生长激素都有升糖的功能，很像一把锁几把钥匙都能打开。在生物体中，结构的构型还会出现动态变化，大到器官小到分子，但科学家和医学家对其变化的认识是不同的。比如心脏的收缩或舒张、胃的收缩或扩张，做功是在收缩还是在舒张时呢？医生认为是收缩在做功，比如心脏收缩射血。而科学家认为是舒张在做功，因为橡皮筋拉长需要做功，回缩则不需做功。其实在人体内，收缩舒张都在做功，这与细胞和分子的刚性运动和柔性运动是相一致的。除此之外，人体还具有自组织能力，哪里缺了一块，机体会想方设法补填起来，在体外不是这样的。科学研究的物质常常是处于闭合状态的非生命体，而医学研究的是处于开放状态的生命体。生命存在的本质是生存与死亡的博弈，博弈时间越长，生命就越长，反之亦然，医生的全部努力都是在想方设法延长病人的博弈时间和博弈质量。谁离死亡最近，是刚出生的婴儿，为何他又活得更长，因为他吐故纳新，新陈代谢的能力更强。生命是一个越来越差的过程，可人们总是抱有越来越好的期望。

五、局部之和不是整体

科学研究通常认为局部之和等于整体。医学注重局部的研究，但更强调整体的特殊功能，意即生命，因为各局部结构的相加和功能的相加并不等于整体就有生命的出现和存在。科学认识的局部，不管怎么剖分，最后相加都等于整体，但这个整体未必都赋有生命。相反，随着整体的无限剖分，尽管每一部分或局部都还存在，但生命必将完结和消失。临床上也是这样，过多关注局部忽视整体，必将影响生命，必将得不偿失，必将事与愿违。最近，全国眼科学会主委、同仁医院眼科专家王宁利教授写了一本书，叫《整合眼科学》（*Holistic Integrative Ophthalmology*），这本书的主要内容不是眼科的，很多章节也不是眼科医生写的，是眼科以外，如内分泌、呼吸、消化等学科的医生写的。为什么？因为眼科疾病其实只有15%左右是由眼科局部的异常引起的，其余85%是由眼以外的全身异常所致，眼部异常只是全身疾病在局部的表现。因此，眼科医生如果只注重治疗眼部异常，那就是只用自己15%的能力在治100%的疾病，其中85%是错的；或者是只治了标，而未治本，越治越坏，耽误了病人治愈的机会。其实这种情况在人体疾病中非常常见，比如心律失常也只有15%是由心脏异常引起，其余85%是由全身疾病引起的。心脏科医生只知治疗心脏，最后的结果是不好的。就像一个池塘的水全是污水，你在中间安一个净水器，恐怕净水器转坏了，池塘里的水还是干净不了。

在人体，系统与系统、器官与器官、细胞与细胞是相互联系的，共同构成整体的存在和生命的延续，这不仅表现在解剖学的结构上，而且表现在生理学的功能上。比如消化系统，过去我们只有肝胆病学，因为两个器官在解剖上靠得近，远亲不如近邻，"哥俩好"。但我们没有肝肠病学、肝肾病学、肝心病学、肝肺病学、肝胃病学、肝胰病学……我们早就知道肝脑涂地、醒肝明目、肝胃不和、肝胆相照、肝肠寸断，夫妇两个离婚时肝肠寸断，文学上早就有描述，那么痛苦，谁去研究过。最近发现，肝硬化晚期病人主要死于肝肺综合征，国际上相关论文已达2万多篇，光综述就有4000多篇，没有多少人去关注。现在好了，整合肝肠病学出来了，整合肝肺病学、整合肝肾病学也很快会出来，这必将引起整合肝病学的一次划时代的发展。所以，我们在关注局部变化时，一定要想到整体的需要以及与整体的联系，关注局部要为整体，而关注整体才是为了生命。希波克拉底早就说过："对于一个医生，了解一个患者要比了解一个患者患什么病重要。"

六、微观难以代表宏观

科学关注微观，凡事刨根究底，认为细微之处见真理。医学也强调微观，从人体、系统、器官、组织、细胞、分子直至夸克，因为医学想知道生命的真谛和疾病的本质。自从列文虎克发明显微镜以来，医学逐渐向微观进发，发现了很多平常看不见、摸不着的重要结构及现象。但是，凡事都应该有个度，任何事物都是在一定层次中存在或发挥功能或作用的，过粗过细都非事物的独立存在形式。我们用近100年来研究肿瘤的过程和结果可以说明这个问题。

总体来讲，全世界近100年来对肿瘤的研究是一个从宏观到微观的过程，是一个整体—器官—组织—细胞—分子的过程，特别是近二三十年，全世界都集中在分子层面的研究上，但最终成果只是用难以计数的钱发表了难以计数的论文，发现了难以计数的分子（包括癌基因和抑癌基因）。可肿瘤的发生率和死亡率却几乎没有下降，有些肿瘤还在不断升高，比如肺癌、结肠癌。有人统计后认为美国的肿瘤5年存活率已超过60%，而中国只有30%左右，还认为美国升高是由于基础研究搞得好。其实细致计算，那是由于美国多为前列腺癌、乳腺癌等，好治；而中国多为肝癌、食管癌、胃癌等，难治。全世界肿瘤5年生存率的确比过去升高一些，这主要与先进仪器设备，比如内镜等引入开展早诊早治有关，但对肿瘤本质的认识和对其发生率的干预还十分有限。就拿被学界吹得神乎其神的靶向治疗来说，其实也就平均延长病人2个多月的存活时间，但要花那么多的钱，一般病人很难承受。何况，如果在生活和医疗上精心照护，不需什么靶向治疗，很多病人都可能多活2个月，说不定是4个月呢！究其原因还是没有找到肿瘤本质，研究中存在方向上的误区。肿瘤本应是一个细胞病，非常简单的判别是有某种肿瘤细胞就会有某种肿瘤，有某种肿瘤就一定有某种肿瘤细胞。但对分子就不是了，我们绝对不能说有哪种分子就一定有肿瘤，更不能说有肿瘤就一定有哪种分子。就拿胃癌的研究来说，文献报道与其有关的分子达数百种，各个研究组或每个研究者都有自己信奉的几个分子，而且都认为自己的最好，我们也是。但这些分子中究竟哪个更好，难以说清，因为有些胃癌是有这些分子，但有这些分子不一定都有胃癌。特别重要的是有些胃癌根本就没有这些分子，同样是胃癌。研究者都认为自己研究的那个分子最重要，其实真有最重要的分子了，那其他几百个分子就不重要了；如果几百个分子都最重要，其实这几百个分子都不重要。所以，我有几句悲情的诗："分子复分子，分子何其多；哪个更管用，谁也不好说。"当然，我们也不能一概否定分子研究的成果，毕竟我们还要给自己留点面子，不过总得去分析一下失败的原因。正如前述，一个分子在体内的作用是受全身调控的，同样是一个细胞在体内增生，有的（比如生殖细胞）历经10个月形成一个个体，产生了一个生命；有的（比如癌细胞）历经10个月形成了一个瘤体，破坏了一个生命。它们显著的特征是前者的增生可控，一到10个月就排出体外；而后者的增生不可控，到了 10 个月还排不了。人体对这种增生的调控是整体的行为而绝非一个分子的作用。两个分子之间的调控是一条线，用科学方法在实验中发现了这条线或者通路是件了不起的事情，有可能是一个世界性的事件，可以在顶尖杂志发表论文，还可以认为是解决了一个了不起的难题。但是，整体调控还在进行，那就是若干根线与线的调控形成一块板；这还没有停止，若干块板间的调控形成一个立体。如果回过头来再看先前两个分子间调控的那一项重大的科学发现，如果放到医学所要求的立体调控中去衡量，那就已经失去了重大意义，甚至不值一提了。这就是我们每年评出的多少重大科技新闻，后来在医学上没有多大价值的缘故。形象点说，我们在肿瘤上发现的那些成千上万的分子就像一棵树的成千上万条根，每个研究者都工作在自己所属的那个小根上，都认为没有自己这个小根大树活不成，其实你把这个小根砍掉，树依然会存活。当然了，你把肿瘤全部的根砍掉，肿瘤肯定活不成，但人也死了嘛！这有点像我们通过照片认识华山和黄山，大家一下就可以看出来是哪座山，除非你没有去过。但有人要想通过研究组成华山的沙子来认识华山，并比较与黄山的不同，结果发现华山的沙子与黄山没有多大差别，甚至一样，即便有不一样，你研究它干啥，纳税人的钱该那么用吗？针对肿瘤的研究现状，我又写了几句诗，前两句是抄的，是古人写的，"横看成岭侧成峰，远近高低各不同"，这是古人认识山的方法学。现在呢？"不识华山真面目，只缘身在沙子中"，这是现代人认识山的方法学及其造成的结果。那么，现代人认识肿瘤又是怎样的呢？医生是"横看成团侧成峰，大小分布都不同"，一下就认出来了；而搞科学的是另一种态度，游弋在微观水平，最后的结果是"不识肿瘤真面目，只缘身在分子中"。

七、静态与动态有别

科学通常是观察静态的事物或习惯于静态地观察事物，所得结果不仅一成不变，且放之四海而皆准。观察静态事物，要么有要么没有，只有 100% 和 0 的结果才是正确的。医学则是动态地观察人体或观察处于动态（或活）的人体。所得结果常因人而异、因地而异、因时而异，100% 的结果或 0 的结果通常是错的，它追求的是 100% 与 0 之间的可能性或者可信性，什么事情都可能出现，不能放过任何的蛛丝马迹。比如中医的金木水火土五大因素，相生相克，相克为主，病人死亡，相生为主，病人康复。相生相克呈拉锯状态，那就成了慢性疾病。比如疾病谱的转化，20 世纪五六十年代，临床上死亡主要以传染病为主，到了七八十年代，则以心脑血管病为主，到 20 世纪末 21 世纪初肿瘤则占了上风。又比如一个疾病的发生也遵循动态变化规律，包括潜伏期、发病期、恢复期，有的度过三个期就恢复了，但有的停止在某个时期，病人就可能死亡了。对于医学上这种动态变化，不同的人对其认识不同。比如在临床上病人家属经常问医生，病人的病是否能治好，能治就治，哪怕倾家荡产；如果不能治，那就不治了，免得劳民伤财，人财两空。

医生的回答通常是如果不发生什么情况病人可以治，如果发生什么情况病人可能死。多数病人家属不得其解，认为医生是在敷衍他们，甚至是不负责任、逃避责任。有的还引起医疗纠纷。细究起来，两者都没有错，病人家属是在用科学的思维询问科学问题，期望回答 Yes 或 No；而医生是在用医学的思维回答医学问题，他们回答的是一种可能性。20 世纪 60 年代毛主席在武汉说过一句话："社会实践是检验真理的唯一标准"，这对社会学是正确的，对科学也正确；过了几十年，小平同志说"实践是检验真理的唯一标准"，这句话对科学是正确的，对社会学也正确。对医学呢，两位伟人的话都有重要指导意义，但由于医学的特殊性和复杂性，恐怕要加一句。试想，实践是检验真理的唯一标准，那检验实践的标准又是什么呢？如果实践错了，真理还对吗？检验实践要靠时间，时间是检验实践的标准之一。比如应用某种抗生素治疗急性腹泻，一治就好，实践是检验真理的唯一标准。但 3 个月以后由于应用这种抗生素引起再生障碍性贫血，病人死了，这时就应该说时间是检验实践的标准之一。因此，对于医学和医生，我们在何时何地对任何人都不能用"唯一""最好""独一无二"这样的词语。医学不像科学研究静态事物，静态不会变化，可以说是"盖棺定论"，医学研究的是动态事物，动态事物既可能生而复死，也可能起死回生。我曾看到一幅标语："生命唯一，不容万一"，看来这是不懂医学的人写的豪言壮语。那哪能做到，烧一窑砖都会有几块废的。医学可以做到十分之十，百分之百，但我们做不到千分之千，万分之万啦。所以应该改为"生命唯一，防止万一"。

八、瞬间结果与长期结局的差异

瞬间与长期都可以看成是时间的计量单位，一般是时间分割到不能再分割时称瞬间。科学追求这种瞬间的结果，时间越短的结果离真理越近。因为科学的这类瞬间结果控制因素严格，只要遵循这种原则，不同瞬间的结果完全一样，可以重复，是就是是，非就是非。而医学所见的瞬间表现形式不一，而且随时会发生变化，任何瞬间的结果随着时间延长，各种变化因素渗透进去形成污染，真理就不那么纯洁、可信、可重复了，经常难辨是非，经常出现 Yes 中有 No，No 中有 Yes。

在临床上，X 线片上出现的异样病灶，病理切片上表现的异型细胞，心电图上表现的异常 T 波，都是在瞬间捕获到的异常现象。但要肯定这就是什么病有时很难，因为经常会出现异病同影或同病异影。这时医生除了再做一个加强显影或分子显像外，最好的办法是等等看。当然这个等等看有时会让病人付出代价，比如疾病加重了，肿瘤转移了，甚至病人死亡了，这也是医学远比科学难的地方。有时医生为了保险起见，为了不耽误病情，常常开展试验性治疗，当然这样做，病人可能多花费，甚至成为误治的纠纷，但面对医学中这种瞬间发现与长期结果不一致的局面，医生也是不得已而为之。

九、直接与间接间的关系不同

科学通常研究事物间直接的联系，习惯回答种瓜得瓜、种豆得豆。而医学常常碰到的是种瓜不得瓜、种豆不得豆，或种瓜得了豆，也就是除了回答直接问题外，更重要的是回答间接的医学问题。

最近在我会诊的某医院就发现两个疑难病例。一个病人因进行性吞咽困难1月余入院，最后连水都咽不下去了，做了4次胃镜发现食管下段梗阻越来越重，但每次都未发现癌细胞。这个病人同时伴有双肺结核，Tspot-TB检测结果升高数十倍（高度提示结核），胸片提示左侧胸腔积液伴左下肺肺不张，血中CEA（癌胚抗原）达256 μg/L，胸水CEA达2450 μg/L，请我去会诊确诊食管病变究竟是结核还是肿瘤。最后我认为是左下肺癌伴左胸腔及食管周围组织转移，所谓的肺不张其实是肺癌组织。这例病人就是经治医生太注意用科学的直接认识法而出现了误诊，而我是用医学的间接认识方法解决了这个问题。另一例病人是全身水肿入院，既有凹陷性，又有黏液性，医生考虑过甲状腺功能减退症的诊断，但病人的甲状腺素不但不低反而还有增高，最后病人出现多器官功能衰竭，特别是心力衰竭，已由心内科转入该科ICU治疗。我看过病人，认为可以确诊为甲状腺功能减退，靠两点间接证据：一是每天下午病人的体温只有35.2℃，现在好多医院都是电子病历，不像过去把体温单放到首页，医生也不去看，护士只报体温高，不报体温低；再就是这个病人虽然甲状腺素正常，那可是在TSH（促甲状腺激素）增高3倍情况下才正常的，说明她的绝对值是低的。最后这个病人确诊为甲状腺功能减退，用甲状腺素治疗两周后便痊愈出院。这例病人也是经治医生单用科学的直接认识法出现的误诊，而我是用医学的间接认识法解决了这个问题，可见间接认识方法在医学上，特别是在临床医学实践中有多么重要。

十、科学的必然性与医学的偶然性

科学研究的结果通常是揭示事物的必然性。科学追求的是白或黑，要不是白，要不是黑。其实这个世界上单纯的黑和白是很少的，更多的是灰，是黑白相间。如果向太白太黑、过白过黑或越白越黑发展最后就消失了，消失了我们看不见或理解不了，以为是回到了灰，回到了混沌世界，还以为物极必反。医学研究的是灰，是混沌世界，难有单纯的黑和白，是白中有黑，黑中有白，这样就会出现大量的科学规律以外的东西，这就是偶然性。这种偶然性对医学十分重要。诺贝尔奖获得者雅克·莫诺说过："生物学界正是其偶然性成了每一次革新和所有创造的唯一源泉。"人体为何出现那么多偶然性呢？因为一种疾病的病因可以千奇百怪，病态千形万状，病征千变万化，医生治病又千方百计，所以形成了临床状况中大量的例外及意外。例外是超过我们的知识面出现的突然，意外是不该出现的出现了，不该死的死了。就医学研究者来说，能发现和阐明例外和意外者为高人；就临床医学工作者来说，能发现和处理例外和意外者为能人。我经常看见大外科主任一路小跑，我问他为什么跑，他悄声说，手术室出意外了，要他上台。因此，医学上的偶然性即例外和意外是经常发生的，这当然给我们医生提供了发现和发明的绝好机会，但同时又增加了我们医生的工作难度。所以需要社会对医学和医生的宽容。正如前述，最近我看见一则标语"生命唯一，不容万一"，是否应改为"生命唯一，防止万一"？

十一、生理与心理间的联系

科学通常对生理现象十分重视，而医学在高度关注生理现象的同时，更多强调心理对生理的影响。比如体外培养的癌细胞，它基本上像一个离开人体的单细胞生物，不受任何心理的影响。它在体内时或将其放回体内时，它的各种生物学行为包括生长、分化、转移、耐药等都是要受到心理影响的。又比如，一只死老鼠，放置到高处，它只有一种可能，从高往低掉；而对于一只有心理活动能力的活老鼠来说，它往哪里跑完全取决于它视角之内哪里有好吃的东西，或后面有没有跟着猫。听说有位牛皮癣的患者，10位医生给他开的药只有1位开的有效，后来发现10位医生开的完全是一样的药，为什么只有1位有效呢？这就叫信则灵啊！其实是心理作用。在我们消化界有一位老前辈，5天前大家还在一起开会谈笑风生，回家后不到5天病故了。为什么？回家做B超发现胰腺癌，因为是自己的专业，知道胰腺癌一般存活不到一年，惶惶不可终日，不吃不喝，坐卧不安，只活了5天，其实是吓死的。如果这个病人不是我们消化专业的专家呢？或不让他知道患的是什么病呢？可能再活几个月是毫无问题的。

讲这么多，就是要说明科学上在体外开展的没有心理活动的实验，对象包括单细胞生物或取自人体的细胞，所获得的结果对有心理活动的人体来说只供参考，即便是在低等动物观察到的现象与人体亦有千差万别。国外有一位教授是搞性心理的，这是一个非常难以研究的问题，就像两个黑箱，一边是性活动涉及大量的生物学分子，一边是性活动也涉及大量的社会学因素；两个黑箱在一起，哪个生物分子与哪个社会因素相关，哪群生物分子与哪些社会因素相关，是十分难以研究透彻或准确的。因为对人研究困难，他们选择了果蝇，比较简单些，至少只是本能活动，不太涉及复杂的心理。研究成果不错，在顶尖杂志上发表了大量文章。但是我们知道，果蝇跟人是不一样的。比如两对果蝇，在光天化日众目睽睽之下它们也会发生性活动，因为它们不知"廉耻"。若有两对夫妇，如果不把他们分开相住，如果墙壁隔音不好，都会影响他们的言行。因为他们是人，他们有严格的道德规范，有复杂的心理活动；后者不仅受生物分子的影响，也影响生物分子发挥作用，其实对人的生老病死的研究及其结果也与此相似。

十二、客观与主观的并用

科学讲究客观事实，研究客观事实，得到客观的结论。谁说话不客观，那就是脱离事实，或抬高或贬低或无中生有，臆造撒谎。而医学研究的对象是活生生的人，而且通常有交流，各自对同一事物出现不同的看法，难说谁对谁错，这就叫主观，主观就是主动观察事物而发生的认识或做出的决定。没有认识到的客观不能就说人家是主观，因为人类已经认识的客观是很有限的。医学不仅要观察客观，更重要的是认识客观。因此，没有主观认识不成医学，也不能成就医生。我举两个例子，都发生在工程院院士身上。一个是不能正确地认识客观事物。他患的是胃癌，我为他在某医院找了高级医生，住了高级病房，结果当天晚上他擅自跑了，而且是和夫人一起跑的，我给他夫人打电话问为何跑了，回答是他们问医生胃癌有没有自己好的，回答有！但很少。他们就认为自己是那一小部分人，本来应该可以切除的，一年半以后就因晚期不治离开了我们，享年仅为67岁。

谈到这里，好多人谈癌色变，其实确实有自己好的，有的人你不告诉他，他可能会活十几年，也有几十年的。即便是到了晚期，也有存活很长时间的。有一位老太太，十几年前找我看病，诊断为胰腺癌，我劝她回家吃好的，因为胰腺癌一般平均只能活一年甚至更短。结果昨天又来了，我问她是谁，她说就是十几年前劝她回家吃好的那个胰腺癌病人，我心想她是不是鬼啊！给她做CT检查肚子里的瘤子还在，这在医学上叫带瘤生存。上海某大学有一位老师，发现肝癌时胸水里就有大量转移癌细胞，通过整合医学方法治疗最后还活了12年。还有重庆某大学的一位外科同行，患胃癌发现腹腔转移有大量印戒细胞，这是恶性程度最高的一种。当时请我会诊，我就两点意见：一是回家吃好的，因为医疗上已无办法；二是为科里找好接班人。接班人找好了，可12年过去了，他现在还在，最后接班人等不及，调到另一所大学附属医院去工作了。

什么是正确的医学态度，我们要用科学态度正视癌的客观存在及不同转归，同时又要用医学的态度正视个人的不同情况及珍惜难得的治疗机会。还有一位工程院院士的故事，他在我院做了肠镜下大肠息肉切除，发现其中有腺瘤样病变，这种病变癌变率达30%，但已经切除了，没有什么问题了。不过我告诉他一年后复查肠镜，可他回家才3天就给我打来电话，说还过362天就要来复查，问我这段时间要注意些什么。过了10天，他又打电话来说还过355天就要来复查，问我特别要注意些什么。我劝他不要这样紧张，思想要放松，不然会想出来一个肠癌的呢！不信大家想一想，在你的右脚大踇趾底部正长着一个黑色素瘤，你不去检查，就这么一直想，天天想，最后会发生什么，神经体液高度集中调控某一局部，形成恶性刺激，难免导致局部增生，真的会长出一个癌来呢！因此，前面讲的那位院士是太医学就不科学，而后一位院士则是太科学就不医学，太科学可能也会带来医学上健康的麻烦，这样的例子比比皆是啊。

十三、数据与事实之别

科学讲求数据，凡事要以数据说话。医学也讲求数据，但更讲求事实，因为很多医学数据并不完全等于病人的实际情况，而一个真实的医学事实是若干数据共同反映的结果，而绝非一个数据的有无或高低的结果。通常，同一个医学事实在不同病人身上，其数据是不同的，或很不相同的。过多或过度地强调数据常常会偏离事实。比如有的数据是在局部或瞬间采集的，它只能代表有限的事实。特别是现代科学的发现已经积累了海量数据，人称大数据。这样大的数据，人脑算不过来，单个电脑也算不过来，需要云计算。但是大数据并不一定代表事实，医学需要事实说话，数据并不等于人体，有时由于数据的局限性，还可诱发误诊甚至引发灾难。目前很多科研论文或杂志喜欢报道正面结果或数据。其实正面只是研究者正对的一面，一个事物有正面就有反面，还有侧面，光报道正面就是片面，片面报道越多，就走向了极端，脱离了事实。最近有一个例子，中国的疾控中心与香港大学李嘉诚医学院和美国的NIH（美国国立卫生研究院）合作，针对手足口病在 *The Lancet* 上发表了一篇论文，用的是700多万例资料，其结论居然被广州妇幼保健院几名医生用70多例的病例给否定了。试想，你一个人得了病，我用700万例病人的数据算出的结果给你治病，可行吗？可以吗？可靠吗？告诉大家，我的空腹血糖多年来都是7 mmol/L，那时正常值是4～6 mmol/L。好多人劝我去吃降糖药，科学降糖，我就不去吃，为啥？我的其他各项指标正常，光把糖降下来是有害的呀！再说，我之所以60多岁了反应敏捷、口若悬河，靠的就是这个7啊，如果你给我降到5，成了低血糖，我不完了吗？再说，最近学术界看到血糖高的多了，听说已准备把正常值调到7 mmol/L，这下我真的要正常了，其实我本身就是正常的啊！还有我的血小板，从来就是6万（指每微升6万，即$60×10^9$/L），按有些人说法必须去打生长因子或吃生花生皮补啊。我从来不补，因为我妈给我的血小板就是6万，个个管用，从不出血，你要给我升上去，超过正常下限，我就可能形成血栓引起心肌梗死呢！还有血压，都说120/80mmHg最正常，那你看跟谁算呢？七八十岁的人我就主张高一点，收缩压最好到150～160mmHg，不然脑动脉供血不足对全身危害更大。有时我给老龄病人查房，血压120/80mmHg，躺下时十分清醒，还给我讲鸡毛信、地雷战，等到开饭，扶他坐起，连打哈欠，一下就睡着了。为什么？血压偏低，脑动脉供血不足啊。

如果要追求数据，一个人有成千上万个细胞，一个细胞有成千上万的分子，一个分子一天在成千上万秒时间内发生变化，三者相乘除以一个个体，那可是无穷大的数据，真是"数据复数据，数据何其多；哪个更真实，谁也不好说"。作为医学工作者，你究竟是相信这些无穷大的科学数据呢？还是相信符合实际的医学事实呢？答案是肯定的。

十四、证据与经验的关联

科学讲求证据，凡事要证据说话，而医学在讲求证据的同时更讲究经验，因为经验能治好病人。一个经验是若干证据相互组合，并经实践反复证实的结果。如果只按证据治疗，发热就退烧，疼痛就止痛，虽然有了证据，而且是对症下药，看起来还有的放矢,那可能是要出人命的。因为很多证据来源于局部、瞬间、间接,代表不了事物的本质。发热和疼痛都是表面证据,其后潜藏着危险的病因或病变,退烧止痛只图一时效果,最后可能延误病情,造成不可弥补的损失。政法部门出了那么多冤假错案,其实,人家也是在用证据说话的,如果证据取之不当,取之不实,会诱导出错。有些老公安进入二百人之众的大会场,他可以一下发现其中有两个小偷,我说你没有证据,人家还没偷,还没有偷的证据嘛。但他不需要证据,只用经验。他告诉我,小偷看人不敢抬头,只会抬眼,也不敢转头,而是侧眼,我说这样看人就是小偷吗?你这经验不可靠。他说还有一种情况,就是意中人也是这样看人,那就是爱上你了。

到急诊室去看病,你一定要找那些"冷若冰霜"的医生,他是胸有成竹,因为叫痛的病人不一定重,而沉默不语者很可能是病入膏肓了呢!最好不要找那些来回跑的医生,你在急他也在急,他是在找证据,其实他是看不出病,拿不出招啊,他是搞科学研究的研究生。但是医生要获得经验是很困难的,是不容易的,有的是几十年磨炼,这就是为什么医生越老越值钱。要做好的医生一定要跟着老师学,而且不只是跟一个老师学,跟着老师熬更守夜,摸爬滚打才能练出来。光会背书,光会记数据,光会找证据,其实未必能看好病。积累医学经验十分困难,不像科学研究收集证据那么简单,比如伽利略在比萨斜塔做实验,多简单,实验材料两个球,实验过程爬上楼,实验结果摔下球,同时着地就开始写"SCI"论文,医学实践取得经验哪有那样简单。

十五、因果与相关并联

科学注重研究因果关系,凡事皆有因果,医学也强调因果,但在大量的医学实践中,通常出现的是相关关系。因此,医学研究必须在科学研究的基础上,高度更要上一个层次,难度要更深一个层次。科学只有因和果,而医学有元因果,那就是因中有果,果中有因,相互转变,变幻无穷。有时我们难分因果,因为人体内存在海量数据,相互关系混淆不清;有时我们难说因果,因为海量数据相互转换,存在多重间接因果关系;有时我们难辨因果,因为人脑的认识水平毕竟有限。

关于医生的认识水平,我想在此多说几句,本来医学教育是精英教育,在国外是上完了大学本科才去考医学院。在新中国成立前的一段时期,我老师告诉我,他考南京"中央大学医学院"时是十分难考的,考进去一个班62个人,最后到毕业时只剩十几个了。现在我们不是这样,数以万计的三本生也来学医。什么是三本,考分750,他考400分甚至300多分就进来了,听说河北省招生,录取的兽医考生平均分比医科高了125分。特别是很多省份合校,好的医学高校合并后只能招少数学生,原来是大专甚至中专的医学专科学校,现在改成医科大学收了大批三本生入学,导致我国现阶段医生素质大幅度下降。我不是歧视三本生,他们说通过努力勤能补拙,不是有外国人说过:"成功就是1%的智商加99%的勤奋"吗。那为什么好多研究生勤勤恳恳、任劳任怨、不分白昼，花了大量科研经费却一事无成呢？原来是翻译不完全，上面那句话的后面其实是逗号，还没说完呢，后一句是："但那1%有时比99%还重要。"这么多的三本生进入医生队伍，将来该怎么办啊！

十六、科学与伦理之悖

科学可以涉及任何领域，想干啥就干啥，甚至造原子弹或细菌武器杀人。而医学讲究伦理，一切行动受到伦理的严格限制，不能随心所欲。从事医学要实行人道主义，要以人为本，只要是人，哪怕是敌人坏人，都要救死扶伤。科学家是实行革命的人道主义，往往是最大可能地杀伤敌人。所以说科学没有国界，但科学家有国籍；而医学没有国界，医学家服务的对象也应该没有国籍。比如现在中国的器官移植遇到很大困难，怎么办？科学家提出可用云南某种猪的器官，与人体很相近，这在科学上办得到，但在医学伦理上碰到了问题。科学上的成功使之成了人面猪脑，人面兽心，怎么办？这会面临社会学上的极大挑战，伦理学肯定不让医学这么做。又比如异体手移植，这在科学上做得到，但医学移植后受体总觉得不是他自己的手，甚至睡觉时都只把自己的手放到被窝里，夫妇拥抱时老婆都拒绝接受那只移植的手。再说，如果他用这只移植的手去杀人了，法官应该怎么判呢？你说是他杀的，他说是别人的手杀的；你说是脑子管问题，那他辩解只有杀人动机但无杀人行动，你怎么办呢？只好判成切断或枪毙那只移植手才合理。听说有一个美国男人先后4次移植了4个人的器官，最后妻子不愿跟他过，还说，我是嫁给你的，但你的肝、肾、肺、心等器官是别的男人的，我只愿意跟你过，凭什么让我和他们几个过。

十七、理论与实践的差距

科学特别强调理论的发现，而医学特别强调实践的发明。人们从来都希望理论与实践相结合，但在医学上，理论与实践真正能结合者只占其中很少一部分，大部分的科学发现或理论难以用到医学实践中去，而大量的医学实践难以找到相符合的理论。因为一个实践可能包含或引发几种甚至几十种理论，而后者相互间可能还是矛盾的，只要把病治好就行。孙思邈当年用小葱对男性进行导尿成功，比外国人早了1000多年。他发现吃得太好容易得脚气病，用麦麸糠皮可以治愈，直到1000多年后人们才知道是缺乏维生素B_1。他还发现吃得太差容易得夜盲症，吃生猪肝可以治好，吃煮熟的猪肝没这效果，直到1000多年后人们才知道是维生素A缺乏。事实上大量成功的临床实践，目前依然没有理论支持。一个病人来就诊，有8个症状，好的医生针对症状3一治病人就好了，不好的医生把8个症状都治了，病人却死了。前者讲究的是医学的事实和经验，靠的是实践；而后者讲求的是科学上的数据和证据，靠的是理论。

科学尊重发现的专一性，反对抄袭；而医学尊重发明的普适性，提倡模仿。

比如开处方、做手术都是在模仿别人，模仿越精到，治疗效果越好。科学强调发表SCI论文，只承认第一，不承认第二；而医学谁是老大，谁是名医，就看他是否能看别人看不了、看不好的病。因此，用科学的标准来要求医学，用科学家的标准来要求医生，那是不合适的，也是不公平的，这样做无益于医学的发展。依我看，医学应强调MCI，即Medical Citation Index，其实医生开一张处方就是一次引用，一次人命关天的引用。一个治疗方案的提出，一个手术方式的建立，应该看得到多少医生的采用，又惠及了多少病人；又比如你对相关专业的先进知识和诊治技术掌握了多少，占了多少百分比；治疗一种疾病，你治疗后的死亡率比别人高还是低；你发明或提出的新疗法被多少人采用等，这就是MCI。关于MCI，我建议由医学管理者来制定规则，制定标准。SCI和MCI各尽所能，各尽其用。单让医生去适应SCI，或单让科技工作者去适应MCI，都是不公平的，对各自从事的科学或医学，都是无助、无益，甚至有害的。

综合以上这17个论题，我的目的是想阐明医学并不等同于科学，但我不是说医学不是科学，毕竟医学里充满了科学。然而，要说医学就是科学，医学只是科学，我是不能同意的。五四运动引入科学的概念，国人将其推到了至高无上的境界，它像一顶金色帽子，任何行业一旦戴上这顶帽子似乎就顺理成章，它的存在也就名正言顺。其实不然，比如社会学与科学应该是两个范畴，科学注重一元分析及线性关系，而社会学注重多元分析及非线性关系。一个擅长科学的人去搞社会学，多为一根筋、愣头青，但一个擅长社会学的人去搞科学，那一定是捣糨糊。因为科学规定1+1必须等于2，而社会学尊崇1+1只要等于理想结果就行。什么是理想结果，不在于2、3，甚至1或0也可以。什么是水平，搞平了就是水平嘛！但在中国，搞社会学的也许是怕别人说他名不正或言不顺，或怕别人说他不是干正事，于是给自己戴上科学这顶帽子，还称为社会科学院。事实上戴上这顶帽子，它的职能就是只研究社会学中科学的那一小部分。社会学中的很多问题用科学的方法解决不了，只能靠民主的方法去解决了。还有，中国有医学科学院，而在美国有搞医学科学研究的，但没有这个组织，只有国家科学院（National Academy of Science）、国家工程院（National Academy of Engineering），还有国家医学院（National Academy of Medicine），法国也是这三院，没有医学科学院。而在中国却有Chinese Academy of Medical Science，是正宗的中国医学科学院。那就是只研究医学中属于科学那个范畴的东西，或只用科学这个方法学来研究医学。特别是中医，开始只有一个中医研究院，后来怕人家说中医不科学，就改成了中医科学院。后来人家真的说中医不科学，因为中医中除了科学成分外，还有不属于科学范畴甚至比科学还要重要的其他重要成分。说你不科学怕什么，是医学就行嘛！真理了就行嘛！在中国，科学引入后对医学的帮助是功不可没的，但它的放大影响是人们把科学这种方法学当成了格式刷，从此用科学的理论解释医学，用科学的方法研究医学，用科学的标准要求医学，用科学的规律传承医学。医学经科学的格式刷一刷，刷掉的是什么呢？是人的特性和人的本性，最后医学只剩下了医学中的科学主义或科学化的医学。这样做，虽然也帮助了医学的发展，但同时也阻碍了医学的进步，正如诺贝尔奖获得者费因曼说过，"科学这把钥匙既可以开启天堂之门，也可以开启地狱之门，究竟打开哪扇门，有待人文的引领"。为此，我认为弄清医学与科学的关系，找到相互依存、相互帮扶、相互检验之处，从而推动医学的大踏步健康发展，最终共同为人类利益服务。我们应在如下四个方面摆正关系，做出努力。

一、用科学的理论帮扶医学，但不能用之束缚医学

医学的发展需要各门学科的支持和帮扶。科学是世界上现时最强大、最有用处的方法学，我们理所当然要用科学获得的理论来帮助促进医学的发展。但是由于医学本身的特殊性，只能优取科学研究成果中对自己有用的部分来发展壮大自己。比如近十几年，国外提出的转化医学理念，从科学的提法和思维来看没有错，但真正用到医学中去，美国花了十几年，耗资多少，耗时多少，难以计数，但到最近总结的结果却是"进展缓慢，收效甚微"。因为科学研究取得的数据、证据浩如烟海，真正能用到临床实践者只是极少数，也不敢随意用到病人的诊疗中去。开始提出是从基础到临床转化 B→C，结果不灵；后来又提出临床到基础转化 C→B，结果也不灵；到最后提出的是基础与临床相互转化 B⇌C，依然不灵。倡导者最后已经忽略了转化医学，提出了精准医学或精确治疗，叫 Precision Medicine。其实并不新鲜，这是过去提出的几个 P 中的一个 P 而已。医学界，特别是临床医学界对此颇有看法。怎么做？怎么办？怎么收场？拭目以待。

二、用科学的方法研究医学，但不能用之误解医学

用科学的方法研究医学，这是医学研究中的主战场、主力军，所获得的成果已经推动了医学的发展，但同时科学研究过程中所写的大量文章对医学的本质确实常有误导与误解。许多重要的诊断方法，许多畅销的药品在一夜之间宣布停用，就是这个原因。又比如循证医学，作为一种科学的方法学是没有问题的，但用于临床把病人完全当成数据来算，正如前面所讲到的，已经误导了医生，乃至误解了医学，因而英国的临床医学界已有相当多的人反对用这种办法指导临床。另外，一些科学以外的方法学也应该引进医学的研究中，一方面补充完善或纠正用纯科学方法或局限的科学方法引起的错误；另一方面与科学方法一起，形成新的医学研究方法体系，从而更进一步推动医学的发展。

三、用科学的数据助诊疾病，但不能用之取代医生

我们要对大量的科学数据进行分析，去粗取精、去伪存真、有所取舍，使之成为有用的医学数据，可以用之并使之成为辅助医生诊疗疾病的重要帮手，但绝

不是用来取代医生。最近网上传闻,要用网上医疗取代医生看病,让医生失业回家。我也是负责任地讲,这是做不到的。将来能否做到,要用多长时间才能做到,难以预料。至少,现下是做不到的。网上为大众提供健康知识,回答一些简单的问题是可以的。但看病还得找医生,网上一问一答就治病,那会出大错。就算对我们的高级专家来说,即使病人坐在面前还有好多问题搞不清楚,你在网上行吗?这个世界上在网上买任何东西都可以办到,但要用之买命则难成,则不成。举一个非常简单的例子,青霉素注射后会发生0.04%的过敏性休克死亡,就是为了这4个人不死,需要对10 000人全部做皮试,即便这样还有因注射时过敏死亡的。每天如有1000万人注射青霉素,如果在网上买药自用,那就可能有4000人死亡,网上交易赔得起吗?这还只是千百种治疗中的一种情况,还有药品引起的各种各样的慢性毒副作用引起的死亡呢?所以,我们可以用科学的数据来助诊疾病,但还得靠医生,绝对取代不了医生。我们的医生一定要接触病人,那叫临床医生,我们不能做离床医生。

四、用科学共识形成指南,但不能用之以偏概全

凡是当医生的,特别是青年医生都想对每一种疾病有一个指南,照章办事,开展医疗实践,岂不简单。但这只是一种良好的愿望。什么是共识或指南?是一部分老医生把自己的经验做成规范让年轻医生用或基层医院的医生参考,但这只是医疗实践的最低要求,所有指南大约只能覆盖80%的病人,对那些指南覆盖不了的病人哪怕只有一个,对年轻基层医生来说都头痛。特别是到大医院治病的那些病人,绝大部分都是在下级医院用指南没治好的,所以对其仍然沿用指南治疗,那可是治不好的。所以,我说:"指南复指南,指南总不全;那些圈外人,他们跟谁玩?"比如来大医院看病的肿瘤病人,他们已在小医院用指南治过治不好,是指南覆盖以外的病人。这些病人来到大医院,是对大医院医生包括主任们的严峻挑战。因为在他们诊桌前有千百个不同的肿瘤病人,在背后的药柜中有千百种抗癌药,这些药品都是经科学方法证实对肿瘤有效的,但你不可能让一个病人吃千百种药,也不能用一种药治疗千百个病人,怎么办?另外,已经形成的科学共识或指南,经过一段时间应用后,经常发生问题,所以要不断修订。试想,一本指南到修订至第10版时,离首版的差距得有多大,那第1版的错误由谁负责,由谁承受?何况,现今中国用的指南只有4%~5%的证据是来自中国人的,其余多数是照搬外国人的,其对中国病人的可靠性已遭到质疑。所以,我说:"指南复指南,指南总在变;回笑头一个,多少乱琴弹。"这就是科学指南在医学实践中的局限性。这些指南中也包括业界近年广为提倡的临床准入标准,这是国外保险公司搞的一套东西,我们只能作为医疗实践中的参考,不能作为行医准则。对那些指南、共识或准入标准以外的病人,你肯定治不好。如果你改用方案,治好了没人给你肯定;如果发生问题,人家会告你不用指南、共识或准入标准治病。打官司、上

法庭，你准输不赢，这叫"以其人之道，还治其人之身"。所以科学指南在医学实践中常显不科学，我们要用医学的方法不断修正、完善，甚至纠正科学指南，使其更好地为医学实践服务。

医学和科学的关系，好像两列不同的列车，到达的终点都是为人类的利益服务。但是由于两列列车的动力模型和车速不一样，各自的铁轨宽窄不同，铁轨的材质各异，因此要各走各的道。纵然有时可能在火车站交集，甚至可以换载货物，互换乘客，但很快就应分开。如果放到同一道上行驶，要不撞车，要不就会脱轨，不仅无助于各自前行，反而事与愿违。

医学与科学的关系，又好比跳伞员与降落伞。降落伞好比科学，跳伞员要平安着陆，首先要撑开降落伞，撑开面积越大，浮力越大，但这并不安全。为了保证安全，跳伞员的身上必须系上17根绳子，17根绳子必须与降落伞上的17个点相连，连多了不行，连少了也不行，连得合适就能平安着陆。这17根绳子就是我前面讲的17种关系，只关注一根绳子，那叫科学；关注17根绳子，那叫医学。跳伞员、绳子与降落伞联结的17个点合起来就是我们一直在倡导的整合医学（Holistic Integrative Medicine，HIM）。整合医学是将医学研究中获得的大量数据和证据还原成事实，是将临床实践中获得的大量知识和共识提升为经验，然后在事实与经验中来回实践，反复实践，实践出真知，其结果就是新的医学知识体系。整合医学是医学未来发展的必然方向和必由之路，也是未来医生的出路所在和出息所在。

科学从自然哲学中脱胎出来，有了长足的发展；医学由于引入了科学的理论和范律也获得了可喜进步，这是不可否认的。遗憾的是医学向科学方向发展的这种极端方式，引发了医学的科学主义，形成了科学化的医学。医学只有回归本源，按自己的本质和规律发展，才会带来又一次革命。而实现这一目标，首先是要弄清医学与科学的关系。我并没有从任何方式、角度及言辞上反对科学，也没有否定科学的本意和言行。我着重强调的是摆正医学与科学的关系，既不要太科学不医学，也不要太医学不科学。这才是本次撰写《再论医学与科学》的初衷。当然，仁者见仁、智者见智，这绝不是一朝一夕、一论再论、一篇再篇所能讲明和说透的。

医药互为师

感谢中华医学会的盛情邀请，2014年是我第三年为中华医学会全国学术年会做报告了。前年初，我报告的题目是"精品战略"，讲的是学校管理，重点介绍了四医大实施精品战略的办学思想，5年中获得5个国家科技进步一等奖，以后写成并出版了《治学之道精》，全书共1500页，210万字，重达6斤多。去年初，我报告的题目是"整合医学"，讲的是未来医学发展的必然方向和必由之路，在国内外同行中引起强烈共鸣和不断实践，继后也写成并出版了《医学发展考》，全书近1400页，200余万字，也重6斤。今年讲什么呢？讲后又能写成并出版什么书呢？

首先请大家认识几个人，是几个古人，他们可是名家，不认识可要影响你自己的知名度。这个人叫华佗，华佗是什么人？What's he？毫无疑问，大家都知道，他是一位医生，但他更是一位药师，而且是杰出的药师。他对世界医学最大的贡献是麻沸散，这比外国人发明麻药早了400年，遗憾的是现在失传了。在华佗之前是没有麻药的，病人来做手术，医生的处方是一斤白酒，病人喝半瓶，自己喝半瓶。实在麻不住，就请几个人按住开刀。你看麻醉的"醉"字，一边是酒瓶，一边是卒；一边是"酒麻"，一边是"按麻"嘛！第二个人是孙思邈，他是著名的医生，可他更是药师，是秦巴山区广厚的药材资源，养育了这位药圣。他最有名的是《千金要方》，他说："人命至重，有贵千斤，一方济之，德逾于此。"接下来这位是希波克拉底，你说他是医生还是药师？还有这位盖仑呢？显然也分不清啊！因为那时是医药不分家！随着历史发展，慢慢地就分家了。去年底，我有幸应邀参加"吴阶平—保罗·杨森医学药学奖"颁奖大会，认识了两个人。这是谁呀？是吴老，吴阶平老先生，他是一位有名的医生，但他一定不是药师！另一位又是谁呢？是保罗·杨森先生，他是一位有名的药师，但绝对不是一位医生。大家都知道，他们俩是好朋友，感情上亲密无间，但专业间分工明确。到我们现在，医生和药师的分工就更明确了，医生又分成了外科、内科等各专科医生，外科继之又分成神外、泌外、心外、普外等三级学科。药师再分成化学药、中药、生物药师，继之又分成了药剂、药效、药代等三级学科。这种分啊分，好是好，一个医生对一种病的一个病灶的诊断和治疗，越发的精细和精到，但这种分法如果继续下去必然使医学走向歧途。本来医生是治病的人，现在却成了治人的病。所以，我们推出了整合医学的理念及实践。既然我们不能再向微观一股脑分下去，我们又不能也回不到医药不分家的原始状态或原生态。医生和药师已经分家，那只有让它分下去，我们已无回天之力。但医生和药师可以相互学习，取人之长补己之短。一方面相互做学生，另一方面相互当老师。所以，今天的题目就是"医药互为师"。要想相互学习，首先要了解对方的艰巨任务或重大挑战。

一、医生面临的是患者之多

改革开放30年来，特别是在大医院，病人的数量骤增。据粗略统计，病人的数量增加了3～5倍，病床增加了3～5倍，住院费增加了3～5倍，医生的数量也增加了3～5倍。遗憾的是医生不仅看不完病人，还得不到病人的满意，这在大医院尤为如此，病人为什么会如此增多呢？

1. **寿命延长**　新中国成立之初，中国人的平均期望寿命也就40岁左右，现在平均已达70多岁了。这多活出来的三四十年，人的身体状况也会出现相应变化。我们的基础医学研究和临床实践都还没有也不可能完全跟上。因此，当我们为多活三四十岁而感到幸运和幸福的同时，也要为此付出患病的代价。

2. **环境剧变**　自然环境这几十年的变化可谓是"疾风骤雨"。地震刚过，海啸来了；海啸刚过，SARS来了；SARS刚过，雾霾来了……很多天灾本来是数千年或数百年才来一回，可现在是几十年或几年全都碰到了，有的甚至是一年碰到几回。自然的这种剧变，人体根本来不及适应，从生到死酿出各种各样的疾病。现在有的地区育龄妇女的不孕症几达20%，全国死因统计中肿瘤的构成比也已超过20%。换言之，也就是说1/5的人该生生不出来，1/5的人不该死却死了。

3. **经济改善**　过去很多病人，特别是老少贫穷地区的农村病人，因为家庭经济困难，看不起病，无力就医，很多甚至死后都不知道病因。现在不一样了，经济发展使民众，特别是农民的收入增加，加上新农合制度的建立，农民进城看病越来越多，有的子女如果不把父母送到城市医院，特别是城市大医院看病都被他人甚至自己视为不孝。

4. **过度诊疗**　由于各种先进医疗设备和先进检查项目的出现，很多医院或医生把一些指标的轻度升高视为疾病。如血糖稍有增高就是"糖尿病"，血脂稍有升高就是"冠心病"，组织中见到几个不典型细胞就当成癌症来处理……酿成了很多过度诊断和过度治疗。有人打趣地说：中国有13亿人口，但有30亿病人。

引起病人急剧增多的原因还有很多，真是"旧病未止，新病突发"。医生过去还感到力所能及，现在可是力不从心了。

二、药师面临的是药品之多

改革开放30年来,药师面临的最大困境是药品骤增。不仅总量大增,药品的种类也在骤增。有人粗略统计,药品总量及种类大致增加了3~5倍,药费增加了3~5倍,不良作用发生率增加了3~5倍,药师也增加了3~5倍。药品增加的原因是什么呢?

1. **刚性需求** 人得了病,付钱买药治病这成了中国人天经地义的事情。治病救命谁都舍得花钱,中国目前已成为全球第二大药品销售市场,仅次于美国。中国有13亿人口,可能用不了很长时间,将会超过美国。

2. **朝阳事业** 在过去10年中,全球药品年销售额从近5000亿美元骤升到1万亿美元,而且正在以年11%的速度高速增长,远远超过世界各国GDP增长的平均速率。

3. **药物抗性** 随着临床用药增多,临床药物抗性越来越严重。我们几乎10年才能生产一个新的抗生素,但临床的耐药菌大致每两年就产生一个,肝炎病毒每年发生变异者高达25%以上,肿瘤细胞对抗癌药的抗性十分突出。有人打趣地说,1万个癌细胞首次给予一个单位的化疗药,可将9999个癌细胞杀灭,但剩下的1个产生了抗性并增殖起来,我们则束手无策。你再给它用10倍用过的药,在体外给予100倍甚至1000倍都杀不死。你直接把癌细胞放到药瓶里头,它也死不了。有的癌细胞不给点抗癌药,它反倒不长了,它成瘾了。为此,近30年来,以美国为首的科学家研究了近10万种抗癌药物,试图解决这个问题,但未成功。因为癌细胞一旦对某种抗癌药产生抗性,它会对未用过的甚至是结构和功能均不相同的抗癌药同样产生抗性,这就是我们常说的多药耐药性(multi-drug resistance, MDR)。药物产生抗性了,没有办法,就得不断研制新一代的药物来解决问题。所以在制药领域,我们的策略一直是魔高一尺道高一丈,这样药品就越来越多。

4. **利益驱使** 按照现在的市场管理,药品从出厂到病人手里,中间有很大利润空间。这些利润潜藏在国家、厂家、经销商、医院及医务人员之中,由于各种利益驱使也导致用药增多,客观地激发了药品上市的增加。

还有很多促进药品骤增的因素。如果照此下去,我们将来有可能出现"从过去的有药可治到将来无药可治"的状况。

三、病人面临的是就医之难

不可否认,由于医生、药师以及整个医学界的努力,我们救治成功了数不清的病人,中国人平均寿命的延长与中国医务人员的贡献是分不开的。但是确实也出现了如下的状况,而且这种状况越来越多,越来越严重。那就是不少家庭"人病了、罪受了、钱花了、命没了、全完了"。病人自己认为,医生都应该把病人治好的,他们花钱,是来买命的。钱花了人死了,肯定是医生有问题。或者说,既然人死了,你就应该还我钱,于是就来找医生闹事。因此,杀医生砍医生,去医院设灵堂,让医生背着死孩游街的都有,逐渐地出现了医闹这个现象,甚至这个"职业"。医院为了息事宁人,病人一闹就赔,闹得越大赔得越多。政府为了解决这个问题,进行了几年的医改,应该说取得了一定效果。但从全局看、整体看或者说深层次看,离解决问题还有很长很长的路要走。在医疗链上,目前依然存在严重的问题,有人打趣地说:"病人看病难、看病贵,医生行医难、行医畏,院长管医难、管医累,谁最帮我们?中华医学会(或中国医师会)。"

医改的问题,是一个涉及社会管理中方方面面的事情,也是一个庞杂、系统、牵一发而动全局的事情。作为医生和药师,我们自己应该做什么?我们自己又能做什么?我们向社会和政府的建议又是什么呢?从制药和用药的角度,我们从现在起就必须解决战略、策略和战术等问题。

一、战　　略

1. **投入要多**　制药是一个高风险、周期长、高成本的行业。所谓风险高,基础研究发现1万个化合物,实际能通过动物实验的不到250个,能进入临床试验的不到50个,最后真正能成为临床药品者大致1个。即便到了临床试验,通过Ⅰ期试验的100个药品能通过Ⅱ期试验者已从过去的28%降至现在的18%,而后者再通过Ⅲ期试验的仅为50%。所谓周期长,过去研发一个药品平均需10年,现在平均已达16年。所谓成本高,过去研究成功一个药品大约需投入10亿美元,现在已达15亿美元。而在中国,2013年研制一个药品国家仅投入4000万人民币,国外比国内要高200余倍。国外药厂一般将年销售额的15%~18%用于新药品的研发,而中国的药厂只投入2%~3%。2012年,中国各方面投入药品的研究仅140亿人民币,而国外仅在其中国药厂投入的研究经费就已达80亿人民币。中国对药品研究的投入不够或投入不力,不仅极大地影响到好药的研发,而且又大大地延长了药品研发周期,使自己处于极为被动的境地。

2. **建厂要大**　改革开放以来,针对国民对药品的需求,中国的药厂逐渐增多,已达上万家,能数上厂名的已达几千家。但就这几千家企业,总的销售额还不敌国外辉瑞一家的多。而且国外至今仍在相互兼并,近5年每年按150~180家的兼并速度推进。比如近期,辉瑞收购了惠氏,罗氏收购了基因泰克,默沙东收购了先灵葆雅等。过去是大鱼吃小鱼,现在是大鱼吃大鱼。

3. **仿制要少**　中国是全球第二大药品销售市场,我们有数千个药厂天天在制药,有数百万医生天天在开药,我们13亿人口谁都会用药,可我们用的药90%以上都是仿制外国的,仿制的主要是国外过了专利保护期的化学药,而且仿制出现两种倾向:一是低水平仿制,好的东西仿不了,仿出来的不是好东西;二是高密度仿制,即能仿的都去仿,你仿我也仿,造成中国仿制药品市场上的恶性竞争。

4. **审评要快**　美国1993年对新药的审评时间平均为19个月,到2011年只需

9.9 个月；而中国审评一个仿制药需 5 年以上，对 1.1 类新药则需 6~8 年，甚至更长。如此长的审评时间将严重影响新药上市速度。

5. 加快中药研究 中药是中华民族的瑰宝，数千年来对于中华民族的生存和繁衍发挥了重要的历史作用。新中国成立以来，特别是近 30 年来党和政府一直高度关注中药的研究及开发。中药不仅对很多疾病疗效可靠，而且资源丰富且价格低廉，比如每千克甘草仅 6 元，但甘草酸可值上万元，增值上千倍；又比如红豆杉每千克仅 16 元，但制成紫杉醇，则价值 3 万元，增值近 180 倍。因此，现在中国已种植 600 余万亩（1 亩≈666.67 平方米）中药，形成了 17 个较大规模的中药市场，目前已有 1000 余个制药企业，中成药的剂型已达 45 种，市场上已有 5000 余个产品，年收入已达数百亿人民币。但遗憾的是这只是在国内的状况，在国际中药市场上则不容乐观。世界中药市场的总值约 160 亿美元，但日本的中药占了 80%，韩国占了 9%，印度和新加坡加起来占了 6%，剩下仅 5% 才是中国的中药，而且多为原药材（草根树皮）出口，真正成为中成药的不到 1%。由于大量原药材出口，中国的很多中药材锐减，比如甘草在新中国成立初期全国总量可达 200 万吨，现在只有 35 万吨，麝香的产量已下降 70%。为了解决这个问题，很多地区号召农民种中药材，但有些是在海拔低的地方种植要在一定海拔生长的药材，还施化肥，结果药材不地道，严重影响中药材质量。目前很多国家也开始自己种植中药材，比如日本，目前已有 3 万药农与药材公司签约种植中药材，已引进了 5000 多个中药材品种，成功种植达 50 多种。日本不仅种植，而且建立生产车间已达 3 万平方米，自己生产中药，比如救心丹已销给我国。特别值得注意的是，国外在中国申请的中药专利已达国内总数的 10%。非常遗憾的是，针对这种竞争状况，国内少数人还在讲中医不科学，那日本韩国就科学了吗？再之，国家对中药研究和生产有很大限制，比如中国 2012 年批准上市的药品达 518 件，其中中药只有 37 件，仅占 7.1%。而且企业乐于重复生产，比如清开灵注射液就有 8 个药厂在生产，而六味地黄丸、川贝枇杷止咳露、复方丹参片、板蓝根制剂的生产厂家达到数十家，相互间形成恶性竞争。

6. 加强生物药研究 生物药应该是对人体最有效、毒副作用最低的药物，比如胰岛素对糖尿病，甲状腺素对甲状腺疾病，又比如疫苗对疾病的预防作用等。因此，国外近年来极大地加强了生物药的研究和开发。比如 2011 年全球药品销售额为 9560 亿美元，生物药达 1500 亿美元，占 15%；而中国的市场 2010 年生物药仅占 7%。2011 年美国共批准 35 个新药，其中 29 个是生物药，占到 83%；而 2012 年 CFDA（国家食品药品监督管理局）批准上市的 518 件新药中，生物药只有 29 件，仅占 5.6%。

二、策　略

1. 从没有药效中找疗效 药效只是疗效的一部分，大量临床试验证明，有药效不一定就有疗效；反之，疗效不一定就是药效为之。在新药的研究过程中，大家都习惯去找靶点。目前全世界找到的药物靶点大概有500余种，但没有一个是中国大陆工作者找到的。此后再找已发现相当困难。事实上，人体是一个生物体，是一个整体，阻断一个靶点或一条通路，另一个或另一些靶点或通路就会代偿性地发挥作用。就像恐怖分子要从新疆出发去袭击北京，西安是重要一站，好比靶点，但绝非必经之路，他们完全可以通过成都、重庆、昆明……绕道而行，因为人体好像一张铁路网或民航图。比如有一个药叫人参皂苷，对脑卒中治疗效果好而且可以减少后遗症，但在脑卒中病灶部位，根本找不到它的作用靶点，它是通过进入人体后激活其他部位产生人体固有的物质对脑卒中病变发挥作用。又比如，我们发现一种止痛药，是中成药，它也不像吗啡或非甾体类抗炎药（NSAIDs）那样有止痛靶点，也是进入人体后激发人体固有的物质发挥止痛作用。还比如，有很多种药物在体外对从病人中获取的细菌培养是耐药的，但进入体内却对这种细菌仍然有效。

2. **从没有药理中找道理**　药理是道理的一部分，临床试验反复证明，有药理不一定有道理，而道理未必来自药理。病人体内变化纷繁复杂，我们的治疗针对的是病人的一种现象或一种状态，而不只是一个症状或一个病灶，通常没有那么简单。比如美国2003—2006年，对基因治疗投入了15亿美元，试图在这方面有重大突破，结果发表了25 000篇论文，最后的结论却只得到一句话"基因治疗离临床应用还有很长的路要走。"这用事实告诉我们，基因治疗要解决病人的一种现象或一种状态，绝非一个分子或一个核苷酸，那是很难做到的。国内的情况更是这样，通过基础研究发现了大量制药的相关分子，但真正离成药还有很长的路要走，真是"分子复分子，分子何其多；哪个更管用，谁也不好说。"我在临床中有这样一个经历，小肠移植是排异最严重的状况，我们有一例病人两次移植后都排掉了，大家总在讨论应用环孢霉素或他克莫司等抗排异药，可国际文献中有肾移植后5次都排掉了，到第6次干脆做肝肾联合移植就成功了的病例，而且这种病例不少。那么肝在器官移植排异中的作用是什么？是什么分子在起作用？如果能将其分离出来进行普遍应用，这可能没有环孢霉素或他克莫司的药理，但却有抑制排斥的道理。

3. **从常用老药中找新药**　老药是通过大量病例长时间在人身上应用得出的最正确的结论和最理想的产品。比如阿司匹林，该药的主要有效成分是乙酰水杨酸，其实早在2000多年前人们就已经开始用它来治疗了（当时人们用柳树皮来止痛，而柳树皮中就含有乙酰水杨酸）。后来发现其有预防心脏病的作用，再后来又发现有预防和治疗结肠癌的作用。有人这样说，目前尚未发现能跟阿司匹林媲美的药品。大家对中药黄连应该是尽人皆知，苦如黄连嘛！后来从中提取出黄连素，可用于治疗腹泻或肠道感染。再后来提纯了小檗碱，近期发现用小檗碱可以治疗糖尿病，这在国内外引起轰动，但找不出小檗碱治疗糖尿病的药理或靶点。其实人吃了含糖物质后，首先要经过肠道细菌作用、代谢，然后才进入人体转为血糖而被利用。人体肠道中负责糖代谢的细菌在不同个体菌群有所不同，其功能也有差异，这就是为什么有的人"喝水都长胖"，而有的人则不然，小檗碱治疗糖尿病可能是通过改变肠道菌群或其比例而起作用的。

用粪治疗某些顽固性腹泻在1000多年前的中医典籍中已有记载。用益生菌和益生素治疗不少肠病都有效。近期，我的学生南京医科大学附属二院消化科的张发明副教授在国内首开"肠微生态移植"治疗难治性克罗恩病取得疗效，在国内外引起极大反响，这也是一种老药新用或老法新用的范例。

目前评价一种药品，多数是按照循证医学的原理，如果一个药对80%或80%以上的人有效，就是一个好药，其实对那20%无效的病人用了确是坏药或毒药；反之，一个药如果只对20%的人有效，但对80%无效，则这个药不是好药，但认真一想，它对那20%的病人确是有效果的。这就涉及我们选择适应证的问题。适应证选好了，可能得到100%的效果。常言道，是药三分毒，人们只记住了前一句，其实还有两句，叫作"有病病受之，无病人受之"。国内用三氧化二砷治疗白血病就是这个道理。

对于老药新用，国外不乏成功范例，比如伟哥就是从对心脏病无效的药品中利用其副作用开发的。又如近期对吗丁啉的副作用，正在开发其催乳的药效。日本早在20世纪70年代就转向研究我国中药的经典方，而且大见成效。研究初期，仅在1993年一年就发表了复方研究的103篇论文，涉方45个，其中经典方达41个，包括小柴胡汤、黄连解毒汤、柴胡桂枝汤、当归芍药汤等。后来他们的研究成果因要保护知识产权，便很少发表，但研制成的中成药却源源不断销往我国。

三、战　术

1. **学术组织**　现在的各种学术组织分科太细，基本是本专业的小同行在一起。一般临床医学的学术组织很少有药师参加，从事基础研究的药学工作者就更少了。反之，药学包括临床药学的学术组织也很少有临床医生参加，即使像国家重大新药创制这样重要的学术审评组织也极少有医生参加，相互隔离，甚至相互对立。真是"各弹各的琴，各吹各的号；人人都使劲，往往全跑调"。

2. **学术会议**　现在的各种学术会议涉及的面很窄，也基本上是本专业的小同行在一起交流，别人不知道的自己也不知道。一般临床医学的学术会议，很少有药师参加；反之，药学包括临床药学的学术会议也很少有临床医生参加。将来临床学术会议的代表起码应有1/5，至少1/10是从事药学研究或临床药学的。另一方面，对药学特别是临床药学的学术会议也应该照此进行，只有这样才能相互交流，相互提高。

3. **杂志书籍**　在将来的杂志书籍中，不仅医药两方面的专家编者都要聘请，更主要的是临床医学书籍要加入较大量的药学知识。不能光提一个药名或剂量就行了，而且要把药品知识编进疾病病因、发病机制、病理及诊治的章节中去，成为一个整体。对药学书籍杂志的要求也应该是这样，让读者始终有医药不分的体验。

4. **查房讨论** 临床查房或病例讨论，必须要有资深和专业的药师参加。很多人认为药师只知道发药送药就行，这是完全错误的。我现在主持的临床查房，一般都有临床药师参加，而且要对我的用药进行认真评估，他们必须提前来看我们的病人。我目前的查房，一上午一般看四个病人，两个是病房提供的疑难病例，还有两个是我自选的，不然你让他提供，他不给你疑难的，对于他们自己做错了的他们可能不给你提供。我查房一般解决三个问题：①疑难病例的诊疗；②临床诊疗的思路；③所诊疾病一直到昨天的进展。这三个内容临床药师都必须跟我同步进行，共同讨论。除了药师外，还有营养师、护师也须跟我查房，拿出他们的意见。另外，我还根据病情的疑难程度邀请病理、检验、影像甚至基础的医学科技工作者参加查房，总而言之，是一种创新性的整合医学查房。

5. **用药规范** 用药规范十分重要，"不依规矩不成方圆"。美国有药品技术指导原则480多个，而我国仅66个。国外几乎对每一种疾病都有诊疗指南，而中国的很多疾病没有，有的多数是照搬国外的，由于东方人与西方人在遗传学上的差异，很多国外的指南对中国是不适用的。比如克罗恩病，西方人多有 NOD2 基因多态性，而亚裔人就没有。目前在中国，医生开药随意性太大，北京的一个病人看了10家医院，只有1家正确，其余都有点问题。全国医生那么多，你怎么能让全中国医生，包括乡村医生都能正确开药呢？一个医生给一个病人开一种药，一般不会出错，错了也易调整或纠正，但开2~3种药，那危险因素就增多，如果开5种以上药品，加上病人的情况不同，那就成了无穷大的影响因素。作为首席科学家，我牵头组织了数百位专家，从每一个病开始，按照国际最新的随机对照试验（RCT）结果编成了数种治疗方案，并制成软件，医生可以将病人的全部情况输进去，计算机根据病人情况为你选药和配药，直至方案成功。目前已经在90多家医院应用，医生反映效果很好。当然这个工作不是一劳永逸的，因为药品年年在变，治疗方案也年年在变。所以我们的软件也需不断升级。

结　语

总之，医生目前面临的是病人之多，药师面临的是药品之多，病人面临的是就医之难，解决这些问题虽然是一个综合或系统的社会管理问题，但对医生和药师的要求就是要相互学习、取长补短，"医药互为师"。无论在战略、策略、战术上都要有一个根本的转变。随着知识更新、经验积累、实践水平提高，我们不仅在制药上将有一个质量上的飞跃，还会在临床开药用药质量上出现一次飞跃。到那时，我们的标准是：对一个病人，"不用药治好了病那是上医，用单药治好了病那是中医，用很多药治死了人那是下医"。

合理用药与用药合理

有一个疑问一直萦绕在脑海，令我百思不得其解，那就是"人类走到了今天，是谁帮助了我们?"如果对这个问题思考得好，回答得正确，有利于人类的生存、繁衍和进步。反之，必将导致人类发展的停滞、萎缩甚至消亡。人类不要自恃强大，恐龙曾比谁都强大，但绝迹已好多万年了，而且何时绝种、为何绝种至今尚无定论。是谁帮助人类走到了今天，也许有两个答案。

一是人类自己帮助了自己。人类发展的历史说到底，是人类与大自然斗争的历史。胜则存，败则亡。从刀耕火种、广种薄收、日出而作、日落而息，到富足了的衣来伸手、饭来张口、丰衣足食、齐乐小康，人类用自己聪明的才智了解了大自然，甚至征服了大自然，以至成了世界的"主宰"。当人类战败了植物，想砍就砍，想伐就伐；再战败了动物，狮子老虎不在话下；目前正在与微生物的战斗中，还处于拉锯状态，胜负难分。人类铸刀造枪，成百上千次发动局部战争直至世界大战，在残酷消灭自己的同时，也在毫不留情地消灭着自己的同类。

二是医药帮助了人类。人类与大自然斗争的历史，说到底，也是一部医药呵护人类进步的历史。在与大自然竞斗的过程中，有两种祸害一直伴随着人类自身，一种是伤，一种是病。自然灾害、战争创伤、交通事故，一次次给生灵以致命性打击。流感、天花、鼠疫、艾滋病以及自发疾病，一次次给人类带来了毁灭性灾难。道高一寸，魔高一尺，魔高一尺，道高一丈，此起彼伏，从无止境。疗伤治病，离不开医，离不开药。中国人的平均期望寿命从过去的40岁左右，到现在达70岁以上，可以说没有人类，何知医药，而没有医药，又何存人类？因此，医药在人类发展史上起着至关重要的作用。

人类与大自然的斗争史同时伴随着医药的蓬勃发展史。医药帮助了人类，拯救了人类，这是不可否认的事实。但是又必须看到或者具体说，药品也正在威胁着人类，危害着人类，甚至毁损着人类，这同样是不可否认的事实。男性的精子量在近

50年中从每毫升精液中6000万左右锐降到现在的每毫升2000万左右,不育症在一些地区已达育龄夫妇的10%～20%,这虽然不能全归咎在药品上,但难道不能说明一些问题吗?2009年第69届国际药品大会上,Kamal Midha主席指出,目前全球临床常见病50%以上不按照指南治疗,50%以上的患者在医院接受着过度盲目的治疗。在美国医院内死亡的患者中,因药物不良反应导致死亡者达20%。这一严酷的现状可能在发展中国家更为突出。人类正在从主观上用药救自己到客观上用药杀自己。从一个反面的例证可以看出,在2003年SARS流行的两个月中,一般患者不敢到医院去看病,也无药可吃。据粗略统计,这个时期农村的死亡人数确有减少。在国外,医院用药量排在前10位的药品中,没有一种是抗生素类药。但在我们国家的不同地区,经常发现病人使用抗菌类药品达数种以上。据统计,2010年,全国共输注液体104亿瓶,相当于每个中国人输液8瓶,远高于国际上的2.5～3.3瓶。药品滥用导致各种药源性疾病,抗生素滥用导致多重耐药菌的出现。国际上生产一种新抗生素一般需要10年时间,但一种新耐药菌的产生往往不到2年。因此,已造成了很多疾病目前无药可治,很多细菌已无药可抗。导致上述现象的原因是多方面的,但是,不从根本上解决合理用药的问题就很难做到用药合理。

一、原　　因

提倡合理用药,一般意义上讲是在提醒和督促临床医生要用药合理。谈及用药不合理,多数是在指责临床医生不合理用药。有相当一部分人可能把医生拿回扣说成是不合理用药的主要原因,其实这只是事物的一个侧面,即使将目前的回扣现象完全杜绝了,仍然还会存在严重的用药不合理问题。细究起来,原因很多,这不仅是一个复杂的专业现实,同时也是一个深刻而将长期存在的社会现象。既涉及点,又构成了链,这些问题不从根本上解决,主观上臆想的合理用药必然导致客观上不断发生的用药不合理。

1. **患者增多**　进入20世纪以来,人口发展呈现出两个特征,一是人口数量激增,二是平均寿命激增,这在中国尤为突出。我国的计划生育政策说到底是不得已而为之。进入老龄化社会,尤其是50岁以上人群的大量增加,导致需要看病的人数不断增加。随着社会进步、经济发展、生活改善,人们的收入不断增加,看得起病的人也在不断增加。在这种形势下,医生与患者之比在中国又远低于发达国家。患者多,用药增多也就容易出现用药不合理的现象。

2. **病种增多**　自然环境的急剧改变,许多新发传染病如SARS、艾滋病、禽流感等不断发生,耐药细菌、耐药病毒的出现,先进交通工具所致多发伤、复合伤的出现,特别是60岁以上老龄人口的增多,加之生活习惯、饮食结构的改变,嗜烟酗酒人群的增加,许多过去不常见到的疾病,如代谢病、心脑血管疾病突显;又因对这些老年疾病的基础研究跟不上,发病机制不清,上述疾病特别是老年人常见多种疾病同时出现,医生对其复杂性缺乏了解,每每顾此失彼。

3. **医生增多** 我国医生与患者的比例比发达国家的低，但我国是一个人口大国，就医生的绝对数量来讲，还是很多的。医生的诊疗水平参差不齐，农村医生水平有待提高，城市医生水平相对较高，但后者每天接诊患者太多，太忙，每一个门诊患者每次诊病时间平均不到 10 分钟，往往病情未问清楚，就主要依赖影像或化验检查结果做出诊断。年轻医生的诊疗水平之所以跟不上，还在于年纪轻轻就进入了专科化，知识面太窄，特别是近几年高等院校大量扩招，师资及硬件教学资源跟不上，医学生教育质量下降，有的甚至学习人体解剖却没见过尸体，只是在多媒体或在动物尸体上学习过。医学教育水平的降低也是用药不合理的成因之一。

4. **药品增多** 药品是随着人类发展不断被发现、总结、生产并推而广之的。在人类文明发展的早期，药品很少，许多并不成为一种商品流通，仅作偏方、秘方使用，以后逐渐成为广而用之的药方。随着人类文明进步及自然科学的发展，特别是工业化生产，药品越来越多。到现在，药典上出现了数千种药，事实上还不止这些。药品中不仅有商品名，还有化学名，往往一种药品就有多种名称，多个厂家生产的同一种药品也有多个名称，改头换面，换名不换药，换汤不换药。比如头孢菌素，我们医院有 26 种"头孢"。一次我去查房，有个患者发热，医生用了一种头孢菌素，热还是退不下来，我说那就换一种吧。进修生说：主任，我们用的是第三代，你推荐的是第二代，过时了。弄得我一头雾水，很不好意思。这不是"头孢"，而是"包头"。最后还是我用的第二代头孢管用了。各专业的医生只知自己专业的药，不知其他专业的药；既不知道自己专业用药对别的专业会造成什么影响，也不知道别的专业用药对自己专业有何影响。听说有个医院，给患者用抗生素，医生开了红霉素，药房没有，药师就发给了柔红霉素。护士发现不对，责问药师，药师说柔红霉素是新一代红霉素。这完全是在瞎说，其实柔红霉素是一种抗癌药。

5. **继续教育滞后** 在国外，医生要不断学习，不断参加各种考试，不断取得各种学分，不断取得各种证书，方能行医。而在我国，大学毕业参加执业考试合格就当上了医生（注：目前我国已实施住院医师规范化培训等，须经相关培训后，方可从医），一劳永逸。特别是在农村，有相当一部分人没有取得执业资格，却暗里在行医，他们仅凭经验，不参照用药指南，所以，用药根本不合理。

6. **执业药师匮乏** 执业药师是指导和监督临床医生合理用药的专业人员。在国外，很多医院科主任查房后定出的治疗计划，还需要执业药师审查或需要经过执业药师查房。与发达国家相比，我国执业药师无论是总数还是在总人口中所占的比例均相差较大，而且存在分布和发展不平衡的问题。大部分执业药师（70%左右）分布在东部发达地区，西部地区的执业药师更显稀缺。特别是广大执业药师的业务水平也亟待提高。

7. **市场促销混乱** 目前我国医药市场存在虚高定价、压价促销、高额折扣等不正常竞争行为，造成了市场混乱。医药公司派大量促销人员进入医院，以各种手段影响医生或干预医生的处方决策，造成了患者用药不合理。国家对药厂的管理，对市场销售的规范，以及对药物不良反应的监管机制不健全，重视程度也跟不上，这些都是用药不合理的重要原因之一。

8. **自主研发薄弱**　医药被称为永远的朝阳行业，发展十分迅速，收入以年7%左右的幅度递增。近年来，我国的年增长幅度达18%左右，远高于GDP的增长，但是只有3%的药品是自主研制，97%是仿制国外产品。尽管全国多个省市都将医药产业列入发展重点，但是，由于缺乏自主研制的能力，药厂虽多，但生产能力低下，我国药业销售额的总和甚至不及国外一家大型制药企业。即便这样，国内药企仍然不愿意拿出资金来进行研发。国外大型制药企业研发投入占销售比例的10%~15%，在我国仅占1%。不仅如此，用于投入的这1%还被许多单位科研人员用于研究成果的申报奖励、研究论文的发表、新闻媒体的宣传，忽视了成果转化和产业开发这个关键环节。上述种种原因导致了国内药业产品质量低下，假药劣药屡禁不止，药害事件时有发生。

二、危　害

1. **患者得不到正确的治疗**　由于上述种种原因，同一个患者患的同一种疾病，去找10个医生可能开出10种不同的药物处方。例如，有个患者去北京10家医院看病，开了10个处方，经专家鉴定，只有1个处方是完全正确的，其余或多或少存在着不正确或者缺陷。临床用药治疗的随意化、经验化和尝试化，成了疗效差、安全隐患大、医疗费用高的主要原因和症结所在。比如癫痫患者，我国现有1000多万人，能到医疗机构看病的约有60%，其中只有一半患者接受了符合指南的正规药物治疗。又比如，中国是乙型肝炎流行的国家，每年治疗费用超过500亿人民币，其中就有20%的乙肝患者属于过度治疗。

2. **加重医疗费负担，加重看病难、看病贵，造成医患关系紧张**　在我国，有不少患者，尤其是偏远山区的患者，还面临着缺医少药，无法满足治疗的需求。当前我国的医药资源并非过剩，实际情况是，70%以上处于边远山区的重症患者得不到有效治疗；另一方面，50%以上的就医患者却在医院接受过度盲目的治疗，尤以药物的滥用为突出，严重浪费着有限的医药资源。临床药物治疗的不规范不合理，加重了"看病难看病贵"。正如前述，我国有1000多万癫痫患者，每年新发患者数达40多万，如果能接受符合规范的药物治疗，70%~80%的癫痫病可以得到控制，但事实上却有40%左右的患者由于各种原因，如地处偏远或缺钱而从未接受过治疗。送到医疗机构的60%患者，能够接受正规治疗的仅占一半，另一半接受的是不规范、不正确的治疗。药物治疗不规范、不正确，导致死、残、伤等医疗事故频繁发生，加上媒体的夸大报道，举证倒置的实施，将中国医疗行业推到了高危时代。患者维权意识高涨，对医疗机构期望值越发增高，他们很难理解花了钱治不好病；再加上药物治疗带来的伤害，更是雪上加霜，由此导致医患矛盾空前突出。近年来诸如哈尔滨"天价医药费"事件，安徽"欣弗事件"，云南"刺五加"事件等，更将医患矛盾推到了风口浪尖。

3. **妨碍医生成长和社会风气净化**　目前，医药市场盛行的不良风气、不端行为，严重影响了医生群体的健康行医和发展，特别是药品销售和应用方面的贿赂行为严重影响了新一代医生的成长，严重败坏了医德。少数医生或药品管理人员铤而走险，甚至走上了犯罪的道路。医圣孙思邈提倡大医精诚，医者用技术向患者索取钱财当以匪盗论处。医疗行业的不正之风也给社会风气带来了极为不良的影响。

4. **有碍民众身心素质的提高**　大量的不合理用药，不仅会导致难治的药源性疾病，还严重影响着人类的生育及人口素质。不育症、畸胎、肿瘤等不断发生，男性精子量剧减，这些都会影响我们民族素质的全面提高，影响民族的生息和繁衍。从这个角度讲并非危言耸听，用药不合理，特别是用药不能治病救人甚至致人伤残、死亡，无异于"害人灭族"。

三、办　　法

解决好用药合理和合理用药的问题，是一个涉及方方面面复杂的系统工程，也是一个需要逐步完善、持之以恒去解决的长远工程，必须与时俱进。比如，加大投入研制好药，加大管理防止滥用，加强继续教育提高水平，加强医德建设防止腐败行为等，都是十分重要的。本文仅从专业应用角度、行业规范角度，谈谈临床合理用药决策系统的建立及应用。

循规矩成方圆。用药合理工作为什么长期想做而做不好？为什么会发生如此众多和严重的问题？关键在于用药合理没有规矩，合理用药无章可循。根本原因是什么呢？首先，合理用药没有科学依据。什么是合理用药？怎么用药才算是合理化？如何去评价呢？其次，合理用药缺乏监管标准和机制。合理用药由谁监管？谁去培训并持续地收集、总结和凝炼合理用药知识，将零碎的合理用药知识整合成系统的临床实践规范，并落实到治疗的全过程？怎样评价医护人员治疗行为的正确性？怎样才能有效地监督医护人员严格按照要求和指南去做？

针对以上问题，解放军总后卫生部 2006 年设立了军队"十一五"重大专项指令性课题（06D007），以我为首席专家，组织军内外数百名知名专家和近 30 名中国工程院和中国科学院院士，共同研制成功"临床安全合理用药决策支持系统"，即 Drugs Rational Usage Guideline System（简称 Drugs）。

（一）Drugs 研究的目的及意义

可以概括为一个目的、两个转变、三个服务。

一个目的，就是确保临床用药安全、有效、经济，不断解决"看病难看病贵"的问题。中国地域辽阔，患者人数众多，医生水平参差不齐，不可能让大量患者涌入城市，全部由高级医生诊病治病；也不可能让众多的城市医生都到乡下为患者服务。那么，怎样解决目前临床药物治疗的经验化、尝试化、随意化这些相当普遍的问题。怎样才能把世界和中国顶级临床医学专家的共识和经验汇集成一个标准数据库并开发成系统软件，不仅让城市大医院非本专业的医生，同时也让中小城市，特别是边远地区的医护人员通过软件在线支持，分享国内外公认的最新的顶级专家治疗用药的经验和智慧，为老百姓提供规范、标准、高质量的医疗服务。如何使药物的药理作用和不良作用的海量信息与不同疾病、不同个体、不同病期患者的海量信息之间相匹配，从而找到各种综合因素的最佳结合点，为患者提供正确的治疗；在大规模人群使用中及时发现药物的不良反应，以最便捷最有效的方法杜绝和预防不合理用药。新疾病在不断发生和变化，新药物在不断研发和上市，新医生又在不断培养和从业，如何跟上不断发展变化的形势，并及时改进这个支持系统，以适应合理用药的新形势。上述四条就是 Drugs 系统现在和将来力图解决的问题。

两个转变，就是将权威指南转变为用药标准，将医药知识转变成临床实践。首先，全球临床医学界每年都会出台大量新的"疾病诊疗指南"，仅美国就达 2700 种之多，而且还在不断更新。这些指南是医生诊疗疾病的根本依据和行为准则。但是，只有通过有效手段将其转变成医务人员的治疗标准，才能实现指南的真正价值。其次，目前国内现用药品数量巨大，每年都会有数百种新药上市，仅西京医院在用药品就达 1389 种。如此众多的药品，医生根本无法完全记住其药理机制、代谢途径、给药剂量、给药频次、不良反应、禁忌证、配伍禁忌以及相互作用等。然而，这些又是临床用药最重要最急需解决的问题。Drugs 系统就是将权威指南、相关医药知识以在线帮助支持的方式提供给医生参考，使医生在医疗全过程中及时得到最权威共识和最广泛医药知识的支持。这样不仅使医生的医疗行为有据可依、有章可循，而且在提高治疗效果的同时也保护了医生自己的合法权益。

三个服务，即为医、管、患三方面提供服务。首先，给临床医生提供在线的临床用药参考。Drugs 系统根据医生诊断，自动给出治疗方案。然后再根据患者病况，比如肝功肾功自动提示方案中药品的禁忌或换用，或所用药品间可能出现的不良反应，从而减少用药不良事件的发生，促进医疗工作程序化、标准化，保证医疗安全，提高医疗保健的效率和效益。其次，给行政部门提供监管。Drugs 系统通过监测和分析功能，可以对不同医院、不同科室、不同医生乃至不同疾病的合理用药情况实施动态的监测评估，实现有针对性的监管。系统建立以后，地域可以不断扩大，实现大范围跨地区的监控，同时获得准确、全面、及时的数据，以提醒、指导和监控大范围甚至全国的合理用药，及时发现药物的不良反应。最后，给患者提供现代化开放式查询终端，让患者了解所患疾病的规范用药方案，以及用药中需要注意的问题，从而解决和减少医患之间医药信息不对称的问题。

(二) Drugs 研发过程

1. 系列基础数据库的建立 2006—2010 年，课题组共组织 400 多位相关临床专家，完成了 14 个基础数据库的编写及建立，其中包括《临床合理用药规范数据库》《药品不良反应监测数据库》《药物相互作用监测数据库》《标准化医嘱数据库》《禁忌证监测数据库》《配伍禁忌监测数据库》《用药途径监测数据库》《重复用药监测数据库》《过敏药物监测数据库》《用药剂量监测数据库》《药物治疗异常反应监测数据库》《特殊人群用药监测数据库》《治疗窗窄的药物监测数据库》《在线医药学资料数据库》等。这项工作是一项庞大的工程，每个数据库中都含有大量分类信息，而且要按照国家不断颁布的法律法规对不同数据库进行实时更新。比如 2008 年国家颁布《国家基本药物目录》，2010 年国家颁布《中国国家处方集》，2010 年底卫生部（现卫生计生委）推出 112 种疾病临床路径（当时预计 2011 年要达到 300 种左右）。这些内容都要及时收入 Drugs 系统的基础数据库。数据库是构成 Drugs 系统的基本元素。比如《药物治疗异常反应监测数据库》，当医生下午将患者症状记入病历后，一旦患者晚上发生新症状，系统会自动检索数据库，比对病历关键词，抽取数据并分类。次日早晨医生打开电脑就能看到患者的症状可能和以前用过的哪几种药物相关，医生就可以适时修正用药种类、剂量或配伍，从而有效发现大规模药物事件，减少类似"欣弗事件"的发生。

2.《临床合理用药规范数据库》的撰写及建立 这个数据库是 Drugs 系统最核心的数据库，目前国际上尚无类似系统可供参考。它不仅要撰写出公认的疾病治疗原则，而且要提出明确的药物治疗方案并加以说明，同时还要保证规范的权威性、普遍性和合理性。撰写过程需要查阅大量近期文献，对文献数据进行全面分析和高度归纳总结，并按标准化格式撰写出统一匹配的信息资料录入计算机系统。比如撰写十二指肠溃疡的合理用药规范，首先要搞清该病分成几种类型，每一种类型的药物治疗原则有哪些，每一种原则下应该首选什么药，次选什么药，不合适时应替换什么药，所选药物与其他用药有什么相互反应，所选药物对身体功能会有何种影响，所选治疗方案还有什么特点，等等。为了写好这个规范，我们精选和组织了 400 多位临床专家，写作前要求必须做到"3211"。即精读"3"个指南，包括美国、欧盟（或其他国际最权威机构）以及中华医学会颁布的最新指南；精读"2"本专著，即 2 本专业的权威专著，如撰写泌尿外科疾病治疗原则的专家必须通读国内的《泌尿外科学》和国际的《坎贝尔泌尿外科学》；参考"1"个"证据"，即 *Clinical Evidence*，该书由英国医学杂志出版集团组织大批医学和药学专家，每 5 年对疾病进行循证医学评价，现已发行到第 17 版，被认为是全世界最权威的循证医学资料；最后就是完成"1"个检索，通过医学数据库，充分检索所写疾病的最新 RCT（随机对照试验）数据支持文章。把经过上述"3211"过程获得的资料进行分析比较、归纳总结，制订出详细的药物治疗方案。在方案中选择药物品种必须遵循以下原则：首选 A 类证据 I 期推荐的药品，也就是经临床广泛使用、大量 RCT 数据支持的首选药物；其次是 307 种《国家基本药物目录》收录的药品；再次是选易购、价低、无不良反应的基本药物。通过努力，最终完成了这个浩大的涵盖 183 种临床常见病的合理用药规范。

3. **计算机录入及 Drugs 系统的建成**　当所有数据库资料完成以后，我们与北京太元通医药科技发展有限公司合作，将所有数据库及其支撑材料录入计算机，制成软件，然后根据试用单位的反馈意见不断修改升级，初步形成了可以在临床试用的 Drugs 系统。

4. **临床试用初步结果**　Drugs 系统已在解放军总医院 304 临床部，解放军第 307 医院、309 医院、263 医院、305 医院和第四军医大学西京医院 6 家医院试点运行。通过近一年的试用，证实运行平稳、功能良好，明显降低了临床用药差错率和医疗纠纷发生率，成了医生的好帮手。详细的鉴定资料有待进一步总结，应用范围有待进一步扩大，系统功能也有待进一步升级。

5. **系统的权威认证及鉴定**　为保证 Drugs 系统的正确性、适应性、科学性和权威性，并符合中国人生理病理特点，且安全、有效、经济、方便，我们先后邀请 57 位中华医学会各专科分会的前任、现任或候任主任委员，分系统对其进行了严格审核和认证，并按其意见进行修改。在此基础上，再请中国工程院和中国科学院共 18 位各专业的院士进行审查。2010 年 12 月 19 日，在总后卫生部主持下，由 9 位院士和 1 位药学专家组成的鉴定委员会进行结题验收，通过听取课题汇报、审查技术资料、现场观摩 Drugs 系统病例功能演示和质疑，专家组一致认为，该项目设计合理，技术资料翔实，基于循证医学所形成的临床合理用药指南内容丰富、权威性高、运用性强、系统界面好、操作便捷、交互性强。该项目在国际上首创"临床安全合理用药决策支持系统"，整体居于国际领先水平。

Drugs 系统的创建不是一朝一夕、一劳永逸的工程。它只是提供和解决合理用药的一个途径，而不是唯一途径。它是一项系统性的浩大工程，需要针对更多疾病、更多药物，需要更多的专家参与来完成，而且需要对系统中的数据功能进行不断改造、升级。完成这项工作，最好的老师是临床医生、行政人员及患者，他们的意见或建议，不论是肯定或否定的，特别是否定的，才是促成 Drugs 系统进一步发展、不断走向完善的动力。希望 Drugs 系统能在推进和改善临床医生用药合理和合理用药过程中发挥出应有的作用。

消化病几多是中几多非

有人说:"人可终身无胆,数月无胃,但不可一刻无心。""胆""胃"属消化系统,与之比较,说的是"心"更重要。但也有人说:"与其有副好脑子,不如有副好胃肠。"说的是即便脑清目明、心跳脉动,倘若吃不下、排不出,那也是"赖活不如好死"。一生中,人需进食饮水70~80吨,一日三餐,五谷杂粮,蛋肉菜果,好吃歹吃,没有一副好胃肠何以胜任。然而,各种问题频出。

一、交界处交出的问题

自然界满布交界处:国防交界处、海陆交界处、城乡交界处……那里地形复杂,人迹不明,卖艺者唱,卖酒者叫,矛盾突显,治安无力,事件多发。人体消化道也有很多交界处:咽食管交界处、食管胃交界处、胃十二指肠交界处、小肠大肠交界处、大肠肛门交界处……这里组织来源错综复杂、神经血管支配各异、淋巴组织分布不同,每有括约肌犹如三峡大坝拦水把关。正因为情况复杂,功能越多,也就越容易出事。消化道的疑难重症多数发生于此。本文只说食管胃交界处发生的一种疾病——Barrett食管。

近30年来,食管癌的发生在中国及西方多数国家都发生了变化。过去70%以上是鳞癌,现在70%以上是腺癌;过去主要位于食管上中段,现在主要发生在接近胃的食管下段。这陡然变化的原因是什么呢?主要与该处Barrett食管增多有关。

何为Barrett食管?食管黏膜本由鳞状上皮组成,胃黏膜则由柱状上皮构成,后者的成分和功能与肠上皮相似。在显微镜下,鳞状上皮就像厨师刀下的鱼鳞,而柱状上皮更像一方一方并联的东坡肉。鳞状上皮附于食管内层,保证食物顺利通过,耐酸性差;柱状上皮与之功能有别,通常耐酸。Barrett食管就是食管下段的鳞状上皮被柱状上皮取代,有人说这是胃上皮上延所致;还说这个地方,不是东风压倒西风,就是西风压倒东风。我认为这种说法不对。

消化道黏膜，包括食管和胃的黏膜，每 3~5 天就会更新一层。正常状态下胃内容物不能反入食管，疾病状态下，比如胃食管反流病（GERD），一旦反流，酸性胃液就会对不耐酸的鳞状上皮产生腐蚀，引起炎症，甚至出血。此时，位于黏膜底部的干细胞一方面加速增生以填补损伤，另一方面分化成能够抵御酸性物质的柱状细胞，甚或杯状细胞，从而形成了胃肠黏膜细胞样的 Barrett 食管。由于 Barrett 食管癌变可能性高，人称癌前病变。胃肠黏膜细胞也是人体正常细胞，为什么发生在食管下端就成为癌前病变，从而诱发肿瘤呢？直到目前为止，尚无满意解释。

我个人认为，除了该处干细胞无限增生、易于发生癌变外，也许还有如下可能：正常情况下，食管黏膜鳞状上皮一般无吸收功能，但被柱状上皮取代后，后者跟其在胃或肠道一样，多少具备了吸收功能。它不仅可以吸收营养物质，同时也吸收致癌物质。如果这种柱状上皮位于肠道，肠黏膜下有乳糜管，吸收的物质可以通过乳糜管运向全身各脏器代谢，有用的留下，无用的通过肾脏等排出体外。但当食管上皮变成柱状吸收上皮后，由于食管黏膜下缺乏乳糜管，吸收的致癌物不能顺畅地运向全身，久而久之，慢慢富集于此，最后导致组织癌变。这种组织发生的癌不为鳞癌，多为腺癌。以上有关 Barrett 食管的形成和癌变机制，我这两点新认识，期望大家去探究。

二、感必染与感而不染

乙肝病毒感染已成为威胁国人健康的一大难题。世界上的乙肝病毒感染近 2/3 发生在中国人。乙肝的治疗包括干扰素和核酸类药物，虽有一定疗效，但代价是每年约有 25% 的乙肝病毒发生突变。弱病毒正在逐渐变成强病毒，变得拿它没办法。现在多数研究都聚焦在病毒感染后机体或肝脏组织发生了什么变化，但真正的实质问题没有解决。就像寻找战争原因，不是在战前去调查缘由，而是等战后在断墙残壁中去找证据。在乙肝感染及危害中，我认为如下四个问题值得研究。

一是肝炎病毒从何而来？到目前为止，我们并没有找到人肝炎病毒的动物宿主，且用人工方法把人肝炎病毒注入动物体内它并不得肝炎。有人认为肝炎病毒是通过深吻、性生活或注射传染而来，但事实上有些病例与此不符，特别应予提及的是，有些夫妇密切接触，可他们之间就是不传染（某些艾滋病夫妇也是如此）。这让我们不得不推想，乙肝病毒是否来源于人类本身，也许是某些个体因为什么因素自己产生了病毒，既损及自己的肝脏也传染给别人。这种推理荒唐吗？不荒唐。人自己产生病毒并传染给别人已被事实证明。大家都知道朊蛋白（prion）吧，它是由人体一个正常基因编码的蛋白质，由于折叠不同形成两种蛋白质结构，一种是神经系统所必需，另一种就是疯牛病病毒。这是怎么发现的呢？有两个医生到太平洋上的一个小岛去度假。那里的土著部落有一种奇怪的习俗，人死后为祭奠，把死者的头盖骨打开，用勺挖脑子吃，谁吃得越多代表对死者越尊重。有个逝者得了一种怪病，吃了他脑子的人便把这种病不断传播开来。这两个医生将其写成文章发表在 *The Lancet* 上，并把这种病称为"克-雅病"，就是人的"疯牛病"，他俩因此得了诺贝尔奖。后来一个叫布鲁斯的科学家，从人体内把这种病毒分离出来，又得了一个诺贝尔奖。朊病毒的故事证明，人类本身可以自产病毒并传染给别人。肝炎病毒是不是这样，要靠大家去证实。

二是肝炎病毒危害极大，但它进入人体后只与肝细胞结合从而只引起肝病，却不与身体其他细胞或组织结合，所以并不引起其他脏器的病变。肝炎病毒与肝细胞结合的道理，到目前为止尚不完全清楚，是一个非常值得研究的问题。如果我们发明一种方法，或创制一种药物，使肝炎病毒进入人体后与肝细胞结合不了，形如"过路客"，那样它对身体就无何损害了。有外行人戏说："如果一个人处于'无肝状态'，即使注入半公斤肝炎病毒，那他只是体重增加半公斤，不会得病。"说法不一定合理，但确有些道理。假若我们在这方面取得较大进展，就可能在克服肝炎病毒感染上有大作为。

三是肝炎病毒进入人体后引起肝炎、肝硬化，最后可能发展成肝癌，人称"三部曲"，其中特别是肝炎病毒感染后的慢性化（从纤维化到肝硬化），这是一个很大的难题。肝硬化的肝组织表现为肝细胞减少，纤维组织增多，最后形成一块硬似木头的"疤"。人体内肝爱长"疤"，肺爱长"疤"，肾爱长"疤"，即肝硬化、肺硬化和肾硬化。人体体表也会长疤，有的人长得多，有的人长得少，有的人不长，这就是人与人的差别。20世纪50年代，烧伤患者大面积长疤后相当难受，因为体表不散热，人们在太阳升起时把他吊到水井下去，太阳落山后再把他吊上来。周恩来总理叫大家好好研究，一定要克服这个"疤"，但难度可想而知。周总理走了，走得很远了，但是"疤"还在。肝硬化也是如此，为什么有些人容易发生肝硬化，而且进展很快，但有的人进展慢、程度轻，原理还说不清楚。非常有意思的是动物为什么不长"疤"呢？我们用四氯化碳诱发动物产生肝硬化，但模型成功后，必须一直维持应用四氯化碳，一旦撤掉药物，动物的肝脏会很快恢复正常。动物能恢复正常，人为什么无法恢复正常呢？动物的肝脏不仅不发生肝硬化，而且体表也不长"疤"，这又是为什么？动物要长"疤"可好了，那里面都是结缔组织，切下来蘸点酱油不就成了"夫妻肺片"！动物与人的差别在哪里？除了遗传背景外，动物吃生食，人吃熟食，这是一个主要差别。动物缺"太太"，有"太太"也不会做饭，人有太太并且会做饭，可能把自然界的某些东西"煮死"了，把抗"疤"的东西煮死了，吃了以后就长"疤"。自然界可能有抗"疤"的物质。找到这种东西给肝硬化的患者吃，有可能解决大问题。

四是肝炎病毒入侵后总有10%~20%的人不发病。他们不仅自己是健康带毒者，且可将病毒向后代一代一代传下去，都不发病。在人类发展的历史长河中，有很多次病毒的暴发流行，而且死的人很多，但总有部分成为健康带毒不发病者，正是这部分人不断繁衍下来，才有了我们。他们是我们现代人的祖先。所以在我们的基因中，约有5%来自病毒，而不是来自我们祖先的人体基因，是我们的祖先不断把侵入人体的病毒当成自己的一部分，不去和它抗争，反而与其共存，抗争的那些人都死了。当然那时的科学不发达，没有办法拯救这种状况。现在不同了，我们可以想一种办法来解决这个问题。从这个角度讲，我们与其竭力地去研究那些肝炎患者坏死的肝脏组织及体内的千变万化，不如去研究那些感染了肝炎病毒却不发病的人，从后者的研究中得到启示及成果，再用到肝炎患者身上，也许能更好地解决问题。

三、真是冰箱惹的祸

炎症性肠病（IBD），主要指溃疡性结肠炎和克罗恩病。这两种疾病，特别是克罗恩病，在30年前我当住院医师时很少见，但现在逐渐多起来了，且很不好治，其发病原因尚不清楚。国外学者将其与冰箱的使用联系起来，他们在 The Lancet 上发表过一篇论文，提出美国、芬兰、法国、英国IBD发病增加幅度与这些国家应用冰箱的先后与多寡相一致。在中国也是如此，过去IBD少，20世纪80年代逐渐开始使用冰箱，IBD从此多起来了。冰箱惹祸的缘由在哪里？以前吃不完的饭菜无法保存，要么重新加热了再吃，要么干脆扔掉。有冰箱后，可将其贮存，有的甚至贮存达数月之久。在4℃，绝大部分细菌都不会生长，但有极少数细菌可缓慢生长。这些被冰箱筛选出来的细菌吃进人体肠道，那里营养丰富、温度适宜，更容易繁殖，于是引起IBD。这种说法对吗？学术界不断发出争议，我也持有不同观点。

我们将自然界两个事物任意联系，一般都会得到两个结果，要么有关要么无关，得到阳性结果就认为两者有因果关系。这有科学根据吗？譬如，屋内有个人，屋外有棵树，人长树也长，能认为二者相关吗？因为人不长树也长啊，反之亦然。前面走着一对男女，你能认为走到一起就是夫妻吗？其实是兄妹，说不定是刚认识的陌生人呢！两者同时存在，只是符合了因果法则三条中的第一条，第二条是有前者必然引起后者，第三条是去掉前者后者必然消失，符合这三条才属因果关系。因此，我们不能简单地认为IBD就是冰箱惹的祸。

既然不是或不全是冰箱惹的祸，那到底是何原因导致IBD呢？人们已在动物实验中发现两条规律：一是没有细菌肯定不得IBD，说明细菌在里面确实起作用；二是有细菌不一定得IBD，说明遗传因素也起重要作用。国外研究发现，在同样条件下，人体 NOD2 基因出现多态性易导致IBD。NOD2 基因主要编码防御素或溶菌酶，这一类蛋白由小肠的潘氏细胞分泌。小肠腺体的基底部有一种嗜伊红的潘氏细胞，这种细胞过去很少被研究，它分泌的防御素可使小肠内不长细菌或很少长细菌。如果有一天能把潘氏细胞克隆出来，它所分泌的防御素可是人体自己产生的，比青霉素等抗生素都要好，而且不会发生耐药。NOD2 基因出现多态性会使小肠潘氏细胞产生的防御素不如通常情况下的好，一旦细菌感染，就易导致IBD。但是，这个理论只适于解释西方病患群体。在中国（包括香港地区）、日本、新加坡等地，人群中根本没有 NOD2

基因的多态性，没有这种多态性为什么同样发生 IBD 呢？到目前为止尚无定论，说明还有别的遗传因素在起作用，这值得我们进一步研究。

四、牵一发而动全局

　　30 年前我当住院医师时，胰腺炎较为少见，特别是急性重症胰腺炎更为少见，现在越来越多了。在我治疗的大量病例中，记得有的花费几达百万元，最后还是人财两空。有人说，中国人（在遗传及进化中）长了一个"贫穷"的胰腺，现在生活好了，酒多了、肉多了，"穷"胰腺碰到"富"饮食，于是发生胰腺炎。这种解释并不一定全面，"富"食只是一个诱因而已。胰腺只出现那么一点炎症，为何引起如此严重的全身炎症反应综合征（SIRS），引起多器官衰竭而丧命呢？在消化系统各器官中，胰腺是研究最少或研究最困难的脏器之一。不仅我们难，老祖宗也觉得难。《黄帝内经》描述五脏六腑居然把胰腺给漏了。据说患胰腺炎后，人若死了胰酶还没死，如果不赶快把胰腺拿出来或者固化，胰酶有可能把胰腺消化掉，解剖时便无法找到完整胰腺。话说老祖宗发明汉字，是根据物体结构设计笔画。譬如，肝脏的"肝"字，左边是"月"字旁，那其实不是月字旁而是"肉"字旁，凡是肉长的器官组织多用这个偏旁，比如脑、脸、胸、腿等。我们如果把"月"字旁斜着写成个三角形不就像肝的形状了吗？中间两横是韧带，将肝分成三叶；右边还配有附属结构，那两横一竖代表三套结构，即肝动脉上去分叉，门静脉上去分叉，以及左右肝管下来汇成胆总管。而"胆"字左边的"月"字旁代表胆囊在肝脏的左边，"旦"下面那一横是胆总管，上面那个四方框代表胆囊，中间还有一颗胆结石。但"胰"腺就不知在哪里了。不过老祖宗很聪明，他们大致描述了胰腺的所在方位而且还比较准确。"胰"字的"月"字旁说明胰腺在肝脏的左边，右边上头那一横是膈肌，在膈肌下方，弯弯拐拐那些笔画是小肠、大肠，在其后方。那一撇一捺相当于腹主动脉下行分为髂外动脉，胰腺在腹主动脉分叉之前。这几个字纯属本人的解释，只供大家参考，不妥文责自负。你看老祖宗把胰腺的部位说得多明白，但却没把胰腺的功能说清楚。

　　胰腺炎时胰腺组织就那么点炎症为何会牵一发而动全局，直至患者死亡呢？根本原因是，胰腺一旦发生炎症，人体会立即动员大量的细胞因子来应激保护机体。面对突如其来的打击，人体一时慌了神，不知哪些因子该动员，哪些不该动员。由于动员出来的因子分泌时序严重紊乱、分泌比例严重失衡，尽管这些因子是人体正常时本来存在的，但这些失调的因子可能造成对自身的严重损害，这叫"内耗"。目前的问题是，要解决这个问题，这么多因子，我们不知道哪些是"因"，哪些是"果"；哪些为"主"，哪些为"次"；哪些在"先"，哪些在"后"。只有对这些问题进行深入研究，才能解决胰腺炎治疗的根本问题。一旦出现 SIRS，我个人认为最好的疗法是血液透析，通过透析使体内的各种因子尽快恢复自然状态，恢复到正常状态，这对治疗胰腺炎十分重要。

五、和谐对大家都好

前不久，本校一位教授找我看病。他主诉最近腹泻越发厉害，连腿都肿了。我问他吃过药吗，他说："各种大量的抗菌药都吃了，不仅止不住还越发厉害了。"我明白了，问题出在"各种"和"大量"四个字上，他肯定是肠道菌群失调了。

肠道微生态平衡对人体非常重要。大便中约 20% 的成分是细菌，大致可分为厌氧和需氧两大菌群，且时刻保持着平衡。没有细菌人是活不了的。自然界供应人体能量最多的物质是多糖，多糖若不通过细菌发酵，则无法转换成能被人体吸收利用的养分。有人甚至将消化道的细菌看作人体的一个器官，其中细菌的基因比人的基因还多。人类说细菌寄生在人体中，可细菌说人寄生在它们细菌之中。人类和细菌要学会共生，相互支援，和谐发展，两者是你中有我，我中有你。我们有时发现夫妇俩进了一家门，成了一家人，长得越来越像兄妹，这除了相互之间的社会沟通外，与生活在一起后肠内细菌的调节可能也有一定关系。甚至还有人说肠内细菌的种类、协调及功能有可能在一定程度上影响人的智商。据古典医书记载（当时还不知菌群失调），为了止泻，给患者喝过滤后的胎粪上清，结果十分有效。时下我们使用益生菌类制剂或用提炼出来的益生素来恢复肠道微生态，其实就是这个道理。问题是，目前我们还不知道应用哪一种细菌或哪几种配伍更好，这是 21 世纪消化领域亟待解决的问题。不能一股脑地杀细菌，那样会遭到报应。对存在于人体的细菌，包括幽门螺杆菌，要对它们好。在此，我想讲一个关于幽门螺杆菌的故事，这是一个令人十分遗憾的故事。

1976 年，我在重庆第三军医大学上学，上"溃疡病"课，公认的理念是"无酸无溃疡"。老师讲，有人用庆大霉素治溃疡病，还说有效，真是天方夜谭。我一边听一边忠实地记，也跟老师那样认为是"天方夜谭"。1978 年，我考上第四军医大学研究生，跟我的大师兄刘端祺把胃溃疡与胃癌切成一张张切片，拿到电镜下去看。发现胃溃疡片子里有很多"毛毛虫"，我们如获至宝。但辅导老师说："胃里五谷杂粮，一日三餐，怎么能没有污染？"于是我们也认为是"污染"，把片子搁置一边。那些片子至今还存在电镜的档案室。1980 年，我师妹带着问题去北医三院读研究生，因为当时发现痢特灵可以治溃疡病，他们推测大脑里肯定有痢特灵受体并通过神经系统抑制胃酸分泌而对治疗溃疡病有效。于是他们将小鼠的大脑切成大量切片，在其中找痢特灵受体，可始终没找到，可怜那么多老鼠被白切了。研究不成功，师妹出国了，现在在美国当骨科的助理教授。1983 年，澳大利亚的病理学家 Warren 在切片中也发现了"毛毛虫"，他比我们晚了 5 年。他找到做胃镜的消化科医生 Marshall 取标本培养，到第 35 例一直没成功。他很沮丧，到第 36 例还不成功，他去休假了。等到休假几天回来，"毛毛虫"长出来了，说明原先培养的时间不够。不久，Marshall 的家人发现他口臭无比，原来是 Marshall 把培养物喝了，得了胃病，然后他又吃抗菌药把自己治好了。1984 年，他们把研究结果发在 *The Lancet* 上，后来得了诺贝尔奖。诺贝尔奖宣布的当天，我写了一篇文章，发表在《中华医学杂志》上，题目叫《诺贝尔奖离我们有多远》。如果上大学时不相信"天方夜谭"，如果上研究生时不相信"自然污染"，如果发现"毛毛虫"不是去找受体而是培养细菌……那么？或许？当然，得不得诺贝尔奖其实不是最重要的。如果现在我们加强研究，能够把消化道的细菌分析清楚、分离出来，需要减肥的配一类细菌喝，需要漂亮的配一类细菌喝，需要长高的配一类细菌喝……这可是一件了不得的事。

六、"大刀进行曲"的不同唱法

手术和化疗是目前临床治疗肿瘤最常用的方法，对于中晚期肿瘤（早期除外），手术切除者和未做手术者，施行化疗者和未做化疗者，究竟哪个好，患者的生存期究竟哪个长，目前尚无定论，至少应有数万例、数十万例大宗病例进行长期对照研究才能让人信服。一般的印象是，化疗患者并不比未化疗患者的效果好，这是为什么呢？的确，化疗对某一部分患者肯定是有效果的，但对另一部分患者肯定没有效果，后者是因为抗药性。问题是到目前为止，在化疗前我们并不知道其对哪一部分患者有效。我们还是盲人摸象，还是眉毛胡子一把抓，不知哪是胡子、哪是眉毛，把有效的与无效的都拿来治，最后结果不就一半对一半吗？无效的那部分人就跟没治一样，反倒对正常细胞有毒性，缩短了生命。如果我们能将有效的那部分患者选出来治，效果不就百分之百了吗？对无效的那部分患者再用别的方法去治，说不定还有好的结果，至少没有发生毒副反应。最近，我们找到一个肿瘤抗原叫 MG7 - Ag。我们发现，凡是组织学 MG7 - Ag 阳性的食管癌和胃癌，手术后存活期要比阴性者短两年，这也许能成为判断肿瘤预后的一个重要指标。相关研究已在国外权威杂志发表，可以作为一个重要课题进行广泛研究。

消化系统是人体肿瘤好发的地方，实体瘤近 60% 发生在消化系统。关于肿瘤的发生机制，近百年来全世界进行过并正在进行广泛研究，但并没有突破性进展，相关分子越来越多，却有点越来越糊涂的感觉。我想换一个角度谈一点认识。有人说要攻克肿瘤！美国的科学家这么说过，美国的总统也这么说过。全世界为此耗费了大量人力、物力、财力，其实多数肿瘤的发生率到现在也没降下来，有的反倒上升了。说到底，肿瘤是人体中细胞增生发生异常的问题。有人说，人到老年只有骨质增生和前列腺增生，老龄妇女仅有骨质增生。其实不对，在人体中每天大约有 30 亿个细胞在增生，包括皮肤、胃肠、血液、呼吸道、泌尿生殖道等。如果每 100 万个增生细胞有 1 个出现突变（这是完全可能的），那每 3～4 秒就会有一个癌细胞发生。从这个意义上讲，我们每个人的体内都应该有一定数量的癌细胞。那有癌细胞为什么不长肿瘤呢？是因为我们的身体不需要肿瘤，有人长肿瘤是他体内需要肿瘤，不信你把它切了，而且切干净了，过不了几年，它又会从原地方长出来，再切还会长，"野火烧不尽，春风吹又生"。肿瘤为什么要长？是体内要达到某种平衡。身体中可能有某种生物因素在促进增生。这是生物体内的互生互长、相生相克，肿瘤细胞不是体外侵入的，是我们自己长出来的。自己为什么长？就是自己需要嘛！化疗成功可能是对癌细胞的消灭成功，也可能是对这种促增生作用的抑制而成功的。一个人生命的存在正是细胞不断增生和不断凋亡之间平衡的结果，增生多就生，凋亡多就死，增生多凋亡少而且不可控制就生肿瘤。从这个角度讲，如果一个人能活120~150岁，且不因其他疾病和意外事故而死亡，那么他早晚要长肿瘤。肿瘤可能是生命中的一个必然阶段，发生可早可迟，根据体内状态或体外环境而异。从这个意义上讲，只要人类存在，肿瘤是消灭不了的。医生的作为是，当肿瘤生长到影响或危及生命时，可以选择性地用手术或化疗等手段进行干预，使患者活得长一点，活得好一点。但"大刀进行曲"（无论是指手术刀还是化疗）要有不同唱法，即有的放矢，因人而异。

七、小题何必大作

这里主要讨论微创治疗。微创治疗使患者痛苦小、花费少、恢复快，而且避免了很多手术并发症，是21世纪应该大力提倡和推广的技术。过去消化内科医生治不了的病就请外科医生进行手术治疗。先内后外，这是原则。现在有些病还必须由外科治疗，但有很大一部分疾病过去必须外科治的，现在反倒由内科治疗了。比如溃疡病引起的胃大出血、胃穿孔、幽门梗阻等，在30年前我当住院医师时，一是多见，二是主要由外科治疗，但到现在由于一代又一代H_2受体拮抗剂，继之一代又一代质子泵抑制剂的问世并用于临床，目前这类疾病基本都由消化内科治疗或预防，不再施行手术。有很大一部分过去需要手术开刀的疾病，现在只需要微创治疗就可以解决问题。消化科医生应用内镜，上消化道疾病经过口腔，下消化道疾病经过肛门，不需开腹即可完成治疗，几乎做到无孔不入，而且治疗快、花费少、恢复快、效率高。譬如胆管结石，外科一上午最多完成1例，我们可以做18例，最快6分钟完成治疗；外科需花2万元以上，我们只需几千元；外科治疗后需住院10余天，内科治疗后次日就可出院。对于消化道的疾病，有孔可以通过内镜，无孔可以通过血管介入治疗。譬如TIPS（经颈静脉肝内门体分流术）治疗门脉静脉高压症，外科手术分流一上午只能完成1例，而内科介入可以完成3例。对于既无孔又无血管可做的疾病，可以在B超、CT引导下从皮肤穿刺或导入介质进行治疗，比如海扶刀治疗肝癌、胰腺癌等，做到不开刀、不流血，完成肿瘤"切除"。所以，微创治疗为消化科医生开辟了广阔天地，使我们更加大有作为。

结 语

50多年前，国外某大学校长与新生对话："同学们，我们现在教的知识10年以后可能一半是错的。""你为什么教我们错的？""因为我们现在不知道哪些是错的，哪些是对的。"消化病学发展至今，似乎已很先进，其实正处于这种状态。以上所述是我对消化病学发展的一些个人看法，难论对错，难辨是非。权当一块山石，砸入沧海，但愿它能激起千层波浪，当浪涛冲天之时，山石早已沉入海底，最后还是石头。

胃癌研究之路

在男尊女卑的过去,人称"女怕嫁错郎,男怕入错行"。在妇女也顶半边天的现在,我说"男女都一样,都怕入错行"。

1978年,对中国是重要关头。这一年,新中国29岁,经历了"文化大革命"浩劫,小平同志拨乱反正,科学春天回来了,第四军医大学消化内科重扬科研风帆。

1978年,对个人是重要年头。这一年,我24岁,读了3年多大学,高分考上"文化大革命"后首批研究生,提前一年多毕业从重庆三医大来四医大消化科,师从我国著名消化病学家张学庸和陈希陶两位教授。

那时,实验室面积仅12平方米,设备价值600余元,科研经费毫无分文。我见到的第一个患者是胃癌,尔后又见了许多。他们一个个骨瘦如柴,痛不欲生;一个个壮志未酬身先去,一个个白发人送黑发人。慢慢地我对胃癌产生了兴趣,老师一锤定音,于是走上了胃癌研究之路。以后又加入了一批批师弟师妹,再后来又有了我的一批批学生,大家一走就走了这39年。

你若环顾左右,总能举出几个人是因胃癌而死,只因该病实在常见。全世界的胃癌患者,几近半数在中国。有人统计,大约每3分钟就有一个中国人因胃癌而被夺去生命,难怪老外讲"That is your Chinese business",意即发病在中国多,研究也是你们的事。关于病因,众说纷纭。过去有人说与吃腌菜、烟肉、咸鱼有关。在以前没有冰箱、运输不便的漫长岁月里,不靠腌、烟、盐,食物何以保存,营养如何保证?这些东西是百吃不厌的美味佳肴,祖祖辈辈吃到了现在,要叫人一下子不吃,实难丢口。况且,因果尚未定论,就叫人不吃,忌口到像我这年过花甲,倘若又可吃了,那岂不遗憾半辈子。上帝给我们一张嘴,我看有三大功能,说话、喝水、吃饭,"人生苦短,能吃就吃"。中国人说吃得不好得胃癌,外国人说吃得太好得大肠癌,按此逻辑,吃得不好不差该得小肠癌,不吃不得癌但活不了。

幽门螺杆菌（Hp）是备受关注的第二病因。Hp在溃疡病和胃炎中的致病作用业已公认，已有学者得了诺贝尔奖，为此掀起一股热潮。一时间，作为一种细菌，Hp已成名星，研究Hp的学者已成名人，追杀Hp的药厂已成名商，但却有很多问题未弄明白。比如，Hp是胃癌病因吗？诚然，Hp引起胃淋巴瘤已成公论，这是第一个证实细菌引起肿瘤的铁证。然而这只限淋巴瘤，Hp能否引起胃上皮来源的腺癌争论尚大。比如，南非Hp感染人群达60%～70%，但胃癌发病率却很低。有人说带有某种基因型的特殊Hp易致胃癌，但论据尚不充分。再者，中国人Hp感染者高达60%，既然有这么高的百分比，可能就不能称其为感染了，它应该是胃内的常居菌，就跟肠菌一样，是人类的朋友，只是在某些条件下成为条件致病菌。再说要将这些人的Hp全部根除，恐怕再高的GDP也难支付。而且近期发现，Hp根除者下半部胃的肿瘤减少不显著，上半部胃的肿瘤反倒多起来了。总而言之，胃癌的病因至今未搞清楚。

病因不明，预防不能有的放矢，只有靠早诊来改善预后，因为早期胃癌5年生存率可达95%以上。遗憾的是早期胃癌多无特殊症状，有的根本无症状，待到就医时多为晚期。因此，多数医院早诊率不到5%，早诊率低有时是医生做胃镜的诊断水平，但绝大多数不是医生的水平问题，主要是就医太晚。日本采用X线加胃镜大规模普查，可将早期胃癌检出率提高到50%甚至70%。问题是查出一个早期胃癌要花1万美元，这在中国不仅做不起，也没那么多医生去做。再说，日本查出来的早期胃癌，事实上不是癌，而是癌前病变，他们的诊断标准有问题。有一次在新加坡开会，我代表中国去了，日本提供36例早期胃癌的病理切片，我认为绝大部分不是癌，欧美专家认为一个都不是，全是癌前病变。你把癌前病变当成癌切了，当然好，但我们不能这么做。小孩一生出来就把胃切了，肯定不长癌，但生活质量不高。

早诊困难，就诊的胃癌绝大多数已届晚期。晚期胃癌40%～50%难行手术切除，即便切除的患者5年生存率也不到30%。手术切除者与不做手术者比，哪个预后好，至今没有大宗病例长期随访的结果。术后化疗与不化疗比，哪个效果好，同样没有大宗病例长期随访报告。毋庸置疑，在手术者或（和）化疗者中肯定有些患者比不手术或（和）不化疗者要好，但是我们事前并不知道，也无法找出这类患者，做到特病特治，有的放矢。一个患者来后只好眉毛胡子一把抓，搞不清哪是眉毛，哪是胡子，最后的对错可不就一半对一半。要解决这些问题确实难上加难。从1978年开始，我们选择从癌前病变入手，分主题开始了我们不间断的三年计划（three year plan，TYP）。

一、第1个TYP（1978—1980）：什么是癌前病变

大家都认为，胃癌是从癌前病变发展而来。那么什么是癌前病变呢？胃癌的

发展规律是，癌细胞先从胃黏膜上皮层内生长，并逐渐扩展。局限在黏膜层或黏膜下层时称之为早期胃癌，侵及肌层，穿破浆膜，甚则向胃外转移时称之为晚期胃癌。从早期发展成晚期很快，所以早期胃癌常难抓住。晚期发展更快，发生远处转移时临床上各种疗法几无回天之力。在早期胃癌发生前一般有一段癌前状态，严格讲称之为癌前病变。癌前病变多数较长时间保持不变，只有少部分发展成癌；还有一部分可以恢复到正常状态。那时多数人认为，慢性萎缩性胃炎、胃息肉、胃溃疡和残胃是癌前病变。但是，临床上这类疾病相当多，真正变癌的是极少数。我们将数百例胃癌及其癌周组织进行连续切片，然后通过 HE（苏木精－伊红）和黏液染色，发现一个重要现象，那就是胃癌通常重叠发生在两种病变上：一种是肠上皮化生，另一种是不典型增生，其空间分布相当一致。我们把该结果发表在《第四军医大学学报》上。杂志影响力不高，但是我的处女作。肠上皮化生为何容易癌变呢？肠上皮化生就是胃上皮长成了肠上皮，正常胃上皮多无吸收功能，变成肠上皮后获得了吸收功能，可将吃进胃内的某些致癌物吸收到黏膜内，但又缺乏肠黏膜下乳糜管将其运走，久而久之，诱发了癌变。那么不典型增生又为何癌变呢？人体胃黏膜上皮细胞每 3～5 天更新一次，一般由胃小凹细胞不断增生来更替。这种增生通常是可控的，更新完成，增生停止。在此过程中，若有少数细胞调节失控，无限增生，形态也发生偏移，最终可发生癌变。

二、第 2 个 TYP（1981—1983）：什么是高危性癌前病变

肠上皮化生和不典型增生是胃癌的癌前病变，这一点渐为同行认可，相关研究不断报道。但是，一个重要的问题必须回答，那就是肠上皮化生和不典型增生在胃镜活检中并不少见，但发生癌变的只是少数。更为重要的是，我们并不知道哪些病例更易癌变。如果能把易于癌变的高危性癌前病变找出来，密切随访，有可能发现早期胃癌，及时治疗。我们把国际上当时应用较多的 10 多种肿瘤标志物引进来，对这两种病变进行了回顾性研究。结果发现，所有这些标志物都不理想，对癌变没有预警价值，也就是"阳性的不一定癌变，癌变的不一定阳性"。我们把这个研究结果撰文投到《中华医学杂志》，结果被退稿了。3 年的工作几乎"白费"。其实阴性结果对科学来说与得到阳性结果同样重要，好比要去一个地方，面前有三条路，只有一条能到，我们走了另外两条，结果到不了，回来后告诉别人剩下一条是可以到的。可那时学术界只青睐阳性结果。在不满之余，我立志要办一本杂志，专门报道阴性结果或提反面意见。27 年后美梦成真，办成了一本《医学争鸣》，英文就叫 *Negative*。我的这些经历和故事也就有地方讲了。

三、第 3 个 TYP（1984—1986）：寻找新的胃癌抗原

国际上的肿瘤抗原对胃癌预警不好用，就必须自己找对胃癌有用的抗原。这个研究难度很大，近百年来全世界的学者都在努力。一直到 20 世纪 60 年代初才发

现两个比较满意的肿瘤标志物，一个是癌胚抗原（CEA），主要用于结肠癌的诊断；另一个是甲胎蛋白（AFP），主要用于肝癌的诊断。但二者用于胃癌的诊断价值不大。1985年8月，我从日本东京国立癌症研究中心学习回来，利用在那里学到的淋巴细胞杂交技术，以研制胃癌单克隆抗体的方法寻找胃癌新抗原。当时遇到的两个最大难题是肿瘤抗原诊断的假阳性和假阴性。所谓假阳性指"查出来的不是癌"，主要原因是癌细胞与正常细胞其实差别不大，绝大多数抗原是正常细胞共有的抗原，这些抗原经常影响诊断的特异性。为此，我们提出了"扣除免疫法"，即先用正常胃细胞免疫小鼠，取其抗血清与癌细胞反应以封闭掉正常抗原，封闭后的癌细胞肿瘤抗原突显，然后用其免疫另一只小鼠，于是研制成功只针对癌细胞的高特异性单克隆抗体。所谓假阴性指"是癌查不出来"。不同病例的癌细胞，或同一病例不同的癌细胞其抗原表达差别很大。一例胃癌具有的抗原在其他病例可能完全没有，这极易造成误诊、漏诊。真正那种多数病例都共有的抗原是很少的，但那是最理想的抗原。为此，我们提出了"序贯免疫法"。即在给同一只小鼠用癌细胞进行免疫时，按免疫次序先后用不同癌细胞依次免疫，比如先用A细胞，第二次用B细胞，第三次用C细胞……依次进行，由此研制成功的抗体不仅对A，而且对B、C……均有识别能力，这样就解决了假阴性的问题。这种方法是原始创新，也使我们找到了一组新的胃癌抗原，命名为MGAgs，这种新抗原不仅特异性好，而且胃癌免疫组化阳性率高达90%以上。该结果发到 *Gastroenterology* 杂志上。从《中华医学杂志》退稿到论文发在消化领域最权威的杂志上，我们用了6年时间。该结果很快引起国际同行关注。但上述结果只限于免疫组化研究，MGAgs在临床诊疗中有无价值尚不了解。

四、第4个TYP（1987—1989）：MGAgs有无临床应用价值

MGAgs找到了不等于有用。在我们同期的国际领域研究中，发现了数以百计的肿瘤抗原，真正能用到临床的很少。我们用大量病例、多种方法对MGAgs进行严格验证，结果发现其有多种临床应用价值。①可以提前5年预警癌变。不典型增生是一重要癌前病变，如能将其中癌变潜能大者找出来提前治疗，可从根本上减少胃癌发生，但这一直是临床难题。我们应用MG7Ag染色，发现阳性者5年内癌变率高达31%，且多为早期胃癌，而阴性者无癌变发生。河南开封有一患者，当地胃镜活检诊断为重度不典型增生，切片拿到北京两家权威医院，一个说为轻度，一个说没有。患者又将切片拿到西京医院，诊断为比轻度重，比重度轻（中度）。同一患者的组织从没有到轻、中、重的诊断都有，问题是轻度可以不管，重度必须切胃。病理医生对不典型增生的判断差异很大，同一切片对不同医生，甚至同一切片同一医生在不同时间都可能得出不大相同的结果，这叫临床如何处理？最后我们为她做了MG7Ag染色，结果阴性，一直随访至今十几年过去了，患者健在。如果她当时不做MG7Ag检查，一刀切掉，患者是"白开刀"，医生是"开白

刀"。现在，只要胃镜活检发现癌前病变，我们都常规进行 MG7Ag 染色，对阳性者进行胃镜密切随访，一旦发生癌变，及时给予切除。说到这里，上帝给我们一张嘴，除了吃饭、喝水、讲话外，还有一大功能就是必要时接受胃镜检查。②检出腹水中的胃癌细胞。胃癌细胞转移至腹腔形成腹水，常规诊断十分困难，国内外漏诊率高达 15%～40%，有的患者临床上高度怀疑腹水系胃癌转移，但就是查不到癌细胞。根本原因是很多癌细胞不典型，又与腹水中其他细胞混杂在一起，导致诊断难下结论。我们创立荧光标记 MG7Ag 的抗体对其染色，可使恶性腹水诊断率比常规细胞学检查提高 10%～15%，且方法简单，腹水离心后加荧光抗体反应，然后放到荧光镜下一看便一目了然。由此明显提高了诊断水平，使很多病例得到了及时确诊。当然这个技术也需注意。有一名 29 岁妇女，结婚 3 个月，腹痛，右下腹包块，腹水穿刺为血性，其中有大量细胞 MG7Ag 染色阳性，拟诊为肿瘤，立即手术，结果是宫外孕。原因是胚胎细胞与癌细胞一样，常为肿瘤抗原阳性。因此，当育龄期妇女为阳性结果时一定要追问妇科情况后再发报告以免误诊。③胃癌细胞的体内追踪。临床上对有些患者高度怀疑肿瘤，有的血清标志物已很高，但就是不知道癌发生在哪里。有的人得了胃癌但不知是否已转移，或不知已转移到哪里。我们发明了放射免疫显像技术，即将 MG7Ag 的单抗标记同位素，从患者静脉注入，标记抗体经血液循环全身，发现癌细胞就与之结合，多余的从肾脏排出，然后对全身进行特殊照相，就可发现癌症或其转移灶。此方法可查出 70% 以上的胃癌，对于年老体弱或有严重心肺疾病不宜做胃镜检查的患者尤为适用。当然这项技术有放射线照射和污染的缺点。上述结果当年获国家科学技术进步奖二等奖。上述 3 种方法具有原创性，且有重要价值。遗憾的是都是侵入性诊断，必须取得患者的组织或细胞，不仅有一定痛苦，日完成量也不大。能否采用体液或血清检测 MG7Ag 来诊断胃癌呢？

五、第 5 个 TYP（1990—1992）：血清诊断胃癌获得成功

不论是诊断或普查胃癌，以血清学方法最好，不仅没有痛苦，且可在短时间内进行大规模人群普查，花费也低。但是，现有的血清学诊断方法检出胃癌多不超过 40%，将有 60% 左右的患者出现漏诊。主要原因是，胃这个器官不像肝和肺，有了抗原会全部入血，胃癌产生的抗原 95% 以上直接分泌入胃腔并随粪排出。检测粪中抗原，因大量杂质污染，所以假阳性率很高。胃的抗原入血极少（5% 以下），加之早期胃癌时分泌量很低，再经人体全身血液 4000 毫升的稀释，浓度更是低。如何把这么少的抗原检查出来，确属难题。当时常用的 IF（免疫荧光）、EIA（酶免疫分析）甚至 RIA（放射免疫分析）方法都难以把这种痕量抗原检测出来。为此，我们想到了 PCR（聚合酶链式反应）技术。这种技术灵敏度极高，发明人因此得了诺贝尔奖。遗憾的是 PCR 只能用来检测核酸，不能用于检测糖蛋白、糖脂类抗原。我们的抗原恰属后两者。怎么解决这个问题呢？我们想了一个办法，

就是在抗体上加上一段核酸，并以此为模板，进行 PCR 扩增，我们称之为免疫 PCR 技术，免疫代表抗体，可与抗原特异结合，PCR 用作扩增放大。好比我们看不见有个人在前方走，给他打上雨伞我们就能看见了，如果打上卖冰棒老太太用的巨大太阳伞那更一目了然了。我们以此原理，通过数百次实验，首先构建了抗体与核酸的嵌和体分子，用其创建了"胃癌血清免疫 PCR 药盒"。该法检测血清诊断胃癌的阳性率可达 80% 以上，有很强的特异性，获得了国家专利、国家新药证书及国家发明奖。结合胃镜活检、免疫组化，用到胃癌高发现场预警癌前病变、癌变效果显著。同样是癌前病变，阳性者发生癌变的概率是阴性对照组的 33 倍，而且预警时间可能提前 5 年。

六、第 6 个 TYP（1993—1995）：生物治疗遇到拦路虎

我们在胃癌诊断包括部分早期胃癌诊断上取得了明显进展，但临床上遇到的绝大多数毕竟还是晚期肿瘤。对晚期病例手术和化疗是两大主要疗法，但疗效都已进入"饱和"难以提升的状态。那时国际上提出并试用生物疗法，其中，细胞因子如白介素、干扰素和肿瘤坏死因子等成为主要探索对象，而且的确在少数患者的治疗中见到一缕曙光。但问题是对很多患者根本无效，极少数甚至加速死亡。有一位陕北的农民一年养肥一头牛，父亲得了胃癌，儿子把牛卖了，拿到医院买几支细胞因子给父亲用，最后父亲还是死了，牛也没了。那时"生物导弹"的说法风靡一时，我们也进行了大量尝试，就是把对肿瘤细胞有杀伤作用的物质，如毒素、抗癌药、细胞因子等通过化学方法连接到抗体上，通过抗体选择性地将其带到肿瘤细胞，发挥特异性杀伤作用，同时减少对正常细胞的毒性反应。设想很好，设计也很好，且在体外和动物体内观察到令人振奋的结果，发表了很多文章，有些同事还因此晋升了教授。遗憾的是这种"导弹"用到人体，结果不如人意。根本原因：①我们用的是小鼠的抗体，进入人体会诱发人抗鼠抗体的产生，后者将其作用抵消；②"导弹"分子进入瘤体很少，杯水车薪，不足以杀灭肿瘤；③研究对象为肿瘤的动物模型，与人差距甚远，在小鼠身上发现的阳光未必都能给人带来温暖。当然，否定生物治疗完全行不通，现在下结论还为时太早。但要成功必须有重要理论或实践的突破，才会引发革命性的进展。

七、第 7 个 TYP（1996—1998）：启动胃癌 MDR 的研究

化疗是胃癌的主要疗法之一，但化疗效果不好，甚至适得其反，这也是人所共知。这主要是胃癌的多药耐药性（MDR）造成的。设想有 10 000 个胃癌细胞，只给一种抗癌药，只需很小剂量就可将 9999 个杀灭。但剩下的那个细胞一旦长起来，再用这种药就不行了，用 10 倍、100 倍，在体外甚至用 1000 倍的药量都奈何不了它。有人干脆把癌细胞扔到药瓶中它也不死。有的耐药细胞很怪，你不给它抗癌药它反而不长了，就像人嗜酒一样成瘾了。因此，实施化疗一般前两次是在

杀癌细胞，到后来对癌细胞根本没用，倒是把正常细胞杀死了，对人体有很大不良作用。有时可能把患者"杀"死了，但癌细胞还活着。为了解决肿瘤耐药的问题，最近 30 年，以美国为首的科学家天天在研制抗癌药，一共研制了 10 万多种，但也无法解决耐药的问题。因为，肿瘤细胞一旦产生耐药，它不但对曾用过的抗癌药耐药，而且对它未用过的，且结构或功能都不相同的抗癌药也产生了交叉耐药性，这就是我们通常说的 MDR。关于肿瘤 MDR 的分子机制，文献上有很多说法，有的认为在细胞膜上，有的认为在细胞核上，有的认为在细胞质里。涉及的相关分子达数十种。我们发现胃癌 MDR 的发生只有 58% 与已报道的分子有关，还有 42% 的病例与其并无关系，说明胃癌 MDR 产生有其特殊的机制。有幸，我们获得了国家自然科学基金第一个资助 MDR 研究的基金，诱导建立了胃癌 MDR 细胞系，发现了染色体特殊变化，又通过分子克隆及双相电泳等技术发现了 100 多个耐药相关基因或蛋白。比如，我们首先发现的胃癌 MDR 分子 MGrl-Ag，定位于细胞膜上，主要功能是将进入细胞内的抗癌药不断地泵出胞外。细胞在未发生耐药时，大量的抗癌药进入胞内，细胞必死无疑。但当有这种分子高表达时，它可以逆浓度地把药物排出胞外，使胞内药物浓度降低，导致了耐药的发生。我们研制成功 MGrl-Ag 的单克隆抗体。该抗体与 MGrl-Ag 结合后可使其泵出功能失活，从而逆转细胞耐药，有可能成为将来化疗的增敏剂。为了研究其他的生物增敏剂，我们还运用活体内淘选法将含 100 多万种生物多肽的噬菌体库注入带有耐药肿瘤块的小鼠，待其与癌细胞结合后再将瘤体切除，洗脱出特异噬菌体，再注入下一只带瘤小鼠，依此循环筛选多次，最后获得了 8 种特异多肽，然后人工合成这类多肽，或将多肽基因转染细菌产生生物多肽。这些拮抗肽很有可能用作将来克服胃癌化疗耐药的增敏剂。

八、第 8 个 TYP（1999—2001）："癌症村"的发现与启示

在先前的研究工作中，我们遇到过几次大的失败，一直不知个中原因。近几十年来，很多国家都投入了大量人力物力用于癌症的研究，但进展并不大。正在我们百思不得其解时，《陕西日报》报道，一个村近 20 年来从 160 多人锐减到只剩 70 多人，多数死于癌症，而且死亡多数为男性，很少为女性。特别奇怪的是村长家一个都不得癌。这个村的遗传背景比较简单，就是两家人的后裔，什么原因说不清楚。某科学院地质研究单位去抓了一把土回去化验，很快查明原因是"汞"多了。中央媒体一报道，"真相大白"，是"汞"多了得癌。但这个地方自从盘古开天地，土都一样，不是现在才"汞"，人家过去也在"汞"；还有男女发病差别很大，不只男人"汞"，女人也在"汞"；不只村民"汞"，村长也在"汞"啊。看来没有那么简单。我们已将这些人的血液、组织标本收集保存，有待研究。如不保存，将来就没有了。有趣的是，从组织学上看，这些人的胃上皮中患肠上皮化生与不典型增生的很少，这与大众研究提出的胃癌理论似有不同。从这个角度

看，过去的研究是否设计得当还需审视。特别是近30年来，胃癌的发病以青年患者增多，女性患者增多，近端胃癌增多，分化差者增多。短短30年，胃癌的生物学行为发生如此重大变化，不能不引起我们的深思。我统计过，2013年全世界发表的肿瘤研究文献中，有78%的论文是用肿瘤细胞完成的。肿瘤细胞并不等于肿瘤，且在体外长了那么多年，传了那么多代，能说不变吗？对肿瘤细胞的研究结果能反映真实的肿瘤吗？有8%左右的研究是在小鼠身上完成的。老鼠生命期短，自发肿瘤极少，没到长出肿瘤就死了，就老了，所以叫"老鼠"。它自己不长，我们就给它注射致癌剂，15天诱发的肿瘤能跟人自己长的相同吗？当然我们可以把人的肿瘤种植到小鼠身上，但有免疫力的正常鼠完全给你排斥掉，因为这不是它自己的东西。只能种到裸鼠身上，裸鼠没有正常免疫力，但你很难实现原位接种，只好把人的胃癌接种到小鼠臀部，那成什么癌了？这种人为的肿瘤模型可靠吗？大约还有14%的论文是用人的肿瘤标本研究的，但多不是在体的状况，而且人与人不同，花有几样红，吃饭不一样，父母不一样，加在一块算个百分比能说明真实问题吗？诸如这些，值得我们去探讨。

九、第9个TYP（2002—2004）：大规模胃癌相关分子群的研究

我们觉察到现时的很多研究得出的结果可能与人体肿瘤发生发展的真实规律有差别。同时也发现我们过去的研究只抓住了癌细胞的某些局部的分子变化，反映不全面，也就不能反映本质。我们决定采用分子生物学方法及蛋白质研究技术进行胃癌相关分子的大规模多角度的研究。我们从正常黏膜到慢性胃炎再到肠上皮化生、不典型增生，再到早期胃癌、晚期胃癌，直至复发转移各阶段都找到了大量相关分子，一共175个。再按功能将其分成5个分子群，分别与凋亡、增殖、血管生成、转移和耐药等五大生物学行为相关。在胃癌领域的研究确处世界领先地位。但是，面对这么多的分子我们怎么去研究它们之间的相互关系和内在联系呢？两个分子点与点连成线，线与线组成面，面与面构成一个立体的网络调控，共同维系癌细胞的发生、发展、增生和转移。如何去认识这个网络，如何去揭示这个复杂的网络调控，不仅对阐明癌症机制有益，而且对设计有效的治疗方案有用。

十、第10个TYP（2005—2007）：microRNA与分子网络调控

基因型与表型间的关系，按遗传学的中心法则是"种瓜得瓜，种豆得豆"。但近年发现：有时种瓜不一定得瓜，种豆不一定得豆，有时种瓜却得了豆。这就说明，在中心法则以外还有更为重要的分子在调控整个网络。为了了解这个网络，我们随即把注意力集中到了microRNA上。我们知道，人体细胞的基因可达3万个，而调节其功能活动的microRNA仅1000~2000个，抓住microRNA说不定有纲举目张的作用。我们发现，miR-16可以调节胃癌细胞的MDR表型。它们通过调

节许多已知的下游靶基因来实现网络调控。又如，我们建立了理想的胃癌转移的细胞模型，从中发现 miR-218 对抑制胃癌转移起重要作用。

在获得前述研究结果的同时，我们与香港大学的王振宇教授合作，把这些重要的结果加以整理，并用到胃癌的一级、二级、三级预防中，推出了胃癌的"三级四步"序贯预防策略。前后工作总结共发表 SCI 论文 125 篇，总影响因子 471 分，单篇最高 24.83 分，并做特邀综述 5 篇。国内 4 个共识意见和国外 3 个诊治指南引用了我们的结果。2008 年我们获得了当年医药卫生学界唯一的国家科技进步一等奖，也是迄今胃癌研究唯一的国家级一等奖。

十一、第 11 个 TYP（2008—2010）：再找理想预警分子

我们发现了那么多重要分子，这对学界将来阐明胃癌发生机制很有价值，但那是很久以后才能完成的工作。作为临床医生，对于现时患者的需要，从中筛选具有诊断价值的若干分子，然后进行鸡尾酒式的组合，互相取长补短，用于临床解决问题才是当务之急。2008 年，我们组织全国范围内胃癌分子研究最强的力量，申请国家"973"项目获得成功，我担任首席科学家。我们的科学思想是从已发现的 175 个分子中筛选出有用的标志物，然后在高危人群中现场验证其预警和早诊作用。总体思路是从分子群中经过基础研究筛选，到临床分析，再到现场验证，最后得到具有临床应用价值的标志物。我们的研究队伍来自第四军医大学、北京大学、天津医科大学、中国医科大学、上海交通大学、香港中文大学、香港大学等七个单位。我们选择的现场有福建长乐、山东临朐和辽宁庄河。

十二、第 12 个 TYP（2011—2013）：糖基化 MDR 分子的发现

胃癌 MDR 相关分子的研究相继花了 16 年时间。2000 年，我们获得了第 1 项国家自然科学基金（以下简称"国科金"）重点项目，旨在发现 MDR 的相关基因。花了 4 年时间，发现了不少耐药基因，也发表了不少 SCI 论文。但没有得到 Yes 或 No 的结果，即没有见到有耐药基因就耐药，而没有耐药基因就不耐药，只是基因的上调或下调而已。2004 年，我们又获得 1 项国科金重点项目，旨在发现 MDR 的相关蛋白，也花了 4 年时间，发现了不少耐药蛋白，发表了不少 SCI 论文。但也未获 Yes 或 No 的结果，只是蛋白表达的多与少的关系，而且所获基因与所获蛋白间并无联系。2008 年，我们又获 1 项国科金重点项目，旨在研究基因与蛋白间的调节关系，结果发现只是调节的间接与直接的关系。从上述的研究中，我们得出结论，从一个人变成了病人或一个正常人变成了肿瘤病人，体内事实上不会出现什么特异分子或新分子，只是正常分子比例的变化，可能有的多了，有的少了。当然也可能在某些分子的局部会出现一些细微的变化，比如磷酸化、泛素化、乙酰化、甲基化，特别是糖基化。2012 年，我们再次获得 1 项国科金重点项目，旨在研究 MDR 相关分子的糖基化，结果发现最常发生的有 3 种变化形式：要不糖加多

了，要不糖加少了，要不糖加错了。负责这三种过程的有两类酶：一类是糖基转移酶，负责加糖；另一类是糖苷酶，负责减糖。调节这两类酶可能有助于MDR的逆转，提高化疗药的治疗效果。

十三、第13个TYP（2014—2016）：胃癌本质的思考与验证

此前，胃癌的研究在我们消化病院已持续了12个"三年计划"，共计36年。36年的研究过程、研究结果和研究经验告诉我们，似未抓住胃癌发病的本质。虽一次次向纵深进军，到头来依然在外围徘徊。因为事实胜于雄辩。36年前老师提出的问题对我们依然是问题，36年前老师沿用的疗法我们依然在用，36年前老师取得的疗效我们并无惊人突破。其实，回顾人类100年来在肿瘤上下的功夫及结果，也与我们同然。事实提醒我们，应该从研究策略上来一次彻底的改变。通过回顾海量文献及组织大量研讨，我们提出了胃癌是整体调控失常的全身性疾病，其中局部最主要存在的是"癌变相关分子事件"（carcinogenesis associated key molecular events，CAKMEs）。这个事件又因为全身整体调控失常共同发挥作用而致癌。研究CAKMEs及其全身调控，不仅可能阐明癌变机制，同时还有可能找到有效的诊断和防治方法。我们的设想得到中国科学院、工程院两院34位院士的赞同和支持。联名写成研究申请报告上送国家科技部，希望得到长期持续支持。同时，响应国家教育部号召，与16个国内和国外的研究单位和研究者共同筹建了消化系肿瘤（包括胃癌）研究协同创新中心。这些举措为在更高层次、更广范围研究胃癌的本质奠定了组织队伍、创建平台和改变战略的基础，有望开创胃癌研究的新局面。

结　语

我们走过了39年的胃癌研究之路，有成功也有失败，真可谓"一路阳光一路雨"。取得的成绩是局部和暂时的，偶得的失败倒是很有教益。总体结果尚不令人满意，但已看到一线曙光。虽然道路艰辛漫长，而且高低起伏，我们却义无反顾，且难舍难分。因为，在你读完本文所花的60分钟内，可能又有20个中国人被胃癌夺去了生命。

换个地方活

昨昼事多，子夜难眠，终入梦境。"SARS 刚过，流感来了；汶川刚震，海啸来了……""人类与地球相处数百万年，一直好好的，这几年咋了？灾祸不断，是地球出了问题，还是人得了毛病？""照此下去，最终是地球消失，还是人不活了？""有一个地方叫天堂，那可是乐园，只管享福，要啥有啥；还有一个地方叫月亮，那可是静地，从无骚扰，睡宁读静。""耳听为虚，眼见为实，能去看看吗？换个地儿活，不失为策。既想又干，临时的，先派悟空男登天，因为不懂规矩，大闹一场，无功而返；长久的，又送嫦娥女奔月，因为忘买返程票，别了人间烟火，独居至今……""突然轮到了我，要我试试。天哪！培养干部多少要有个过程，哪能如此急躁，总得让我查查文献，知个八九吧！"一觉醒来，深思有趣，说干就干，先看别人，后作自想，于是有了下段文字。

一、天地之别

人类在地球上已生存和进化了数百万年，并逐渐适应了这个环境。我们所依存的地球表面是一个半封闭的自然生态系统，内含一定物质并不断地与星际环境交换能量。既然地球表面是一个含有物质、能量和受力场影响的空间，我们适应了这个环境，也就意味着适应了地球表面的物质、能量和力场的影响，这个环境对人来说是最适环境，因为我们适应了。你把鱼放到这个环境它就活不了，因为它适应了水下生活的环境，在那里它生活得很好，但人到那里就不行，至少时间长了不行。

地球表面所含的物质具有不同的理化性质，更为重要的是在空间范围内呈一定浓度分布，我们适应了这种分布就是好环境。而 $PM_{2.5}$ 本来就有的，现在分布多了就叫污染；同样，低海拔地面氧气分布是充足的，到了高原，氧气分布少了，氧分压降低，我们就缺氧，甚至得病；空间的能量是以不同形式存在的，比如机械能、化学能、热能、辐射能等，并具有不同的位势。人类根据自己的需要在不同情况、不同时间可吸取不同的能量。空间分布力场的性质不同，其强度分布亦各异，如重力场、电场、磁场等。任一环境又随时间的推移而在发生变化，故应考虑到它的时间特征值，如强度或浓度随时间的变化率、频率、相位等；人体暴露于某种环境时，随时间长短的不同，如短暂性、一过性、持续性、间断性或慢性，其对人体的影响也是不一样的。上述这些变化有很多在太空环境中会发生急骤而显著的改变，我们可以了解这些变化，认识这些变化，并将这些变化用于人的保健长寿，或疾病的治疗和康复。那么，与地球环境相比，太空环境的差别是什么呢？美国航空航天局（NASA）的五大任务中的第一个任务就是"探索太空是一个什么样的未知世界"。当然，探索太空，我们不是要把一切事情都搞清楚，那不必要也不可能。从生物角度讲，我们力图找寻的是地球上的各种因素在太空环境发生改变后其变化有何规律，这种变化规律对于探索其对人体的影响有何重要意义，是否可以为我所用。因为时空变了，规律也变了。那么目前知道的最大的变化是什么呢？

人们在研究地球环境影响因素时，多着重对单因素进行分析，但在太空环境中，各种因素通常以联合方式发生作用，又称联合性（复合性）环境负荷，其影响除与各因素的理化性质有关外，还与各因素出现的顺序和暴露时间有关。这是因为在地球表面，各因素的出现不是同时的，可以是不断出现的，通常是前一因素与过去的因素相作用，达到平衡后，再出现后一因素。人类也是在漫长的进化中，先对一些因素适应了，达到了平衡，然后再出现新的改变，适者生存就是这个道理。如果这种变化太突然，强度太大，一些物种适应不了，就会消亡，也许恐龙灭绝就是这个原因。可是我们到太空，这种环境变化却是多因素同时变化，而且是在很短时间内，如一天或几天时间内发生完全的变化，即太空环境是以联合方式变化的。复合性环境负荷的强度取决于各因素的强度及其之间的影响，两种或两种以上环境因素共同作用可能出现三种结果：①相加，复合影响等于各因素影响的代数和；②协同，复合影响大于各因素影响的代数和；③拮抗，复合影响小于各因素影响的代数和。当然这种影响还会因人而异。不同年龄、不同性别的人，生理反应和心理反应的代数和很可能不同，我们要寻求的规律是求出"综合性环境负荷指数"。上面这些想法、说法是否全面、是否准确还难说。由于人类探索太空时间还短，次数还少，应该说还十分肤浅，最好是多去些人，多走几遭。所以，NASA的五大任务中第二个任务就是"研究人如何到达太空"。但是，到达太空谈何容易，我们不妨回顾一下人类登天的历史和壮举。

二、登天之难

1783年，载人气球升空成功，将人的活动范围首次扩展到水陆之外的第三环境；1903年，莱特兄弟发明飞机使人真的飞起来；1957年，苏联发射世界上第一颗人造卫星；1961年，加加林进入地球轨道，成为第一个太空人（成为第一个"孙悟空"）；1969年，美国阿波罗11号飞船着陆月球，阿姆斯特朗登上月球成为第一个"嫦娥"；2007年，我国"嫦娥一号"月球探测卫星发射成功。迄今为止，已有近千人次遨游太空，数百艘飞船腾云驾雾，十多名航天员登上月球。在医学和生物学研究方面，1947—1952年，美国分别把果蝇、真菌孢子、种子、苔藓、猴、小白鼠等发射到60~120千米的高空进行过研究，测定了动物心电、呼吸、血压等生理指标，研究了小白鼠失重状态的姿势反射并成功回收。1949—1960年，苏联用火箭把狗发射到100~110千米和210~212千米高空进行实验，取得了很多数据。尽管如此，我们还很难说有什么真正获得了成功。航天飞行需要三高：一是高质量飞行器，这种飞行器必须根据人的各种耐受程度来设计；二是高额的费用，这个可想而知，据我所知，舱外使用的航天服一件就价值2000万美元，相当于多少万个中国人全年的花费；三是高水平的航天员，合格航天员的身体和心理素质都要过硬，我们俗称"超人"。但是要做航天研究，光身体好还不够，还要有科学头脑。真正的科学家能上天的极少，结果是能上天的不能搞深奥的科学，搞科学的大部分又上不了天。要让很多搞尖端科学的人上天，特别是要一个团队上天，还要带去大量仪器设备那是不大可能的。

三、以地仿天

如何实现NASA五大任务中的第三大任务，即"人类将在太空有什么发现呢？"最好的办法是在地面建空间站，建模拟空间站。怎么建空间站？建什么样的空间站呢？地球及其大气层以外的空间可分为近地轨道空间、行星际空间、恒星际空间和星系际空间，建立永久性的国际空间站一般是在近地轨道空间上建。20世纪70年代，苏联发射了第一代空间站"礼炮一号"和可长期使用的载人空间站"和平号"，后者有6个接口，可组成庞大的空间站联合体，也称复合实验室。航天员在"和平号"逗留的时间最长为438天。美国从1973年发射过3个小型实验室，又称Sky Lab，后研制成功天地往返运输系统，即航天飞机。同时开展广泛的科学研究，包括空间科学实验、材料、天文和对地观察等，但这些飞行器总体来说是在舱内模拟地球表面环境，即能使人生存的环境。但在地球上建立空间环境模拟舱是在舱内模拟太空环境或称空间环境，以研究空间环境对生物体包括人的影响。空间环境模拟技术是在地面上研究等效再现空间环境，其中包括压力环境、大气环境、热真空环境、动力学环境等。可分为两种：①空间环境物理参数模拟研究，旨在研究在地面上再现空间环境物理参数的技术途径和方法；②空间环境物理效应模拟研究，即在受到条件限制不能再现空间环境物理参数时，可采用物理效应模拟方法，达到等效再现空间环境物理效应的目标。由此找到地球上不存在或很少存在的对人体健康和疾病治疗有益处的环境条件。

建地面站需要多学科与技术的集成，需要的工程技术基础有机械工程、真空工程、制冷工程、暖通空调工程、光学工程、自动控制工程、软件工程等通用工程应用技术，并与航天环境医学、航天重力生理学、航天员选拔与训练、航天实施医学、环境控制与生命保障工程等航天医学工程学分支学科紧密结合，其特点是适人性和绝对安全性，美国和苏联的航天员都以生命为此付出过代价。就医学或生物学需要来讲，我们至少可以建设两类地面空间环境模拟舱。

1. **综合因素可变性空间环境模拟舱**　即建立一个人工密闭舱，开放时与地球表面的环境条件一致。当其密闭时，通过工程技术的办法使其逐渐改变成模拟空间的状态，其中包括气压、温度、气体浓度、辐射等。并摸索出综合因素变化过程中若干中介状态。

2. **单因素可变性空间环境模拟舱**　即建立一个人工密闭舱，开放时与地球表面的环境条件一致。当其密闭时，通过工程技术的办法使其逐渐变成某一因素（如气压或气体浓度等）与空间状态相接近的空间状态。并摸索出某一因素变化过程中（如气压由高到低或由低到高）若干中介状态。

地面空间站的研究要与医学和生物学的要求相一致。大家知道，空间环境医学主要研究空间环境因素作用于人体后的生理和心理反应、病理效应、发生机制及防护措施，既要研究单因素对人体的作用，更重要的是研究多因素的复合作用。人体对空间环境的效应可分为急性和慢性两种：急性效应指有害环境因素作用量级（强度和时间）达到一定程度时，短时间必然产生的一种效应，其效应程度与强度有关，如低压低氧反应、高低温反应、有害气体污染效应、噪声的听觉效应、电离辐射效应等；远期效应是暴露于有害环境因素后一段时间才出现的效应，如某些致癌物或电离辐射产生的致癌和遗传效应。后者是随机的，有较长潜伏期，发生概率与作用量级有关，效应的程度与作用量级无关。人体效应主要有以下几种，建立地面空间站时其物理参数必须要考虑到。

（1）低压效应：需观察人与动物对低压低氧状态的生理反应特性与规律，制定标准，工程防护和产品评价。作用参量包括大气总压、氧分压、二氧化碳分压、压力的变化速率等。当总压力降到一定程度时会导致航天减压病。但氧分压过低或过高可致急性缺氧反应或氧中毒，当压力变化速率过快可致中耳损伤。

（2）温度效应：需观察不同温度和模拟失重后人体温度的变化及其规律，制定标准。温度过高和过低都会引起人体的高温或低温反应，超过人体的热耐受和冷耐受都会引起人体的热冷损伤病症。

（3）有害气体与毒理学：检测地面站内人体本身及站内非金属材料挥发性物质的含量，研究人体的反应、制定标准及防护办法。人体的反应由有害气体的种类、浓度及暴露时间决定，主要表现为黏膜和呼吸道的刺激，以及对中枢神经系统的抑制作用。有些污染物如多环芳烃和苯还有致癌作用。

（4）辐射效应：电离辐射对人体的影响主要由吸收剂量、辐射物性质、暴露时间及方式等决定。电离辐射可致皮肤、眼晶体、造血系统、免疫系统和生殖系统的急性反应，也可引起癌症或遗传疾病等远期效应。非电离辐射可致中枢神经系统、外周感觉系统、内分泌系统、消化系统的急性反应，也能产生远期效应。

建成空间环境模拟舱不是根本目标，研究空间特殊的环境因素对人体影响的规律、机制和防护（对抗）才是根本目的。这也是 NASA 五大任务中的第四个任务，即"在设法达到或达到空间环境后能学到什么知识？"我们可以通过这个环境来观察人体的反应，包括体外的和在体的，从中找到有利于人体保健和疾病治疗的环境条件并加以利用。

四、倚地知天

地面空间站在站内模拟的空间环境因素对人体影响的性质各不相同。有些因素如机械能，当超过一定强度时，可直接造成病理损伤、休克或死亡；机体的代偿功能主要表现为强大因素影响后的组织自愈和修复。人体一方面与空间环境不停地进行物质、能量和信息交换，另一方面通过自身调节保持内环境稳定。这个平衡一旦被打乱，可能出现三种后果：①完全恢复或完全代偿，达到新的平衡；②部分恢复或不完全代偿；③代偿失败或失代偿。人体对空间环境因素的反应又可分为特异性和非特异性、急性与慢性、全身反应与局部反应等。

特异性反应是机体受到异常空间环境因素不利影响后，能重新恢复相对稳定状态和保持内环境稳定所产生的一系列变化；非特异性反应是机体对异常环境的适应能力的一般性增强。特异性又可分为快反应型和慢反应型。前者指为了维持生命立即产生的反应，通常生理代价很大；后者指逐渐发挥作用，形态结构和生理功能都会发生深刻变化，先有的快反应消失，也称习服（acclimatization）。一旦习服，不仅对该种环境因素耐力增加，而且对其他环境因素的耐受性也增加，或称交叉适应。局部性反应不难理解，全身性反应指有的环境因素作用复杂广泛，可引起全身广泛的代谢反应或功能障碍，它可以通过下丘脑—垂体—肾上腺皮质系统引起"全身适应综合征"。

仅以失重因素改变为例：人类进行载人航天已有半个多世纪了，在这个过程中除了 12 名航天员登上月球外，其余都是围绕着地球轨道飞行，影响人体健康的主要因素就是失重。在加加林登上太空前，人们就失重对人体的影响所知甚少，因而对载人航天活动是反对的，包括有些知名的生理学家和医学家都是极力反对的。通过 400 多名航天员的航天飞行和地面模拟训练证明，人的生理系统可以适应失重环境并存活下来，一般不会引起不可逆的生理反应，而且可以胜任一年多的太空飞行并完成各项任务。当然，由此引起的不良反应也是不可低估的。最常见的不良反应是中枢神经系统紊乱、心血管功能失调、航天贫血病、航天运动病、骨质疏松、肌肉萎缩、免疫功能低下、水盐代谢紊乱等。有趣的是在失重初期，大约 2000 毫升左右体液会从下肢转移到上身，如果在地面，中心静脉压会升高，但事实上实测结果是降低的。另一方面，航天员长期飞行返回地面前饮用大量盐水，增加循环血量，可以提高立位耐力，但实测效果不甚理想。总之，发现了很多这样奇怪的现象，若能对其进行详细研究，不仅可获得一些新的生理学概念，而且对一些地面上的疾病机制的理解可能获得新知识，如直立性低血压、骨质疏松、运动病、肌萎缩、水盐代谢病、肺栓塞等。

皮氏玻璃培养皿是 100 多年来一直用于培养细胞和检测药物的器具，但难以实现自然状态的三维生长。因此，也就无法形成自然状态的三维结构，从二维状态获取的数据难以代表三维的自然状态。科学家在地面建立了模拟失重的缓慢回转器。通过缓慢旋转，改变了重力作用对实验标本的方向，使单位时间内作用在标本上的合力为 0，从而使细胞从外观和结构上更像天然组织。通过这个办法已经发现了细胞有关其特殊性、自动凝集和生长的有价值的线索。这对于药物检测更具可靠性。在这种器具中培养癌细胞，可使恶性表型与良性表型间发生相互转换。

空间环境模拟舱一方面要模拟各种空间环境因素，同时要观察人体对不同空间环境因素的生理和心理极限。比如，我们可以首先在单因素变化模拟舱内放置细胞、组织或动物本身，然后启动单因素变化，从地球状态向空间状态进展，观察上述样本生存的最适值或耐受的最大值；随后将在不同单因素模拟舱获得的单因素最适值或耐受最大值加以组合，并在综合因素模拟舱中将这些单因素值综合模拟成一个最佳空间状态；继之将生物样本包括整个动物置入这个环境，观察确定可能危及生命安全、引起机体严重障碍的环境负荷强度阈值或各种物质浓度阈值，也注意其对人体工作能力的影响，并找出使工作能力降低或生理功能下降的各种阈值，由此制定出各种标准，为把这些标准用于防病治病奠定基础。获得这些宝贵的数据依然不是我们最终的目的，重点是要用于健康保健和防病治病，这也是 NASA 五大任务中的第五个任务，即"获得的知识用来改变人类的生活"。也就是利用在模拟舱得到的各种数据，来建设治疗疾病的空间医院或保健康复的空间康复中心。

五、借天促医

空间医学的研究成果不仅可为航天员遨游太空保驾护航，而且可以在许多方面解决地面上临床遇到的各种疑难问题。例如：①前庭神经功能适应方面的研究，除了帮助航天员适应微重力下的生活外，还可帮助医生诊断和治疗地面上有前庭疾病的病人。②了解航天员在失重条件下肌肉萎缩和肌肉功能下降的机制，有助于治疗地面上各种肌肉萎缩性疾病，通过药物、激素、基因治疗等方面的探索，为地面上很多健康问题，如衰老、外伤、长期疾病引起的肌肉萎缩提供新的治疗方法。比如与肌肉萎缩相应的新基因 $atrogin-1$ 的利用可能会开发出地面或空间治疗肌萎缩的新疗法。最近研究成功的氨基酸补充剂能维持蛋白质合成速率，保持体重。③了解免疫系统的变化，据文献报道，50% 的航天员在空间环境中出现免疫抑制现象，这或可用于治疗自身免疫性疾病及器官移植后的排斥。

地面空间站除了可以用作温度习服,即热习服和冷习服外,还可以用来调整似昼夜节律(circadian rhythm,CR)。大家知道,人体在不同的CR时期身体的反应情况是不一样的,包括体温变动CR、肾上腺皮质激素分泌的CR、肾功能的CR、肝功能的CR、交感神经的CR及心功能的CR等。机体功能具有年节律,为什么春天发困,就是这个原因。我们可以通过空间站找到有利于改变病人CR的环境,用于健康康复或疾病治疗。如将白天化疗改为晚间化疗等来提高疗效,减少不良作用。积极开发新方法帮助人类适应天时长度及生物钟的改变,有助于地面的病人和工作人员适应时差反应和换班,还对治疗某些睡眠节律紊乱(如新生儿)有重要帮助。太空环境处于失重状态,目前已观察到对人体、动物和植物都有明显影响。微重力对细胞培养的影响各不相同,在对25种培养细胞的观察中发现,对细胞增殖分化的影响有三种:增强、抑制或减弱以及无影响。如能调节成第二种状态,可能对肿瘤病人在空间环境失重情况下的治疗将有好处。有一点是肯定的,关节不好的病人在失重环境中锻炼肯定效果会更好。总之,研究人体对空间环境的适应能力可很好地用在临床疾病的诊断和治疗上,如下重点列举在高压氧舱和放射治疗方面的应用价值。

高压氧舱既是一个康复场所,也可看作是一个特殊的医院。在这里既可以解决低压的问题,也可以解决低氧的问题。大家知道,低气压对人体的物理影响是很大的,我们常坐飞机在高空飞行,装面包的塑料袋本来是密闭的,在平地上是瘪的,可在高空中它会一个个鼓起来,这就说明,我们每坐一次飞机机体的很多细胞都会经历一次如此的考验,飞机下降时鼓膜难受就是这个道理。不过我们自己的调节功能好,一般体会不出来罢了。气压下降,组织体液内溶解的气体会形成气泡,这就是高空减压病。如果高度更高,体液内水分会沸腾。此时空腔脏器内存气体会膨胀导致胃肠胀气,肺内压升高。进入高压氧舱,提高气压后,可以治疗难治性便秘或腹胀等。用高压氧舱治疗,通常都认为是提高血氧分压,增加血氧含量,其实不止这些,它还可以有效治疗厌氧菌感染性疾病(气性坏疽)。在高压氧舱内人们早就发现用生理液置换血液,可以维持无血条件下实验猪的生命;也成功进行过高压氧舱内心内直视手术,在高压氧舱做手术效果好。目前利用高压氧舱治疗临床的疾病有百余种。主要包括:

(1)高压氧舱可以增加组织氧储量,体温每下降5℃,血氧溶解度可增加10%,脑耗氧量可以下降35%,心肌耗氧量可以下降20%,故创造低温高压氧环境的手术室可使机体对手术的耐受时间延长,手术的成功率增大。

(2)高压氧舱可使氧的有效弥散距离增大,对病变面积较小的心肌梗死、脑梗死,用高压氧舱治疗有效。

(3)高压氧舱使心率减慢,可用于治疗心动过速、心肌梗死或冠心病。

(4)高压氧舱对中枢神经活动的影响,30~45分钟内是增强。表现为触觉增强、知觉敏锐、记忆力增强、阅读和写作速度加快,机体活动更加灵敏。所以,可以建造高压氧教室或图书馆。但超过 45 分钟，则神经活动表现相反，为抑制现象，所以可建造催眠治疗室。

（5）高压氧舱可以刺激红细胞生成，主要是促红细胞生成素增加，可用于治疗血液病如贫血等。

（6）高压氧舱可促进肠内气体吸收，可用于治疗肠胀气或麻痹性肠梗阻。

（7）高压氧舱有利于移植器官保存，加上低温条件效果更好。

（8）高压氧舱可使软组织修复加快，上皮修复加速，神经修复加快，可促进移植皮瓣的成活和神经损伤的术后修复。

（9）高压氧也相当于一种抗菌剂，能增加白细胞的抗菌能力，同时增加某些药物的抗菌作用。

（10）高压氧舱可以增强抗氧化作用。

（11）高压氧舱有抗衰老作用，与放疗结合治疗肿瘤疗效增强（但有争议）。

辐射是人类生活环境的重要因素。由于地球大气与地球磁场的保护或遮蔽，地球接受空间天然辐射少，影响小，所以利用得也很少。研究和利用空间辐射具有重要意义，如太阳与银河系的宇宙辐射可以作为治疗源，特别是来自太阳和某些恒星表面发出的电磁辐射，还有辐射源经常发出的粒子辐射等。粒子辐射的能量大、穿透力强，特别是太阳耀斑爆发时所发出的强大粒子流更是可用的治疗源。除此之外，各种人工辐射源也可用来治疗疾病，但要预防对全身的不利影响，航空航天装置的防护原理可用于对正常部位的屏蔽，可以集中辐射暴露的治疗区。辐射可分为电磁辐射和粒子辐射。电磁辐射指空间传播的电磁场，如无线电波、微波、红外线、可见光、紫外线、X 线、γ 射线等。辐射的波长越短，频率越高，辐射的量子能量也就越大；其生物学效应不仅取决于量子的多少，更取决于能量水平，水平越高，生物效应越大。关于粒子辐射，目前已发现的粒子有 30 多种，粒子辐射能量大、穿透力强，对人体影响更大。

辐射引起的生物效应可分为躯体效应和遗传效应，近期效应和远期效应，随机效应和非随机效应。此外，辐射还能与其他应激因素产生复合效应，比如：①与气体条件的相互作用，辐射与低氧是对抗的，低氧可提高对辐射的耐力；②与温度条件的相互作用，寒冷与高温可加重辐射损伤；③与重力条件的相互作用，失重可增强辐射效应。防止辐射效应，一是要检测剂量，做到心中有数；二是用一定厚度的物质可阻止或减弱粒子辐射，改变物质种类、厚度、屏蔽面积可以保护重要器官；三是可以研究和服用抗辐射药品。

六、凭天建厂

1. **航天生物遥测技术的应用**　利用航天遥测系统推进医学物理信息遥测技术，并广泛用于临床诊断和监护。①诊断疾病，比如安静状态下记录的心电图有时很难反映某些隐匿性心脏病。利用航天员那样携带的 24 小时动态记录装置——

Holter，医生就可以得出正确诊断并进行正确的治疗。②将航天电子系统的遥控、遥测、通信和图像传输等技术结合起来，推动地面遥测医学，或称远程会诊的发展，使处于地球不同国家或地区的医生，接收到同一病人的病情、医学检验结果，并对其进行诊断和治疗。③目前临床应用的监护系统实际上就是利用航天员医学监护系统对地面重症病人的监护方式，当然后者要求的条件不如前者高。④体内给药系统，比如目前根据航天需要研制成功的可编程、可植入给药系统，可以根据体内需要，在计算机控制下按一定速度向体内输送胰岛素。

2. 航天图像处理系统的应用　根据航天技术产生的高清晰数字成像处理技术，研制成功了各种医用图像仪，为地面人类疾病的诊断做出了贡献。由于 CT 和 MRI 的研制成功，人们可以获取人体内脏的高清晰图像，为疾病的诊断带来了一次革命。另外地面现用的 B 超和 X 线机都太大太重，由于航天的需要，研发了各种更加小型化的 B 超及 X 线机，这对于临床上各种便携式设备的研制提供了帮助。

3. 医用治疗设备的发展　准分子激光器是近年根据航天技术研制成功的医用设备，可用一种紫外线脉冲非常精确地打碎和分解动脉壁内的沉淀物，治疗冠状动脉阻塞有效率达 85% 以上，克服了传统激光器发热容易破坏动脉壁的严重缺陷。将用于航空材料质量和疲劳程度评估的技术应用到烧伤深度的评估中取得很好效果，可以明确分开受损组织和健康组织的密度。根据航空遥控技术研制成一种可遥控的起搏器，克服了过去起搏器只有一个程序，不能随人体变化（如运动）而变化的不足，且只需调刺激频率，无须取出再安装，这种心脏起搏器在美国已给大量病人安装。对于心脏病心室颤动的病人，常因来不及除颤而死亡，美国研制成功一种自动、可植入除颤装置，当仪器发现心跳异常，可自动输入脉冲，使心脏恢复正常节律。美国研制的 Cycbtion，是第一个可以同时发射水平和垂直方向中子束的设备，使治疗癌症的范围扩大，较过去仅能发射水平方向中子束的设备定位准确，对唾液腺、头部、颈部和甲状腺肿瘤均有明确疗效。

4. 提高医学样品的分析效率　应用航天技术研制成功的自动微生物分析系统（AMS），不仅可以减少临床微生物的培养和检测时间（一般1天内可出结果），而且提高了检测的准确性，解决了常规培养方法要需 2~4 天的问题。既提高了实验室的效率，又减少了检测所用物品及成本。研制成功的微量物质高速检测仪目前已广泛应用于临床，可以迅速测量人体内各种离子浓度。近红外线（NIR）可以穿透皮肤甚至骨骼，通过它可以获取组织或血液的化学信息，今后可以实现无针测试组织和血液样本，对危重病人监护、创伤休克、心脏病发作、内出血及儿科病人实现无创检查。

5. 在医学保健中的应用　应用航天技术研制成功小巧、便利且能记录生理甚至心理参数的运动设备用于健身。研制成功气体检测仪，可以检测地面各种条件下的有害气体，保证运动或作业人员的身体健康。研制成功液态冷却服，可以调控人体体表温度，用于疾病治疗。用 NIR 制成脑成像帽，可以记录不同区域大脑血流和氧的水平差异，从而得知脑功能活动信息，这种办法可移动、更轻便，活动空间不受限，可用于诊断，特别是监测脑卒中和癫痫。

6. 空间生物材料加工 空间拥有地面上没有或难以达到的环境条件，如微重力、高真空、宇宙辐射、超低温和超洁净等。利用这些条件可以加工出更加符合人们需要的产品。在太空制药方面集中在两类：一类是地面上无法有效分离，根本不能制造的药品；另一类是地面上虽能制造，但生产效率低、成本昂贵的药品。目前在空间生产的药品已达 30 多种，不仅生产速度快、产量高，而且质量也高。如尿激酶，其纯度可达地面的 5 倍，生产速度可达地面的 400 倍。除此之外，干扰素、生长激素、抗胰蛋白酶、抗血友病因子、促红细胞生成素、表皮生长因子等也有类似结果。在太空生产 1 个月的产量，在地面上需 20 年，这就解决了成本及供不应求的问题。另外在地面生产的植入人体的生物材料，如人造血管、人造肌肉、人造瓣膜等，杂质较多，生物相容性差，排斥现象重，而太空生产的材料就可以更好地解决这个问题。

7. 蛋白质实验 测定蛋白质的结构并研究其结构和功能，对于揭示生命奥秘、理解疾病十分重要，也是发展蛋白质工程、进行药物设计等生物高技术的基础。太空环境有利于高质量蛋白质晶体的生产，其纯度也比地面要高 5 倍。比如 1999 年搭载在"神舟一号"上的天曲母菌，当绕地球飞行 14 圈后，其中他汀成分含量比地面提高了 1 倍多，同时成功解决了地面无法做到的他汀与硒的复合难题，形成了天然他汀与硒的复合物——富硒他汀，为心脑血管疾病患者带来福音。我国有很多稀有名贵的中草药，不可能大量生产，如能在空间环境中进行分析，得到核心结构数据后，在地面进行大量合成或生产无疑是一条解决药源不足之出路。

从 1961 年苏联航天员加加林飞上太空，到现在已有 50 多年了，对于是否进行载人航天研究一直存有两种截然不同的看法：支持者认为，要从发展眼光看，且不说政治军事考虑，仅就上述在医学中的应用，其意义是极为深远而不可估量的；反对者主要认为载人航天十分危险，地面上的很多问题都还没解决，没有必要花费那么多金钱和人力甚至生命。我的看法是，正是因为很多问题在地面上解决不了，才要通过探索空间环境来解决，有时遇到重大难题，只有换一个地方换一个方式才能或者更容易解决。至于危险，我们可以在地面上建模拟空间站，没有必要、也不可能把那么多人、那么多科学设备及条件搬到太空上去。

当然，人类探索太空的目的还不只是为改善我们在地球上的生活，将来更长远的目标也许还能将人类的基因或人类本身送到其他星球，以求人类在宇宙中的生存和发展。

慰心神——或安或养祛抑郁

时下，耳际常闻"昨夜未睡着，今晨烦死了"，报端连载"张男跳河了、李女上吊了"……是人怎么了？还是社会怎么了？

人类发展到现在，抑郁症越来越多，据WHO（世界卫生组织）统计，全球有5亿精神心理障碍者，抑郁症高达2亿多，在成年人中占比高达5%～10%。造成这种状况，我认为主要有两个原因：一是社会飞速发展导致竞争压力越来越大，"大鱼吃小鱼，快鱼吃慢鱼，不进则退，慢进即退"。似乎人的生存空间越来越小，社会对人类能力水平的要求越来越高，从而导致了一个突出矛盾，很多人常觉"无地自容、力不从心"，其中包括工作压力、生活压力、发展压力、家庭压力等，压得人喘不过气来。二是随着人类社会的进步、人们受教育的程度越来越高，对社会现象的认知越来越深入，既"看破红尘"又"难得糊涂"，不少人因理想过高、追求难以实现而忧心忡忡，恰如热锅蚂蚁，惶惶不可终日。过去，受过教育的人很少、文盲很多，却能知足常乐，譬如农民兄弟日出而作、日落而息，只要有个好收成就心满意足、其乐无比，回家吃饭香、睡觉甜，明天起来继续干。现在，电视把人们的视野扩大了，火车把人们的足迹延长了，过去没见过的见过了，过去不敢想的敢想了，看到了天外有天、人外有人。"我哪点不如他？他凭什么比我好？"生活始终达不到理想境地……

上述种种，有人说是心理问题，有人说是生理问题；有人说是思想问题，有人说是抑郁问题。其实二者相互影响，互为因果，循序递进，甚者恶性循环。通常两个极端比较好办，明确是思想问题就做思想工作，明确是抑郁症就去看医生。关键是中间阶段，难以明确为抑郁问题还是思想问题，是思想问题按抑郁症治就有些小题大做，是抑郁症按思想问题办那肯定效果不佳。怎么办？这就要看专家。我在这里要给大家交流的是，当我们"身陷抑郁"不能自拔时，有两种自我解脱、自我放松、自我拯救的方法，或可叫作安神和养心。

一、神与安神

"神",是神经的"神"或精神的"神"。"神经"和"精神"两个词,在老百姓和医生眼里是完全不一样的。老百姓说你"真精神",是目光炯炯、神采奕奕;反过来,他说你"真神经",这就不对了。而在医生眼里,神经疾病多半是器质性的,而精神疾病多半是功能性的,两种都是病。神源于脑,脑出了毛病就表现为"神"的问题,神魂颠倒、神思恍惚、鬼使神差、神不守舍、神不主体、神不附身……千奇百怪、千形万状,十分复杂。"神"的复杂是因为脑的复杂,你一看"脑"这个字就说明了它的复杂程度。"脑"字怎么组成,你看左边是个"月",那不是月,是一个"肉"字旁,凡是"肉"长的几乎都是这样,你看"腿、脸、腹、胸"等;再看右半部"囟",像不像个高压锅,其实这个"高压锅"指的就是脑。陕西人和山西人,头疼不说"头疼",说"脑疼"。因为脑在人体上部,又很重要,后来人们就称它"头",再后来合起来叫"头脑"。一个单位领导太多,坐在一起就叫"头头脑脑"。"高压锅"旁边这个"肉"字旁,说的是头颅外面长的都是肉,肉里面是骨头,骨头里面是什么呢?或者说"高压锅"里面装的是什么呢?"高压锅"顶端那一点像个"发结","发结"下的一横像连着的一个"盖",揭盖一看,原来是些叉叉,叉叉代表纵横交错的脑回,叉叉也代表四通八达的网络,脑回和网络都复杂得很,复杂就是有学问,一般人懂不了。难道不是吗?我们也可以把"发结"加"盖"再加"叉叉"合起来就是一个"文"嘛,可见"高压锅"里面装的全是大文章,一般人解读不了,出了毛病也难以解决,就这么复杂谁都说不清楚。从几千年前一直说到现在,还有好多说不明白。对这样一个复杂的器官,我们必须认真对待,不认真对待就会出问题。20世纪最后十年被称为"Brain Decade",就是"脑的十年",到21世纪还是提"脑的十年",我看再提几个十年也未必能解决完问题。

"神"这么重要,神乱了就得安。安神是指预防或治疗精神障碍性疾病。严重者需让医生开药治疗。精神性疾病粗略看来,要不就是过度兴奋——精神病,要不就是过度抑制——抑郁症,要不就是多动或乱动——帕金森病,要不就是少动或不动——老年痴呆(阿尔茨海默病)。发生这些疾病开始时通常都有一个剧烈的诱因,或大喜大悲,或大起大落,或大福大祸(我称为"三大")。"三大"可能是工作上的、生活上的、感情上的或者是仕途上的。比如范进中举,本来是好事,太兴奋,他一高兴,结果糟了,疯了,这叫乐极生悲,这是好事造成的。常言道,"福无双至,祸不单行,大难不死必有后福",坏事可变过来成为好事,这就叫物极必反。我们要能想得到、认识到、处理好这个"物极必反"。事实上,事物的发展都呈波浪状,有起有伏,人的进退升迁也是波浪状的,有时上升,有时下降,这就是规律。人总是有起就有落,有喜就有悲,而且是大起必伴大落,大喜常伴大悲。你既要经得起上也要经得起下,这叫拿得起放得下。你经过百般努力,有幸爬到顶峰，如果还要继续前进，再直接向前必然踩空，因为你不会飞，这就是大起导致了大落，你会跌落谷底，你会乐极生悲。那怎么办呢？爬到了顶峰就要有准备，即下到谷底的准备，然后再爬更高一座山。这种"下"，实际上是一种前进。先下后上从来是好结果。这跟我们"走回头路"的"下"是不一样的。前者是前进中的下，是发展中的下，你把"先下后上"这条路拉直了不就是在一条前进的道路上吗？要这样去理解，这样去行动就可预防和避免大起导致的大落问题。如果你现在所处的位置是谷底，你不要着急，也不要气馁，应该恭喜你，因为马上紧接着就是一个"上"的开始。你现在的位置最好，你已经吃够了苦，见够了难，再没有比这困难的难了。因为已经到了谷底，已经到了底线，再也没有比这更低的底线了。两个农民吵架，吵得很厉害，有一个农民的儿子当了县长，他说叫县长回来收拾对方，可另一个农民不怕，你收拾了我，我还是农民，他很乐观，因为他已经到底线了。再比如，达观和悲观，我的看法是这样的，达观常常是把自己看得很小，有广阔天地，可游刃有余。谦虚就有勇气挑战大自然，可气吞山河。"惜秦皇汉武，略输文采；唐宗宋祖，稍逊风骚。一代天骄，成吉思汗，只识弯弓射大雕。俱往矣，数风流人物，还看今朝。"你看这气魄！我们有些人奖金少拿了几个，心里就开始郁闷，舍不得一点小利益，你看人家"千里修书只为墙，让他三尺又何妨，万里长城今犹在，不见当年秦始皇"。这是乐观者。而悲观者呢？悲观者多数是把自己看得太伟大，把自己看得太大，把社会和自然界看得太小，又要想去征服社会，征服自然界，肯定是失败的，于是就抑郁，得抑郁症。把自己看得很大，大于自然社会又无能为力，就觉得活在世上没有意思，没意思就去做没意思的事。细细去想，那些自杀的人，他跑到海边去跳海，但真正跳海身亡的人很少。因为他一看海那么大，征服不了它，跳了显不出自己伟大，于是就回来了；去跳水塘，水塘小一些，死得其所。你看跳塘的人比跳海的人多；井更小，跳井的人更多，吊死的人就更加多了，因为吊绳的活套直径更小。现在用注射器注毒药死的人那更是多了，因为注射器的管径比吊绳活套还小……当然这是玩笑话，但可以印证一些人的心理。"三大"人人都会遇到的，躲不了，关键是如何去平和我们的心态。大起时要想到大落，大喜时要想到大悲，大福时要想到大祸；反之亦然，因为物极必反，从来如此。面对起落，必须拿得起放得下，不然你将夜不能眠，心烦意乱，茶饭不思，全身疲软，觉得天塌了、地裂了。其实人还是你这个人，天还是那个天，地还是那个地，就是脑子出了问题。这就是我提出要从科学上安神防"三大"的理解和思忖。

二、心与养心

我翻过成语词典，以"心"字打头的上百个成语中，绝大多数是和想事情有关，比如：心烦意乱、心心相印、心旷神怡、心领神会、心神不定、心灰意冷、心猿意马等。心脏是想事情的器官，在我们祖国医学里是这样认为的，在西医的前1000年也认为心脏是思考问题的。有人接受了心脏移植，性格、思考问题的角度和方式确有变化，有的甚至变得与供体相似。我们有心理学，心理学实际是与头脑思考问题相关的科学，却是用"心"字来命名的。如果说心脏真是用来思考问题的，我想问，一个人心里一辈子想得最多的事情是什么？我想是一个字，就是"我"字。没有人不是这样，不管遇到什么事情，比如电灯突然灭了，想的是我怎么样、我家怎么样、我们单位会怎么样。首先是"我"，每个人都一样，所以一辈子都在想"我"。汉字的"我"是怎么来的呢？我琢磨了很久，也许"我"字代表个体的来源，"我"字两半分别代表父（男）和母（女），男人是"禾"，女人是反过来写的"禾"，男女相交合成一个个体就是"我"，所以只要是人，就永远忘不了"我"，总是惦记着"我"。另一种想法是，人自出生以来，心里就装着两个"我"，一个是"神灵"的"我"（禾），一个是"魔鬼"的"我"（禾），两个"我"总在一起打架，不是东风压倒西风，就是西风压倒东风。"神灵"的"我"占了上风，人就越变越好，成为英雄、烈士；"魔鬼"的"我"占了上风，人就越变越坏，越变越自私，最后成了坏人和魔鬼。打来打去，打掉了一些部件，最后两个"我"抱着扭打到一起，难以划分，共同形成一个成形的"我"，形成了千奇百状的"我"。所以一个人一事当前，要么考虑高尚的"神"，要么考虑低贱的"鬼"，考虑来考虑去，达到平衡的时候，那个"我"就是人们所处的状态。一个人会变成"神"或是"鬼"，变成好人还是坏人，就是由这两个"我"在起作用。那么是不是全都变成"神"的"我"就可变为"神"了呢？这是不可能的。常言道"人无完人"，我说是"心无完心"，两方面都要有一点，大公要有一点，小私也会有一点，看你怎么想。事实上，"大公无私、毫不利己、专门利人"这说的是一种境界，现实中不可能存在。如有一个王子，18岁马上就要接替王位了，很不成熟。父王很着急，生日那天，送他一架小马车，前后有两匹小马，并告之："一匹马叫天使，另一匹叫魔鬼。"王子问："你送给我天使就行了，为什么送我魔鬼呢？"父王说："将来有天使为你服务，也有魔鬼为你服务，你在世界上一定要适应社会，你身边不可能全部是好人，也有小人，到哪里都躲避不了，说不定小人就在你的前后左右。"有一句话叫作"无德必亡"，人和社会是这样，国家也是这样。光是变成"神"的"我"也不见得是最好的，因为还有一句话叫作"唯德必危"，可能讲得深奥点，希望大家能理解。怎么能做得适中，保持平衡，要依所处的环境而言，没有绝对的对与错，能做到适中就是养心。怎么养心？讲三点体会与大家共勉。

第一是静心，心要安静。社会总是很浮躁，不能因为小烦小恼，弄得自己睡不着觉。首先要拿得起，放得下。有一个老人买了一双很好的鞋，放在飞奔列车的窗口欣赏，结果掉出去一只，怎么办？赶快停车去捡能行吗？回家以后看着另一只鞋还会难受，老人干脆把另一只也扔了下去，这样还成全了捡鞋的人。这就叫拿得起，放得下。其次是将心比心，"己所不欲勿施于人"，什么事情只要站在别人的立场去考虑，不要误解别人，你就能做得很好。有人问一个小孩，说将来你当了飞行员，飞机在太平洋上空没油了，怎么办？小孩说先叫所有的人用安全带把自己绑紧，然后他马上拿个降落伞跳下去。在场的人笑得东倒西歪，这个小孩很不好意思，最后流着眼泪说，我是跳下去取油，把油取来继续飞啊，你们误解我了。再次是照章办事。正确与错误实际上就在一念之间，照章办事不会出错。有两对铁轨，一对是新的在用，一对是废的，新的铁轨上有一群小孩，而废的这边只有一个小孩，火车过来了，这个时候扳闸的人该怎么办呢？短时间内一定要做出判断，扳过来轧死一个，不扳，可能轧死更多孩子，最后他没有扳。为什么？因为新的铁轨上那些小孩知道火车要过来，一过来马上跑，而在废铁轨上的那个小孩知道火车不会开到这里，如果扳过来肯定会被轧死。最后是要相信自己能够救自己。有个人什么也不做，成天烧香拜佛拜观音，但不奏效。有一天他看见一个人在拜观音，这个人很像观音，他问"你是观音吗？""在下就是。""你怎么还拜观音呢？"观音说："只有自己才能救自己。"

第二是净心，心要干净。要不断把"魔"那方面，即多数人不喜欢的那方面去掉，全去掉不可能，但不要让它占上风，它占了上风别人不喜欢。有的人欲望太多，生命不息，"追求"不止，结果"追求"没到，生命早止。当然去掉不干净的东西是不容易的，有时还需付出代价。有两块石头原来都是从一个地方运去的，后来一块被顶礼膜拜，另一块无人问津。由于前一块不怕疼，能忍住，工匠们就把它雕刻成一个艺术品；而另一块怕疼，不让雕，最终还是一块石头。所以我说，该做的事一定要去做，不该做的事一定不能去做。看别人要用望远镜，看自己要用放大镜，如果用放大镜看别人，老用别人的缺点和自己的优点去比，你的心就不干净，所以要严于律己、宽以待人。有一个人在放气球，开始放黄颜色、白颜色，有一个黑人小孩站在那里说，叔叔，你放黑颜色的也能飞上去吗？叔叔说，孩子啊，颜色并不重要，关键看里头装的什么，装氢气它就上去了。所以一个人的成败与出身、种族没有关系，关键是心中要有自信。再讲一个真实的故事，有一个小孩，在幼儿园的时候有多动症，老师说没救了。回家妈妈说，老师说你进步了，原来坐 3 分钟，现在能坐 4 分钟了，结果小孩那顿多吃了两碗饭。到小学时全班 49 人，他排第 48 名，老师说这个小孩没救了。妈妈说，如果按照你的年龄算下来，你是全班 21 名，小孩那顿又多吃了两碗饭。上中学的时候他还是排在后头，妈妈说不要紧，你将来一定能考上第四军医大学，最后他真的考上第四军医大学了，母子俩抱头痛哭了一场。孩子说，妈妈，这个世界上只有你欣赏我。所以心要干净，如果心不干净的话要逐渐把脏东西去掉，否则你一辈子总是有心理障碍。

第三是尽心，心要用尽。首先要有志气，目标要远，眼界决定前程。相信自己的眼力和脚力，一步一步走，一步一步去实现，不要看目标太远就认为做不了，要把目标分解。有两个新钟，每年要嘀嗒 3200 万次，一个说这做不到，太多了；另一个说，不要紧，你每秒钟嘀嗒一次，一年 3200 万次就下来了。其次，办法总比困难多。天无绝人之路，往往到了绝人之路时曙光就在前面，绝路即契机。一个女孩家欠了财主很多钱，一天女孩走在石子路上，石子有白的有黑的，财主捡了两颗石子，放到口袋里让她选择，说如果你能选中白的话，那你所有的钱都免了，如果你选中黑的，就得给我当老婆。女孩发现他捡的两颗石子都是黑的，好像已到了绝路，必输无赢，这个时候怎么办呢？女孩伸手去抓，抓了以后故意掉到地下，她说看看你口袋里石子的颜色，如果你口袋里是黑的，那我拿出来的就是白的。结果不但没有给财主当老婆，还免掉了所有的钱。最后，是以巧补拙。人都有弱点，弱点也可以转化成优势。三个小孩卖圣经，每个小孩200本，两个小孩口齿伶俐，另一个是结巴，最后结巴那个小孩把书都卖出去了，为什么先卖出去呢？原来他每碰到一个人，就给他念圣经，念得结结巴巴的，越念越结巴，听的人实在受不了了，所以干脆买了。这就是巧能补拙，变劣势为优势，最后结果好。

现代科学尽管对脑功能的物质基础已有粗浅了解，但文中提及的"心神"似乎依然是看不见摸不着的东西，这篇文章最难写，也是永远写不完的。难写是因为我们存在局限性：试图以有限的尺度去规定无限的空间，试图以一元的缘由去总结多元的结果，试图以静止的方式去描述动态的扩展，试图用已有的认识去解释未知的事物，试图以狭义的科学思维去阐述广义的社会自然……正因如此，希望读者能宽容文中的观点，不要去刻意深究其中的对错，不然，你也会陷入以上泥潭。

浅议肿瘤本质

人类的恶性肿瘤，由于其泛发性、各年龄组全覆盖、耗资巨大，特别是难治性甚至不治性，已成为百年来攻而不克的世界难题。近百年来，人类一直没有停止过对肿瘤的研究，其中最突出的是四部分人做了三部分工作：一部分人刨根究底探寻肿瘤的真正病因或发生机制；一部分人想方设法思寻肿瘤的预警或早诊技术；一部分人不遗余力找寻肿瘤的根治方法；还有一部分人甚至样样都干，挖空心思、穷其所资、穷其所力、穷其所有，企置肿瘤于死地而后快。这场百年不停且越发起劲、可歌可泣的抗癌大战，可以说是自人类发展以来最为长久、最为投入、最为广泛、最为壮烈的一场全民战争。然而，结果如何呢？据统计，世界恶性肿瘤的发病率和死亡率不但没有明显下降，有好几个肿瘤反而出现明显上升的趋势。

回顾这一百年，肿瘤研究的主要目的，其实大家异曲同工，都是集中在寻找患癌的证据或称肿瘤标志物上。由于工作性质不同，追求的层次也不一样。比如，临床医生在患者人体中找肿块，病理医生在组织中找癌细胞，检验医生在体液中找肿瘤分子，分子生物学工作者在肿瘤细胞中找癌基因。虽然出发的角度不同，层次不同，但各自的根本目的都一样，都想找到肿瘤的证据或称标志物，以阐明或证明肿瘤的真谛或本质。

肿瘤是否存在分子水平的标志物，这个问题一直悬而未决，看来必须有两种回答。第一种回答是，肿瘤具有这种标志物，但我们至今还没有找到，或者由于技术缺陷，或者由于策略不对。第二种回答是，肿瘤根本就没有我们想寻找的那种理想的标志物，它是全身在衰老过程中生理调节异常的一种必然表现。

关于第一种回答，即肿瘤有理想标志物，这是多数人或者一代又一代的研究者深信不疑且为此奉献或奋斗了一生的课题。从哲学层面讲，任何事物如果独立存在，必然有自己的本质特征，或是物理的，或是化学的。肿瘤从一个层面上讲，它有别于正常组织细胞的形态及功能，细究很可能有其分子水平上的特征。与正常细胞相比，严格地说与正常增生的细胞相比，肿瘤细胞具有无限增殖、凋亡剧减、分化不全、主动转移、抵御杀伤等特点。但是，这些特点又不是肿瘤细胞特有的，与正常增生的细胞具有交叉，只是程度不同而已。这些特征，或者说构成这些特征的不同分子就难以成为肿瘤准确诊断和根本治疗的理想靶标。近百年来，人类几乎对人体所有肿瘤进行过全面找寻，确也找到 CEA、AFP、CA199、CA125、PSA 等几个肿瘤标志物，但此后再也未在其他肿瘤找到这类标志物。事实上，即便是上述标志物用到临床诊断，效果也不十分理想，甚至很不理想，要不阳性率低，要不特异性不强，要不二者兼有。肿瘤标志物的表达随肿瘤的组织类型及生长时段而变化。在同一病例的癌组织上，或同一组织的不同视野上，肿瘤抗原的表达与否及其含量都有相当大的差别。甚至来源于同一克隆的癌细胞系在不同培养时段，肿瘤抗原的表达与否和含量都有显著差别。有的肿瘤原发阶段有抗原表达，但经化疗或其他治疗后则抗原消失，反之亦然。这些现象说明，肿瘤标志物的表达不是恒定而一成不变的，只是一个阶段或一个细胞种群的瞬时表现，因此，不一定是肿瘤的根本实质。

既然不同的研究组用不同方法在同一种肿瘤，或同一个研究组用同一种方法在不同的肿瘤进行研究，最终得到的标志物千差万别，那么，不同研究组用不同的方法研究不同的肿瘤，得出的就是海量数据和结果，根本无法集中分析得出结论。这就是为什么现在文献上报道出成千上万肿瘤标志物，实际却没有几个可用的根本原因。公说公有理，婆说婆有理，关键要看儿子媳妇能否生出孩子来。事实上，这些浩如烟海的肿瘤标志物，既不能代表人体整个肿瘤的根本特征，也不能代表某个系统肿瘤的根本特征，甚至连一个肿瘤的根本特征都代表不了。它或许只能代表某个人的癌组织中某个细胞群体中处于某个生长增殖时段的某些特征。细胞癌变是由分子决定的，但不是由某个单一分子决定的。我们在癌细胞中已经发现的那么多分子，绝大部分是属于生理状况下管控增殖、凋亡、分化或运动等正常功能的分子。我们要把与癌变相关的分子（carcinogenesis associated molecules）找出来，但这类分子太多，有的与癌更加直接相关，多数却为间接相关，有的处于上游调控，有的处于下游应答。就调控作用来讲，最好选上游发挥起始或决定作用的；就效应作用来讲，最好选下游起效应或直接作用的。如将二者结合起来就是起关键作用的分子，即癌变相关的关键分子（carcinogenesis associated key molecules）。正如前述，细胞癌变是一个复杂的过程，不是由一个单一分子操纵完成的。它可涉及多个分子甚至是大量分子，"大哥"不在"二哥"在，"大姐"不行"二姐"行；它可涉及多个信号途径，东方不亮西方亮，这条不通那条通。每一途径又涉及多个分子。在这些分子中，其作用是动态展开的，有的是起始作用，有的是主要作用，有的开始起始后成伴随，有的作用开始是主要后成次要。同样的癌细胞有的可以从某一条信号途径全面启动增殖，有的可以从另一条途径启动增殖。这样多个分子多条途径共同构成了一个网络，由网络促成一个事件（event）。多个事件（events）共同促成了癌细胞无限增殖、凋亡减少、分化失调、主动转移和抗击杀伤的特征，这个事件我们可以称为癌变相关关键分子事件（carcinogenesis associated key molecular events，CAKMEs）。在这个事件中，任何分子即使是关键分子都是单一的、孤立的，都具有局限性。它代表的只能是某个个体、某些细胞、某个时段的变化。只有抓住了整个事件，才能真正阐明癌变机制，才能真正设计有效的治疗方法，才能将其中关键的几个分子（而不是单一分子）组成一个鸡尾酒式的标志物群，研制成功理想的覆盖面广、阳性率高、特异性强的预警或临床的诊断方法。

关于第二种回答，即肿瘤根本就没有理想的标志物，它是人体生命过程的必然阶段，是人体局部"返老还童"的一种全身性疾病，或者说是一种整体调控失常的局部表现。局部肿瘤的表现千差万别是由全身调控失常的种类决定的，局部肿瘤的表现速度是由全身调控失常的程度决定的。

一、肿瘤是人体生命过程的必然阶段

世界万物有生必然有死。生命的终结形式就是死亡，就像一艘远行航母的核反应堆，核子反应结束，生命就停止。人的生命说到底是增生与凋亡之间的平衡来保证的。胚胎时期是增生大于凋亡，于是形成胎儿；成长时增生大于凋亡，形成个体；二者平衡保持个体，比如成人；若增生小于凋亡就会衰老，更加失衡时就死亡。针对衰老，人体总是在搏击，最重要的形式就是细胞的增生功能加强，不是全身的就是局部的。全身不行就局部，局部的增生就是肿瘤。从这个意义上讲，一个人如果能活到120～150岁且不因其他病症或创伤死亡，那他一定会有肿瘤发生，不在这里就在那里。就一个局部来说，增生与凋亡平衡，局部就保持平整光滑；假如增生小于凋亡，就出现局部萎缩，甚至溃疡；增生大于凋亡就形成息肉，更有甚者就长成肿瘤。为何老年人的肿瘤越来越多，这是因为老年个体全身衰老，机体启动新生机制，促发局部增生的结果；为何老年人各种肿瘤都有发生，这是因为老年人启动各个器官的增生机制，共同抗击衰老的结果。这种新生机制很像胚胎时期的表现，就跟母体在子宫长了一个个体一样，肿瘤患者在不同器官也可以长出一个个体，所不同的是母体长的个体在子宫，我们称之为胎儿，肿瘤患者在不同器官长的个体，我们称之为肿瘤。癌细胞与胚胎细胞都能不断增生，所不同的是10个月后，胚胎细胞可控，产生了一个新生命，离开了母体；而癌细胞的生长不可控，留在体内破坏或夺去了母体的生命。因此，肿瘤组织的很多生物学特性都与胚胎细胞相似，多数肿瘤标志物在癌与胚胎都是同时阳性。有人说癌块是成体细胞突变形成的胎儿。从这个意义上讲，癌症患者的局部增生是否是人体通过在局部抗击衰老，争取"返老还童"的全身过程呢？因此，了解胚胎发生学的知识及奥妙，无疑对认识肿瘤有极大帮助。

二、肿瘤是整体调控失常的全身性疾病

对一个具体的癌症患者，不同的人对其本质特性看法是不一样的。有的医务工作者认为，"癌症患者"是"人长了癌症"，外科医生认为是人长了癌块，病理医生认为是人长了癌细胞，分子生物学工作者认为是人长了癌基因，这种思维方式把落脚点放到了癌这个局部。而另一部分医务人员（如中医）认为，"癌症患者"是"长了癌块的人"，这种思维把落脚点放到了患者的全身；因为即便是长同一样癌的人，其结局是大相径庭的。注重局部的人认为癌是根本，是局部影响了全身；而注重全身的人认为整体是根本，是整体累及到了局部。当人体个体形成以后，成人的多数组织细胞不再增生，仅维持正常的形态及功能。但人体也有某些部分，如皮肤、胃肠道、血液、骨髓、精液等组织或细胞依然在增生，每天形成大约30亿个新生细胞，以补充这些器官细胞的凋亡。这个过程无疑是受到全身调控的。此外，无论是炎症、伤口、切口都是由这种正常调控来完成局部修复的。但这种生理性的再生修复过程是有限的，到了一定程度就自动结束、自行控制、自然停止。但是，如果一种增生的过程启动后不能自限而停止，就会在局部形成肿瘤。临床上经常看到有的患者肿瘤已完全切除干净，但因全身促增生机制依然存在，还可在原位促发再长出一个肿瘤，这就是我们认为的"复发"；如果原位器官我们完全切掉，局部已无处可长肿瘤，那全身调控机制还可促发别的部位长出相应肿瘤，这就是我们认为的"转移"。我们认为的这种"复发"和"转移"，尽管不是全部病例都如此，但至少有一部分病例是这样。"野火烧不尽，春风吹又生"。过去我们太强调"野火"的作用，今天我们可能应该更重视"春风"了。个体的这种全身调节机制目前尚不清楚，可能涉及神经、内分泌、免疫等。这就可以解释好多人身心平衡失调时，如精神打击、晋升受阻、高考失利、营养不良、免疫受抑、用药不当时，特别易患癌症，就是这个道理。

如果我们把第一种回答和第二种回答结合进来成为第三种回答，可能就会成为肿瘤研究的正确答案，即癌症是一种全身性疾病，是整体调节失常促发局部某种 CAKMEs 的恶果。这种恶果又反作用于整体，形成恶性循环，最后致人于死地。因此，研究肿瘤既要探索器官局部的 CAKMEs，又要探索癌症患者整体调控的改变，并将二者密切联系，只有这样，才能得出满意的结果。

再议肿瘤本质

我曾为《医学争鸣》第2卷第5期写过一篇文章，题目是《浅议肿瘤本质》，一个多月过去了，收到一些反馈，有赞成的，有反对的，有半赞成半反对的。有的异议源于文字表达不太清楚。所以我想再说说，再次表达我的看法，题目就叫作《再议肿瘤本质》。

一、肿瘤危害，一个不得不面对的问题

连普通人都知道，一个不容世人忽视的问题已无声无息地摆在了人类面前，那就是恶性肿瘤的发生人数在逐年增多，越来越多。据2010年中国疾病死亡构成比统计，恶性肿瘤占22.32%，即每死亡5个患者中，就有1个以上死于肿瘤。从全国第三次人口死因调查中得知，恶性肿瘤发生率从1974年的74.2/10万，到1992年的108.2/10万，再到2004年的135.8/10万，即30年内翻了一倍。同样，一个不容常人轻视的问题有根有据地呈现在医生面前，那就是恶性肿瘤的治疗难度在逐渐增加，越治越难。人们似乎认为心、脑、呼吸系统疾病或者创伤更加威胁生命，这好像已成常识。其实这些病症各自的发病率和死亡率均居肿瘤之后。而且与肿瘤相比，后者病因清楚、预防有方、诊断有法、治疗有效。相反，恶性肿瘤却是病因不清、预警不了、早诊不出、治疗不好。肿瘤成此现状，有人谓其原因是人类寿命越来越长，环境污染越来越重，检查方法越来越全，治疗手段越来越精，统计结果越来越细造成的。这样的认为不无道理，但只是表象，绝非本质。在肿瘤这个问题上，近百年来世界范围内都在努力，钱没少花、劲没少使、事没少做、书没少写、文没少登。可一个不容乐观的事实也有根有据地摆在大众面前，那就是根据美国的调查，在过去30年中，心脑血管疾病死亡率在逐年下降，反之，恶性肿瘤的死亡率却依然不降，全球的病死率甚至在逐年增高。

二、肿瘤研究，一个要不要反思的问题

过去的一百年，人类对肿瘤的研究可谓如火如荼、此起彼伏、风起云涌。总结起来，一个明显的特征是从宏观到微观的漫长过程。从开始的整体观察，到器官认识，到组织分析，到细胞研究，一直到分子探索，每一个阶段都有众多堪称里程碑式的发现，每到一个里程碑就认为离肿瘤的本质更近了一点。这种从粗到细的探索，人们一直没有停止过、穷尽过，似乎依此穷追猛进，就可以发现肿瘤的真谛。诚然，这样探索的结果确实取得了不少成绩，在个别罕见肿瘤的治疗上也有明显进展。但一个不可否认的事实有根有据地摆在世人面前，那就是耗费了上千亿美元，发现了上万个分子，召开了数十万次会议，发表了数百万篇论文，但每年仍有近千万患者因肿瘤而死去。似乎我们关注度越高，做的工作越多，离真正应用却似更远，离真理也越似更远。一方面初入本行者似觉前途无量，另一方面已成权威者似乎无从下手，束手无策。

三、肿瘤标志，一个可不可寻找的问题

在分子探索的研究中，我们的研究对象从 DNA 到 RNA 到蛋白质以及调控这些分子的分子；我们的研究方法有基因组学、蛋白质组学、代谢组学、转录组学……我们的认识角度从信号转导，到分子的磷酸化、糖基化、泛素化、甲基化、乙酰化。然后再把这些不同研究对象、不同研究方法、在不同通路发现的不同分子，用到临床、用到现场，其实这些都是为了一个目的，不论是明摆着的，还是潜在的，都是想找到一个肿瘤标志，一个能代表肿瘤或某一肿瘤并能用其作为预警、早诊或治疗靶标的理想标志物。大家筛来筛去，每一个小组不遗余力，每一次黑夜中的亮点，抓到每一个蛛丝马迹都如获至宝。最终结果如何呢？一直到 20 世纪 60 年代初才在结肠癌中发现了 CEA，在肝癌中发现了 AFP；到 20 世纪 80 年代又在胰腺癌中发现了 CA199，在卵巢癌中发现了 CA125，在前列腺癌中发现了 PSA。除此之外再没有发现与这些可以媲美的标志物。但是经过广泛的临床应用后，一个不容争议的事实有根有据地摆在了我们面前，那就是这些标志物的特异性及阳性率都存在很大问题，即便是对相应的癌症，其阳性率也很低，特异性也不高。即阳性者不一定是癌，因为多数标志物是细胞增生或增生细胞的产物，其在正常生理状态也可以阳性，甚至数值很高。比如 CEA 在孕妇、在抽烟人群都会很高，在很多非癌的病理状态就会更高，比如 CA199 在肝硬化患者血清中就很高，但阴性者却可能是癌。多数肿瘤标志物在患者血清中的阳性率一般为 30%～40%，多不超过 60%，即便是在晚期病例也不高，在肿瘤组织中，很多病例根本就没有一个癌细胞含有标志物。说明这些标志物并不能成为该种肿瘤的标志，它不是肿瘤的本质。阳性率不高，其结果是癌查不出来，害死人；特异性不好，其结果是查出来的不是癌，吓死人。

四、分子事件，一个该不该认同的问题

既然花了那么多力气，费了那么多钱财，下了那么大功夫，我们在寻找理想标志物方面没有成功，是我们的工作量不够大，我们的方法学不够好，还是我们设计的研究路线不够正确呢？目前看来都不是，客观事实越来越明了，恶性肿瘤在其不断发展过程中，可能就没有一以贯之、自始至终都存在的标志物。最为明显的证据是，一种标志物在不同患者的同一类肿瘤、在同一肿瘤的不同细胞群体、在同一细胞群体生长的不同时段，其表达显著不同，可以从高度表达到完全缺失，迥然各异。这种现象，我们称之为肿瘤抗原表达的异质性。

其实，癌细胞溯其根源，都是来源于胚胎时期的一个共同细胞，即父母的受精卵。每一个癌细胞内的所有遗传信息应该是一样的，只是在发育过程中，在癌变过程中，根据人体的总体需要，根据局部组织的整体需要，有的基因关闭了，有的基因开放了。这种时序的变化在不同的细胞并不完全同步，而且不同细胞由于调节机制有所不同，促进细胞增殖的信号通路所涉及的分子可能相同，但也很有可能不同。这种不同步构成的标志物表达的异质性使得我们在一个阶段难以找到一个恒定、能包罗万象的标志物。因为不同细胞群体在不同生长阶段有自己的标志，有自己的通路，肿瘤发生发展过程为何呈现出一个多基因调控、多分子表达的表象，就是因为一条通路不通，可以启动另一条通路最终启动癌变这个复杂的过程。这个过程实质上涉及很多分子，是一个多分子协同作用构成的事件。这个过程本身是一个规律，只有把涉及这个规律中多条通路中的最主要通路，多个分子中最关键的分子搞清楚了，我们才有可能真正找到能代表或能包括整个癌变的分子群，从这个分子群中找出几个最重要的符合临床使用特征的分子作为标志物使用，才能覆盖不同患者的同一种肿瘤、不同细胞群体及不同细胞生长时段，才能克服异质性及其引发的检测阳性率低和特异性不高的难题。据此，我曾提出一个概念，即癌变相关的关键分子事件（carcinogenesis associated key molecular events，CAKMEs）。这里所提到的分子是与癌变过程相关的关键分子，不单指一个分子，而是多个分子的相互作用。有的为因，有的为果；有的在前，有的在后；有的为主，有的为次，且相互转换，最终共同促发了一个事件，这个事件的结果就是局部癌症的发生。

五、整体调控，一个应不应探索的问题

前面谈到了局部组织的CAKMEs，CAKMEs肯定在局部发生癌症中起了非常重要的作用。但是，有了CAKMEs就一定会发生癌症吗？不是的，人体是一个有机的全身相互调控的整体，同样是"癌症病人"，有人把它看成"人长了癌"，这种思维方式聚焦的是癌本身，看重的是局部；但也有人把"癌症病人"看成是"长了癌的人"，这种思维看重的是病人的整体，因为不同的病人长了同样的癌，但结

局是不一样的。有的癌切了，人却死了；有的癌留下来了，人却活着。胃肠道的癌前病变，比如慢性溃疡、Barrett 食管、息肉等，一段时间后有的变成了癌，有的保持不变直至终生，还有的甚至消失了。这里除了 CAKMEs 不同外，更主要的是整体的调控因素、调控机制或调控力度不同。调控因素包括全身的神经体液调控、免疫系统调控、慢性炎症的影响、胃肠道微生物的分布等，这就是我对肿瘤发生机制的新思考。针对这种新思考，我们对肿瘤的研究应该有新设想。走老路可能是没有出路的。

HIG 是中国消化病学的发展方向

《中华消化杂志》编委会决定办一期整合医学（Holistic Integrative Medicine，HIM）专刊，邀请全国的专家学者各抒己见，以后各期还将特设专栏刊登 HIM 的论文，以此强力推动 HIM 在消化病领域的发展，掀起整合消化病学（Holistic Integrative Gastroenterology，HIG）的研究热潮，这是明智之举，也是远见之明。

一、何谓明智之举？

历史告诉未来，HIM 是总结消化病学历史发展的成果结晶，HIM 在消化病学中的具体体现就是 HIG，HIG 是 HIM 的重要组成部分。消化病学的发展方式也循大医学发展的历史轨迹，先合后分，现在又到整合的时候了。在漫长的历史长河中，人类最初对消化系统器官和消化病的认识十分肤浅，也不完整。比如，国外曾把门静脉系统误看成一个完全游离于全身的独立循环；中医解剖学竟然把胰腺这样重要的器官给漏记了。随着知识的积累、集成和不断整合，到20世纪50年代，逐渐形成了较为独立的消化病学科和较为完整的消化病学。可以说，这是长年连续整合的结果。此后随着社会、患者及医学的需求，消化病学逐渐向微观发展，大概也经历了三个阶段：在20世纪50年代以前，消化科医生只能通过问诊，通过自己的视触叩听来了解病情。那时尽管也有些实验检查技术，但过于简单，所以当时经验医学占据上风，成为主流。但医生的水平参差不齐，难免误诊误治，因为缺乏先进的仪器设备，所以有点像"盲人摸象"（比喻不恰当，但事实就是如此）。紧接着各种影像设备，如超声、X线设备的引入，使医生对人体内的消化器官和疾病有了更加深入准确的了解，消化病学由此大大前进了一步。但是，由于当时仪器设备的功能及质量的精细度、精确度不够，也时常难以确定疾病的正确诊断，有点像"雾里看花"；到20世纪80年代后，特别是消化内镜和B超、CT、MR 等先进设备的引入，及其一代又一代的不断更新和升级，使消化科医生对消化器官的了解很像皮肤科一样，实现了"一目了然"。现在，我们不仅可以用内镜及时准确地诊断疾病，还能直接用内镜，或者在 X 线、B 超引导下开展各种微创治疗。微创治疗病人痛苦小、恢复快、花费少。很多过去只能做大手术的疾病现在多数可以用微创技术治疗，加之检验医学技术的迅速改善和提升，共同促进了消化病学的革命性发展。由此，消化科医生的出息越来越大，声誉越来越高，成就感越来越明显。这种趋势使学科的细划和专业的细化也越发加速。在短短的一二十年中，原来的学术组织——中华消化病学分会——分出了中华消化内镜学分会、中华肿瘤学分会、中华肝病学分会，每一学会中又按器官或技术分生出 8~10 个学组；原来的学术刊物《中华消化杂志》分生成《中华消化内科杂志》《中华肝脏病杂志》《中华胰腺病杂志》《中华消化病与影像杂志》等。这种细划和细化的确使很多消化科医生在治疗某种疾病的某个病灶上更加及时和准确，甚至成了专病医生；也使很多消化科的专家在某种操作技术上更加精细和精致，甚至成长为专门的技术人才。但不可回避的是，这也给医学，首先是消化病学的发展带来了严重的影响。有不少消化科医生，特别是年轻医生眼里出现很多怪现象，"患者成了器官、疾病成了症状、临床成了检验、医生成了药师、医护分离、心身分离、医防分离"。中西医互相瞧不起，各自为政，老死不相往来。年轻医生的学术视野越来越窄，综合治疗疾病的能力越来越低。照此下去，后果不堪设想，如何解决这个问题呢？

二、何谓远见之明？

视野决定命运，因为 HIG 是主动扩展眼光，推动消化病未来发展的前进方向。它带有否定现实、否定自我的一种勇气和境界。现时的消化科医生，特别是年轻有为者，过得都不错，工作生活也很有幸福感。但我们不能拘泥于现实的成就和水平，要敢于创新，永远向前走、否定到最后，这应该成为年轻消化科医生的勇气和魄力，也应该成为消化病学发展的自觉和境界。我们不能头痛治头，脚痛医脚。虽然我们治头和医脚的水平可以很高，甚至无人可及。但头治好了，脚不痛了，医生也有了"所得"，而病人却可能没了。我们不能固执地认为，现在我们的诊断和疗法肯定是正确的，比如，晚期肝病时的肝肾综合征，病人没尿了，平常 20mg 的速尿就可大显身手，但此时 200mg，有的甚至静脉推注 400mg 竟然也无反应。其实，肝肾综合征的双肾是正常的，移植给别人还可正常排尿，那么只看在肾脏进行的诊疗不都是错误的吗？这说明肝脏具有调节肾脏生化反应的能力。国外有患者做肾移植先后 5 次都排斥掉了，第 6 次联合肝肾移植，多移植了一块肝进去，结果肾脏就不被排斥了。后者说明，肝脏还有调节肾脏对免疫排斥的能力。那么肝脏又是怎么发挥这两种能力的呢？我们不得而知！

三、何谓整合医学？

尽管我在近百场讲座中反复讲述，也在《医学争鸣》中发表过整合医学的文章,同时关于整合医学的英文文章 *Holistic Integrative Medicine* 也已在国际上发表。关于整合医学(HIM)的概念我反复写过,但现在问起 HIM 的定义,我依然心中了了,纸上难明。这不是我在玩文字、炒概念。HIM 与国外说的 Integrative Medicine 以及国内过去所说的整合医学有根本的区别。她涉及将来医学发展的方向和未来医生的培养标准,她会把浩如烟海的现代医学科研成果加以整合,有所取舍地服务病人,使其活得更长和更好,而不是给病人带来损害和伤害。她要求年轻医生要自觉地把自己培养成大师,而不是匠人。谁是匠人?匠人只知道自己会做什么而不知道别人会做什么。谁是大师?大师是知道自己不会做什么,而知道别人会做什么。有人问我现在的成就感如何?我的回答是大不如以前了。30 多年前当住院医师,来 100 个感冒病人,我全部都能治好,其实感冒不治也好。但当了几十年医生后,现在却治不好几个病人了。因为现在治的病人都是经教授或副教授治不好送来的,他们治不好,我的办法也不多。此时怎么办?就靠会诊,就靠向其他专业的同行学习。什么是整合医学,简而言之,就像会诊。同一个病人很多学科会诊,各抒己见,大取大舍,综合考虑就抓住了主要矛盾,一治就好。还是这些医生,如果分别去看,各自开方,这个病人可能就没了。这就是 HIM 的原始设想,或初始概念。当然 HIM 也不像会诊那么简单,方式相同但深度不同。我们不可能给每个病人都会诊,会诊者也未必就达到了他那个专业的最高水平,他所用的知识也不一定就是那个专业最先进的。HIM 必须是把现代各专业最先进的知识和技术加以整理和整合,针对某一种疾病或不同亚群选择更加适合和更加符合病人的全身治疗,使病人活得更长,活得更好。HIM 不是叫大家不去细钻深究、不去掌握高技术本领,而是要把这些细化细钻的知识和技术加以整合,更好地为病人服务。HIM 也不要求医生把各专业所有的本领都要掌握齐全,但我们要立足于自己专业,对别人的先进概念和疗法做到心知肚明,这样才能当好一个医生。消化内科医生是医学特别是临床大医学中的一个成员,当我们理解了 HIM 后,对整合消化病学即 HIG 就不难理解了。

HIM 不是全科医学,全科医学是什么都懂一点,把各专业医生的普通本领都学会一点,但不精致,有点像"万金油";而 HIM 是把各专业精华的知识加以整合,特点是精致,像"十万金油""百万金油"。前者解决的是治得了的问题,后者解决的是治得好的问题。

整合肝病学

肝脏是人体的重要器官，也是一个复杂器官。说它重要是人体没有肝脏很难活过24小时；讲其复杂，是肝脏"身兼数职"，承担多种重要的生理功能，且与其他重要脏器，如心、脑、肺、肾、胃、胰、肠及内分泌器官等相互关联、互相影响。因而肝脏发病，很难以一个症状或一个指标去解析之；肝病治疗，也难以一个症状或一个指标而纠正之。

作为一个肝病医生，必须以整合医学的知识武装自己，不仅要熟知肝病本身的知识，还要懂得肝脏以外各种器官疾病的知识；不仅要懂得肝病现有的知识，而且要研究目前尚未阐明的肝病的本质，只有这样才会成为一名优秀的肝病医生。肝病之复杂，绝非一两本肝病学的专著就可概而全之。现有的知识只是冰山一角，目前我们对肝脏本身的理解还相当肤浅。因此，对肝病的本质我们所知甚少，因而对很多晚期肝病还束手无策。我个人以为，从整合医学的角度我们应该从以下几方面着手。

一、从"山穷水尽"处找"柳暗花明"

诊疗疾病首先应阐明发病机制，目前对各种肝病发病机制的解析，还基本局限在病象描述和病机推测上，对其本质的认识还是基于晚期疾病时的病理表现。殊不知这时的病理表现通常是多种多样、包罗万象、错综复杂，很难说谁是因、谁是果，谁在先、谁在后。就像一场战斗后断墙残壁、血流成河，我们很难分清刀光剑影、殊死搏斗的主体或者发生战斗的真正原因。此外，我们对肝病的思维也囿于固定方式，以知其然去解析所以然，难免主观判断错误，如果我们换一个角度换一个思路，说不定可以找到事物的本质，如下以病毒性肝病为例。

1. **肝炎病毒从何而来** 这是一个悬而未决的问题。肝炎病毒无论B型或C型，对人的危害都甚大，目前采用干扰素或核酸类抗病毒药物治疗，尽管有一定疗效，但病毒每年发生突变者达25%，终有一天会出现少药可治乃至无药可治。我们至今并不知道肝炎病毒从何而来，到目前为止，我们并未找到动物宿主。从这个意义上讲，就要高度怀疑是人自己产生的，或者是别的病毒进入人体后与人体某些分子整合而成，可能就是人的基因自己编码的蛋白。这种蛋白不仅影响自己，还可以传染给他人。人体自己的基因编码蛋白成为病毒者已不稀奇，朊蛋白就是一个例子。在太平洋的一个小岛上，有一个习惯，人死后别人对其表示尊重，就是吃他（她）的脑子。有一段时间吃了后人群中出现奇异症状，有两个外国人去调查，发现症状与吃人脑有关，将其命名为克-雅病，他们俩得了诺贝尔奖。后来又有人发现，其病毒其实是正常基因编码的蛋白，由于折叠不一样功能不同，折叠正常就是朊蛋白，其功能与神经正常功能有关，折叠异常就引起克-雅病，即"疯牛病"的病毒，相关研究者又得了诺贝尔奖。当然人的肝炎病毒是否为同样情况还需研究，未必就没有这种可能。

2. **肝炎病毒为何只累及肝细胞**　肝炎病毒是一种嗜肝病毒，对身体其他器官无害，在其他器官一般也不整合入细胞，比如在肾脏组织内病毒仅存在但并不引起病变。说的极端一点，如果人体没有肝脏存在，即便注射500克肝炎病毒也无妨，只是体重增加了一斤而已。肝炎病毒以什么机制亲肝或嗜肝，其实到现在也不清楚。如果我们在肝炎病毒侵肝之前阻断了这个机制，一定对预防和治疗病毒性肝病有重要作用。

3. **肝组织为何易发生纤维化**　肝炎病毒侵入肝脏引起肝细胞死亡的同时，最重要的病理特征是引起肝纤维化。在人体内部，引起纤维化的器官，最多是肝脏，其次是肺和肾脏，在体表是皮肤的瘢痕。肝脏为何易发生纤维化，这是一个谜，而且难以逆转。相反，动物很少发生纤维化，包括皮肤受伤后一般都是一期愈合，不留瘢痕。在动物的肝脏即使是用四氯化碳诱发出肝硬化，只要一停药，肝脏就可以很快甚至完全恢复正常，这在人身上是难以看到的。肝纤维化是肝炎病毒致病后慢性化导致病人最终死亡的重要过程，如果研究透其机制，像动物一样阻断其过程，这对肝病的治疗具有极为重要的意义。

4. **有些人感染肝炎病毒后为何不发生肝损害**　在人群中，比如乙型肝炎病毒感染后，10%~20%的感染者并不发生肝损害，甚至终生不发生肝损害，并传递给后代。这在有的病毒感染，比如艾滋病病毒感染的夫妇间也已发现同样的现象。这些人的遗传背景是什么？据知，在我们现代人体内，约有5%的基因不是祖先传给我们的，而是病毒感染的结果，在没有科学的时代，无法阻断病毒感染及传染，只有那些感染而不发病的人生存了下来，并传宗接代，形成了我们现存的人类。现在科学发展了，我们可以寻其原因，并以此来预防或治疗疾病，使患病的群体也可生存下来并传承下去。

二、以"其人之道"治"其人之身"

在肝病病人尤其是晚期肝病病人中，经常会出现一些矛盾，甚至极为矛盾的现象，解决起来十分棘手，有时只抓住了标，而忽视了本。比如肝硬化晚期出现血细胞三系下降，水电解质酸碱平衡失调，糖脂肪蛋白质代谢紊乱，通常难说谁是主碍，难以判断。就拿肝功能损害与门脉高压来说，一般认为前者是因，后者是果，其实有时可相互转化。比如门脉内的变化，通常有"四高"，即与正常人比较，高压、高量、高毒、高凝。比如高毒，门脉内的血液未经肝脏解毒，如果直接注射给另一动物可致其死亡。又比如高凝，一般情况下，肝硬化病人体循环中凝血功能是减弱的，而在门脉内凝血功能是增强的，以致门脉内经常形成血栓，加重门脉高压，而且影响肝功能，使其进一步恶化，从代偿期迅速向失代偿期发展。因而，近期有人提出要对肝硬化病人的门脉进行抗凝治疗，从而早期干预阻止其向失代偿期发展。诊疗肝病，我们必须要有清醒认识，标是假象，而本才是实质。

三、先"我为人人"后"人人为我"

肝脏不是一个孤立的器官，我们经常谈到肝胆病学，因为两个器官相邻很近，其实肝与肠、肝与胰、肝与肾、肝与脑、肝与心、肝与肺、肝与全身各器官都有十分密切的联系。肝脏疾病不仅影响肝脏本身，作为病因，同时还会影响其他器官，有时以其他器官的表现为主。比如晚期肝病的肝肾综合征，大量腹水，全身水肿，可就是少尿或无尿，表现为肾衰竭，此时即便给予静脉推注200mg速尿也无济于事。其实此时的肾脏是正常的，若将其移植给肝功能正常的个体，还能正常排尿，这就是肝脏对肾脏的影响。又比如国外发现有患者肾移植后先后5次都出现肾的排异，移植失败，第6次采取肝肾联合移植则排异消失，而且是大量病例观察的结果，在小肠移植病例中也观察到同样的现象。当然，肝脏对各脏器影响形成的后果反过来又会加重肝脏的病情，形成一个恶性循环。如何处理肝脏对其他脏器的影响，阻断恶性循环？更进一步说，如何处理好肝病时其他受累脏器间的相互影响？比如肝病引起尿毒症，后者又引起消化道大出血，大出血引起失血性休克，再继之引起心肺功能衰竭。这些都需要用整合医学的知识全面分析和统筹解决，不然就会顾此失彼发展到难以收拾的地步。

四、借"他山之石"补"自墙之缺"

肝病的治疗目前已到达一个艰难而难以突破的阶段。我们只有借用新手段建立新疗法才能有所突破。比如中药的甘草制剂，大家知道，1000多年前，孙思邈的《千金要方》中70%左右的方剂都含甘草，说明其在中药治疗中的地位或作用。但一直到1948年，日本和荷兰的学者才制成甘草合剂用来治疗肝病，遗憾的是疗效不高，不良作用较多。30年后，到了1978年，有人从中提取生物活性体成功，其中70%仍为β体，α体只有30%左右，α体对肝病效果好，因为其主要分布到肝组织。到了1984年，人们改进工艺将α体和β体倒过来，使α体占了70%，治疗效果大增。再后来，也就是最近几年，人们用化学合成法使α体达到90%以上，成了保肝最好的药品之一。这就是借中药这个"他山之石"来提高肝病治疗效果的典型事例。又比如，肝硬化，特别是晚期，发生肝衰竭，白蛋白下降显著，出现顽固性腹水。我院韩英教授等用骨髓间充质干细胞，诱导分化后经肝动脉注入肝脏，明显改善了肝功能，取得了显著疗效，这也是从生物技术中借"他山之石"来提高晚期肝病治疗效果的范例。将凡是有利于肝病诊断治疗，乃至预防的好方法、好手段都用到治疗肝病中，无论是物理的、化学的、生物的，无论是中药还是西药，只要能提高肝病的诊疗水平和预防效果都可以去借鉴，最终实现肝病的整合医学治疗，这就是整合肝病学（Holistic Integrative Hepatology）。

整合肝肺病学

在我们消化内科领域，自从刘玉兰教授主编的《整合肝肠病学》、夏冰教授主编的《整合炎性肠病学》、王东旭教授主编的《整合消化内镜学基础》面世或付梓以来，在医学的其他领域，有关整合医学的理论与实践，已有诸多论著出版，诸多学会成立，诸多会议召开，诸多中心建立。在中国医学领域的80多个专科分会中，已有70个邀我做了大会主题报告。整合医学的理念可谓深入人心，已经引起广泛共鸣，形成了一股人心思变的历史潮流。

关于整合肝肺病学，我的确看了不少论文，做了不少思考，本文想以"一二三四五六"作为题纲与大家交流。

一、一个新问题

我们都熟知肝炎→肝硬化→肝癌"三部曲"，我们也知道肝硬化的两个阶段，即从代偿期到失代偿期。我的问题是这中间的转变时间究竟要多长？多数的医生，包括消化科医生，一旦发现肝硬化到了失代偿期，只能望人兴叹，认为患者已经到了绝路，医生已经陷入绝境，因为没有绝招，医患双方都已束手无策。但是挑战和机遇几乎同时存在，其实天无绝人之路。我们如果能够找到延长代偿期向失代偿期的转变时间，不就能发挥作用，治疗肝硬化了吗？40年前我上大学时，有一个讲生理学的老师说，他20年前因其他疾病剖腹探查时发现了肝硬化，至今依然很好。以后我毕业了，他又活了20年，最后的死因是心脏病而不是肝硬化。那时我的概念是肝硬化从代偿期向失代偿期转变需要20~40年，而现在不是了，多数的肝硬化是5~10年就到了失代偿期，也就是说他们的平均生存时间缩短了3/4，那死亡率就会上升3~4倍。才30~40年就发生这么大的变化，是我们的环境恶化了，还是吃药治错了呢？也许无法去考量。如果我们对肝硬化在体内转变的机制进行重新考量，除了去重温那些已经听了又听、讲了又讲的旧机制外，能否发现一些新的机制呢？

二、二种新机制

我们不曾细想过，全身所有的器官几乎都是从心脏泵出血液后，经大动脉→小动脉→毛细血管→小静脉→大静脉，然后回到心脏。唯有消化系统的器官来了个间接方式，必须先回到门静脉，再经肝脏回到大血管再回到心脏。我们也不曾细想过，全身的所有器官，都是一条血管进去，一条血管出来，只有肝脏是两根血管进去，一根血管出来。我们更不曾细想过，在全身血流通畅，意即没有局部阻塞（血栓）时，全身血管的压力应该是恒定的，唯有两处可以出现与生理状态不同的压力，一个是肺动脉高压，一个是门静脉高压。我们也不曾细想过，全身血液中哪个地方的血液最干净，那不是动脉，而是出肝回流到下腔静脉的肝静脉，因为那里有经过肝脏这个化工厂进行过廓清的血液；同理全身血液中，哪个地方的血液含氧量最高，那也不是动脉，而是出肺回流到左心房的肺静脉，因为那里是经过肺部这个充气站加过氧的血液。因此，肝是供养分的地方，肺是供氧气的地方。那么肝得了病，上述这些循环会不会发生问题呢？肝脏患病后不仅对肝脏本身有损害，对全身其他所有器官都有损害。那么肝脏患病后对肺脏的病理损害是什么呢？

根据近年来的动物实验和临床研究，发现肝硬化的患者，肺部会发生两种病理变化，一是肺内血管扩张，一是肺内血管增生。流经扩张肺血管的血液，由于与肺泡内的氧气交换不全，使得全身动脉血长期处于低氧状态，从而使全身各脏器也一直处于缺氧状态。另外，由于肝硬化门静脉的血液不能顺利进入肝内加工消毒，直接进入体循环，使全身各脏器始终处于中毒状态。肺部血管扩张和血管增生两种病理改变可以导致肝硬化的三大肺部并发症。

三、三种病症

第一是肝肺综合征。最早在 1884 年由 Fluckigen 发现发绀、杵状指与肝硬化有关。1997 年由 Kennedy 和 Knudson 将其命名为肝肺综合征（HPS），在晚期肝硬化中的发生率约为 30%。第二是门脉性肺动脉高压（PoPH）。在肝硬化患者发生率为 10% 左右。第三是胸水（HT）。肝硬化患者约占 10%，本文重点介绍 HPS，HPS 引起肺血管扩张和血管增生的机制是什么？目前发现有四大原因。

四、四大病机

1. **一氧化氮（NO）** HPS 患者常有 NO 增多，并从呼气中可以测到。NO 由一氧化氮合成酶（NOS）合成，NOS 有三种类型，即 iNOS、eNOS 和 NOS，肝硬化患者常有 eNOS 增多，用 eNOS 抑制剂亚甲蓝可使 HPS 减轻。

2. **一氧化碳（CO）** HPS 患者常有 CO 增多。正常情况下，碳氧血红蛋白

(COHb)中的血红素,可经血红素氧合酶(HO)降解形成CO,HO分成HO-1和HO-2,CO增加可使肺血管扩张,用HO-1抑制剂锌原卟啉(zinc protoporphyrin Ⅸ)可使CO减少,HPS改善。

3. **内毒素**(endotoxin) 肝硬化患者常有内毒素血症。内毒素可致肺内巨噬细胞聚集,从而导致HPS,用诺氟沙星可改善症状。

4. **肿瘤坏死因子**(TNF-α) HPS血中常有TNF-α升高,用其抑制剂可改善症状。

四种表现:①呼吸困难,肝硬化患者多有呼吸困难,常为轻中度,多系腹水压迫所致,一般PaO_2不会低于60mmHg,坐立位时减轻。但HPS的患者多为相反,即坐立位加重,平卧减轻,坐立位时与平卧位相比,PaO_2会低5%或4mmHg。②发绀。③蜘蛛痣。④杵状指。

五、五种检查方法

1. **血氧测定** 肝硬化患者排除心肺疾病后,如PaO_2 < 70mmHg者应考虑诊断。可分成三种程度:重度<50mmHg,中度50~<60mmHg,轻度60~70mmHg。

2. **CE(对比超声心动图)** 即将生理盐水振动使其产生直径>10μm的小泡,经外周静脉注入。正常时几乎全部被肺血管(<8~15μm)俘获。但HPS因血管扩张,小泡可以进入左心腔,当小泡进入右心腔后如在1~2个心动周期进入左腔,那是心内分流,如4~8个周期则为肺内分流。CE可经胸壁完成,也可经食管完成,后者可探测肺静脉中的小泡。经食管做CE比经胸壁敏感,但价高,需麻醉,危险性大,特别是有食管静脉曲张者慎用。做CE立位比平卧敏感,3D CE比2D CE更敏感。

3. **MAA(核素标记聚合白蛋白造影)** 用直径20μm聚合白蛋白经^{99}Tc标记后,经静脉注入,正常时全部被肺血管摄取,但HPS因有肺血管扩张可进入体循环,出现脑、脾等脏器显像。缺点是不能区分心内分流还是肺内分流。

4. **PA(肺血管造影)** 为侵入性诊断,一般用碘剂显影。PA可将HPS分成两型:①Ⅰ型表现为血管数量增加,尤以肺底部为重,甚至出现海绵状表现。血管扩张程度可以不一致,轻者吸纯氧PaO_2可达正常或接近正常,重度时吸纯氧PaO_2也为异常,并伴呼吸困难。②Ⅱ型比较少见,吸纯氧无疗效,动静脉可见解剖学上的交通,甚至有蜘蛛状血管瘤。HPS患者皮肤多有蜘蛛痣,二者发病机制相同,都为血管收缩和扩张物质平衡失调。

5. **CT** 对上述方法不能确诊者,可进行高分辨率的CT检查,以协助诊断。

六、六种治疗

1. **肝移植** 目前肝移植是治疗HPS唯一最有效的方法。多数患者移植后血氧可明显改善。但对PaO_2<50mmHg者或合并有MAA分流≥20%的患者,移植后死

亡率也很高，但有学者认为对严重的 HPS 患者也可做肝移植，特别是部分活体肝移植更有效。因供肝获取及时，移植可择期进行，冷热缺血时间短，供肝质量高。

2. **一般药物治疗** 包括生长抑素或阿司匹林，疗效有争论。

3. **亚甲蓝**（methylene blue，MB） 为氧化剂，可阻断 NO 对可溶性鸟苷酸环化酶的刺激，从而阻断血管扩张，3mg/kg 于 15 分钟内静脉注入，可改善低氧血症和高动力循环。

4. **已酮可可碱**（pentoxifylline，PTX） 为 TNF-α 抑制剂，临床应用后对 HPS 有一定疗效。

5. **大蒜**（garlic） 对一部分患者有效，但机制不清。

6. **TIPS（经颈静脉肝内门体静脉分流术）** 有很多患者做 TIPS 后可以改善低氧血症，可能与增加心排出量有关，但也有人持不同意见。另外血管造影对有肺动静脉瘘的患者用栓塞剂阻断交通可以改变血氧状态。

在本文开头，我提出的问题，为什么肝硬化从代偿期至失代偿期加快，使生存期平均缩短了 3/4，死亡率上升了 3~4 倍呢？2005 年 Swanson 的研究提示，肝硬化伴有 HPS 者平均生存时间仅为 24 个月，5 年生存率仅为 23%，但肝硬化不伴 HPS 者不论平均生存时间还是 5 年生存率都为前者的 3~4 倍。尽管这种情况涉及很多因素或机制，但与发生肺部并发症是高度相关的。因此，我们应该关注慢性肝病对肺部的影响，治肝病不仅要保肝，而且要保肺，这就是我们要讲的整合肝肺病学。

整合肝肾病学

我曾讲过整合肝肺病学,用"一二三四五六"分别讲过肝肺综合征的发生、机制、分类、症状、病因、诊断和治疗。今天我也同样用"一二三四五六"分别介绍肝肾综合征的发生、分型、病因、机制、诊断和治疗。什么是肝肾综合征?也许将来我们应该称其为肝性肾病。当慢性肝病到达终末期时,经常出现少尿或无尿。临床上应用大量利尿剂,速尿用量达到每次200mg,甚至每次400mg也无济于事。这是肾脏坏了吗?不是!如果你把此时的双肾移植给晚期肾衰竭或尿毒症的患者,移植肾还可以完全正常排尿。同样,已经发生严重尿毒症的肝肾综合征患者,如果成功进行肝移植,双肾也可正常排尿,这就说明是肝脏的病损,影响了双肾的功能,其中肾的表现是一种功能性损害。

一、一个发生率

据报道,肝硬化腹水患者,肝肾综合征(HRS)的1年发生率为18%,5年发生率为39%。当然这是就普遍而言,大医院的发生率可能还要高,因为这些患者都是在基层医院经过一段时间或长期救治后送上来的。

二、二种类型

HRS可分两型,Ⅰ型称急进型,即在2周内血肌酐可达到或超过226μmol/L,这类患者的生存时间(中位数)多数为数周;Ⅱ型为缓进型,该型患者血肌酐在133~226μmol/L;其生存时间(中位数)在半年左右。

三、三种病因

引发HRS最多的是细菌感染,特别是原发性细菌性腹膜炎,大约占所有HRS的57%。原发性细菌性腹膜炎患者约30%会发生HRS;其次是消化道出血,约占

30%，消化道出血患者发生 HRS 达 16%；再次是大量放腹水，特别是未经血浆扩容者约 70% 会发生 HRS，大量腹水患者（未经扩容者）约 15% 会发生 HRS。

四、四种机制

引起 HRS 的机制包括：①血容量骤减，由于腹腔血管扩张，门脉回流障碍，体循环中血液大量进入腹腔血管，不能返回体循环，体循环血液减少一半。一般血压为 55~65mmHg，而肾小球滤过压必须达 65~75mmHg，否则就会影响肾血流。②肾血管收缩致肾血流受阻，压力增加。③心肌病变，心输出量不足。④全身的神经体液因子（如细胞因子）增加，对全身重要器官，特别是对肾脏的毒性作用。

五、五种诊断指标

①肝硬化腹水患者。②肾脏没有器质性病变［无蛋白尿（>5000mg/d），无镜下血尿（>50RBC/HP），无 B 超异常］。③无肾毒性药物用药史。④血肌酐 > 133μmol/L。⑤停用利尿剂或用白蛋白扩容后（1g/kg 或 100g/d）2d，血肌酐仍不能降至 <133μmol/L。

六、六种治疗

1. **全身治疗** ①血管收缩 + 白蛋白；②TIPS（经颈静脉肝内门体静脉分流术）。
2. **保肝治疗** ①Mars（分子吸附再循环系统）人工肝；②肝移植。
3. **保肾治疗** ①血液透析；②肾脏替代治疗（RRT）或连续肾脏替代治疗（CRRT）。

HRS 是因为肝脏疾病到了晚期引发的肾脏改变，应该称为肝性肾病（hepato-nephrosis）。要理解、诊断治疗及预防这种疾病，需要从全身出发、从全局出发，综合考虑，权衡利弊，才能使患者转危为安。要提高到整合医学的高度去认识，由此形成的医学应该称之为整合肝肾病学，英文称为 Holistic Integrative Hepato-nephrology（HIHN）。

门脉高压性肺动脉高压症

一、概 述

PoPH 即门脉高压性肺动脉高压症,是继 HPS(肝肺综合征)后慢性肝病的另一重要肺部并发症,其特点为肺血管阻力显著和持续增加,引起肺动脉高压,继之右心衰竭,终致死亡。该病平均生存时间为 15 个月,中位生存时间 6 个月。如果不针对肺动脉高压进行特异治疗,也不做肝移植,5 年生存率仅为 14%,右心衰和感染占死因的 66%。

1951 年,Mantz 和 Craige 首先报道此症,当时称原发性肺动脉高压,即在无继发性肺动脉高压情况下,静息时肺动脉压≥25mmHg,肺毛细血管楔压≤15mmHg。

1979 年,Lebrec 发现 PoPH 是门脉高压罕见的并发症,随着肝移植的增多,这种并发症在不断增加。

文献报道,肝移植后 PoPH 发生率为 5%~10%。该症常有肝硬化存在,但无肝病时如门静脉血栓形成也可发生此症。如该症由肝硬化引起,肝病的病因和严重程度、门静脉高压程度与肺动脉高压并不呈正相关。

二、病理生理变化

肺血管的主要病理生理改变是血管平滑肌细胞和成纤维细胞增生,原位血栓形成导致血管内皮纤维化,血管厚度增加,肺小动脉阻塞,使肺血管阻力增加,并使肺从低压高流状逐渐发展成高压低流状。目前尚无该病的动物模型。发病机制如下。

1. **高动力循环状态** 腹腔小动脉扩张,大量血液进入腹腔血管,又因门脉高压难回到体循环,致体循环的阻力下降,呈现高动力循环,肺血流增速,肺血管床截面应激增加，血管收缩，肺动脉内皮细胞增生肥大。

2. **血管活性物质失衡**　血管收缩物质上调，如内皮素、血栓素、IL-1和IL-6。血管舒张物质下调，如NO和前列腺素等。上述物质失衡致血管收缩，肺血管阻力增加，继之肺血管重构，肺动脉内皮细胞增生，PoPH形成。在这个过程中，内皮素-1（ET-1）起主要作用。因为在肝硬化并PoPH者，ET-1水平比有肝硬化无PoPH者高；用ET-1受体拮抗剂不仅可降低门脉压，还可降低肺动脉压。

在肺部，ET-1有两个受体，即ET-1A和ET-1B。当ET-1与ET-1A结合后引发肺血管收缩，平滑肌细胞增生，肺纤维化。当ET-1与ET-1B结合后，则内皮素减少，并诱导内皮细胞产生NO和前列腺素，导致血管扩张。PoPH表现为ET-1A上调，而在HPS则为ET-1B上调。

3. **原位血栓形成**　过去认为，PoPH是来自腹腔循环的栓子引起的肺栓塞。后来发现，没有来自腹腔循环的血栓也可引起PoPH。PoPH在肺血管内常有血栓形成，其中血栓素A是血小板激活剂，这种物质增加易致小血管血栓微聚物质形成，从而引起血栓性阻塞。因此，可以认为是原位血栓形成而不是全身的栓塞现象引起了PoPH。

4. **遗传因素**　文献发现，PoPH与雌激素信号转导和细胞生长相关蛋白编码基因的突变有关。*BMPR2*基因与特发性PAH有关，但与PoPH无关。

三、临床表现

（一）临床症状

劳力性呼吸困难为本病最常见的症状，约占80%。但系非特异性症状，也可能发生在顽固性腹水、肝性胸水、潜在心脏病或肺部疾病时。

PoPH的呼吸困难与肺动脉内膜增生、平滑肌肥大、进行性脉管狭窄有关。呼吸困难开始时轻，每在运动后发生。逐渐出现疲乏、端坐呼吸、胸痛、咯血和晕厥，最后可出现静息性呼吸困难。有人报道，患者常有夜间低氧血症，其与睡眠呼吸暂停和PoPH的肺功能无关。但也需注意，有些患者并无上述症状。

（二）临床体征

肺动脉瓣第二心音增强伴收缩期杂音是肺动脉高压最常见的体征，肢体水肿、腹水、颈静脉搏动增强既是失代偿期肝硬化也是心力衰竭的体征，表明疾病已达晚期。

（三）临床检查

PoPH为潜在致命性疾病，对做肝移植的患者要特别注意评估。除了门脉高压证据外，还要通过右心导管检查得到血流动力学证据。正常值为平均肺动脉压≥25mmHg，肺血管阻力要在240dynes/$(s \cdot cm^2)$（注：$1dyn/cm^2 = 0.1Pa$），平均毛细血管楔压≤15mmHg，才能考虑肝移植。

尽管右心导管检查是诊断 PoPH 的金标准，但不常用。因为 PoPH 在临床少见，可先用二维经胸超声心动图（two-dimensional transthoracic echocardiography，TTE）粗筛，因其为非侵入性诊断方法。

1. **TTE** 用 TTE 可测定右心室收缩压，通过上下腔静脉呼吸变动测得的右心房压，可以算出肺动脉收缩压。目前肺动脉收缩压常采用的临界值为 30mmHg，高于该值即可诊断为 PoPH，其阳性预测值为 59%，阴性预测值为 100%，即没有一个 PoPH 漏诊，但有 40% 的患者其实没有 PoPH。如果用 50mmHg 作为临界值，则阳性和阴性预测值分别为 37.5% 和 91.9%，而 Kim 的研究报道则为 74% 的 97%。梅奥医院的 101 例肝硬化患者，右心室收缩压 >50mmHg 者做右心导管检查，65% 的患者血流动力学指标符合 PoPH，表明用这一指标特异性升高，但阳性率下降（丢失 100% 的阴性预测值）。因此认为，肺动脉收缩压 <30mmHg 可以排除 PoPH，肺动脉收缩压 >50mmHg 是 PoPH 指征，应做右心导管检查。

Raevens 发现，将肺动脉收缩压临界值定为 38mmHg，可使 PoPH 诊断的特异性提高到 82%，且能保证灵敏度和阴性预测值达 100%。如果结合有无右心室扩张，可使特异性提高到 93%，而灵敏度不变。如果结合 CT 等检查，准确性更好。

尽管 TTE 高度敏感，但常由于未见三尖瓣反流而使 PoPH 漏诊。同样，TTE 正常也不能完全排除罕见的 PoPH。

2. **右心导管检查** 凡 TTE 提示 PoPH 阳性的患者都应做右心导管检查，右心导管检查可直接测定肺动脉压，而且可以计算出肺血管阻力。右心导管检查可直接通过平均肺动脉压评估 PoPH 的程度，其中 <35mmHg 为轻度，35~44mmHg 为中度，>45mmHg 为重度。

四、治 疗

1. **普通治疗** 因为 PoPH 在组织病理学和临床表现上与 PAH 相似，所以可用相同的治疗。改善一般状况，包括给氧、用利尿剂减轻心脏前负荷等，但也要注意如下状况：口服抗凝药在许多 PAH 患者应用，但在 PoPH 禁用，因为会增加消化道出血风险。钙通道阻滞剂在少数 PAH 患者中有疗效，但可致急性血管扩张，PoPH 患者慎用，因致腹腔血管扩张，加重门脉高压。非选择性 β-受体阻滞剂常用于门脉高压所致内脏出血，但在中至重度 PoPH 患者中慎用，因会导致运动能力及肺血流动力学变化。不推荐 TIPS，因其增加门脉循环回流，增加右心前负荷，从而使肺动脉压力增加。

2. **特异治疗** 用肺血管扩张剂进行 PoPH 特异治疗，无论其后是否做肝移植，都可改善预后。文献报道，74 例 PoPH，19 例未做特异治疗，亦未做肝移植，中位生存期仅为 15 个月，5 年生存率仅为 14%。43 例 PoPH，接受特异治疗，但未做肝移植，中位生存期 46 个月，5 年生存率为 45%。16 例准备做肝移植的 PoPH 患者，经过平均 7.4 个月的特异治疗，12 例平均肺动脉压降到 35mmHg 以下，11 例成功完成肝移植，后者1年、3年、5年的生存率分别达90.0%、80.8%和67.3%，其中MPAH对特异治疗无效者，中位生存期仅8个月。目前用于PoPH特异治疗的药物有如下三类。

（1）类前列腺素：为芳香酸代谢产物，是肺及全身血管抑制剂，同时也是血小板聚集的抑制剂。有几种制品，依前列醇为合成的前列腺素I_2或称前列环素。前列腺素I_2临床效果好，可使肺血管阻力、平均肺动脉压及心排量明显改善，缺点是要持续用药，经济负担重，有进行性脾大、脾功能亢进的不良作用。依洛前列腺素比依前列醇的半衰期长，还有合成的口服制剂贝前列腺素也可用。

（2）内皮素受体拮抗剂：① 波生坦为口服的ET-1受体拮抗剂，用药后效果明显，可降低肺血管阻力及平均肺动脉压，与类前列腺素合用效果好，但有肝损害，要监测肝功能。② 安贝生坦为选择性内皮素受体拮抗剂，对肝脏无毒性作用。

（3）磷脂酶-5抑制剂：西地那非可以抑制环磷酸鸟苷的水解，引起肺血管对NO诱导的扩张。除西地那非外还有伐地那非和他达那非两种，不仅可改善症状，还可降低平均肺动脉压和肺血管阻力。

3. 肝移植 移植前平均肺动脉压＞35mmHg或肺血管阻力＞250dynes（s·cm^2）的PoPH患者，移植后死亡率达36%，而且多发生在术后18 d内。术前术中平均肺动脉压＞50mmHg者死亡率达100%，平均肺动脉压为35～50mmHg而肺血管阻力在250dynes/（s·cm^2）者死亡率达50%。平均肺动脉压在30mmHg以下者100%存活，因此将此作为肝移植的适应证。当然，术前如用血管扩张剂将平均肺动脉压降到35mmHg以下，术后7.8年随访，存活率仍可达85.7%。

对难治性PoPH，可行肝肺联合移植，甚至肝心肺联合移植。肝肺联合移植后1年、3年、5年的存活率分别可达69%、62%和49%。

整合医学在内分泌代谢疾病中的应用

医学发展突飞猛进，人类健康水平日益提高。医学要进一步发展，就应避免终端使劲、局部发力，一定要从整体出发，多角度解决人的健康问题，倡导整合医学的理念。整合医学就是将医学各领域最先进的知识理论和临床各专科最有效的实践经验加以有机整合，并根据社会、环境、心理的现实进行调整，使之成为更加符合人体健康和疾病治疗的新医学体系。"整"是手段、方法和过程，"合"才是要求、标准和目的。

事实上，医学的发展就是不断整合的过程。在医学发展的初期阶段，社会生产力低下，人类对自身和环境只有分散零星的低级认识。但即使如此，人类仍然在不断探索未知，总结经验，并通过父传子、师傅传徒弟的方式一代代传了下来。以中医为例，在从公元前1000年到3世纪的1300多年里，中医经过漫长的探索、整理和发展形成了三本最早的医学典籍：《黄帝内经》《伤寒杂病论》和《神农本草经》，出现了像扁鹊、华佗、张仲景这样的大家。《黄帝内经》强调以整体的观点论述生命规律这一医学最基本的命题，从宏观角度论述"自然－生物－心理－社会"之间的相互关系，提倡人与自然是一个整体，人体结构各个部分紧密相连的观念。张仲景的《伤寒杂病论》创造性地提出了八纲辨证、六经论治的辨证论治基本原则，不同的病用不同的药，同一种病有不同的治法，奠定了理、法、方、药的理论基础。《神农本草经》是中药理论的精髓之作，该书全面系统总结了我国古代医家的用药经验并进行系统整理，共收录365味药。该书根据药物性能，将药物分为上品、中品和下品三类，讲究用药配伍。由此我们可以看到，在中医的原始发展过程中，强调的是总体把握、系统平衡的原则。

与中医相似，西医也是整合发展的，但更为迅猛。16～17世纪出现了两个伟大科学家，一个是意大利数学家、物理学家和天文学家，近代实验科学的奠基者之一伽利略。伽利略摒弃神学的宇宙观，认为世界是一个有秩序的服从简单规律的整体，倡导数学与实验相结合的研究方法。另外一个人是荷兰显微镜学家、微生物学的开拓者列文虎克，他磨制的透镜将医学从宏观引入了微观。

从此，医学开始向微观领域迅速发展，并逐步分化为基础医学、临床医学和预防医学。基础医学又进一步分为系统、器官、组织、细胞、分子等方面；临床医学又分为二级学科、三级学科，甚至四级学科。这种极其细致的分科对更深入地了解生命真谛、探究疾病本质起到了极大的推动作用，对提高医疗技术的发展，更精细、有的放矢地诊断和处理疾病和提高临床医生水平起到了前所未有的作用。但另一方面，这种以分为主的医学发展模式也有其局限性，并带来了一系列问题，如患者成了器官、疾病成了症状、临床成了检验、医生成了药师、心理与躯体分离等。

面对这些问题，我们要认识到世界上任何事物都遵循一分为二、合二为一，分久必合、合久必分的发展规律。合得太久太紧，难免僵化，不利发展；分得太多太细，容易形成各自为政的格局，形不成合力，难以透过疾病的表象发现本质性的规律，更缺乏前行合力。我们也要认识到，世界上任何事物都遵循螺旋上升、波浪前行的发展规律。临床医生只有在专的基础上回归整体，踏着波浪而起，借整合医学之推力，才能成为真正的专家和大家。这就需要我们做到以下几个方面。

1. 牢牢树立病人不是器官的基本概念　一种疾病也许只有不到20%是该器官本身的问题，另外80%与全身其他器官有关。医生应该是 see the patient，treat the patient，而不仅仅是 treat the disease。面对一个癌症病人，我们医生要处理的是一个得了癌症的人，而不仅仅是那个癌症。医生要有整体观念，不能单纯处理各自的问题，如外科手术只负责切除病灶、化疗医生用化疗药、放疗医生用放疗，仅仅以杀死癌细胞为目标，但最终病人还是死于癌症。同样一个癌，人不一样，即使采取相同的治疗手段，结局可能不一样。只注重"自管"器官和病变的看病方式很难真正达到治病救人的目的。在我们采取内外科方式杀死恶性肿瘤细胞时，也应思考并探索新方法，抑制肿瘤细胞的生长和转移以延长患者生命，因为带癌生存总比死于癌症要好。又如，对一个老年骨折患者仅仅进行骨科处理是不够的，必须采取综合措施，积极治疗原发性骨质疏松症，防止再次骨折。

内分泌代谢疾病也是如此，环境、遗传和免疫因素与很多内分泌代谢疾病的发生、发展有关，而一种内分泌代谢疾病又会累及或影响多个器官。例如一个反复肺部感染发热的患者，如果没有想到患者有可能是糖尿病，而仅仅给予抗生素治疗就不能有效控制感染。

事实上，临床上许多综合征和疾病会涉及多个器官。如与消化、内分泌和血液等系统都有关的 POEMS 综合征，与内分泌和心血管等系统有关的代谢综合征，涉及内分泌科、老年科、骨科和妇科的原发性骨质疏松症等。如果不能从整体上认识疾病本质，就可能漏诊误诊误治。

另一方面，有些疾病不一定存在明显的器官病变。我们曾经报道过 1 例 34 岁低热 5 个月的男性患者，该患者体格检查时没有发现肿大的浅表淋巴结，但有少量腹水、轻度脾大和中度下肢水肿。腹部 B 超发现后腹膜部位有 6 枚 1~2cm 的淋巴结。一系列血清炎症因子的检测发现患者两种血清 COX-2 产物（血栓烷 A2 和前列环素）极度升高，结合患者淋巴结和肝脏活检免疫组化检查结果，最终明确了多发性混合型 Castleman 病的诊断。更重要的是找到了患者的发热病因是 COX-2 的异常升高，据此给予患者 COX-2 抑制剂联合 MP 化疗方案取得了明显的疗效。从这个例子中我们可以看到，无论是基础医学研究者还是临床工作者，一定要有全面的临床视野、开阔的思路和整体的观念，只有这样才能找到疾病的根源，进行有效的治疗。

所以说，医生在临床中关注的应该是那个有着生理、心理和社会需求的活生生的人（病人），而不仅仅是有着病理生理变化的器官。

2. **充分认识到人体的组织器官是一个整体** 人体各个组织器官的功能是相互影响、相互调控的。一个组织器官内环境的改变可能与其他组织的疾病有关。现在发现一些传统意义上的非内分泌器官，如肠道和骨骼也能分泌激素样物质，调控远端靶器官的功能活性。由小肠 L 细胞分泌的 GLP-1 可作用于胰腺、中枢、心脏，甚至骨骼，起到刺激胰岛素分泌、抑制食欲和降低体重的作用，对心脏、骨骼和认知功能等可能也有一定的保护功能。随着 GLP-1 受体激动剂的广泛应用，内分泌科医生及消化科医生应更多关注和全面了解此类药物对包括胃肠道在内的全身作用。此外，肠道菌群随年龄、饮食等内外因素而变，参与人体代谢、营养、生理和免疫功能的调节，与人类健康和多种疾病有着密切联系。肠道菌群失调会引起炎症性肠病（IBD）和肠易激综合征（IBS）等胃肠道功能紊乱，也与肥胖、2 型糖尿病等代谢性疾病的发生有关。

这些重要的科学发现开阔了人们对疾病发生、发展的认识广度，扩大了药物靶点的选择范围，也再次印证了一个事实：各个组织器官在解剖位置上似乎相对独立，但在功能上就是一个整体。

3. **医生不能成为对症医生** 一个房间里有水，所有人都去扫水，但其实是另外一个房间里在漏水。症状和体征是重要的诊断线索，但症状不代表疾病。医生一定要充分认识到器官病变也许只是全身疾病的局部表现，受体内外多重因素影响。例如某些消化道症状或疾病，如胃溃疡、急慢性胰腺炎，也许是多发性内分泌腺瘤病或原发性甲状旁腺功能亢进症的一个临床表现。因此临床医生不能只治疗局部病变，要学会从患者纷繁复杂的症状中，抓住主要症状和核心问题，进行全面的鉴别诊断，不仅要证明患者不是什么病，更要证明患者是什么病。这就需要医生们在实践中不断磨炼提高自己的临床诊断和处理水平，要虚心学习，包括要向有经验的护士学习。

4. 不能仅凭化验结果看病 医生是临床医生,不能跟着检验报告走,不能成为化验和影像学检查结果的奴隶。以内分泌代谢疾病为例,要从整体上考虑某一个(些)激素或生化指标变化所带来的反馈性或代偿性改变。要以辩证的临床思维,从整体上认识激素变化的病理生理意义,准确判读检验报告中不正常的"正常"和正常的"不正常"。年轻医生要提高临床水平,一定要加强"望触叩听闻"临床基本功的训练与实践,跟着上级医生摸爬滚打、熬更守夜。既要看经典的医学教科书、最新的国内外文献,又要勤于思考,从临床中学习提高,更要善于归纳总结、提炼整合。在目前非常强调循证的背景下,临床医生们应该认识到将数据还原成事实的必要性和重要性,要在临床实践中不断思考,将碎片化的经验形成可借鉴可复制的系统经验,并凝炼成共识和指南,然后在更高的层次上实践、思考,反复循环,形成全面的知识和理论体系。

5. 治疗疾病时,要身心同治 医生面对的是有思想活动和心理波动的患者,不能只关注或满足于找到病灶、治疗躯体疾病。糖尿病和其他内分泌代谢疾病,如皮质醇增多症(库欣综合征)、甲状腺和甲状旁腺功能亢进症等,也会造成一些情绪或精神问题。在积极治疗躯体疾病时,应关注患者的心理状况并给予适当干预。有些内分泌代谢疾病,如神经性厌食症,患者往往有明显的消化道症状,也有内分泌异常的表现,但其核心还是精神心理问题,只有通过耐心、细致、长期的心理辅导才能缓解病情。另一方面,临床上也有一部分患者并无器质性病变,但存在着严重的心理问题。医生要会察言观色,发现这部分患者,会同心理科医生开展心理治疗,积极寻找治愈患者心理疾病的方法。

6. 西医与中医要相互融合,整合发展 早在20世纪60年代,"西学中"兴起。我国著名的内分泌学家邝安堃教授将内分泌学比作中西医结合的桥梁,认为激素间的对抗与阴阳学说、激素的反馈与五行学说极为相似,成为西医理论和中医理论结合的开山之作,至今被中西医结合研究奉为经典。中西医结合治疗多囊卵巢综合征引起的不孕症取得了很好的临床效果,有些中药还能减少SARS患者的糖皮质激素使用剂量。最近几年有关中医中药在内分泌代谢疾病中的治疗作用及其机制更得到了广泛的研究,取得了一系列重要成果。例如发现黄连素具有降糖、调脂、促进脂肪棕色化和减少脂肪肝、肝脏纤维化等效果。因此,中西医要相互借鉴,优势互补,共同探讨防治糖尿病、肥胖、心血管疾病、脂肪肝等慢性非传染性疾病的新方法。

7. 加强医护配合 三分治疗七分护理。随着社会的不断发展,生活节奏的加快,工作压力的增加,以及饮食结构不合理及不良的生活方式,糖尿病等许多内分泌疾病的发病率呈逐年增长趋势。与此同时,患者的就医模式和思维习惯也在改变,他们不再满足于被动地接受治疗而是更多地渴望了解疾病相关知识及自我护理措施。因此,内分泌科护士应该通过系统的健康宣教,教会患者掌握应对疾病(如糖尿病)的技能,帮助患者及其家庭改变生活方式,学会自我情绪调整,提高生活质量。医护之间的配合与协同对内分泌代谢疾病患者的管理是极其重要的。

8. 在组织管理层面推进整合医学的实践与发展　整合医学是对传统医学观念的创新和革命,是医学发展历程中从专科化向整体化发展的新阶段。因此必须大力开展整合医学的理论研究,明确整合医学并不是简单地将医学的各个部分相加,那样的话只是起到一个聚集的作用。整合医学做的是乘法,强调的是将各种最先进的知识理论和最有效的实践经验有机地科学地结合在一起,让聚集在一起的各个部分发生化学反应,形成从量变到质变的飞跃。

要推进整合医学的实践与发展,除了要透彻理解整合医学的精髓,在思想上重视、观念上改变外,还要有一系列组织、管理和技术层面上的保证。建议举办多层次的整合医学学术会议,组织不同专业的学者一起开会研讨,解决疑难问题。尤其是面对老龄化社会的到来,一定要整合各科资源,应对老龄化带来的各种医学和社会问题。创办整合医学的专业杂志,任何事物都有正面、反面和侧面,期刊只刊登正面(结果)的文章就是片面,要允许医学争鸣;要编写出版整合医学丛书、教科书或专著。成立整合医学的研究所,研究共性问题;建立整合医学的基础和临床研究平台,收集整理人群和疾病防治的综合信息,探索建立临床决策和多学科交叉融合的机制;成立地方性和全国性的整合医学学会;设立整合医学病房,解决患者来了找不到医生的问题;开设整合医学教学课程,开展整合医学的继续教育工作,将分散在各学科甚至亚专科的知识整合在一起,作为医学本科生的必修课程和执业医师的考核内容。

结　语

医学经历了经验医学时代、科学医学(或称生物医学)时代,现在到了整合医学时代。整合医学是未来医学发展的必然方向和必由之路。整合医学是把全科医学、转化医学、循证医学、互补医学和其他医学的精髓加以整理整合,使之适合、符合患者的全身整体诊疗需要。整合医学的三大核心要素是整体观(Holistic)、整合观(Integrative)和医学观(Medicine)。这一新的医学体系的形成和发展对提高医学水平、减少患者病痛、降低医疗费用、促进医学发展都有非常积极的推动作用。内分泌代谢疾病学科尤其要开展整合医学,要勇于探索、大胆实践,起到示范效应,发挥引领作用。

在整合医学的大潮中,只有踏着波浪而行,才能成为大家和专家。所谓专家就是知道自己不会做什么,知道别人会做什么;而大家则是知道自己不会做什么,知道别人不会做什么,也知道全世界都不会做什么,但他知道将来应该做什么。他高瞻远瞩,做的是将来要做的事,尽管比较艰苦,被人嘲笑甚至否定,但一定是方向性、战略性的。

如果你想走得快,就一个人走吧;如果你想走得远,一起来吧!

加减乘除话医改

人类发展史就是人类同自然界的斗争史，也是人类同伤病的斗争史。不论你是什么人种，生活在地球的哪个位置，也不论你处于什么样的社会制度，有什么样的宗教信仰，在你体内暗藏的遗传基因都经历了人类发展的三个阶段。最先是缺吃少穿，意即衣食，这个阶段历经了很多年，人类一直在为解决温饱，可以说是在为"能活（得下来）"而奋斗。然后是缺房少车，意指住行，这个问题解决得快一些，其实是在解决生存或生活的便利，可以说是在为"易活"而奋斗。现在是相对缺医少药，人类对自身健康和长寿的要求越来越高，可以说是在为"好活"或"长活"而奋斗。这个阶段不知要持续多少年，也不知要花多少钱，更不知要下多大功夫才能解决，也许这是一个永远解决不完、解决不好的难题。众所周知，美国用 GDP 的 18% 来解决这个问题，直到现在也没解决好，仍不能令美国人满意。中国在医疗卫生方面的投入仅占 GDP 的 5% 左右，加上我国人口是美国的近 5 倍，而 GDP 总量比人家少，投入和需求相差之悬殊显而易见。

面对医学研究风起云涌、日新月异，循证医学、转化医学、智慧医学、数字医学、精准医学……一个又一个相继登场，然而我们的医改总是举步维艰，"看病难看病贵"的问题不仅没有得到解决，反而越来越严重；"行医难、行医畏"，患者承受经济压力，医生承受精神压力，医患纠纷不但没有得到遏制，反而越演越烈。我们的医改似乎总在末端使劲，局部发力。我们的会没少开，点没少试，钱没少花，文件没少发，可我们总是到不了较为理想的境地。这件事关乎国计民生，关乎社会稳定，关乎中华民族的生存和发展，是一件比天还大的大事。习近平同志说："没有全民健康，就没有全面小康。"中国工程院根据上级的要求，启动了"全民健康和医学事业国家发展战略"的咨询研究，我们组织了 80 多位院士、近百名国家相关部委的管理干部、近千名相关学者，分八个专题组，开展了为时两年的研究。研究过程中各专题又按"摸清底数、找出问题、提出建议"三个步骤，光开会就达数百场次,将会写出一份较为完整的综合报告。本文中有些数据、材料参考了此项研究,当然更多的是我个人的意见,因为时间仓促,方方面面错综复杂,条条块块盘根错节,剪不断理还乱。所以,本文只当作讨论,而非定论。另外,标题名为《加减乘除话医改》,这个加减乘除不是说医改简单,三下五除二就搞定了。强调的是一项复杂的系统工程,包含那么多因素,涉及那么多方面,绝非一个调研就可释之,也绝非一个结论就能概之。要改变这种状况或改善这种状况,有的要加,有的要减;小加即加,大加靠乘;小减即减,大减靠除。小加小减,大乘大除,加减乘除,力求合理,只求交上一份答卷,是否合格,诚望读者评说。

一、医疗资源　倒塔会倒塌

谈到医改,不能不说到卫生资源和医疗资源。

卫生资源是指在一定社会经济条件下,社会对卫生行业提供的人力、物力、财力的总称。亦可分为硬资源和软资源。前者指卫生人力、物力、财力的有形资源,后者指医学的科技、信息、教育、政策、法规等。卫生资源配置是指卫生资源在卫生行业(或部门)的分配或转移(流动)。其合理配置对于卫生事业持续、稳定、快速、健康发展具有重要作用。

医疗资源指提供医疗服务各要素的总称,包括与医疗相关的机构、床位、设施、装备、经费、人员、知识、技术和信息等。医疗资源配置是指政府或市场将医疗资源公平并有效地分配到不同地区、部门、领域、项目,特别是人群中,使之实现社会和经济效益的最大化,其投入量和利用量要与服务的人群量相适应。

根据《全国医疗卫生服务体系规划纲要(2015—2020)》的数据,我国已经建立了由医院、基层医疗卫生机构、专业公共卫生机构等组成的覆盖城乡的医疗卫生服务体系。截至2013年底,我国有医疗卫生机构97.44万家,其中医院2.47万家、基层医疗卫生机构91.54万家、专业公共卫生机构3.12万家;卫生人员979万名,其中卫生技术人员721万名;床位618万张。每千常住人口拥有医疗卫生机构床位4.55张、执业(助理)医师2.06名、注册护士2.05名。2004—2013年,全国医疗卫生机构总诊疗人次由每年39.91亿人次增加到73.14亿人次,年均增长6.96%,住院人数由每年6657万人次增加到1.91亿人次,年均增长12.42%。可以这样说,国家政府和医疗卫生战线的同志们下了大功夫,花了大力气,在医疗卫生事业、全民健康方面取得了巨大成就,平均期望寿命从新中国成立前的35~40岁到了现在的76岁,就是一个不可否认的实证。

但是,医疗卫生资源总量不足,质量不高,过于集中,配置不合理,发展不协调等问题依然突出。1979年至今,我国先后进行了多次医改,但"看病贵看病难"的状况并未得到根本改善,其主要原因表现在两个方面:一是与经济社会发展和人民群众日益增长的服务需求相比,医疗卫生资源总量相对不足,质量有待提高；二是资源分布结构不合理，影响医疗卫生服务提供的公平与效率。

(一) 医疗资源配置城乡差别巨大

在全国各地，都可以看到类似现象，即农村医院病人稀少、门可罗雀、冷冷清清，而城市医院病人拥挤、门庭若市、人满为患，病人来回奔波在高铁上、汽车上。大家知道，春运是最令人头痛的事，但那只有几天时间，而医运则是一年365天，天天如此。其主要原因是什么？

从我国医疗资源配置总体来看，占我国总人口约30%的城市人口享有超过70%的医疗资源，而占70%的农村人口只享有不到30%的医疗资源。

1. **医疗设备**　大城市三级医院集中了我国80%的高精尖医疗设备，而在广大农村很少有这样的设备，多数的乡村卫生室只有老三件（听诊器、血压计和体温计）。比如CT，87%集中在大中城市，县级医院仅占了13%。万元以上的医疗设备，县以下医疗单位的拥有量不及市以上单位的40%。

2. **医疗床位**　我国用于治病的医疗床位主要集中在大中城市。1998年，城市每千人口床位数为6.08张，而农村仅有1.1张。随着近20多年来城市大医院不断扩大规模，增加床位，这个比例已出现大幅上升。比如郑州大学第附属医院，医院床位数对外公布已过7000张，实际数字可能比此还大，堪称"天下第一院"，年医疗总收入达75亿元之多。对此，业内颇有微词，贬其为世界最大的乡镇卫生院。说句公道话，其实全国的大医院都在扩张，只是不如它那么超大，于是枪打出头鸟而已。

3. **医疗经费**　2005年我国卫生总费用为8659.9亿元，其中城市卫生费用占了72.6%，而农村仅占27.4%。时间过去10年，这个比例不仅没有缩小，反而扩大。

4. **医护人员**　与发达国家比，我国每千人口执业（助理）医师数、护士数相对较低，而执业（助理）医师中，大学本科及以上学历者占比仅为45%；注册护士中，大学本科及以上学历者占比仅为10%。而在我国农村，上述两个数字又是低中更低。2003年，我国的医护人员，以市为统计单位的每千人口医生数为2.08人，而以县为统计单位的每千人口医生数仅为0.97人。农村地区的医生不仅数量少，而且学历低。在大多数乡镇的卫生人员中，只有中专或未接受过专业培训的高中及以下学历者达81%，具有大专或以上学历者仅占18.7%，但在市县以上医院，具有大专或以上学历者达84%，中专及高中以下学历者仅占12.5%。大中城市医院多以本科和研究生学历为主。上述这种情况最近几年不仅没有改善，差别反而在加大。

(二) 原　因

1. **医改将市场经济机制引入医疗卫生事业**　这种做法其实是把本属公益事业的医疗卫生变成了市场经济。政府对医疗一是不给，二是不管。所谓不给，不是说一点不给，但投入却远远不够，如2012年，全国公共财政卫生总支出为1000亿元，只占医院总收入的 13%，即 87% 靠医院自己挣。医院为了发展自己，只能走自我发展之路。所谓不管，不是说一点不管，但监管不力，为了养活自己、发展自己，不同医院八仙过海，各显神通。为了养活自己，拼命争夺人才，东部到西北引，西部到乡镇引。为了养活自己，想方设法购设备、变环境、推品牌。这样做，确实使有些医院的规模、软硬件和基础设施大幅度发展，医疗技术也逐渐接近国际水平。但大多数医院的管理者实际目的是为了多挣钱，最终把上述这些发展成本转移到患者身上，出现乱收费、高收费。医院要从病人身上多挣 1 元钱，病人要多掏 4.3 元。最后的结果是使医院的公益性大大减弱，甚至消失，符合市场经济规律的经营性逐渐开始，并不断增强。在市场驱使下，本该使医疗资源的投入量、应用量与人群量相一致的政府管理却失控。由于市场经济引入，使城市与县乡镇人口本来是正塔型分布，变成了倒塔型分布，导致大量的农村患者涌进城市大医院。

2. **医院的等级评审** 我国的医院等级评审始于 1989 年，1998 年发现问题叫停，到 2011 年又重启评审，经历了摇摇摆摆、是是非非的 27 年。本意是想提高各级医院的水平，但到最后却事与愿违。为何大家都不惜一切代价，争评高等级医院呢？因为评审级别越高，收费标准越高，可以购优质设备，能吸引更多优秀人才和病源，结果使三级医院的医疗资源规模高速膨胀，三级医院的床位数、员工数、业务收入、诊疗人次数、入院人次数等各项指标占全国医疗机构的比例大幅上升。仅 2010—2013 年，三级医院数量在全国医院中的占比从 6.1% 提高到 7.2%，医生人数占比由 32.3% 提高到 39.9%，医疗收入占比由 52.2% 提高到 58.3%，诊疗人次占比由 37.3% 提高到 45.2%，入院人次占比由 32.5% 提高到 38.9%。7% 的医院集中了 45% 的医院诊疗人次。在高度城市化地区，村卫生室的作用逐渐淡出，例如北京的村卫生室诊疗人次占比已从 2004 年的 7% 降低到 2013 年的不足 2%。因此医院都在想方设法甚至不惜造假，争评三级医院。其间，不但出现盲目评审，造成资源浪费，标准不一，结果遭到质疑；而且拔苗助长，增加医护负担。这样做强化了医生作用，弱化了医院功能。更为严重的是造成医疗资源城乡间不合理配置越来越严重。

3. **农村的变化** 农村人口由于经济改善，收入多了，舍得把钱花到治病上。过去是小病养，大病拖，现在有了钱，普通病也要到大城市医院去治。而且受世俗的影响，好像不将老人送到大城市医院看病就是不孝，到了大城市不到大医院也是不孝。有的还说，让亲人死都要死在大医院，送到那里死了也甘心。

（三）医疗资源配置的核心目标

医疗资源配置的核心目标是医疗服务对公众的可及性（access），其政策制定和具体执行都要围绕这一核心目标来展开。其中在经济层面大致可分为四个方面。

1. **资源的数量和质量能否满足公众对医疗服务的需求**（availability） 即对不对得上。比如人口结构的老龄化，其产生的疾病谱和需求也会发生相应变化，资源的类型、数量、组织和运行模式都要做出相应的改变或创新。又比如,病人到大医院看病,他患的是疑难杂症,需要具备整合医学知识,或多学科合作的医生诊疗,但目前城市大医院专科细划、专业细化、知识碎片化,一句话太专。现在不只是病人到医院找不到合适的医生,就算是医院的医生病了也找不到合适的医生。

2. **资源对于公众在时间和空间上的可达性**(accessibility) 即够不够得着。比如大规模农村人口向城市流动和城镇化,由此产生的医疗需求在数量、质量和区位等方面的分布也应发生变化,高铁等交通工具和互联网等信息技术的发展,拉近了公众与医疗资源的空间和时间,改变了过去的可达性。

3. **公众(包括社会医保)的支付能力能否承受医疗服务及相关费用**(affordability) 即付不付得起。比如新诊疗技术促进了医疗服务的跨越式发展,使诊疗水平大幅提升,同时医疗收费也大幅提升,所有患者都希望得到最先进的技术,最昂贵的药品,最优质的诊疗服务。社会医保体系虽在迅速发展,但在使用率、可持续性方面已受到严峻挑战,很多地方医保资金已出现入不敷出和亏空现象,政策上推行的"分级检诊"成为"守门人"的体系,实行起来困难重重。

4. **医疗资源配置、组织运行能否被高效利用**(accommodation) 即用不用得完。供大于求,供大于需,出现无需求供给,大量设备闲置浪费,大量人员闲而无事。几乎所有大城市的CT、磁共振等大型医疗设备都是供大于求,为了增加使用量获得效益,各医院使尽浑身解数,甚至争夺病人。

(四)建 议

目前中国的医疗卫生资源与公众的需求相比还远远不够,动员城市医生下乡多点执业或强行分级诊疗只是暂时的办法,而长久的战略应该是国家通过加大加强对医疗卫生事业的投入,来下大力气尽快改变医疗资源配置的不合理问题,这是一项十分繁重的任务。这种不合理是长期社会管理不善遗留下来的难题。人群分布的正塔型与医疗资源配置的倒塔型,已很不相适应,倒塔不会稳定,时间长了会倒塌。如何从根本上改变过来,这要下大功夫,要不断下功夫,要长期下功夫。其策略是塔尖要遏制,做减法;塔身要壮腰,做加法;塔基要夯实,做乘法;总体来讲是做好除法,加减乘除,重新调整资源的分布,从根本上解决医疗资源的分配或配置不合理的问题。

(1)加大基层医院的经费投入,改善基层医疗机构的软硬件设备。

(2)提高基层医生的工资待遇,培训提高基层医生的业务能力,鼓励大医院医生到基层多点执业。

(3)建立完善分级诊疗制度。分级诊疗指按疾病的轻重缓急和难易程度进行分级,不同级别的医疗机构负责不同疾病的诊疗,各有所长,引导患者有序就诊和转诊。医保要制定政策,引导按级报销,即同一疾病越是基层报销率越高。

(4)限制大医院规模,规定大医院职能,大医院的重要功能应是诊治下级医院不能诊治的疑难重症；大医院的另一重要功能是搞好医学研究，为医学发展贡献才智；大医院的第三大功能应该是培养基层医院的医生，使之不断提高水平。

（5）基层医院医生除诊治常见病和多发病外，重要的是担负社区普通人群防病知识的宣讲。据 2006 年卫生部（现卫生计生委）发布的《中国慢性病报告》，1991—2000 年中国慢性病死亡占总死亡的比率从 73.8% 上升到 80.9%，死亡近 600 万人。慢性非传染性疾病大多由不健康的生活方式引起，改变生活方式，80% 的心脏病、脑卒中（中风）、2 型糖尿病及 40% 的癌症都能预防，单纯的医疗技术不能改变慢性病患者的生存质量，但降低慢性病发病率和死亡率的最佳途径是实施早期诊断和早期治疗。以中风为例，目前的状况是，基层医生没病人看，还不愿意去做预防工作，而大医院医生的病人太多，没时间去做预防，最后是等着病人中风了来就诊。这正如长江决堤后不是去堵堤而是去抢救被淹的千家万户。

二、卫生法律　正塔靠立法

60 多年来，我国卫生事业虽然取得了巨大成绩，但也出现了不少问题，旧的还没解决，新的又不断出现。这些问题如果不能得到及时解决，不但会影响我国卫生事业的健康发展，而且会产生局部或全国性的卫生危机，从而严重影响社会经济的发展，甚至威胁国家安全。医疗卫生政策进行了一轮又一轮的改革，今天这样改过去，明天那样改回来，这个领导说这样改，那个领导又说那样改，改来改去等于没改。现在把医改称为试水期，现在才在试水，那过去做的那些要不就是没改，要不就是没改成功。其本质问题还是卫生立法问题，要不就是无法可依，要不就是没有依法办医。

（一）卫生立法不健全

我国现有的卫生立法是在改革开放社会经济发展的迫切要求推动下出台的。我国卫生立法经历了 20 世纪 80 年代"恢复卫生法律框架，着力加强公共卫生立法建设"和 90 年代"充实医疗领域卫生立法"的基础时期，到 21 世纪进入了一个相对综合平衡的全面发展时期。目前卫生法律体系已初具规模。但是，由于卫生立法对社会回应的有限性和立法资源的相对短缺，导致很多亟待规制的地方还在以政策替代法律，一些领域甚至还出现规制真空。

我国的卫生法律制度多以国际公约和《宪法》为指导，由于国情不同，水土不服，不能全盘照搬，只能取为我所用之处，因此形不成系统，仅散见于国内法律之中，专门性的卫生法律目前只有 14 部。存在母法缺失，协调性不佳，精细度不足和立法滞后等问题。因此，政府在卫生立法方面要加大立法，加强立法，加快立法，这一方面，要做加法，最好是乘法。

（二）卫生立法与卫生行政不规范

国际上先进发达国家或地区，不仅卫生立法健全，而且行政执法规范。以我国台湾地区为例，他们将卫生法律规范体系划分为卫生行政组织、医政管理、食品卫生、全民健康保险、药品管理、疾病管理、居民健康、卫生政务、生命健康权益及特殊人群权益保护十个子系统，其结构树完整，分类科学合理，内容全面具体。比如医政管理，内容翔实具体，甚至连各分科专业人员都有其特定法律约束其行为。比如《语言治疗师法》《呼吸治疗师法》《听力师法》，这是我们不得不承认的差距。

我国人大卫生立法部门少，履职的多为退下来的干部，没有立法的经验，又不是专职，不仅忙不过来，也忙不出质量。国外的拿来又水土不服。特别是我国医药食品、国境卫生检疫、职业卫生、医疗保障、劳动卫生等分属到国务院不同职能部门主管，大家都是正部级，谁都不去管，还谁都说了算，责任高度分散，缺乏总体协调，要制定出一部统一的《卫生法》可以说是难上加难。

我国台湾地区的"卫生福利部"是2014年7月23日在"台湾地区行政管理机构"的组织下，由原"卫生署"的21个单位加5个所属机关，即"社会司""儿童局""家庭暴力及性侵害防治委员会""年金监理会"及"医药研究所"共同合并而成，合并以后的新机关"卫生福利部"事权统一，下辖6个三级机关（构），即"疾病管制署""食品药物管理署""健康保险署""健康署""社会和家庭署"及"中医药研究所"。在此期间，中国大陆也有变化，就是将原国家卫生部与计生委合并形成了卫生计生委。

因此，要深化医疗体制改革，首要是理顺卫生行政法律应包含的内容，并制定一部完整统一的《卫生法》。在此基础上，按法定原则，对国家相关部门进行调整，赋予调整后的卫生行政部门相应职责和权力，一切为公共健康权服务。在这一方面，有的要做加法，有的要做减法，加是为了增强某些领域的功能和作用，减是为了排除某些部门的干扰，加减相宜共同维护规范执法的和谐环境。

（三）卫生立法与卫生经费

基本医疗卫生制度是政府实施卫生政策的根据和工具，也是为民众提供基本医疗卫生服务保障的手段。我国医改的近期目标，简而言之是"让穷人看得起病，让富人看得好病"。涉及"看病难看病贵"的因素很多，群众的意见也很大，争论的焦点是保障社会公平和兼顾利益平衡，也就是说医疗卫生事业是社会的公益性事业，这一点是讨论医改的根本和前提。

尽管财富不是衡量医疗制度的绝对标准，也就是说，钱不是万能的，但没有钱，没有政府对医疗卫生事业的投入，而且是大投入，那医改的成功是万万不能的。

从数据上看，2012年我国的卫生费用支出仅占GDP的5.36%，不但低于高收入国家（平均8.1%），而且比低收入国家的（平均6.2%）也低，与中国同在金砖国家中的巴西和印度都分别达到9%和8.9%，英国、法国、德国、加拿大、奥地利为GDP的8%~10%。由于我国人口众多，人均GDP比这些国家明显低，所以人均医疗费用也就相对很少。

我国对医疗卫生财政投入占整个财政支出的比重从 2008 年的 4.57% 提高到 2011 年的 5.35%，仅提高了 0.78 个百分点，年均提高 0.2 个百分点，其中医疗卫生支出占中央财政总支出的比例从 2008 年的 2.28% 提高到 2011 年的 3.18%，只提高了 0.9 个百分点，年均提高 0.3 个百分点，说明这几年政府对卫生事业的财政支出比例不大，政府投入少，百姓交的就多。2011 年我国百姓个人卫生现金支出占年总支出的 34%，即 34% 的钱用去看病了，说明老百姓"看病难看病贵"的呼声不是空穴来风。

政府投入少，医院钱不够，会导致医疗水平下降；政府投入少，医院为挣钱，会导致医院性质改变（政府只给公立医院职工发 5%～10% 的工资，加起来还不够发退休职工的工资）；政府投入少，地区不平衡，导致好医生迁往发达地区，落后地区的病人只好到发达地区看病。病人本来就穷，越来越穷；医院水平本来就差，越来越差，越穷越差，越差越穷，造成严重的恶性循环。国家卫生部门或中华医学会组织专家扶贫，当地连专家住宾馆的房费都交不起，院长们经常怨声载道。

关于卫生经费的投入，无疑是要做乘法，每年做那点小加法不够，要像教育经费投入那样，来点大的，来点硬的，只有这样才能改变我国医疗卫生事业投入不足的根本状况。

（四）卫生立法与资源配置

卫生资源配置不合理是目前医改遇到的一个大问题、大难题。各级政府都试图下大力气解决这个大难题，但为何老是议而不决，决而不行，行而无果，甚至越演越烈呢？其根本办法就是要立法，依法办事，光靠行政手段，光靠开会、讲话、发文件难以奏效，而且不可持续。在这一方面，要根据不同的情况加减乘除，分别进行。

比如，医科大学的大学生毕业后不愿去基层医院工作，这是一个普遍现象。电视报纸上偶尔宣传几个典型是有的，但对大多数人来说，他们要考虑待遇和前途问题。光靠精神鼓励对少数人是可以的，月收入相差几百元，暂时的奉献也是可以做到的。但对于大多数人，如果城乡间月收入相差了上千元，而且一去基层就回不来，这个没有法律保障是行不通的。前几年树的那些典型，也变味了，要不就是当了官，不从事医学了；继续从事医学的也回到了城市，造成很不好的影响，典型走了再树典型，"典型复典型，典型何其多；哪个能留住，谁也不好说"。

比如，伤医辱医事件几乎每月每天都在发生，抢救生命的人还被剥夺生命，这是不可容忍的。对伤医辱医现象，特别是造成较严重后果的，应予严惩，但现实情况却是防范打击力度远完不够，所以屡禁不止。这些都是要以法律为武器、为手段才能解决的，才能有法可依、依法行医、依法护医。

又比如分级医疗，这本来是一个很好的制度，也是国外成功的经验。但农村的老人病了，不管轻重缓急和难易程度，子女都要送到大城市大医院去治，反正回来可以在医保报销，这样做才放心，才孝顺。甚至有的子女把老人送到大城市但没送到大医院那都叫不孝,既有他责,也有自责,最终造成城市医院人满为患。这个没有法律的引导是不行的,怎么让乡镇医生成为治病的看门人与中转人,怎么成为防病的守门人与报告人,这是要有法律来做保障的。

再比如药品价格,这是老百姓、医院、药商乃至整个社会讨论最多的话题,普遍认识都是医院把钱赚了,坑了老百姓。其实从药厂到患者,医院只是最后一个环节,所得利益平均也就15%,而且还有用工、保存及损耗。多数的钱到哪里去了不得而知。医药分开的探讨历时已久,个别地区已在实行,国家也为降低药价做出了很多和很大努力,但不得不说,这方面的政策决心不坚决,方案不彻底,配套措施没跟上。不压药价百姓不高兴,压低药价药厂不高兴,医院在中间当受气包,不仅两头不是人,而且药品零差价,医疗服务收费没有增上去,医院收入锐减,真是"赔了夫人又折兵"。本来实行药品零差价前政府说要投入补上医院损失,但却没有完全兑现,要压的压下去了,该增的没增上来,很多小医院已到了难以维系的状况。市场上呢?假药劣药频现,很多救命药停产断售,加之社会反应强烈,医改始终不出成果,上出政策,下有对策,全国药品行业一片混乱。最近国家又全面放开药品定价,不知又要引来什么后果、多少后果。

商务部一项报告指出,发达国家80%的药品在药店销售,医药流通主渠道在平价药店,法国为85%,德国为84%,美国为74.9%,但中国80%在医院,仅20%在药店。

公立医院的收入主要靠三个方面,医疗服务收费、政府财政拨款、药品耗材加成。现在医疗服务收费很低,政府拨款只占经常性开支的7%左右,多数医院,特别是小医院主要靠药品加成收入,甚至达医院收入的70%。如果取消以药养医,取消药品加成,政府投入又不增加,只剩医疗服务收入,后者比例大了病人有意见,比例小了医院无法维系,更谈不上发展。医院总不能负债经营,这些都是要通过法律来解决的,而不是摇脑袋办事,拍脑袋决策,领导想怎么办就怎么办,也不是个别试点的经验就可以代替的,因为各地情况不一样。有个地方政府的领导为了宣传自己的政绩,让他们那儿医院的院长到处讲办院的成功经验。我说他的经验不可靠,为啥?那个院长的孩子大学毕业后都不回他的医院工作,他的父母病了都是送到别的医院去治,而且他讲经验也是为了调到别的大医院去当院长。

所以,在卫生立法方面,总体来讲,要做好乘法,选好每一个乘数,即涉及卫生方面的所有因素;当好乘号,也就是加大立法、加强立法,使之形成一套完整、相关联、系统的卫生法律法规,确保人民的健康。

三、疾病预防　上医治未病

我国经过60余年的艰苦努力,急性传染病从新中国成立初期的20 000/10万降到1998年的203.4/10万。根据全国法定报告,1970—2013年我国传染病的发病率从7000/10万降至473.81/10万。死亡率从20/10万降至1.23/10万。1950—

2010 年我国平均期望寿命从 35 岁增至近 75 岁,婴儿死亡率从新中国成立前的 200‰左右降至 13.1‰(表1)。孕产妇死亡率从 1990 年的 88.8/10 万降至 2014 年的 21.2/10 万。目前我国已建成全球规模最大的法定传染病和突发公共卫生事件网络直报系统,100% 的县级以上疾控机构、98% 的县级以上医疗机构、94% 的基层卫生机构,实时网络直报由过去的平均 5 天到现在的仅 4 小时。在上述成绩中预防工作贡献率为 77.7%,传染病防治贡献率为 3.59%,意外伤害贡献率为 5.87%,孕产妇保健贡献率为 3.61%,但慢性病防控却为 -1.73%。

表1 我国婴儿死亡率及期望寿命

时间(年)	婴儿死亡率(‰)	期望寿命(岁)		
		平均	男	女
新中国成立前	200	35	—	—
1973—1975	47.0	—	63.6	66.3
1981	34.7	67.9	66.4	69.3
1990	32.9	68.6	66.9	70.5
2000	28.4	71.4	69.6	73.3
2005	19.0	73.0	71.0	74.0
2010	13.1	74.8	72.4	77.4

(一)慢性病的防治刻不容缓

据估计,中国目前有 2.5 亿人患有不同的非传染性疾病,据世界卫生组织(WHO)发布的《2014 年全球非传染性疾病现状报告》,2014 年全球共有 3800 万人死于非传染性疾病,其中 42% 即 1600 万人是可以避免的过早死亡。而 2000 年这个数字才为 1460 万人,3~4 年增加了近 2500 万人。具体到中国,大约每年有超过 300 万人在 70 岁前死于心脏病、肺病、脑卒中、癌症、糖尿病等,目前中国的慢性病死亡人数已占总死亡人数的 86.6%,慢性病负担占全病负担的 70% 以上。2014 年中国人均 GDP 为 7575 美元,而慢性病导致的经济损失高达 4848 亿元(其中还不含医药费)。2010 年中国慢性病的直接经济负担达 2114 亿元,占卫生总费用的 10.6%。如果照此下去,20 年内 40 岁以上带有一种慢性病的人数将翻倍或者是现在的 3 倍。

1. **肿 瘤** 据 WHO 国际癌症研究署(IARC)报告,2008 年全球癌症新发病例约 1.27 亿人、死亡 760 万人,现患癌症人数达 2.46 亿人,增加了 93.7%,死亡 984 万人,增加了 29.5%;预计到 2030 年全球癌症死亡人数将达 1150 万人。2010 年肿瘤死亡占总死因的比例已达 26.33%,即每死亡 4 个人中就有一个是死于肿瘤。

据我国肿瘤登记中心发布的《2012年中国肿瘤登记年报》统计，我国每天新增肿瘤病例约8550例，即每分钟就有6人被诊断为肿瘤。全国肿瘤死亡率达108.54/10万，每年因肿瘤死亡达270万人，平均每天有7300人死于癌症，即每分钟有5人死于癌症。排在前五位的死因分别为肺癌、肝癌、胃癌、食管癌、结肠癌，其中有4个是消化系统肿瘤，消化系肿瘤占肿瘤总发病率的56%。2014年，WHO国际癌症中心报告，2014年中国新增癌症307万人，占全球的21.8%，死亡220万人，占全球的20.9%，其中肝癌和食管癌都分别几乎占一半，分别为51%和49%，我们真正成了世界第一癌症大国，其在城市为第一死因，在农村为第二死因。

国际癌症研究者预测，如不采取措施，中国2020年患癌人数将达400万人，死亡人数将达300万人，到2030年上述数字将分别达500万和350万。目前已呈双率双升现象。根据哈佛大学公共卫生学院预计，2014—2030年中国癌症治疗支出可能高达5.6万亿美元。中国疾病预防控制中心（CDC）的一项报告确认，每天至少有60万中国人饮用被污染的水。几十年经济快速增长让我们付出了沉重的环境代价，中国大约60%的癌症本来是可以避免的。

欧美发达国家癌症5年生存率已达60%~70%，而中国仅为30.9%，其中主要有两个原因：一是癌症谱不一样，像肺癌、结肠癌，欧美和我国都多，但除此之外，欧美主要是乳腺癌、前列腺癌，好治，而中国主要是肝癌、胃癌、食管癌，难治；第二个原因是他们经济条件好，肿瘤普查工作做得好，因此，发现病例比我们要早，治疗效果就好。

2. **老　龄**　按照国际通用标准，60岁以上老龄人口超过总人口的10%，即进入老龄化社会。据2010年我国第6次全国人口普查，60岁以上人口达1.78亿，占总人口的13.26%，65岁以上人口为1.19亿，占总人口的8.87%。据报道，2013年，我国60岁以上老龄人口已达14.1%，说明我国已经进入老龄化社会。据估算，到2030年，我国65岁以上人口将达2.4亿，其中80岁以上人口将达4000万人。从现在到2050年，全球60岁以上老人将从6亿增至20亿，而中国将从2亿增至4.8亿，将成为世界第一老龄化大国。

人老了，正常的生活自理逐渐出现困难，有统计，城市老人占城市总人口的35%，其中生活自理困难者为17.5%，部分自理困难者为8.1%，完全不能自理者为9.4%。

人老了，病来了，比如阿尔茨海默病（老年痴呆），普通人口的患病率达6.25‰，1990年的患病数为193万人，到2000年已达371万人，到2010年高达569万人，20年间增长了3倍。

3. **糖尿病**　目前中国糖尿病的患病率在急剧增加，从1994年的2.5%到2008年的9.7%，再到2012年的11.6%，不到20年增加了4~5倍，目前我国的糖尿病患者已超过1亿，未来或将成为世界第一糖尿病大国。美国糖尿病协会不得不将糖尿病诊断指标提升为空腹血糖≥7.0mmol/L，餐后血糖≥11.1mmol/L，糖化血红蛋白≥6.5%，尽管这样，全球每年仍有500万人死于糖尿病或相关疾病，花费高达5500亿美元。

4. **肥　胖**　1992—2002年的10年间，我国0~6岁幼儿超重和肥胖率从3.9%升至5.4%，增长率达38.5%。1985—2010年的近30年间，我国不同地区学生肥胖的检出率增长了32~154倍。真正成了世界第二肥胖大国。

2014年，全国学生体质调查显示，与近视有关的视力不良的检出率7~9岁为34.83%，10~12岁为56.56%，13~15岁为74.37%，16~18岁则高达83.31%。将来仅视力不合格一项就可以把征兵的适龄青年排除84%，可能将来将无兵可征。

5. **职业病**　我国共有1600万个有毒有害作业岗位，每年新发职业病数万例。比如噪声性耳聋，2014年的发病率达2013年的1.14倍。又比如尘肺，从20世纪50年代以来，全国职业病共计749 970例，其中尘肺676 541例，死亡149 110人。2000年发病报告1000例，到2010年一年发病2 0000例，到2013年达23 152例。据2009年统计，尘肺所致经济损失达1845亿，占当年GDP的5.5‰，其中直接经济损失250亿元，间接经济损失1595亿元。由于我国职业卫生覆盖不全，所以保守估计，我国实有尘肺病例达600万例以上。上述数字仅为实际的10%左右，说明我国已成为世界第一职业病大国。目前的环境恶化程度还在日益加重，如处理不好，问题将越发严重。不仅会导致慢性病的发生，而且会导致急性传染病的出现。

从1977年至今，全世界已发现40种新的传染病病原，如埃博拉病毒、艾滋病病毒、冠状病毒等。我国从1985年发现第一例艾滋病到2014年，共发现艾滋病患者529 158例，其中死亡116 882人。

6. **出生缺陷病**　目前，全球有近7000种疾病被确定为罕见病，约占人类疾病的10%。以中国人口基数计算，每种罕见病约有2800人，以目前全球公认的6000多种罕见病为基数计算，中国的罕见病患者应为1680万人。

我国为出生缺陷高发国，每年有90万新发出生缺陷患儿，平均每200个胎儿就有3个发生出生缺陷。1996年发病率为68.66/万，到2013年达102.16/万，增长率达48.79%。

广州市婚检率2003年为93%，到2013年骤降至7%，部分地区仅为4%；河北省婚检率仅为17.61%，还有36个县为0。

全国儿童福利机构2013年共有工作人员1.1万人，而服务对象高达57万人，即每个职工要服务52个儿童。

目前，我国正在从温饱走向过饱，据WHO统计，对健康的影响，遗传因素占15%，膳食营养占13%，社会因素占10%，气候环境占7%，其他后天因素（运动、生活习惯）占47%，医疗因素占8%。

美国经过20年研究发现，90%的人通过健康管理和教育，可减少10%的医疗花费。WHO 的研究表明，向预防保健投 1 美元，可节省医疗费 8.59 美元，同时可节省 100 美元的急救费。

2012 年，健康服务业是美国的第一大产业，卫生总费用达 2.75 万亿美元，占 GDP 的 17.9%。我国亚健康者超过 7 亿人，60 岁以上老人超过 1.78 亿，每年医院门诊量达数十亿人次。2012 年我国卫生总费用才占 GDP 的 5.36%。联合国开发计划署《2014 年人类发展报告》指出，全球 70 亿人口平均期望寿命增加 1 岁，需健康产业投入 1.35 万亿美元，中国人口占世界的 20%，每提升平均期望寿命 1 岁，健康产业需投入 3000 亿美元。

中国慢性病防治形势严峻，慢性病死亡者占总死亡人数的 85%，高出世界水平 20 个百分点。全国高血压控制率不到 10%，但法国、西班牙、葡萄牙等欧洲国家的心脑血管病、高血压、代谢病死亡人数及死亡率都在明显下降。

(二) 建 议

1. 建立系统完善的国家健康管理体系，负责全民健康教育及实施的保障 增大全民健康的经费投入，负责保障全民健康的立法及实施，指导全民健康的群众活动，监督各级政府对全民健康的贡献。这一方面要做加法。

2. 建立医学健康教育体系，视医学健康教育为必修课 成立国家及省级医学健康教育学院，培养健康教育的专业人才。将预防医学健康常识编成儿童读本，作为教材纳入小学读本、初中读本、高中读本，以必修课和选修课形式进入课堂，中小学要设专门传授健康知识的教师，要教导中小学生参与到某些健康安全知识的公益活动中去，寓教于乐。这一方面要做乘法。

3. 健康监测软件与便携式设备的研发 各级政府都应在相应地方设立保健养生场地。政府可拨一部分项目经费或民间人士自发组织开发一些健康管理相关的 APP 软件，或小游戏，或诸如健身手环之类随身携带监测健康的小物件，供广大手机党免费下载或应用。这一方面要做乘法。

4. 利用医疗公益活动的名人效应 积极动员演艺圈、商界名人乃至政府要员参与到预防医学的公益宣传活动中来，利用名人效应，引起社会各界对医疗及健康的重视。这一方面要做乘法。

5. 利用电视、电影等文化产业的宣传视角，确立传媒宣传健康的义务和责任
电视、广播、电影等传媒负有专门宣传保健知识的责任和义务，中央和地方媒体应有专门频道或栏目负责健康教育，形式要多样化、通俗化、科学化，传媒中涉及健康的广告，其收入的大部分应该再用于医疗卫生保健的宣传。美剧《豪斯医生》《实习医生格蕾》让剧迷们明白了医生在来来去去中找到了治疗的关键，允许误诊才能造就神医。3 年前国内播放的电视剧《心术》反响强烈，后来热播的《滚蛋吧！肿瘤君》普及了非霍奇金淋巴瘤、胸闷、咳嗽、晕厥、骨穿等医学名词。但大众电影、电视剧需要经医务人员审查才能公开播放，以免引起误导。这一方面也要做乘法。

四、医学研究 源头供活水

医学研究的水平不仅可以直接反映一个国家的科技发展水平,也能反映这个国家的综合创新能力。目前我国在医学研究方面存在如下一些主要问题。

(一) 研究人才不够强

医学研究虽然需要研究设备、研究经费,但最根本的是研究人才。党和政府在这方面下了很大功夫以吸引和留住人才,但由于目前的科研环境太过功利,学术氛围缺乏活力,对人才不够尊重的状况未得到根本改善,其结果是即使留住了人,但留不住心,要么就是干得不痛快,要么就是走人。

(二) 研究模式不够新

我国目前在医学领域的研究特点是紧跟欧美发展步伐,以模仿推动发展,"跟进为主,模仿为重",习惯并满足于填补国内空白,争当国内领先,其实医学研究光国内领先是不够的,应该争世界领先,因为目前中国的难题就是世界难题,解决了中国难题就是解决了世界难题。另外,研究方向不够集中,政出多门,研呈多道,条块分割,散弹打鸟,重复性太大,举国体制在医学研究中体现不突出,各组各的队,各吹各的号,各瞄各的靶,各指各的鸟。

(三) 研究经费不足

我国医学研究经费长期投入不足,每年对生物和医学研究的财政投入总额约为20亿美元,不仅低于美日德英,甚至比新加坡都少。美国政府对国立卫生研究院(NIH)的投入1947年仅800万美元,1999年升至10亿美元,2000年升至170亿美元,到2007年就达290亿美元,占当年美国政府科研投入总额的25%。参见表2。

表2 2013年中美GDP与医学研究(MR)投入比较(亿美元)

	中国	美国	比值
GDP	94 946	168 030	1:1.77
MR	11.92	291.16	1:24.43
MR/GDP	0.13‰	1.73‰	1:13.3

有关部门对69位专家进行问卷调查(以下简称为69位专家问卷调查),认为中国政府对医学研究投入总体不足或总体不足部分领域过量者为56人,占82.3%;认为总体足够或部分领域不足仅13人,占17.7%;没有人认为是总体过量的。

中国医学研究不仅存在投入不足,而且存在分配不合理甚至分配不公的问题。美国政府给予NIH的300亿美元的经费全由政府主导,自下而上提建议,自上而下拨经费,评审者不能去竞争项目。300亿经费中10%属于NIH,80%~84%拨到院外,6%~10%为管理经费。英国医学研究会(MRC)研究经费的比例跟美国

NIH 差不多，也分两个部分，一半属自身机构，另一半外拨到大学或研究所。在中国，过去的研究经费分配不合理，常有人说小钱大评，中钱小评，大钱不评，即领导拍脑袋说了算，造成撑死一家饿死一方。有的拿钱太多，用不完，出现科研包工头，甚至严重腐败现象。

69 位专家问卷调查中，认为由政府来进行顶层设计，然后据此投入经费，这样操作益处很大的有 21 人，认为利大于弊的有 37 人，一共 58 人，占 84.1%；认为弊大于利、弊端很大、说不清或其他的，仅分别为 4、2、2、3 人，仅占 15.9%。可见成立国家健康或医学研究所的重要性。

（四）研究效益不够大

我国医学研究的整体规模很大，但产生效益很小，表现在创新能力低，反馈社会效益少，科学意义不够大，不仅难以回答真正的医学难题，也很少能为解决临床难题提供思路和方法。据爱思唯尔集团的报告，自 2004 年起，中国的全学科科研产出量已升至世界第二位，仅次于美国，但医学研究产出量在全学科中仅占 7.9%，远低于美国的 20.5%、日本的 17.5% 和法国的 16.5%。我国在工程学、物理学、数学等领域的活跃程度已达国际最高水平，环境科学与国际平均水平持平，其余临床科学、医疗健康、生物科学、社会学、商业和人文等 6 个领域则远低于国际平均水平。在这 6 个领域中，有 2 个直接是医学领域，其余 4 个与医学有关。说到底就是医学或与医学相关的领域目前都还十分落后。2004—2013 年我国发表 SCI 论文达 28.02 万篇，居世界第 5 位，但篇均被引频次仅为 8.04 次，远低于全球的 14.11 次，尤以临床医学、精神病与心理学、神经科学与行为学、免疫学领域的基础研究较弱，学科发展很不平衡。

据 Thomson Innovation（TI）平台专利数据库显示，2004—2013 年我国医学专利数是世界第一，但代表高质量专利的国际三方专利很少，如以 2000—2008 年为例，美国 1512 件，日本 601 件，德国 356 件，我国仅 30 件。

69 位专家问卷调查中，将我国的研究效益分成 5 个等级，1 分最差，5 分最好。在有效回答的 67 人中，认为 1 分的 14 人，占 20.9%；2 分的 30 人，占 44.8%；3 分的 22 人，占 32.8%；4 分的 1 人，占 1.5%；认为 5 分的一个都没有。

（五）研究评价不够准

目前我国采用的医学研究评价体系存在很大问题，不公开、不公平、不公正已成常态。69 位专家问卷调查中，认为当前评价系统有很好促进作用的仅 6 人，占 8.7%；有一定促进作用的 36 人，占 52.2%；不能促进甚至阻碍者有 24 人，占 34.8%；没有选择的共 3 人，占 4.3%。

所以总体来讲，目前我国的医学研究存在的普遍问题是投入不足难以足衣食，条块分割难以成方圆，评价失常难以引正道。

(六) 建 议

1. **加大政府投入**　大幅度提高医学研究的投入，最好能达到国家对科研总投入的10%~20%。这方面要用乘法。

2. **整合管理制度**　整合成立国家健康研究院，分地区、分领域成立优势互补的若干国家研究中心，负责国家对医学研究的顶层设计、实施监督和效果评价。撤销层层设立的光花钱、不出活、人浮于事、几十年保持旧貌不长进的研究单位。这方面要用减法。

3. **建立研究队伍**　广育人才，广纳人才，形成医学研究的国家队伍，像"两弹一星"一样的组织形式，攻克医学难题。这方面要要用乘法。

4. **发挥举国体制**　像研究人工合成胰岛素及抗疟药那样的研究策略，集全国之力，集中力量办大事，促进医学研究大成果的产生。这方面要用乘法。

5. **改革评价机制**　重新制定评价体系，反对唯论文论，加强和引导科技成果的转化，使医学研究成果落地。这方面加减乘除都要用。

五、人才培养　看病靠医生

在人类发展过程中，不同时代的教育形态始终影响着医学的教育和发展，最开始是"自然状态"的医巫同源，巫医通过自身对自然和生命的参悟学习来总结生活生产中的治疗经验和草药知识。继而发展成"线性状态"的师徒传承，师傅通过言传身教将医学知识和技术单线传输和讲授给徒弟，再由徒弟发扬光大，不断创新。到现在是"标准状态"的学院培养，教材统一、技术统一、标准统一，集中学习和规范培训，让医学的传播突破阶级的局限，可以让更多人学习医学，也让更多的人得到医学服务。总体来讲，医学经历了"经验医学""科学医学"，现在到了"整合医学"的时代。

医　生

(一) 医科院校设置及招生

目前美国有129所院校在从事医学教育，其中公立有78所、私立51所，2002年全年招生19 456人，2014年增至27 129人，增长率达39%，增加招生人数的理由是：①美国人口增长；②医疗需求增加；③人口老龄化程度增加；④医生老龄化程度增加。

英国目前有33所医学院，全部为公立高校，在英国主要按照社会需求招生。2013年招收医学生减少20%。

我国本科医校共有304所，其中开设本科临床专业的177所，年均培养本科生7万人左右；专科医校共有368所，可以开设临床专业的有367所，实际开设专业的108所，年均培养专科生3.7万人左右。

(二) 医学人才数量不足

从2002年至2013年，我国医务人员从3.41‰增至5.27‰，年均增幅4.04%。其中执业医师从1.47‰增至2.04‰，年均增幅3.02%；护理人员从1.00‰增至2.04‰，年均增幅6.07%。其中，从2008年至2013年的5年间，卫技人员、执业医师、注册护士年均增幅分别为6.21%、4.21%和9.94%。另外，执业医师本科以上学历所占比例从2005年的32.5%上升至2013年的47.7%。上述数字表明我国卫生人员数量由于扩招在数量上已有大幅提升，这是一个喜人的数字，但与世界水平和发达国家比较，我们还有差距。

1. **国内外比较** 根据世界卫生组织发布的《世界卫生统计年鉴2011》表明，2000—2010年每万人拥有医生数，欧美各国达30~49人，以古巴最多，达64人，而中国只有14.6人，排在全球194个国家和地区的64位。这表明，中国的医务人员占比低于世界上很多国家或地区。

2. **城乡比较** 据2013年统计，我国执业医师（包括助理医师）城市为3.39‰，而农村仅为1.48‰；注册护士城市为4.00‰，农村仅为1.22‰。总体比较，基层卫生技术人员仅213.8万人，占全国卫技人员的29.6%，比2010年，即3年前的数字（32.6%）还下降了3个百分点。这表明，农村的医务人员比城市的少。

3. **城乡医务人员的学历比较** 据2013年统计，城市（含社区）的医生，本科及以上学历者达37.1%，而农村乡镇卫生院的医生，本科及以上学历者仅为11.9%。普遍存在下不去、留不住、用不上的"三不"问题，造成广大农村儿科医生、精神科医生奇缺，全科医生、医技人员、公共卫生人员也缺乏的现象。这表明，农村的医生学历比城市的低。

(三) 培养数量骤增，培养质量骤降

1998—2012年，医科招生人数年均增长率达15%，15年间增长7.1倍，特别是1999年，这一年就比上一年增长了42%。2012年，医科大专及大专以上招生人数高达58.6万人，占全国普通高校招生总人数的7.7%。其中，中医生为6.5万人，占11%；西医生为52.1万人，占89%。西医生中，护理的为19.7万人，临床的为18.5万人，药学的为5.3万人，公卫预防的为1.3万人，其他为7.3万人。

在2012年医科招收的本科及本科以上的29.2万人中，本科为22.8万人，硕士5.5万人，博士0.9万人。从1998年至2012年，医科招生年均增长率专科为20.2%，本科为11.0%，硕士为18.1%，博士为12.1%，专科明显高于其他学历。2012年，专科招生人数超过了本科，居各学历首位，专科生多了，整个医学生的素质下降。特别是有些省份合校后，本来水平高的医科大学被合并进综合大学，招生特别是在本省的招生受到大幅度限制，该省过去是中专或大专的学校一下升为医学院或医科大学，并大量扩招，不仅扩招二本生甚至扩招大量三本生，进一步加快和加重了医学生基本素质的下降，所以大量的医学生毕业后找不到工作，

不再从事医学，去从事药品营销甚至其他非医学行业去了，造成医学教育资源的浪费。

1998—2012年，招生人数在西、中、东部地区还人为导致了差别。比如1998年，与西部比较，中部多招了1.2万人，东部多招了2.3万人。到2012年，与西部比较，中部多招了6.9万人，而东部多招了11.4万人，不仅中东部来源的学生毕业后不愿到西部工作，西部到中东部学校读书的学生更不愿回西部工作，进一步加大了中西部医疗资源配置的差距。

另外，由于医学院校大量扩招，超过了其教学资源的增加，使得教学质量普遍下降。比如师生比例大幅下降，与1998年比较，2012年每百名学生配专职老师数由近13人减至5人，下降率为62%。过去学局部解剖每4个人就有一个尸体，而现在是十几个或几十个学生一个尸体，有的学校甚至无人的尸体做解剖，改用动物尸体代替，甚至连动物也供应不起，改用多媒体图像代替。

由于上述原因，多数考生，特别是医务人员的子女已不愿再报考医科院校，造成很多医科院校招不满名额，就以近几年在广东招生的几所院校为例：

2010年，北京协和医学院拟在广东招生10名，投档仅4名；广东中医药大学拟招1808名，实投档674名。

2011年，北京协和医学院缺额15名，哈尔滨医科大学缺13名，沈阳药科大学、温州医学院、天津医科大学、广西医科大学均出现缺档。

2012年，北京协和医学院拟在广东招生5人，只1人上线，分数568分；广东中医药大学拟招1803人，只投档485人。

2013年，广东中医药大学拟招1322人，只投档776人；南方医科大学拟招58人，只投档47人。

这只是在广东一个省的例子，其实全国很多省份都出现了上述状况，特别让人费解的是2015年，河北省对口招生医学本科线是429分垫底，比兽医专业554分低了125分。

本来医学是一个神圣的职业，为何招致如此冷遇，据2015年中国医师协会发布的《中国医师执业状况白皮书》中2014年的调查显示，近七成的医务人员不希望子女学医。其原因可能有如下几方面。

1. 毕业后待遇低，意即清苦　根据《2015年中国大学生就业报告》，2014年本科毕业半年后收入最低的是医学生。2015年北京市发布一则调查报告称，本科毕业后半年，平均工资最高的是工学3940元，最低的是医学3208元。2012年广东省的统计数据显示，医学类毕业生就业薪酬最低，且就业率在本科毕业生中只排第三。2015年2月，我国全面启动住院医师规范化培训制度，即本科毕业后还要进行三年规范化培训，这也使医生的培训成本，也就是受教育成本增大。最近又提出还要进行2~3年的专科培训，使教育成本再次增大，一个医学生本科毕业后要到34~35岁才能独立行医，引起业界广泛议论。按国际惯例，医生的平均工资应是社会平均工资的 4~6 倍,而中国仅为 1.19 倍,几乎只等于平均工资。

2. 社会对医学和医生认同度差,难受尊重,意即受苦　在古代,范仲淹曾说"不为良相,当为良医",皇帝、丞相紧接着就是医生。在国外,总统、律师紧接着就是医生,人生三甲。但在我国,医学和医生并未受到如此尊重,有的医生甚至失去尊严。

3. 工作压力大,工作量大,意即辛苦　我国的标准工时是每天 8 小时,每周 40 小时。而大城市的大医院统计,2014 年 52.7% 的医生每周工作 40~60 小时,32.7% 的医生每周工作在 60 小时以上。北京同仁医院眼科魏文斌主任一天看门诊最多达 110 个病人。如此繁重的工作,但待遇却上不去,据调查,认为付出与收入不相称的医生,2009 年达 91.9%,2011 年达 95.7%。

4. 身体状况差,意即痛苦　据调查,25~35 岁的医生有 85.9% 的要加班,36~45 岁的有 86.6% 要加班,46~60 岁的有 83.3% 要加班。在医生中自认为身体很好的仅占 7.26%,认为好的占 22.8%,认为一般的高达 55.3%,竟有 14.6% 的医生认为自己身体很差。卫生部曾发起过一次小样本调查,在 4032 名医生中,1/4 有心血管疾病,近一半有高血压,40 岁以上医生的患病率是普通人群的 2 倍。

5. 医患矛盾日趋激烈,精神压力大,意即艰苦　据 2014 年的医疗暴力数据统计,59.8% 的医生受到过语言暴力,13.1% 医生受到过身体伤害,未受过伤害的医生只占 27.1%。

6. 当医生难度大,需终身学习,意即刻苦　随着医学从"生物模式"向"生物—心理—社会"模式的转变,医生不仅要用"高智商"去学习医学知识,还要用"高情商"去体会患者内心。目前,医学知识呈"爆炸式"或几何方式增长,其半衰期只有 5 年,这就要求医生要不断学习,而且是终身学习,不仅要求经常,几乎是每天下班后看书,而且需要外出参加学术会议或进修学习。目前国家某些政策限制医药公司支持或资助这种活动,医院不买单,医生自己买不起单,严重影响医学的发展和医生水平的提高,最后受影响的还是病人。

习近平同志说:"没有全民健康,就没有全面小康。"习主席指的全民也包括医生,没有医生的健康,哪有全民健康。

护　士

护理事业是医学的重要组成部分,都说三分治疗七分护理,但目前国家和社会对护理及护理专业人员重视不够,甚至越来越差,各种问题不断显现,如不及时解决,我国将出现护士青黄不接、香火难续、薪火难传的状况,很多地方已经出现"护士荒"了。

(一) 护士人数少,需求得不到满足

据统计,我国现有注册护士 378.3 万名 (2.05‰),而同期欧美等发达国家为 (6~8)‰。中国的护士不仅比国外少,比过去少,比标准也少。我国 1978 年就制定了床护比为1∶0.4，医护比为1∶（2～4），但到现在还未能实现。一方面病床数量不断增加，医院又要"减人增效"，很多医院一提减人就减护士，这种减法导致护士绝对人数减少，而且也使床护比、医护比进一步拉大。另一方面，护理人员待遇差，流失率严重，一项对全国696所三级医院护士流失率的调查显示，平均年流失率达5.8%，最高达12%。我国现有男护士仅3万人，还不到护士总数的1%，而某些国家达到了20%，男护士干急诊、重症监护、手术、心身科的工作有其优势，但由于中国的传统观念，加之男护士待遇低，难以养家糊口，流失更多。这种进来少、出去多的状况，进一步加大了护士队伍绝对数下降，床护比、医护比更进一步加大。目前中国护士缺口高达200万～300万名，而且现有护士多数分布在东部沿海地区和大城市医院，西部欠发达地区及农村医院出现奇缺。参见表3～5。

表3　国内外床护、医护结构比较

结构	国内	国外	WHO要求
医护比	1∶0.97	1∶4.7	1∶（2～4）
床护比	1∶0.26	1∶（0.5～1.2）	1∶1

表4　我国医护人员年龄结构（%）

人员	<25岁	25～34岁	35～44岁	45～54岁	55～59岁	>60岁
医生	0.2	30.8	34.4	19.4	7.5	7.8
护士	15.6	41.6	25.4	14.4	2.4	0.6

表5　我国医护人员学历结构（%）

人员	中专及以下	大专	本科	研究生
医生	22.8	31.8	37.3	8.1
护士	44.0	45.4	10.5	0.1

（二）工作强度大，价值得不到认可

由于人数少，医院又减人增效，护士劳动强度和精神压力明显加大，身体状况不容乐观。一个夜班护士照看40～60名病人，已成常事。2015年3月6日至10日的4天间，南通大学附属医院骨科24岁的护士李潇和河北医科大学第三医院骨科22岁的护士宋珈瑜值班后先后突发意外死亡。在欧洲，比如葡萄牙，护士在享受社会平均工资的情况下，一般都是上一周班，休息一周。更为奇怪的是，在我国，很多护理项目（多达上百项）收费物价部门不认可，有的项目价格太低，甚至低于成本，成了有效劳动而无报酬，反而欠债。参见表6。

从表6可以计算，如果一个护士上班一天完成上述10个服务项目，医院不仅一分不挣，还要付出成本达 70 元，加之每天付给这个护士约 100 元工资，则医院要赔 170 元，如果一个医院有 2000 名护士，那就是 34 万元，一年就负债达 1 亿元以上。如果护士拣 10 个中唯一一个赚钱的项目做，就是冲洗膀胱，每冲一个挣 0.03 元，要取得每天 100 元的工资，则每天要冲洗 3000 多个膀胱，即不到 9.6 秒要冲洗一个膀胱才能挣回工资。

表 6 北京市部分护理项目收费情况（元）

项目	价格	成本	收入
肌内注射	1.3	6.57	-5.27
静脉注射	2.2	7.45	-5.25
口腔护理	1.7	11.08	-9.91
会阴冲洗	5.2	13.64	-8.44
洗胃	27.0	27.12	-0.12
鼻饲	10.0	13.77	-3.77
清洁灌肠	13.0	20.25	-7.25
酒精擦浴	13.0	22.39	-9.39
膀胱冲洗	10.0	9.77	+0.03
吸痰护理	1.7	21.97	-20.27

（三）工资待遇低，收入不抵房租饭费

目前，在全国范围内，三级医院护士的平均工资约 3500 元，二级医院约为 3000 元。初中毕业后未经任何医校培训的足疗师的工资为护士的 2 倍，月嫂的工资是护士的 3~6 倍。特别是在国内很多大医院，护士同工不同酬。天津市滨海新区大港医院 100 余名编外护士月工资有的仅为 272.68 元，但工作 2~3 年编制内的护士却有 3000 多元。同工不同酬引发护士静坐，院方还放出话"愿干就干，不愿就算，你想干我还要裁你，对带头的人要严肃处理"。其实这也是医院没办法，入不敷出，只能欺负护士，首先欺负编外护士，如果有钱，谁不愿给她们多发一点呢。

■ 建 议

1. 提升社会的尊重度 要在全社会宣传医学要比科学复杂，要像尊重科学和科学家一样，尊重医学和医护人员。既然生命重要，抢救生命的人应该得到尊重。在实行药品零差价的同时，应大幅度提高医疗服务和医疗技术的收费标准，要尊重医护人员的劳动。这方面要用乘法。

2. 提高医护人员的待遇 从事医学研究的科研人员应比从事自然科学研究的工资要高，从事临床医学的医生，其工资应是社会平均工资的 3~4 倍。这方面要用乘法。护士的工资待遇，可参考国外的经验，即工资与社会平均工资相似，但可以工作一周，休息一周。其实这个待遇也就跟一般中小学老师的待遇差不多。关于工作时间要用减法。

3. **减轻医护人员劳动强度** 尽快尽力使医护人员的每周工时与《劳动法》的规定及社会上一般职业相等。如有加班，应给予较高的劳务补助或相等的换休时间。这方面要用减法。

4. **加强继续教育** 医生是一个需要终身学习的职业，要从时间、经费上切实保证医生的继续教育，以不断提高医生的诊疗水平。针对目前专科细划、专业细化、医学知识碎片化的现状，不仅要提供全科医学、多学科诊疗模式学习，更要加强和组织整合医学的培训和提高。这方面要用加法。

5. **确保医护人员职业安全** 要花大力气改善医务人员的行医环境，对伤医辱医事件要及时绳之以法，强力打击医闹事件，提倡零容忍。大范围、大幅度减少伤医辱医事件的发生。这方面要做除法。

六、药品研发　治病靠好药

药品是一种特殊的物品，用以疗伤治病，涉及国民的生命健康；药品是一种重要的商品，制药是一种朝阳事业，涉及国家的经济发展；药品也是一种战略物资，涉及国家和民族的安全。目前，我国是制药大国，是世界原料药加工生产基地，但还远不是制药强国。一方面大量出口低附加值的原料药，把污染留在了国内；另一方面大量进口高附加值的制剂，把利润留给了国外。在目前国内的医药市场上，假药横生，药品产销者苦不堪言；价格虚高，医生患者叫苦不迭；从药品研发、药品生产到药品流通、药品使用都出现了很多问题。

（一）药品很多、好药不多

在中国，目前药品研发存在的主要问题是研究慢、批准慢、生产慢，恰如老牛拉破车。

1. **研究慢** 据统计，中国13亿人口生病吃药，96%以上是仿制国外的药品（化学药），具有自主知识产权的药品不到4%，比如青蒿素、二巯丁二钠具有自主知识产权，但并非治疗人类疾病的主流药品。在国际上跨国公司每年都有2~3个具有新化学实体的药物投向市场，比如2009—2013年美国食品药品监督管理局（FDA）批准的新分子实体达143个，而我国批准的13个创新药均是针对已知靶点的改进药。人家是 Me Only，我们折腾半天，全是些 Me Too，而更多的是 Me No。是我们不重视吗？不是！中国在20世纪末21世纪初制药企业整顿前，全国药厂近万家，可谓大众创业，经过整顿后目前还有4000多家，但这4000多家产出的药品不低于1万种，光网络招商药品就近8000种，而生产总产值却不及国外一家大型企业。2011—2013年全球销售排在前20名的药品，中国的药品为0。肿瘤几占全球死亡的1/4，中国的肿瘤死亡也与之相似，但在国内抗肿瘤药市场中多数为跨国企业的产品，销售排在前 20 名的抗肿瘤药品中我国具有自主知识产权的为 0。所以，符合大众创业，但非万众创新。

2. **批准慢**　一边是望眼欲穿的药品生产企业，一边是不紧不慢的审评审批环节。

目前有 2.1 万件产品正在审评中，其中有 8 个品种生产的厂家达 100 多个。重复生产、恶性竞争越演越烈。1995 年，当时质子泵抑制剂（PPI）进入中国不久，一共只有两种，在一次武汉的消化会上，同一批专家，在上午的一个 PPI 卫星会上说那个 PPI 好，在下午的另一个 PPI 卫星会上又说这个 PPI 好，我当时当着全国学者质问他们究竟哪个好，他们很难回答。当时我作了一首打油诗，叫"萝卜青菜各人爱，要么萝卜，要么青菜；萝卜青菜都不爱，这个医生有点怪；萝卜青菜都在爱，必成临床一大害。"果不其然，被我言中，这 20 年来，国内生产 PPI 的厂家超过 100 家，相互恶性竞争，造成市场混乱。

这几年药品注册申报量陡增，每年高达 6500~7000 件，至 2013 年底在药品审评中排队等待审批的达 14 235 件。虽然规定审评时间不能超过 7.3 个月，但实际上临床药申请通常需 20 个月，新药上市申请要 50 个月，仿制药申请长达 125 个月，白白要等 10 年，药价怎么能降得下来。比如一种专利药，每吨价格 6000 美元，但如过了专利保护期在印度生产每吨只卖 60 美元，即为原来价格的百分之一。即使是在美国，处方药中也有 50% 为仿制药，仅 2015 年就有销售额达 770 亿美元的专利药到期。我们应当去争，但是现在这种审评时间，需要 10 年，我们又如何去争，又怎么争得赢。参见表 7~8。

表 7　2010 年我国药品审评情况

时间（年）	受理（件）	完成（件）	积压（件）
2010	6595	7598	7404
2011	7125	4783	9746
2012	7050	5510	11 286
2013	7609	4660	14 235

表 8　2013 年化学药审评情况

申请品种	积压（件）	月均完成（件）	完成积压量需时（月）
新药临床申请（Ⅰ、Ⅱ类）	420	21	20
新药临床申请（Ⅲ类）	267	32	83
新药上市申请	853	17	50
仿制药上市申请	6872	55	125

特别需要提及的是审评完了不用的大有药在，全国共有仿制药品批准文号

16.8万个,而上市销售的产品仅有5万多个,即2/3的批文束之高阁,正在"睡觉"。

造成药品审评慢、批准慢的主要原因如下。

(1) 审评中心人员不足:在美国,负责药品评审的人员达5000人,欧盟为4500人,日本为750人,我国台湾地区为180人,而中国大陆药品审评中心仅有120人,55名为主审审批员,每人年均完成130项审批任务,即平均2天要完成一项严肃复杂的审批。

2. 药品注册标准大幅提升,使药品审评难度及复杂性大幅提高 一个品种申报资料达100余册,重达500多千克,需采集分析信息数据达10万余条。

3. 申报价格过低 临床初审和复审费用仅为2000~3500元,药品生产批件的初审和复审仅为3500~25 000元,由此造成不成熟申请,恶意排队。申报价格显著低于国外发达国家,新药申请仅为国外的1/440~1/50,仿制药申请仅为国外的1/800~1/15。参见表9。

表9 药品审评收费比较

申请品种	美国(万元)	欧盟(万元)	日本(万元)	中国(万元)
新药申请	1166	209	130	2.5
仿制药申请	122	62	2.3	0.15

(二) 虚高定价、回扣促销、贿赂成风、乱象丛生

一般临床药品价格都比市场价高30%以上,有些超过100%,甚至200%。2011年山东某药业,注射用克林霉素磷酸酯规格为0.3克/支,市场供价为0.6元;北京某医院招标采购价达11元,比供货价高1733%,医院零售为12.65元,价格涨幅达2008%。2010年四川某公司的芦笋片,规格为0.36元/片,每瓶36片,市场供价为15.5元,但在湖南某医院招标价达185.22元,超了1094%,医院售价为213元,比市场供价高出1274%。

药品虚高定价的分配(潜规则,有人亦称行规),生产企业占20%(含税率),分销配送8%,公立医院加成15%,一共43%,剩下的都用作政府部门公关、医院各环节打点、诱导医生开药和医药代表自得。

几乎所有的药业公司都在这些潜规则上狠下功夫,八仙过海各显神通。比如江苏某药厂,一线生产人员才2000人,可全国的医药代表达3万多人,为生产人员的15倍之多。为了取得销售业绩,他们组成了五个公关办:第一办叫品种办,负责千方百计申报独家产品;第二办叫目录办,千方百计挤进药品目录;第三办叫价格办,千方百计抬高药品价格;第四办叫招标办,千方百计确保各省中标;第五办叫促销办,千方百计诱使医生开药。

目前全国临床药品的促销代表,据不完全统计已达200万人以上,如按每人平均年薪20万元计，则总计达4000亿元，其实远远不止这个数，他们已经形成了一个药品寄生阶层。如果将这4000亿元直接发给医务人员以提高工资，则每人年均可多得5万元以上。

为了解决虚高定价的问题，各级政府采取各种办法，特别是集中招标采购，解决了一些问题，但未能解决根本问题。

2008年广东公布阳光采购，招标价是市场供货价的3倍，即同期同厂同品种同剂型同规格的98种药品，招标价比供货价平均高出2倍，医院普遍提出意见，但主管部门坚决不准二次压价。老百姓说，所谓阳光采购、阳光暴晒的结果，不是缩水，而是蒸蒸日上啊！

在集中招标过程中，同样的药品，几乎所有的医院都乐意采购价格偏高的，因为那样加成所得更多。比如2013年12月湖北省公布的基层医疗机构药品采购，同样是阿司匹林肠溶片，山西云鹏药业的为0.3克×100片/瓶，每瓶1.75元，当月采购仅1660.75元，即949瓶，但拜耳药业的0.1克×30片/盒，每盒13.23元，当月采购超过了52万元，即4万余盒，后者的包装比前者小，但价格是前者的7.56倍，采购量是前者的40余倍。即使发生这样的情况，政府还不准二次压价，最终导致县乡医疗机构采购药品出现"二八倒置"现象，即在基本药品用药目录中20%的高价药品采购量达采购总量的80%，而占基本药品用药目录80%的低价药品采购量只为总采购量的20%。如中标价23.88元的某第三代抗生素，2013年连续7个月占湖北基层医疗机构采购金额的第一名，约占湖北总采购金额的1/3，即用1/3的钱在吃这种抗生素。又如2013年上半年，安徽省卫计委公布的县级公立医院采购药品前10位，共支付19 677.6万元，占11.3%，这10种药品中抗生素占8种，其余2种是改善循环的中药注射液，当时实际上网挂药品多达7355种，他们采购的10种占了11.3%，其余7345种才占89.7%。用药的品种与疾病的病种不匹配，造成这种状况只有两种可能性：要不病看错了，要不药用错了，可能后者的可能性更大。

除此之外，不少省市由于地方保护主义，公开要求医院使用本省市内产的药品要超过50%，不然院长难过关，这样做是先逼医生开"错"药，再逼病人吃"错"药。

集中招标采购药品为什么出现如此多的问题，如此大的问题？一是"我买菜，你买单"，招方不是用方，对用方不负责任。二是招标能力不够。三是其中可能有腐败，二次压价本来可以降低1/3甚至2/3的价格，为何不准压，定有原因。

为了部分地解决上述问题，北京市的五家医院联合取消药品加成，价格平移至医疗服务上去，从卖药到卖服务，听说效果不错，但也需注意其他问题：①医生与药品链并未根本斩断，只是医院的那部分利益取消了。②试点医院非医保患者诊疗费大幅增加。③非试点医院的患者光来买药，检查到别的医院做。④部分医生扭曲医疗行为，该看一次的看二次或多次，挣医疗费。

从 2015 年 6 月 1 日国家对药品取消政府定价和限价后，市场机制使药价有升有降，但由此带来的问题不容乐观。比如假药、劣药频生，低价药和救命药短缺，特别要注意防范原料药垄断，这是造成药价升高的主要原因。这在此前已屡屡发生，比如 2011 年 10 月至 2013 年 5 月"信龙痱子水"的主要原料药麝香草酚从 275 元/千克升到了 8808 元/千克。2011 年 3 月至 2013 年 5 月硫磺（注：现更规范的用法应为硫黄）软膏主要原料升华硫的价格从 18.5 元/千克涨到了 400 元/千克。又比如百姓常用的去痛片，原料药的价格从 2014 年 10 月开始上涨，到 2015 年 1 月，仅 2 个多月的时间价格就已翻倍。从 2010 年到 2014 年，人参从 160 元/千克涨至 400 元/千克；蜻蜓从 1600 元/千克涨至 6000 元/千克；阿胶从 220 元/千克涨至 560 元/千克。药材贵，成药贱，只要原料药价超过成品药价，必然出假药。药材贵，成药贱，企业不产，医院不开，药店不卖，假药横生，病人没治。

（三）救命药短缺

农村常用药短缺，很多地方经常出现药荒。不少药品由于价格太低，厂家不生产，公司不配送，医院没药用。参见表 10。

表 10 临床常用抢救药价格

药品	作用	规格	价格（元）
氯解磷定	抢救农药中毒	0.5 克/支	5.3
去甲肾上腺素	抢救休克	2 毫克/支	6.0
异丙肾上腺素	抢救心动过缓	1 毫克/支	3.5
西地兰（毛花苷 C）	抢救心力衰竭	0.25 毫克/支	4.1
鱼精蛋白	抢救肝素导致出血	5 毫克/支	11.1
维拉帕米	抢救特发性室性心动过速	5 毫克/支	0.87
肾上腺素	抢救心脏骤停、过敏性休克	1 毫克/支	1.5

比如治疗甲状腺功能亢进的他巴唑（甲巯咪唑），出厂价 100 片为 1.6 元，卖给医院 3 元，因为利润太低，全国 18 个厂家一度全部停产。儿童专用药市场更不容乐观，买不到药只能用成人的药品取代，1 岁孩子过敏，医生开一种绿豆大小的药片，还要求每次只服 1/4 片，真令家长为难。真是"用量靠掰，剂量靠猜"。到国外旅游的中国游客境外抢购常备药品已成一大奇观，过去是抢购马桶盖、电饭煲，现在是抢购儿童药品、保健品和设计新颖不多见的药品。

（四）问题药惊人

2015 年 7 月 6 日广西柳州药监局发现 84 家企业的 273 个批次注射液中有"可见异物"，7 月 20 日安徽药监局发现 14 个批次、7 月 28 日江西药监局发现 51 个批次的注射液中有"可见异物"，接着北京、福建、广东、贵州、浙江、云南相继查出众多企业大量批次的注射液中有"可见异物"。这种"可见异物"主要是玻璃碎片。在国际上生产药瓶基本上都使用中性硼硅玻璃，欧洲已用了100多年，美日等国已将其他种类玻璃完全淘汰，而我国仍在用低硼硅玻璃、钠钙玻璃。这类玻璃盛装药物容易与其发生相溶反应，玻璃溶解在药液中，甚至成片脱落。如用钠钙玻璃装碳酸氢钠注射液，出厂3个月就可能产生碎屑颗粒，6个月脱落的碎屑肉眼即可见。2010年我国采用玻璃包装的水针制剂、粉针制剂、冻干制剂、血液制剂和生物疫苗，总用量620亿支，其中问题玻璃瓶约占20%，即每年达120亿支以上。碎屑进入血管可以引起毛细血管堵塞、肉芽肿，重者嵌入脑血管而危及生命。为减少风险，一些企业对大医院限量批发，让医院尽量在异物出现前用完。明知有危险为何还要用低硼硅或钠钙玻璃呢？

1. 低硼硅或钠钙玻璃成本低 中性硼硅玻璃的生产被世界三家企业垄断，进入国内市场的价格是普通玻璃的10倍。最近河北沧州四星玻璃股份有限公司研制成功中性硼硅玻璃，价格仅稍高于普通玻璃，但叫好不叫座，如用低硼硅玻璃装维生素B_6，每支0.11元（连瓶带药），如换成中性硼硅玻璃，仅药瓶就是0.15元，企业不愿换。

2. 审批不畅 对有些高价药品的企业，他们愿换，但审批很慢，审评经费也昂贵，因而企业不愿申报换。如哈药集团申报的维生素B_6，申请用中性硼硅玻璃做药瓶，2012年申报至今未批，被迫停产至今。有些企业主动申请"以好代次"使用中性硼硅玻璃，反倒被药监部门按劣药处罚，如上海复旦复华药业有限公司就遭此厄运。令人费解的是农业部门管理的禽兽类疫苗，由于没有烦琐审批，药瓶早就大面积使用价高质优的中性硼硅玻璃了。

（五）随意用药，用药不合理

2009年，在第69届国际药品大会上，Kamal Midha主席指出，目前全球临床常见病50%以上不按照指南治疗，约50%以上的患者在医院接受着过度盲目的治疗。在美国医院死亡的患者中，因药物不良反应导致死亡者达20%。这一数字，在发展中国家，包括中国可能更为突出。比如，在国外，医院用药排在前10位的，没有一种是抗生素，而在我国很多地区则高达数种。又比如，2010年，全国共输注液体104亿瓶，相当于每个中国人年均输液8瓶，远高于国际上的2.5~3.3瓶，药物滥用导致各种药源性疾病，抗生素滥用导致多重耐药菌的出现。国际上研制出一种抗生素需10年左右时间，但一种新耐药菌的产生往往不到2年。因此已造成很多疾病目前无药可治，很多细菌已无药可抗。

造成上述状况的原因很多，比如患者增多、病种增多、医生增多、药品增多、继续教育滞后、执业医师匮乏，当然也有市场促销混乱、自主研发薄弱等原因。其结果是患者得不到正确的治疗，加重了医疗费用负担，造成医患关系紧张，妨碍医生成长和社会风气净化，有碍民众身心素质的提高。

（六）建 议

1. 整合形成世界级制药集团 我国现有药厂约5000家，第一阶段可以考虑整合成500家，去掉90%，从而逐渐整合成具有世界竞争力的医药大集团。这一方面做除法。

2. **加大投入财力和人力**　瞄准数个临床常见病、多发病，举全国之力，大力投入，联合攻关，以研制出能在世界医药市场拔得头筹的重要药品。这一方面做乘法。

3. **加快药品审评速度**　加大人力，提高水平，规范审评，力争在短期内审评速度和质量向国际发达国家看齐。这一方面做乘法。

4. **改变药品流通方式**　尽快取消药品寄生阶层，这方面做除法。加快建立并形成政府统管的药品流通渠道。这方面要做加法，尽快使药品流通正常化、法制化。

5. **加强临床合理用药**　加强临床用药的规范化培训，不断制定或完善常见临床疾病用药指南。可以考虑建立和普用临床用药安全决策系统。

七、器械研发　善事先利器

众所周知，医疗器械的生产和销售是一个朝阳产业，2001—2010年的10年中，全球医疗器械销售总额从1870亿美元增达3855亿美元，中国医疗器械销售总额从179亿元增达1700亿元，年均复合增长率达8.35%。但是全球市场几乎被几家跨国公司的产品垄断，其中美国占40%，欧盟占32.8%，日本占10.9%，其他地区占13.3%，中国仅占2.9%。2010年全球前25家公司合计销售额占总销售额的60%，其中70%是设在美国的公司，全球前20家公司有16家在美国。我国在医疗器械研发方面存在的主要问题有如下几个方面。

（一）研制不力

我国医疗器械高端产品市场近70%被国外跨国公司或在中国的合资公司垄断，特别是德国的西门子、美国的GE和荷兰的飞利浦三大公司占了大头。其中中国市场中80%的CT、90%的超声仪器、90%的磁共振、90%的心电图机、80%的中高档监护仪都被外国品牌占据。

中国医疗器械企业超过1.5万家，每年产生600多亿美元的GDP，但生产能力太低。2013年中国医疗器械设备销售份额的74%被六大公司占据（GE、西门子、飞利浦、东芝和岛津等）。中国最大的三家迈瑞、万东、东软仅占10%。目前中国医疗器械的生产厂家数量多，但多为小打小闹，形不成气候，质量良莠不齐，多为仿制品，形不成中国的品牌。国内生产企业规模小，技术含量低，新品开发滞后，行业分工合作不尽合理，处于低端市场混战阶段，而高端市场节节失守。造成上述现象除了管理不善、组织不力、审评不严外，还有国家资金投入不足，投向分散等诸多原因。

（二）监管不力

2000年以来，我国颁布了10余部监管医疗器械的规章和200多个规范性文件,形成了较为完整的既借鉴国外发达国家监管理念又适合中国基本国情的医疗器械监管法规体系。截至2013年底,我国现行的国家标准达213项,行业标准达968项。已逐步形成了以《医疗器械生产监督管理办法》为基础的行政管理体系和以《医疗器械生产质量管理规范》为基础的技术管理要求。

在法规体制方面,由于医疗器械具有规模大、分布广、类型多、风险差异性大、监管环节多等特点,目前监管法规和技术标准体系还不能实现全过程有效覆盖,还无法适应医疗器械监管的要求。在监管责任主体、监管环节体系、监管处罚条款、监管技术标准体系等诸多方面都还存在问题,有的问题还比较普遍和严重。

在行政监管方面,与医疗器械产业快速发展的形势和不断提高的监管要求相比,我国医疗器械行政监管工作还存在很大差距,尤其是监管力量严重不足,监管模式手段欠缺,这已成为制约医疗器械监管的瓶颈问题。

造成上述状况的主要原因如下。

1. **监管人员少** 在本轮改革前,全国监管人员为2459人,不满3年者达39%,其中省级315人,市级2144人,完全专职者仅有966人,不到40%。经过改革后,现在全国监管技术人员升至3683人,不满3年者降至34.4%,其中省级降至170人,市级升至3513人,完全专职者升至1158人,但其百分比却降至31.4%。非常遗憾的是改革后监管人员的流失率上升,此前国家组织过8期培训班,共培训1265人,到现在仍从事监管工作者仅826人,流失率达35%。

2. **监管任务重** 目前全系统各级医疗器械监管行政人员仅有6159人,要管15 961家二类生产企业、177 035家三类经营企业、96.1万个医疗卫生机构(包括2.4万家医院和92.2万个基层医疗卫生机构、1.2万个专业公共卫生机构、0.2万个其他机构等),平均每人要监管2.6家生产企业、28家经营企业和156个医疗卫生机构,监管任务之重,监管难度之大可想而知。

3. **监管质量差** 由于监管人员少,监管任务重,严重影响监管质量,除此之外,监管方法陈旧、项目不全、处罚手段单一也是造成监管质量差的原因。

4. **"规范"不规范** 医院间拼设备,各大医院竞相购买高档设备,一方面提高了设备的价格,全国政协委员、中国华力集团董事长说,有一次进口一台设备,实际只需290万美元,但公立医院却花了590万美元才买到;另一方面,由于医院出现设备超配,又引起医院间给病人竞争性做检查,且各医院结果不能互认共享,造成病人负担加重。解决上述问题,需要:①构建完善配套、全程覆盖、易于执行的现代法规体系;②构建支撑有力、先进适用的技术标准体系;③建立与监管体系相适应的机构执法队伍和技术队伍;④完善不良事件报告、监测和风险监测。

(三)建 议

1. **组建大型研发集团** 举全国之力,组建世界级医疗设备研发集团。目前全国约有1.5万家医疗设备或器械生产企业,但效率低、产值低,多为模仿。可以通过优胜劣汰的办法，采用取消、合并、整合，最后形成数家大的企业，负责研制大型医疗设备。这方面要做除法。

2. 大力投入研究经费 我国每年要花大量经费到国外购买医疗设备，国家应大力投入经费进行自主研发，要从长计议。同时，国有企业、民营资本也可采用各种形式将经费投入医疗器械的研发中。这方面要做乘法。

3. 尽力培养研修人才 采用国外引进与自己培养相结合，不仅要培养研发人才，还要培养维修人才。我们既需要理论研究的，但更需要能工巧匠，特别是复合型人才。这方面要做加法。

4. 实现检查结果共享 目前大城市医疗设备处于过剩休闲状态，要制定政策，实现检查结果共享，以此减轻就医负担。这方面要做除法。

5. 加快产品审批速度 要构建高效的审批机构，建立绿色通道。医疗设备更新换代极快，没有最好，只有更好，切忌自己卡自己的脖子。

八、中医发展 老本不能忘

中医药是中华民族的瑰宝，对于民族的生存及繁衍做过重大贡献。特别是新中国成立以来，党和政府高度重视中医药的发展，已经取得了巨大的成绩，显示出无限的生机和活力。

（一）近20年来国内中医药的发展取得了长足进步

（1）20年中，国家向中医药事业投入超过100亿元，企业投入超1000亿元。

（2）1996—2014年中药工业产值从234亿元增至6000亿元，增长了几十倍，2014年中药工业总产值占医药工业总产值的1/3，占了世界中药市场的半壁江山（以国内市场为主）。

（3）销售上亿元的中药品种越来越多，从20世纪90年代中期的40多个增至现在的500多个，其中销售过10亿元的品种过去没有，现在已有50多个。

（4）在国外发表高水平SCI论文从过去每年仅几十篇，到现在达3000多篇，在全球的比例从4%上升至34%。

（5）2015年中国中医科学院屠呦呦教授因青蒿素的研究获诺贝尔医学和生理学奖。

（二）近20年来中医药走向国际也取得了长足进步

（1）我国为130多个国家和地区培养了大量来华学习的中医药人员，仅1997—2005年的8年间就达54 700人。

（2）截至2008年，国外中医医疗机构达5万多家，针灸师达10万人，注册中医师2万名，每年有30%的当地人、70%的华人接受过中医治疗或保健。世界卫生组织（WHO）在亚洲设立的传统医学合作中心中，有13个与中医药有关，其中7个设在中国。特别是针灸，已在170多个国家传播，其中德国每15 000人有一家中医或针灸诊所，美国有8000多家针灸诊所，荷兰、法国和澳大利亚各有1600、

2800 和 3000 家中医诊所或针灸诊所。

(3) 据 WHO 统计，目前全世界有 40 多亿人使用过中草药治疗，占世界人口的近 70%，全球草药类产品市场达 1000 亿美元，其中药品占 400 亿美元。2014 年我国中药类产品进出口达 46.3 亿美元，其中出口 35.92 亿美元，进口 10.38 亿美元。

(三) 目前中医药发展存在的问题

1. **中医药机构、人员及服务有限**　我国目前有中医医疗机构 39 257 所，只占全国医疗机构总数 948 540 所的 4.14%。中医床位仅 70 万张，只占全国医疗床位总数的 12.3%；万人中中医床位仅 4.53 张，与万人总床位的 22 张相比，仅占 17.4%。中医药人员仅 48.8 万人，只占全国医务人员总数 667.6 万的 7.3%，其中执业中医师 36.8 万人，只占全国执业医师总数 261.6 万的 14.1%。2012 年中医诊疗总次数为 7.47 亿人次，占全国诊疗总人次的 15.1%。

2. **中医药收费低**　目前国内普遍存在中医中药比西医西药收费低的现象，有的甚至低得出奇。比如同一种骨折，中医科的手法复位为 180 元，而西医手术费则达 1000 元，加上钢板费 4000~5000 元，最高总收费达上万元。山东省把桡骨远端骨折、锁骨骨折、跟骨骨折等 7 种病种在二级以上医院试点的治疗结果进行分析，济宁市 2012 年测算，单个病种 1163 例，中医平均治疗费用 3997 元，而西医则达 1.65 万元，相当于 4 倍以上。最后济宁市把中医疗法费用提高到 7700~9900 元，也才是西医费用的一半左右。中医收费不仅比西医低，而且比社会上的普通保健师的收费也低。民间有种形象的说法，数年培养的推拿医生单位时间收入不如一个经半月学习上岗的足疗按摩师。

中药的销售价格也比西药的低。都是专利新药，专利中药与专利化学药同效不同价，一般专利化学药类的销售费用率为 30%，利润率达 45%，但专利中药分别仅为 10% 和 10%。如专利中药莲花清瘟胶囊治疗甲型流感，药效与达菲相当，但价格仅为达菲的 1/8。

3. **中医药事业亟待振兴**　2013 年我国中医门诊人数只占全国门诊人数的 15%，中医药机构人员，从新中国成立初期的 80 万人减至现在的 20 万人左右。中医院校毕业生仅有 3 成可以当医生，或在当医生，如此下去，中医可能消亡。因此，国家要力挺，中医要自强。

中成药总产值占整个医药工业总产值的 22%，但中药出口额只占世界中药市场的 3%~5%。这是为什么？中医药国际化的现状又如何呢？

虽然目前我国已与国外签订了 83 个中医药合作协议，但"剃头挑子一头热"，大部分国家都没有现存的有关中医药产品、技术、从业人员、医疗机构等准入方面的法律法规，所以中医药企业在合作国的注册认证和推广方面存在投资风险。比如在葡萄牙，从我国中医药大学毕业后回葡萄牙的毕业生，和在葡萄牙里斯本中医学院（私立）毕业的毕业生，尽管都拿到了我国南京中医药大学的毕业文凭，但其执业只得到商务部许可,并未得到卫生行政部门批准,其所用中药制品只能从荷兰或英国间接进口,因此,中医行医和中药使用还是处于灰色地带,即尽管没有法律许可,但也没有立法反对。

中医出不去,中药难出去,中医要出去,中文先出去。这里指的中文不单指中国文字,更主要指中国文化,即完全按西医西药为标准,中医药难以得到国外民众的认可。我们要大力宣传中医的理论及实践,从国内逐渐走向国外。中医药国际化可以依靠国家的"一带一路"战略,从两条路出发,一条是陆路,即西北的甘肃;一条是水路,即南方的广东。目前的状况是广东比甘肃做得更好。据WHO 统计,到 2050 年,世界中草药市场将达 5 万亿美元,因此大有前途。

(四) 建 议

1. **提高对中医药的认识** 无端地否定中医,说中医不科学,中医不能治病,或武断地肯定中医,说中医就是科学,包治百病,都是不客观、不正确的。中医要在疾病认识、临床诊疗中找到自己的正确定位,任何方法学都只能解决相应的问题,不能包打天下,中医是这样,西医其实也是这样。这方面既要做加法,也要做减法。

2. **加大对中医药的投入** 不仅要加大国家的投入,而且要纳入民营资本。这方面要做乘法。

3. **加强中医药人才培养** 这方面要下大力气,培养的方法既要注重传统理论知识和有效实践经验的学习,也要注意现代科学知识的培训,对于中医药人才培养要在整合医学上下大功夫,只有这样的人才将来才能更好地推动中医药学的全面和正确发展。这方面要做乘法。

4. **改变中医药研究策略** 我个人的建议是发扬"古为今用,洋为中用,他为我用",我国青蒿素的研制成功就是这三条策略的结晶。具体地说就是我以前说的四句话"从微观到整体,以疗效为标准,变不治为可治,从配角到主角",但四个方面不是单一施行的,加减乘除都要做,然后把结果整合起来。整合就会发现常法难以发现的新现象、新疗法。比如,对于晚期难治性肿瘤,谁也没有好办法,但我国的抗癌中药注射液康莱特,在美国的 II 期试验效果很好,取得了两个 2 个月的好成绩,即康莱特组与常规西药化疗组比较,中位生存期延长了 1.9 个月,中位无疾病进展生存期康莱特组为 114 天,比西药组延长了近 2 个月,于是被美国食品药品监督管理局(FDA)批准进入 III 期临床试验。目前临床肿瘤治疗药品不容乐观,一个药在 100 个病人中只要有 30 个明显缓解就认为该药可用,如有 50% 明显缓解就可以上市,可上市以后全部病人都在用,100 个用、1000 个用、10 000 个用,将有成千上万病人不该用而用了无效药。实际数字还在无限扩大,疗效可想而知。在此情况下,康莱特能取得如此效果,当然会受到世界瞩目。这就是一个"从微观到整体,以疗效为标准,变不治为可治,从配角到主角"的实证。

结　语

　　全民健康十分重要，为之服务的医改是一道主题，或称主项。主项要改什么？其实大家的认识一致，那就是要改分项。分项是什么？就是我在前面列举的8个方面（至少是8个），即资源配置、卫生立法……这些分项在过去的实践中是合理的，也是做过贡献的，但随着时代的发展，民众及其需求发生了变化，这些分项就与主项不适应了，这就得改，改就是要改分项。但分项怎么改？大家的认识就不很一致，甚至很不一致了。其实，每一个分项中又包含若干单项，同样，这些单项与各自的分项，继之与主项在过去是相宜的，但现在不适应了，就必须对其进行修改或校正。改的办法不外乎对单项进行加减乘除，少了就加，大加就乘；多了就减，大减就除。加减乘除，最后使单项与其分项趋于合理。各分项自己合理了，但对于主项的要求不一定个个恰当，于是根据主项的要求对各分项通过加减乘除再行调整，这就叫医改。

　　医改是一项复杂的系统工程，任何结果的诞生都会引发不同意见。检验的标准还需实践，还要时间。因此，在某一特定时间、特定地点、特定人群，难有绝对正确的答案，也难有普适的结果。因为自然在变、社会在变、民众的需求更在变。生命的本质是越来越短，但人们对寿命的期望越来越长，对生存标准的要求越来越高。因此，健康是一道永恒的主题，那医改就永远在路上。

HIM 走向医学发展新时代

整合是时代发展的特征,也是解决新时代难题的法宝。医学经历了几千年特别是近几十年突飞猛进的发展,为人类的健康做出了巨大贡献。但随着自然、社会、环境的变化,以及人类对生存、长寿、健康的追求,加之专科细划、专业细化、医学知识碎片化对医学发展呈双刃剑的影响,医学也遇到了前所未有的难题。正如2000年医史学家罗伊·波特在《剑桥医学史》中写道:"在西方世界,人们从没活得这么长久,也从没活得这么健康,医学也从没这么成绩斐然,但与之矛盾的是医学也从没像今天这样招致人们强烈的怀疑和不满。"人类必须在回顾总结医学发展历史的同时,提出未来医学发展的方向和道路。因此,整体整合医学(Holistic Integrative Medicine,HIM)简称整合医学的概念和实践应运而生,并得到国内外绝大多数同行的赞同和共鸣[1]。本文专就HIM的沿革、内涵、区别和实践做一综述。

一、沿 革

人类医学的发展经历了漫长的历史,概之为两个特征,可用两个"N"字形来代表。一是发展趋势,从原始社会到中世纪,开始是上升趋势,到中世纪达高峰,继之向下走,然后再回升发展,西医中医基本都经历过这样的变化,只是中医的"N"字变化来得比西医晚一些[2]。二是发展方式,也呈"N"字形,开始是整合,无论是知识和经验,逐渐形成原始医学知识体系,继之是逐渐地分化、分科,然后出现整合的态势[3]。其实,世界上所有事物的发展都是这样,都是以"N"字形方式向前推进,"N"字跟"N"字连起来就是波浪,踏着波浪,推波逐浪,前行不止,这是事物发展的轨迹或规律,医学的发展也是这样。

在波浪式发展的医学历史中,也可以将其大概总结成三个时代。

首先是经验医学(或传统医学)时代。在人类初始阶段,由于伤病袭扰,不得安宁，甚至病死或伤死。人们在与自然界漫长的斗争过程中，不断积累总结形成了许多宝贵而有效的防病治病经验，其中包括医药学，心理学等，那时医学并不像现在，专指与人体及生命相关的知识，而是与人相关的知识都泛指医学。比如《黄帝内经》书中的医学知识不过30%~40%，其余均为哲学、社会学、心理学、环境、自然等。在这漫长的过程中，不同民族、不同地域、不同文化传统，都有自己独特的医学，据传曾经创造了百种以上的医学体系。除西医学外，其中包括世界各地的传统医学、民间疗法、冥想疗法、催眠疗法、顺势疗法、按摩疗法、芳香疗法、食疗、温泉疗法、氧气疗法等，传统的中医药和针灸疗法也被囊括其中。这些医学体系从不同的角度，用不同的方法，诊治不同的疾病，都有其合理性、有效性和先进性。但至今绝大多数都已销声匿迹，其主要原因有神学崛起、宗教盛行、政治压迫、经济剥削、武力掠夺，甚至血腥镇压，当然也有自己不争气。就拿中国来说，除了经典中医外，还有藏医、回医、维医、朝医、蒙医……比如中医，如果没有新中国成立，没有一届又一届国家领导人的大力支持，可能中医也到不了今天。

接着是科学医学（或生物医学）时代。西医学开始时也不十分强盛，由于将科学方法引入，特别是列文虎克发明显微镜后，一代又一代的显微镜术使医学逐渐从宏观走向了微观，同时有化学、物理、数学、生物学等学科的参与，推动了西医学突飞猛进的发展，很多过去说不清楚的病因说清楚了，过去治不了的疾病治好了，西医学在所有医学体系中逐渐达到至高无上、唯我独尊的境地。但同时，一花独秀、孤芳自赏、近亲繁殖，朝着单一方向呈唯一发展也导致了其难以解决的问题，比如人类约4000种常见病，其实90%以上并无好药可治；人类约7000种罕见病，其实99%以上无药可治；肿瘤已成为人类四大死因之一，其实大量病例治了还不如不治。尽管一个又一个医学模式接连登场，循证医学不够了来个转化医学，转化医学不够了又来个精准医学……这些医学模式虽然都有其积极作用，但都是从医学发展的某一个方向、某一个角度，甚至是某一个很小的角度试图去解决问题，去解决人类健康这个事关全局且复杂多变的问题，这自然是很难做到的。我们需要从这个怪圈或弊端中走出来，不仅要重视科学或生物学，而且要重视社会学、心理学、人文学等在医学中的重要作用，将一切与人体健康有益的知识、有用的知识整合到医学中，这样才能引领医学发展的正确方向，走向医学发展的正确道路[4]。

现在到整合医学时代了。医学发展到现在，通过大量医学研究，我们从过去很少的知识到了现在医学知识爆炸的时代；通过无数病人的诊治，我们积累了大量的临床经验；通过不断的总结提高，我们发现了大量有效防病、保健康复的知识，这给我们收集、整理、整合形成新的医学知识体系提供了极好的机会[5]。同时，疾病的复杂多变提醒我们，用单一知识、单一技术，难以解决根本问题，也要求我们把现有与人类人体有关的大量知识和技术进行整合，使之形成新的医学知识体系，从而更好地为人类健康服务。

中国的医学发展怎么走？这是一个十分难以回答的问题。2015年，中华医学会成立一百周年，我个人认为在这一个百年中，中华医学会最大的贡献是不断地把西医药学的成果引进中国，推进了中国医学的发展，为中国人的健康、甩掉"东亚病夫"的帽子做出了不可磨灭的贡献。今后的一百年应该怎么走，继续向世界学习没有错，但我们必须发现我们自己的创新道路。过去人家行，现在也行，我们要跟着行。假如将来人家不行了，我们还得继续行才行。要走新路，必须对走过的路进行回顾、进行总结。在新中国成立后发展的近70年中，总体来讲随着政治社会经济的发展，经历了如下几个时期。

（一）俄文时期

这个时期大致是1949—1956年。新中国成立后，我们的生产关系逐渐从私有制向国家所有制、人民当家做主发展，从而引发生产力大幅度解放，人民逐渐安居乐业。这个时期的社会管理主要是引用苏联模式。医学的发展也是一样，向"老大哥"学习，大家都学俄文。我们医学的办学方式、教材内容、专科设置，都向苏联学习，对西医学不是太重视。中国科学院、中国工程院很大一批老院士大都是这个时期培养的。这个时期对于我国医学体制的建立、形成、改造和提高起了十分重要的作用。

（二）薄文时期

这个时期大致是1957—1965年。这段时间，由于搞"大跃进，人民公社"，经济下行，国民经济受到重创，苏联撤走援助专家，大量在建工程被迫下马，加之连续三年的干旱，在社会和经济受到重创同时，医疗卫生与文化事业也一样遭到重创或极大干扰。大量的中学被迫停课，1960—1965级医学院校的大学生都停课到农村搞社会主义教育运动。

（三）毁文时期

这个时期大致在1966—1976年。"文化大革命"的发动和推进，极大地摧垮了我国的科技文化战线，医学受到的冲击特别严重。广大医学生停课闹革命，工农兵大学生和工宣队进驻大学搞教改，专家教授被赶到农村，被谓之"臭老九""牛鬼蛇神"，医学教材被大幅删减，很多政治口号被写进医书中。

（四）译文时期

这个时期大致在1977—1985年。这个时期恢复了高考制度和研究生制度，党的十一届三中全会催生了科学的春天，也引来了医学发展的春天。但是，那时医学研究缺经费，学术讲台缺教师，图书馆里缺资料，加之医学人员的外文水平，特别是英文水平普遍不高，从而掀起了学习英文的热潮，同时也掀起了医学书刊英译汉的热潮，仅《国外医学文摘》就达几十本分册。

（五）中文时期

这个时期纵跨1986—1995年。这10年中，医学研究受到极大重视，派出国外学习者人数普增，研究经费大涨，产出论文骤增，但还是多以中文发表。各种各样的中文医著也应运而生。此前，只有《实用内科学》《实用外科学》等，这一时期医学各专业大量专著面世，医学各专业大量专刊也应运而生。这一时期，研究活动、产出的数据结果增多，很多学者分析结果、总结结论、书写论文，不按规则办事，不按规矩出牌，因而出现了大量不合格的论文，近期有一位著名的国外学者统计了近一百年来在 *NEJM*（《新英格兰医学杂志》）、*JAMA*（《美国医学会杂志》）和 *The Lancet*（《柳叶刀》）中发表的最有影响力的论文，结果发现约 1/3 是错的。为了纠正和减少此类问题，国外提出了循证医学（Evidence-based Medicine）的概念。

（六）外文时期（或称英文时期）

这个时期大致在 1996—2005 年。从 1996 年以后，回国人员增多，医学研究的数量和质量提高，加之国家倡导，在国外发表论文的数量逐渐增多。那时谁发表外文论文多谁就能获得国家杰出青年基金，就能当长江学者。国外的出版社或编辑部看到了这个势头，拼命增加新期刊，水平高的老期刊增办系列分刊。这个时期主要讲 SCI 论文的篇数，但发表在 *Cell*、*Nature*、*Science*（以下简称 CNS）等高质量期刊上的论文很少。这一时期，医学研究得到广泛重视，基础研究产出大量的结果，问题是难以用到临床。有位国外学者统计了 10 年前在世界顶尖杂志发表的 101 篇论文，结果发现只有 1 篇文章用于临床。面对基础与临床间出现难以跨越的鸿沟，国外提出了转化医学（Translational Medicine）的概念。

（七）IF 时期

这个时期是 2006—2014 年。由于国内 SCI 论文发表数量激增，国内外普遍强调文章发表的期刊及影响因子（IF）。这个时期，CNS 论文逐渐增多，大量医学知识、专利、成果不断涌现。这个时期倡导的是影响因子，比拼谁的影响因子高，谁就优秀。此时，国家自然科学基金委员会提倡资助创新研究群体，以此整合力量形成大的研究团队，协同攻关聚焦解决共同关注的问题。这一时期，医学研究不能为防病治病带来益处成为突出问题，近 50 年在世界范围内很少研制出理想药物，有些药物用到临床，一年达 500 亿美元产值，结果因为发现对重要器官的毒副作用，一夜之间全部撤市[6]。美国住院病人中约 20% 是死于药物不良反应，这种情况在发展中国家可能更为严重，为此，国外提出了精准医学（Precision Medicine）的概念。

从新中国成立后横跨近 70 年的 7 个历史时期，中国的医学似乎都在为文而奋斗，从俄文、薄文、毁文、译文、中文到英文，但真正推动医学发展的效果并不令人满意。所以有国外人士形象地说：什么是医学或药物？就是将一种或几种化学物质注射给小鼠，通过体内一系列反应，最后从小鼠屁股中生出一些 SCI 论文。但我不完全这么看，通过近 70 年的历程，我们奠定了基础，培养了人才，找到了经验，为日后的厚积薄发提供了机会。

（八）HIM 时期

从近两年开始，已逐渐进入整合医学时期。由于医学研究中大量知识的发现，由于临床研究中大量经验的积累，由于疾病防治中大量问题不能得到解决，医疗中出现显著的专科细划、专业细化、知识碎片化，需要以人为本、加以整合，为形成新的医学知识体系打下基础。这一时期，国内率先提出了整体整合医学（Holistic Integrative Medicine，HIM）的概念，简称"整合医学"。

二、内　涵

整合医学是从人的整体出发，将医学各领域最先进的知识理论和临床各专科最有效的实践经验分别加以有机整合，并根据社会、环境、心理的现实进行修正、调整，使之成为更加符合、更加适合人体健康和疾病诊疗的新的医学体系[7]。整合医学是未来医学发展的必然方向和必由之路，整合医学的理论基础至少包括三个方面。

1. 整体观（Holistic）　人是一个整体，而且是一个有生命的整体，没有生命的整体叫尸体，而且不同的个体有其独特性。因此：①个体难以代表群体；②体外难以反映体内；③人体的内外环境迥异；④结构并非功能；⑤局部之和不是整体；⑥微观难以代表宏观；⑦静态与动态有别；⑧瞬间结果与长期结局有差异；⑨直接与间接的关系不同；⑩科学是必然性但医学常有偶然性；⑪生理与心理间联系错位；⑫客观与主观并非一致；⑬数据与事实有别；⑭证据与经验失联；⑮因果与相关不同；⑯科学与伦理有悖；⑰理论与实践脱节……[4]因此，我们不能简单地把局部、瞬间、直接观察到的现象笼统地认为是整体的表现，也不能一概将与正常变异的数据和指标都认为是疾病，也不能把疾病都一概认为对人体就是有害。要从整体观察、综合评估。病人是病的人，而不只是生病。做一个很不恰当的比喻，狼狗不是狼而是狗，狗熊不是狗而是熊，熊猫不是熊而是猫，猫头鹰有猫头，但它实质是鹰。因此，医学必须把病人当成人而不是一个病。

2. 整合观（Integrative）　整合是将现有一切对人体有关的知识经验加以收集整理，有所取舍，优中选优，精益求精，然后将其整合成更加符合、更加适合人体疾病诊疗和保健康复的新的医学知识体系。整合要从整体出发，要以人为本，整合就是要：①还器官为病人；②还症状为疾病；③从检验到临床；④从药师到医生；⑤身心并重；⑥医护并重；⑦中西医并重；⑧防治并重……[3,5]要将医学专科过度细划、医学专业过度细化、医学知识碎片化扭转过来。我们不要将整合医学简单地视为一种回归或复原，而是医学在新的历史时期的一种发展和进步。整合医学不仅要求我们把现在已知各生物因素加以整合，而且要将心理因素、社会因素和环境因素等也加以整合；不仅需要我们将现存与生命相关各领域最先进的医学发现加以整合，而且要求我们把与医学相关各专科最有效的临床经验加以整合；不仅要从呈线性表现的自然科学的一元思维考虑问题，而且要从呈非线性的哲学的多元思维分析问题。通过这种从一元思维向多元思维的提升，通过这四个整合过程的再整合，从而构建更全面，更系统，更合理，更符合自然规律，更适合人体健康维护、疾病诊断、治疗及预防的新的医学知识体系[7]。整合与混合、融合、配合、结合、组合都不同。混合是无序的，融合是被动的，配合的过程是分主次的，结合的过程是有条件的，组合的目标是限定好的，是依规则办事，按规矩出牌，最终结果难超预想目标；但整合是有序的、主动的、不分主次的和没有条件的，整合的结果是"青出于蓝而胜于蓝"，而且是"远胜于蓝"。

整合的过程至少可分三个层次。

一是串联式整合。串联式整合的结果是形成一条线，或者说是用一条线将相关的诸多因素串联起来。这种整合通常表现出层次感或层级感，呈纵形或竖形表现形式，相邻上下两因素间有明确的因果、先后、主次等关系。如"分子—细胞—组织—器官—系统—全身"，或"症状—体征—检查—诊断—治疗—预防"，呈递进递增关系，反之又呈递退或递减式关系。这是一种最常见最简单的整合，整合的线性结果易折。可用以解决普通、单一的问题，比如住院医生或主治医生在临床实践中解决最多的诊疗问题。

二是并联式整合。并联式整合的过程是将各种线性的呈串联式整合的结果并列排列，整合的结果是形成一块板，然后分析各纵形或竖形关系间的横向相互关系。这种整合比串联式整合涉及的因素更多，关系也更复杂，要求了解更加全面。通常表现的是层面感。不仅表现出相邻上下两因素间的关系，而且同时反映相邻左右更多因素间的因果、先后、主次等关系。比如消化系统⇌呼吸系统⇌循环系统⇌血液系统⇌内分泌系统等。这种整合可以解决比较复杂棘手的问题，整合的板状结果易碎。临床实践中有些疑难棘手的病例就得用这种方法来解决，需要具有较多经验的本专业的专家才能胜任。

三是交联式整合。交联式整合的过程是将若干呈板状关系的因素叠加整合形成一个立体或称整体。其涉及的因素是大量的，大量可达无限；其涉及的因素也是大变的，大变可达无穷。无限量的因素会在瞬间发生无穷大的变化，这就是人体整体的本质和特征。而且，各因素横竖间并不依次循序，亦不每每相关，相互间还可能是跳跃式或交叉式的间接关系，相邻因素间可能并无直接联系，即近邻间并无关系却呈远亲关系。有时难分因果、难分先后、难分主次，具有隐匿性、隐藏性。此外，相互间的关系还可随时态发生变化，表现为盘根错节、错综复杂，甚至杂乱无章，但可呈现出整体感或坚固性，其中的交互连接剪不断、理还乱，方向是多向的，既相互依存，又相互影响，牵一发而动全局，这是一种最高水平的整合形式，就像一栋复杂的建筑物，其间的组合既有钢筋、水泥，又有木头、钉子……既有上下、左右关系，还有斜形环状关系……这种整合的结果易塌，临床实践中遇到的极为复杂的病例，特别是危急重症就是这种状态，需要多学科专家在一起会诊，其间存在的串联式、并联式和交联式关系互相交织在一起，有时需要计算机或统计学专家帮忙，甚至帮忙也解决不了问题。

串联式整合只需实证思维，即直观直白，就事论事；而并联式整合需要逻辑思维；交联式整合更需要形象思维。在医学实践中，其实三种整合方式同时存在，临床医生在抢救疑难重症看到症状、体征、检查数据后，他在进行串联或并联式整合思维的同时，已在脑中形成了这个病人结局的形象，整体的形象。只有后者也就是形象思维才能把握抢救的过程，最终获得成功。

3. **医学观**（Medicine） 医学是一门极为复杂的学问。医学并不等于单纯的科学，也不同于纯粹的哲学，医学充满了科学和哲学，但同时还有社会学、人类学、心理学、法学、经济学、艺术……可以说凡是与人体相关的学问都可泛化纳入医学。科学只是医学的组成部分，科学研究的结果必然是100%和0，而医学是从0至100%中找到可能性，所有可能性都可能发生。科学研究只要得到结果就可以得出结论，不管其有用或无用，也不管近期有用还是长期有用。而医学研究得到结果、得出结论还要看结局，如果结局不好，其结果和结论都是无用的。因此：①我们可以用科学的理论帮扶医学，但不能用之束缚医学；②我们可以用科学的方法研究医学，但不能用之误解医学；③我们可以用科学的数据助诊疾病，但不能用之取代医生；④我们可以用科学的方法形成指南，但不能用之以偏概全[8]。

整合医学就是从整体观、整合观和医学观出发，将人视为一个整体，将医学研究发现的数据和证据还原成事实，将临床实践中获得的知识和认识转化成经验，将临床探索中发现的技术和艺术聚合成医术，在事实、经验和医术这个层面来回实践，不仅要看结果与结论，而且要看结局，反复实践，实践出真知，这个真知就是整合医学。整合医学并不是一种实体的医学体系，严格地讲是一种认识论，也是一种方法学，其实施的结果是创造一种新的医学知识体系。

创造新的医学知识体系，就像建造万里长城，万里长城既可安内又可御外，就像医学对人体健康的维护一样。万里长城绵延万里，雄伟壮观，其实建造万里长城重要的是三个因素：一是图纸或模型（template），二是砂浆（adhesive），三是砖头（brick），缺一不可。整合医学就是要构建新的维护人体健康的万里长城，其图纸是 Holistic 即整体，砂浆是 Integrative 即整合，砖头是 Medicine 即医学（模式）。三者必须同时具备，只强调任何一个因素都是建不了或建不好万里长城的。整合这个过程是十分复杂的，因为自然在变、人体在变、社会在变，医学药学方面的知识也在变，所以，作为一种方法学，整合医学将是医学发展长河中一个永恒的主题。建万里长城有三要素，最重要的是人。搞整合医学也要有三要素，但最重要的还是人，这些人就是我们从事医学的学者。

三、区　别

在整合医学概念提出的同时或之前，国内外相继出现过在不同侧面与之相近的概念。但与这些概念相比，整合医学有其截然不同的特点或特征。

1. **Holistic Medicine** Holistic Medicine 强调人的整体性，不能总盯着疾病，要有高水平的幸福感，强调心灵、身体与精神的结合，但 Holistic Medicine 过于注重心理、社会等外部因素对人体的影响，把一些无关紧要的东西当成了医疗的主要因素[9]。就像是收集了大量造飞机的零件并堆在一起，说不相关也相关，说相关又不是离不了。整合医学是把重要、主要且与飞机直接相关的零件不仅收集起来，而且要整合成飞机使其飞上蓝天。所以 Holistic Medicine 只是 Holistic 了，但不能成为理想的 Medicine。

2. **Integrative Medicine** 虽然 Integrative Medicine 直译也称"整合医学"，但其内涵与 HIM 完全不同，它是用一些非主流的医学知识或技术来补充（complementary）或替代（alternative）主流西医学，所以也称补充医学或替代医学[10]。其选取的知识或技术除中医的针灸推拿外，甚至包括冥想疗法、催眠疗法、顺势疗法、芳香疗法、温泉疗法等。所以 Integrative Medicine 犹如给旧棉袄（穿出了几个洞）打补丁，而整合医学是用全新的棉布制作一件新棉袄。

3. **中医学**（Traditional Chinese Medicine） 中医学不仅注重人体自身的统一，而且强调人与自然和人与社会环境的统一性。中医学把人看成一个整体，在结构上不可分割，功能上相互协调，病理上互相影响，以调节整体来治疗局部病变，表现的是整体医学思想[11]。但其提出的很多宏观思想没有也很难得到科学研究的证实，理论与实践间黑箱很多，涉及因素、治疗决策难以取舍。整合医学不仅考虑到整体，而且将现有医学知识及技术相结合。比如要建一幢房子，中医学好比绘好的一张图纸，而 HIM 是要用各种建筑材料按图纸使其成为现实，即建成一幢房子，事实上 HIM 直译应为"整体整合医学"。

4. **全科医学**（General Practice） 全科医学强调一个医生掌握多种本领或多学科知识或技术，但每一种本领都只是一般能力，相当于在医生能力培养上做加法，即"A＋B＋C＝和"，是建立在现有基本理论和普通实践基础上的，是一种通识教育下的发展模式。而整合医学是整合各学科最先进的知识和技术，使之形成新的医学知识体系，是在做乘法，即"A×B×C＝积"[7]。全科医学好比烩菜，而整合医学是精品菜，前者是混合，而后者在选料、配料、烹饪的步骤次序上都有讲究。全科医学解决看得了的问题，而整合医学解决看得好的问题。整合医学可以极大地引领和促进全科医学的发展。

5. **多学科治疗**（Multiple Discipline Therapy，MDT） MDT 与全科医学很相似，遇到疑难重症病人，当单一学科解决不好时，邀请多学科专家共同会诊，研讨出综合、适宜的治疗方案，做到权衡利弊、提高疗效、减少不良作用，是现有医疗水平的一种组合、折中，有点像抱团取暖[12]，而整合医学的目的是提高室温。

6. **"整合医学"** 针对恶性肿瘤晚期疗效不佳，近年有人提出对肿瘤实施手术、化疗、放疗、免疫治疗、中医和护理等整合治疗，也有整合医学的提法。但此处所提的"整合医学"实际上是一种综合治疗，相当于 MDT，而 HIM 为整体整合医学，其目的不是一种具体的疗法，其本身是一种认识论、方法学，其目的是要形成一种新的医学知识体系。HIM 的"整"是两层意思，一是整体，二是整合；HIM 的"合"也有两层意思，即通过整合形成新的医学知识体系，会更加符合、更加适合人体健康的维护和疾病的治疗。因此，同样是"整合"二字，彼整合绝非此整合。前者在集结方式上很像团伙，比较松散，个体间并未优选；而后者在组织方式上恰似团队，比较紧密，个体间经过优选。两者不仅追求目标不一样，而且形成的战斗能力迥异。

7. **循证医学**（Evidence-based Medicine） 循证医学又称实证医学。证据是循证医学的基石，遵循证据是循证医学的本质[13]。但客观的证据是否一定就能反映真实的情况，这要看证据是在什么时候取，用什么方法取，以及取多大样本。单一证据难以代表全貌，证据太多难以分辨结果，而且同一种疾病在不同病人表现的症状常不相同，且随时间发生变化。整合医学是在纷繁海量的证据中去粗取精、去伪存真。将数据证据还原成事实，将知识共识转化为经验，将技术艺术聚合成医术，然后在事实、经验、医术层面来回实践，最终形成整合医学的知识体系。因此，循证医学是在用数学方法研究医学，而整合医学是在用医学的方法研究医学。

8. **转化医学**（Translational Medicine） 转化医学是将基础研究的结果转化为临床上为诊疗所用的方案或产品，强调从实验室到病床旁的无缝链接[14]。但实施十几年来，进展缓慢，收效甚微，根本原因一是基础研究所获结果绝大多数难以用到临床，甚至会误导临床实践；二是很多有效的临床实践很难用单一的基础理论去解释，即说不清楚，但是有用。整合医学亦提倡基础与临床结合，但结合的是对临床有用、有效的结果。另外，大力开展成功的临床实践及其基本理论的研究，再用到临床，螺旋上升，波浪前进，不断提高。因此，转化医学做法端出来的总是生米，而整合医学要求的是熟饭。

9. **精准医学**（Precision Medicine） 精准医学的想法是诱人的，但过于理想化，有些背离医学的本质。它依然还是在用 DNA 测序或基因组学等方法在人体中发掘数据，寻找证据，且把目标定位到更加微观的层次上，试图用大数据去寻找过去发现不了的证据[15]。而整合医学并不反对微观研究，但研究目的一定要解决宏观，即人整体的问题。不能发现了分子，治好了分子，而对病变、疾病的治愈乃至整个人体的康复无关。所以精准医学有点像美国人反恐，擒贼先擒王，结果抓住了拉登，全世界的恐怖活动越演越烈，但整合医学的实施是从整体全局多因素综合考虑，追求的目的是天下太平。

四、实　践

整合医学的理念提出时间不长，但已得到国内外医学界的广泛响应和共鸣，而且出现很多开创性的实践。

1. **成立整合医学的学术组织**　目前已经成立的全国性整合医学学术组织有：中国研究型医院学会整合医学分会、中国医师协会整合医学分会和中国中医促进会整合消化病学分会。正在筹备即将成立的有中国抗衰老协会整合医学分会和中国抗癌协会整合肿瘤学分会等。

2. **成立整合医学研究中心**　到目前为止，已成立整合医学中心81个，分布在全国27个省、市、自治区，这些中心都各自针对一个自己感兴趣的医学难题进行协同攻关。比如西京消化病医院，就是根据目前合理用药存在的问题，创立了临床安全合理用药决策系统（DRUGS）[6]，已在全国90余家医院应用，反响良好。

3. **举办整合医学学术会议**

（1）目前已举办全国性整合医学专门会议达20余次，包括第一届中国研究型医院学会整合医学会议，第一、二、三届中国整合心脏病学术会议，第一、二、三届中国中西医结合整合消化病学术会议等。

（2）在全国医学领域87个专业学会召开的78个全国性专业学术会议上安排过整合医学特邀报告，另外100余所医科院校安排过整合医学专题报告。

4. **创办整合医学杂志**　《医学争鸣》是主要倡导整合医学的综合性杂志，目前已出版发行7卷共39期。该杂志原系《第四军医大学学报》，订户仅有400个左右，改刊后最多达到14万个订户。《中华消化杂志》[16]《中华肝脏病杂志》[17]《中华内分泌代谢杂志》[18]《中华医学杂志》[19]均刊登过专稿或辟出专栏登载整合医学的文章。

5. **编写整合医学的专著**　目前已出版整合医学的专著达20余本，比如《整合肝肠病学》[20]《整合眼科学》[21]《整合胰腺肿瘤学》[22]《整合大肠肿瘤学》[23]……

6. **编写整合医学教材**　组织编写高等医学院校电子教材，其中主编60名、副主编300余名、编委2000余名。这部整合医学教材，文字比过去纸质版增加了2000多万字，图片是纸质版的10倍，特别是音频内容长达2000余小时，是一套动静结合比较理想的教科书，目前已在60余所医科院校试用，反映良好[24]。

7. **成立整合医学病房**　全国已有多地成立了开展整合医学的病房，特别是第四军医大学已成立8个院中院，把消化内外科、心脏内外科、神经内外科等相关科室分别整合到一栋楼，资源共享，人才共培，效果很好，特别是西京消化病医院，已建成为一个较为理想的整合医学的病院，连续6年在全国专业学科排名中位列第一[25]。

8. **社会反响**　整合医学的理念和实践受到社会和医学界的广泛关注。其中 *Holistic Integrative Medicine* 一文在 *American Journal of Digestive Disease* 2014年第1卷第1期中全文发表[1]。《三千年医学的进与退》[2]《医学与科学》[8]《再论医学与科学》[4]《整合医学初探》[7]《整合医学再探》[5]《整合医学纵论》[3]《医药互为师》[6]《加减乘除话医改》[24]《精品战略与学科建设》[25]等论著长达50余万字，已在国内 20 余家报刊、网站上全文发表或摘登。《医师在线》报近两年每期一版，冠名为"樊院士谈整合医学"，已登载 87 期共 87 版，并保持连续登载，收到大量读者的好评和讨论。

结　语

《易传》称"形而上者谓之道"，我以为"道"是哲学；"形而下者谓之器"，我以为"器"是科学。医学呢？我以为"形而中者谓之医"。上须通道，下须达器，处于混沌状态。因此，我们的服务对象，即每天见到的病人表现的因素为无限多，表现的形式瞬息万变，因而是"无穷大"。如果我们只用逻辑思维，可以找到数不尽的因果关系，但常是局部的、瞬间的，可能与全局无关，可能与长期无关。如果我们用抽象思维，可能更接近正确，但由于所处角度及个人的能力有限，各自抽出来的象可能都有不同，甚至难以代表整体，经常出错。如果我们用形象思维，把病人这个"象"看成一个不可分割，局部虽随时变化，但全局则恒定存在的整体，注重形象、服从形象、保持形象，我们的认识就可能更加全面，处置就更加正确，因为对医学来说，定性要比定量重要，而且是重要得多。这就是我们为何推崇、研究、提倡整合医学的原因及理由所在。

生命的本质是越来越短，但人们对寿命的期望却是越活越长。这就决定了医学和医学发展的重要性。医学研究的知识和医疗实践的经验越积累越多，但总是不能满足人们对保健、治病和康复的需求，所以这就决定了我们对医学的探索永远没有止境。整合医学并没有否定经验医学和科学医学的本质及贡献，更没有将自己与传统、经验和科学相隔离，反而是视其为基础，依其为后盾，而在新的历史需求下更加发扬光大。这不是喜新厌旧，而是推陈出新；不是折返回归，而是迈步前行。因为是向前看，向前走，所以她面临的必然是一片新天地，一派新气象，一个新时代。

参考文献

[1] Fan DM. Holistic Integrative Medicine [J]. *Am J Digest Dis*, 2014, 1 (1): 22-36.
[2] 樊代明. 三千年医学的进与退 [J]. 医学争鸣, 2010, 1 (1): 1-6.
[3] 樊代明. 整合医学纵论 [J]. 医学争鸣, 2014, 5 (5): 1-13.
[4] 樊代明. 再论医学与科学 [J]. 医学争鸣, 2015, 6 (6): 1-16.
[5] 樊星, 杨志平, 樊代明. 整合医学再探 [J]. 医学与哲学（人文社会医学版）, 2013, 34 (3): 6-11, 27.
[6] 樊代明. 医药互为师 [J]. 医学争鸣, 2014, 5 (1): 1-6.
[7] 樊代明. 整合医学初探 [J]. 医学争鸣, 2012, 3 (2): 3-12.
[8] 樊代明. 医学与科学 [J]. 医学争鸣, 2015, 6 (2): 1-19.

[9] Sierpina V, Kreitzer MJ, Anderson R, et al. The American Board of Integrative and Holistic Medicine: past, present, and future [J]. *Explore (NY)*, 2010, 6 (3): 192-195.

[10] Junaid R, Abaas M, Fatima B, et al. Attitude and practice of patients and doctors towards complementary and alternative medicine [J]. *J Pak Med Assoc*, 2012, 62 (8): 865-868.

[11] Dobos G, Tao I. The model of Western integrative medicine: the role of Chinese medicine [J]. *Chin J Integr Med*, 2011, 17 (1): 11-20.

[12] 王家祥, 苟建军, 赵菁. 综合医院多学科协作在疾病诊治中的实践与作用 [J]. 医学与哲学, 2015, 36 (9B): 1-4.

[13] Evidence-Based Medicine Working Group. Evidence-Based Medicine: A new approach to teaching the practice of medicine [J]. *JAMA*, 1992, 268 (17): 2420-2425.

[14] 杨春喜, 殷宁, 戴尅戎. 转化医学 [J]. 中华医学杂志, 2010, 90 (7): 499-502.

[15] Yang Z. Do not let precision medicine be kidnapped [J]. *Front Med*, 2015, 9 (4): 512-513.

[16] 樊代明. 整合消化病学是中国消化病学的发展方向 [J]. 中华消化杂志, 2013, 33 (10): 649-650.

[17] 樊代明. 整合肝病学 [J]. 中华肝脏病杂志, 2015, 23 (7): 481-482.

[18] 樊代明. 整合医学在内分泌代谢病中的应用 [J]. 中华内分泌代谢杂志, 2016, 32 (3): 177-180.

[19] 杨志平, 樊代明. 整合医学的理论解析 [J]. 中华医学杂志, 2016, 96 (4): 247-249.

[20] 刘玉兰主编. 整合肝肠病学——肝肠对话 [M]. 北京: 人民卫生出版社, 2014.

[21] 王宁利主编. 整合眼科学 [M]. 北京: 人民卫生出版社, 2014.

[22] 李兆申, 陈汝福, 胡先贵. 整合胰腺肿瘤学 [M]. 上海: 上海科学技术出版社, 2015.

[23] 房静远. 整合大肠肿瘤学 [M]. 北京: 人民卫生出版社, 2015.

[24] 樊代明. 加减乘除话医改 [J]. 医学争鸣, 2016, 7 (3): 1-20.

[25] 樊代明. 精品战略与学科建设 [J]. 医学争鸣, 2015, 6 (1): 1-16.

HOLISTIC
INTEGRATIVE
MEDICINE

实践篇

宁夏医科大学

引 言

非常感谢孙校长的邀请，这是一个绝好的学习机会。孙校长的做法，宁医（宁夏医科大学）的做法是明智之举，有远见之明。一个大学能否搞好，学科最重要。我们地处西北，地处经济落后地区，我们人才少，我们要跟人家一个一个比，很难得胜。就像打乒乓球，一个一个跟人家打恐怕很难取胜，但可以打团队项目，比如我们可以搞拔河，说不定就成了。打团队牌，学科的整合是非常重要的。在逐一点评各学科前，我想就共性先说三点，等会儿我就不会一个一个去讲了。

第一点是"老虎不在猴成王"。所谓老虎，说的是搞学科建设全国的专家有的是，比我强的有的是，但今天他们没来，这里只有我，我是猴，他们是老虎。他们没来，猴来了只能说猴话。猴话顶用不顶用，我没底，只有这个能力，话出自我的能力范围，只供大家参考。

第二点是"哪壶不开提哪壶"。你们不是请我来说好话的。孙校长能够把你们10个学科提出来，证明是你们学校最强的。我的意思是，我一定要指出我认为哪些是不足的。孙校长刚才讲了哪个学科最好，他要有所为。我呢？也是讲有所为，但我是在有所不为中去找有所为，所以说是"哪壶不开提哪壶"。如果说到哪些地方不舒服的话，希望你们谅解，权当我是随便说说而已。

第三点是"无心插柳柳成荫"。也许我在说到你们自己的学科时，不一定是对的，但在说别的学科时也许你能从中找到你们可以用的，今天有的学科不会上台来讲，但对别的学科的点评对你们也有用，可供你们参考，这叫"无心插柳柳成荫"。

请注意，我们在会场不能交头接耳，你们两个交头接耳我觉得你们对不住我。你不应该说话，私下议论影响别人，我说的是孙校长你后头的那两位。一个大学就要像个大学的样子，在高水平的大学不会出现这样的情况。我是你们的客座教授，我来这吃了你们的饭，花了你们的车费，住了你们的旅馆，要对得住你们。所以，从现在开始不能随便说话，要说话请到外头去说。我们今天要按照这样做，不然这个会没法开下去。刚才会场上来来往往，进进出出，像个什么学校。我们还都是学术带头人，学术带头人是这样，那下头的人就更不像样了。我们需要的是一支纪律严明、令行禁止，要上就上、要下就下的队伍，一支能打胜仗的队伍，绝不是乌合之众。孙校长的脸挂不住了，不要紧的，我刚才不是说了吗，哪壶不开提哪壶。

下面我们正式开始，一个一个来。

一、神经科学优势学科群

我的问题是：在西北，我要介绍病人到你们这里来看神经系统疾病，你建议我给你介绍哪一种病？请直接回答。颞叶癫痫？OK。如果我在北京、上海，我要介绍病人到宁夏来看病，那我给你介绍什么病？还是颞叶癫痫。那么颞叶癫痫在全中国你们认为做得最好的是谁？全中国没人能做过你们！那除了你们，第二好是谁？如果现在我们整合起来，像你们刚才自己讲的，十年以后，你觉得我从全国给你们介绍病人还是不是颞叶癫痫？我提醒你们，那不一定，因为别人也在发展啊。

神经系统疾病非常重要，有人说 21 世纪是脑的世纪。不仅你们系统的疾病在增多，其他器官器质性疾病也在增多，功能性疾病也在大幅上升，到最后都集中到你们这里来了，这是一个大好事，所以你们神经科医生很幸运。神经系统的疾病要叫我来讲，总结起来，要不就多动，帕金森；要不就少动，阿尔茨海默病；要不就乱动，精神病；要不就不动，瘫痪。其实多动、少动、乱动和不动之间说到底都是一回事，只是有的涉及的结构多，有的涉及少，有的涉及这条通路，有的涉及另一条通路。做成了一个，对另外几个都有借鉴。但这不是一个简单的问题，颅脑的事情太复杂。我们的老祖宗发明这个"脑"（腦）字，当时都觉得复杂嘛。"脑"字的左边是个肉字旁，那不是月，脑的周围或是外头的这一圈都是肉，肉里头这个"凵"像个高压锅，那是我们的颅骨，里头像个文章的文，所以脑袋里头大有文章，你要去做就能成文章。其实不是文章的意思，上面那一点是我们的发髻，一横是我们上面的颅盖骨，打开一看里面是叉叉，叉叉是 network，是网络结构，是脑回，搞不清楚就称脑海，所以在发明这个字时，老祖宗理解起来非常非常的困难。所以我们现在最好只抓住其中一点，你什么都要去抓，到最后可能什么都没抓住。抓颞叶癫痫一直抓下去，十年以后全国还是看你们的那多好。当然人家也会前进，如果你在中间没有大的突破，你现在治得好，但也没有彻底解决问题，人家跟上来，可能跑到你的前头。如果你们刚才说得对，你们是第一，但我不知道第二、第三是谁，他们在干什么？你们怎样集中力量抓住一个事情，是解决多动、少动、乱动还是不动，或是别的什么？要把这个事情搞清楚。你们一定要聚焦，凡是和这有关的都请来，凡是和这无关的都去掉。自己私下要做点别的事，这个不反对。但我们要有主攻目标，要打十环，瞄准十环，怎么也有六七环，否则什么环也没有。二三十年前，我知道你们的脑脊液细胞学在全国是做得很好的，但以后就不太听说了。最近有一篇好文章，就是关于脑脊液细胞学的，是关于结核性脑膜炎的。这个病现在诊断很困难，为什么？因为脑脊液里找不到抗酸杆菌。现在有了一个重大进展，大家知道，脑脊液细胞中有巨噬细胞，结核杆菌跑到巨噬细胞里面去了或被后者吞噬了，所以找不到。可以把巨噬细胞拿来分析，里面只要有结核杆菌，尽管脑脊液里没有，就可以明确诊断结核性脑膜炎。这是最近西京医院神经内科发表的研究成果。我们神经内科主任叫赵钢，他比前任主任更加努力，但在一次换灯泡时触电了，差点送命，脑子可能受到了影响。我说赵钢你一定要给我搞点名堂出来，搞不出名堂就不要当主任。最后他搞出来了这个成果，现在全世界都知道了。查巨噬细胞里面的结核杆菌，集中做这一点就让全世界都知道了。所以你无论在哪方面发展，一定要聚焦，一定要选好一个方向。怎么选好一个方向？有三条。第一是不是有重大需求。如果你所选择的方向是个别病，全中国才有 5 个病人，哪怕他是多大的一位人物，那做了也没有意义。"三个代表"要为最广大人民服务，一定要有重大需求。第二是别人没做过的或没做好的。刚才我老问第二名、第三名，你们排队排得准不准，是不是别人确实不如你，我已记录下来，因为下一站可能就是到他们那里。我会问你们的同行，宁医把你排在第二名或第三名你服气不？第三是我们能做的或我们想方设法能做的。当然能不能做并不局限于我们宁夏医科大学，我们可以把西安的、山东的，乃至全国的专家都请来，组建我们的团队，甚至把全世界的专家请来组建团队，你就做成了，这做的什么？就是我一直在讲的整合医学。我那里就有这种情况，有一个事情我提出来要做，他们说做不了，全中国都做不成。那好，我把世界的主席拉过来，把美国的主席也拉过来。两个月给他们住别墅，发全额工资，完全付得起，发两个月做两个月就把这个事情解决了，最后拿了国家科技进步奖一等奖。我们自己不行的地方，就把别人叫来。不要光局限在自己的团队。只知道自己能做什么，那是很有问题的。治疗神经性疾病，中医学有没有好办法？你们做干细胞研究，引入干细胞只是一个渠道，干细胞起作用可能是它产生了某种物质，多巴胺或者其他什么。可能研究这些神经干细胞的活性物质会更好。我一直很重视功能成像，因为现在开展功能成像的影像学技术越来越厉害。我们知道的癫痫，在我们现有的检测水平看不见结构的变化，也包括精神疾病，现在看不见结构的变化，如果能看到就好了，哪个结构变化了，就把哪个地方打掉。说不定将来有了更精细的检查技术，我们就看见了。到那个时候，可能治疗都不是我们临床医生做了，在影像科机器上看见了它们马上就把那一块收拾了，病人就好了，还有我们的事吗？比方精神疾病，本来人好好的，突然一个精神打击，马上变成精神病，而且回不来。他结构变化了吗？没有！究竟什么出了问题？我们不知道。你们看 Nature 上的论文，有人发现，人大脑的左区右区，不同的两个人，图像是不一样的，左撇子和右撇子的人也是不一样。我们中不少人老是说反话。我们那里有两个老教授，怪得很，他总是说反话，你说谁行，他一定说谁不行，你说谁不行，他一定说他行。过节的时候我跟职工送慰问品去，他说，你们来干什么，现在上级有规定，你们还这样搞。第二年，我就不给他送了，他又说现在的领导根本不关心他们的生活。所以，你想从他嘴里得到认同意见，容易得很，比如我想说王教授行，一见他我就对他说王教授不行，他说怎么不行，王教授行啊，我把它马上记录下来，那就是某某教授说王教授好。如果我想说王教授不行，我就对他说王教授好得不行，比他还好，他会很生气地说王不行，他会很快说出王的一大堆缺点。这就是脑子里头有趋化性，这种趋化性或偏激素质会很快激发出来，大脑会在瞬间变成另外一种状态，这就是精神疾病，就是想的和做的不一样，二者分裂了就叫精神病。你们同时还要搞胶质瘤，作为临床肯定还是要搞的，但颞叶要作为你们的主攻方向。这个方向的未知数那么多，颞叶是个什么东西，它有什么功能，它将来对什么起重要作用。我们过去的工作，第一我们证实了什么，第二我们证实了什么……这些加起来，还不足以证实什么。因此，我们下一步要把分子生物学之类的技术引进来一步步解决这些问题，才有我们的出路。

二、生殖与遗传优势学科群

你们这里试管婴儿做的水平跟全国来比怎么样？你们做没做人家做不成的？这样的病例有多少？上海交通大学有个医院，他们把山东的陈子江聘去了。你们的工作是成功的，那是百分率高了，还是总的生出来的娃娃多了？光算成功率不行，还要有一定的数量。比如我只做了 10 个，成功 3 个，成功率不好说是 30%，关键是总的要多才行。国内的专家你们了解多少？王晓红你们知道不？你们跟她比怎么样？乔杰呢？他们都请我讲过课。我觉得你们这个群体的工作目标比较明确，想要做什么自己心里很明白。就西北来说，这么大的土地人口很少，应该多生一点，生得好一点。人类在地球上生活和繁衍已经有 400 万年了，人类逐渐地适应，生育也越来越多，但最近这些年出了问题。我们人类之所以到现在还存在，是和疾病抗争的结果，其中当然有生育能力的提高。凡是不能生的，生得不好的，都没有了，包括恐龙在内。但现在人类遇到很大困难。在中国，某些地区 1/5 该生生不出来，育龄妇女中 5 个就有 1 个生不出来，5 个母亲可能 2 个没奶。这是什么问题？当然是有环境变化的影响，环境的变化太快太快。你看汶川地震刚过去海啸来了，SARS 刚过去雾霾来了，过去几千年几百年几十年才能见一次的天灾，现在几年都见了，甚至一年见几次。这对人类影响很大，既涉及疾病，也涉及生育力。这个事要叫我们医生去解决，我们没这个能力，叫政府去解决，一时半会也解决不了，环境因素影响生育力，包括噪声、电磁波污染等都有影响。经常打手机是有害的，过去我们用座机还好，现在你传我、我传你，对精子、卵子都有杀伤作用。作为医生，我们能做什么？在现有的情况下，怎样保证优秀基因把人类繁衍下去？这是你们的任务，也是研究方向。但是，我觉得你们对女性生殖关注过多，要记住生不生孩子很多情况下取决于爷儿们，我看爷儿们已经出了问题，50年前男人的精子量平均每毫升6000万个，现在只剩2000万个了。精子数量少了，质量也下降了。原来精子Y染色体上2000多个基因，现在只剩80多个了，所以男人女性化太明显了。从幼儿园到大学，多数是女孩当班长，男人以会说女声或会唱女声而感到荣耀，缺了阳刚之气。爷儿们出了问题，要注意对爷儿们的研究。你们老在那里讲女人出了问题，有些男尊女卑，老研究女性不全面。种子不好怪人家不毛之地，其实冤枉女性了。你们现在该做的一定要去做，出生率、优生率要去比拼，别人怎么做我也怎么做，没有什么学不好、做不到的。乔杰能做你们也能做。她在北京人多的地方做，你们在西北人少的地方做，可能比她更重要。但更主要的是抓两点：首先，女性不孕最好向中医学习，好多时候西医是没有办法的，各项检查都好，输卵管通的，激素也正常，爱人还经常在家，她就是生不出来啊，那你怎么办呢？人家中医配副药就解决了，我们那里有个老中医，人称送子观音，她开副药一吃就生出来了。你能说清楚吗？中药是调节激素还是调节什么东西呢，你说不清楚。中医为什么行，它那副药进到体内以后，究竟起什么作用，你们要去分析，分析出来以后，未必要用中药，可以用其他办法比如生物合成药品来解决这个事。其次，关键是爷儿们精子的数量和质量，要想法调整这个，很可能是最重要的。你们宁夏的枸杞很好，别的地方比不上。枸杞女人能不能吃？能吃啊！我不懂，那我宣传错了。我在西安从来认为枸杞只是男人吃的，女人不能吃。女人吃了枸杞也能生孩子？补元气元精的是补男人嘛！枸杞吃了对男人的功能肯定是增强的，对精子的数量和质量肯定是有影响的。这里头是一个分子还是几个分子，加不加其他药，如果在这里你能使男人的精子从平均每毫升2000万提高到4000万，而且个个都是棒棒的，那解决大问题了。枸杞进到身体后，是作用于附睾，还是什么，是间接的还是直接的作用。这个研究出来很重要。欧洲、美国更需要，那里的男人和女人脂肪越来越多，血脂越来越高，孩子越生越少，这是世界上的大难题。如果你们解决了，欧洲美国的俊男靓女都到你们宁夏吃枸杞生洋孩，那有多好。这个研究是很有意义的，是大有前途的。将来它不仅有重大需求，也是别人做不了的，你可以做。

你们用中药不是单独用中药就成。用了中药以后，还要用其他的分子生物学、发育生物学技术来研究中药进入体内促生了什么变化。这不仅可以发表大量高质量的论文，而且可以揭示问题的本质。再谈一点，你们对人才的柔性引进这个路走对了。人才在中国分布不均，上海北京的人才有的是。但我认为一个人的作用取决于他所处的地方。一个人的能力或一个团体的作用相当于一捆柴火，看你放到什么地方烧，在上海或者北京，那里水温已到95℃，再烧最后只能到100℃，就

5℃的升值空间，但放到你们这里来烧，可以将30℃直接烧到80℃。我在这里是在帮你们做思想工作呢，我今天到这里来也是这个意思，一上午可以起一点作用。

三、回医药优势学科群

回医回药和中医西医是有联系的。我有两个问题，你能举出一个病，中医西医治不了，我们回医能治的吗？第二个问题，回药中有哪一种药材既不是中药也不是西药吗？中药里面有一些就是回药，如果我们写一本回医药书，也可以把西药放到里面去吗？我没有排斥回医回药的意思。回医回药自己要立足，要有自己的理论基础和具体实践。刚才的报告有点像文学描述，我力图在里面找你们回医药的特点，却总是找不到。我要提醒你们，今后你们跟自治区或国家领导汇报工作可以这样汇报，但跟专家汇报这样不行，要把回医回药究竟是什么东西说清楚。怎样做好回医药，我看首先是把"回"字写好。回字里头的"口"就是回医药的宝库，你们和中西医结合多少年了，相互间结合、利用，取得了很大的成果。外头的那个框就好比中西医，这个框的大小要写得合适。写得太大，全是中西医的内容，所有都是人家做的，你的口字显得太小，人家会觉得你就不存在了。框框写成房子那么大，我才手指这么点大小，那你还存在吗？框框写小了也有问题，那是排斥中西医，我这回医回药不听别人的，就我自己，那会发展受限，自生自灭。要找到一个合适的状态，就像包包子一样，中间那个口有点像包子馅，外边那个框是皮。皮很多，馅很少，包子不好吃；馅太多，皮很薄，一下涨破了，蒸出来也不好吃。所以你们要找到合适的比例，看来现在还没找到。你们回医回药一定要有自己的特点，又别人的东西融进来，然后发扬光大，把这"回"字写好。我为什么这么说？藏药是有它特点的，它的特点在哪里呢？青海大学申报博士点，那时他们没有博士点。他们把巴德年院士和我叫去了，参观他们的藏医馆。巴院士是我的老师，资历也比我深，请他题词，他写了"努力发展民族医药"，写得境界很高，然后签了他的大名。他们叫我也写，我说我不写，我在巴院士后头签个字就好了。他们说不行，要我自己写。实在没法，我就写了5个字，"藏医藏宝藏"，三个藏。其意在哪里？我以为，一是人口，西宁那里居住的人群，是特殊的人群，那是可上可下，既可以上到4000米，他们很容易，跑上去都可以；但也可以下到上海（海平面），这是人身体处于最好的情况。西宁的海拔2000多米，此处的人是处于一种应激状态，对处于这种状态的这些人的身体进行研究是非常重要的，这个研究出来，不论是对我们的保健还是康复都是十分重要的。二是藏药，在那个地方生长的植物或者动物也不一样，你看藏羚羊，有氧没氧它照跑，我们平原的羊到那里还没跑三步就倒了；再比如植物藏红花或红景天，也不怕缺氧。因此那里的动植物特别耐缺氧。我们把这些东西拿过来治疗我们平地上的缺氧不是很好吗？我就吃过红景天，效果非常好，吃了不怕缺氧。鱼在水里面多长时间不出水没问题，如果人做到那个样子可不得了，半天都可以不吸氧，打篮球肯定跑得快。有人说马家军他们吃千年龟，不是。吃那个跑不动，龟怎么跑得动。他们吃的是红景天。藏药是什么，它是一种特殊的、一定海拔、一定氧分压状态下生长出来的植物和动物。就是我们中医和西医应该学习的地方。所以，我们回医的特点在哪里，要说出自己的特点。找不出自己的特点，别人叫枸杞，你把它叫回枸杞；别人叫山羊，你把它叫回山羊；别人给汉族人治病，我们用同样方法只给回族人治病，那就是回医？那不是！我深信回医和你们民族的一些习惯相结合，就这种"药"对你们回族人来说效果可能非常好。比方说回族人爱干净，心理素质也很好。在我们那里，医疗纠纷在回族一般不会发生。他们会说，我们病了，太重，医生已经起到很重要作用了；不像汉族，起了作用他也说你没起作用。所以哪种药只对回族人有用，对汉族没用，它可能是和民族、宗教相联系的。我们要学习你们的心态，这是回医需要的，也是中西医都需要的。总之一句话，一定要有自己的特点，没有特点，"回"字没写好，早晚没有了。明白我的意思吧，这批评够严格的。没有影响咱们回族同胞的情绪吧？

四、心脑血管病优势学科群

你们说你们是全国心脑血管培训中心，那全国有56家，你们在其中排多少位？中间吗？那就28位吧。排位多少并不重要，关键要看你们在56家中有什么特色。你们想在心脑血管疾病领域，将病理生理和临床多个学科加以整合，各自取长补短，这是对的。但我的问题是，你们的基础和临床，谁是主角谁是配角？不是人的问题，不是谁官大谁说了算，而是我们临床为基础服务？还是基础为临床服务？如果你们是以疾病为导向，究竟要在心脏做哪些事情，心脏要做的事情多了。你们一谈发展就是去拿几个基金，去拿几个奖，这都不对。应该是要做个什么事，有了这个事，去拿奖拿基金，什么都行，否则什么都拿不到，什么都不行，是不是这样？所以首先要回答要做个什么事。你要基础来帮忙，比如我是病理生理的，你要我来帮你做什么。是做一个离子通道还是做一个酶？这个酶对临床有多少作用？你遇到的是不是这个问题？心脑血管临床疾病很多啊，你们究竟想做什么？动脉粥样硬化最后是什么结局？心肌梗死。心律失常能治，心肌梗死就能治。我想更多的是心律失常。心肌梗死就那么多事么，是不是这个问题？心律失常，我搞基础的怎么给你帮忙；心肌梗死，我又怎么给你帮忙？要说清楚，一个重点学科，有好多个方向不能说不对，就像一棵树，一定要有个树干，没这个树干不行，宁夏医科大学假如有10个学科群，我们通过整合，只要每一个学科群有一个方向，最后每个拿一个国家二等奖，不要说国家一等，10个二等奖拿回来，这在全中国的医科院校应该说都是上等水平，是不是？所以，究竟要做什么，我听完了还没明白，你要说清楚了我才好评价。你们上台讲的人老说受谁委托，为什么自己不出来讲，我看这个有点问题。受人委托，我想那他们就是你的后盾，是想把你突出出来。其实你只是他们的喇叭。年轻人要不做哑巴，要不就做喇叭。做喇叭思想不是你的，你只会讲。哑巴呢？光想，但说不出来。我再问你们，比如说你要研究心律失常，实际上你是在研究冠心病，冠心病到最后最难解决的是心律失常，梗阻可以安支架，关键是在心律失常，我不知道你们是不是把它作为要去攻克的难题。我再问你们，心脏是用来干啥的？一个是泵血，一个是想事，你觉得哪一个更重要，你觉得后一个说法对吗？心脏用来想事，肯定错了。那我问你，你把《新华字典》拿来查，会发现带心字的词语中绝大多数表示心是用来想事情的。你看心想事成、心猿意马、三心二意、心旷神怡，全是用心在想事，还有痛心伤心，都是想事的。这还不只是中国，西方也这样，过去我们说 to serve the people wholeheartedly，是全心全意为人民服务，而不是全脑全意为人民服务，你说心是不是用来想事的。我没说之前没道理，现在有道理了吧！比如我马上给你一个打击，恐怕不是脑子要出问题，而是心跳加快了嘛。我还给你讲，心脏移植后，这个人的性格会变，心脏移植只把血管接上了，神经没接上，和神经没关系，原来我不知道心脏移植这么简单，血管接上就行，不接神经。比如说，你看到女朋友来了，心跳加快，做了移植它加不快了，为什么它不快，神经没接上，眼见心不跳，即使心跳加快也是靠激素来调节的。心脏可能不是直接用来想事的，但想事直接影响它，也有可能是用来间接想事的。我们怎样通过心脏，通过心理学办法来了解、分析和改正我们的心跳或我们的心率，这上头大有文章，非常大的文章。你不要认为我现在说错了，现在医学知识很多其实是错的，过10年20年，我们的后代会笑我们。有一位国外大学的校长在开学典礼上说，同学们，我们现在给你们教的，50%到10年以后是错的。你为什么把错的教给我们？因为我们现在不知道哪些是错的，哪些是对的。什么叫心律失常？要我说，要么就快跳，心动过速；要么就慢跳，心动过缓；要么就乱跳，心房颤动；要么就不跳，那就死了。我们现在都习惯单一的离子通道或一个酶，你们刚才也是这么讲的。单一的离子通道，你去一个一个解决，快跳我有办法，慢跳我有办法。但是复杂的顽固的心律失常会使你处于十分尴尬的地步，那就是快跳慢跳一起来，在同一个心脏同一时间，快跳、慢跳、乱跳、不跳都存在，这就是复杂的心律失常，这就不好解决了。不是有"快慢综合征"吗？同一个心脏里有的慢跳，有的快跳，有的乱跳，有的不跳，心肌梗死那块肌肉它不动，叫不跳，剩下的在动，它不协调，所以引起动脉瘤。这个问题怎么解决？再去抗心律失常是不行的，光抗不行，要靠调节、调理、调整。调整要靠中药。吴以岭院士搞的通心络，效果就不错，你不相信还不行。我们给他介绍过一个副部级干部，病人的心跳每分钟只有不到40次，慢了，用什么办法也不行，到他那里用中药调，现在已达每分钟60次，我相信这个中药。我告诉大家，事实上几乎所有的器官都是这几条。我们胃肠的运动功能也是要么快动，是肠易激综合征（IBS）；要么慢动，是便秘；要么乱动，是胃肠功能紊乱；要么不动，就是肠梗阻。呼吸、眼睛也是一样的。比如肾脏，要不快排或者慢排或者乱排或者不排，都是这种情况，怎么去解决这样的问题？我不是说中药就可以包打天下，但中药用了就是有效、有用。当然中药问题也出在这里。比方说吴以岭院士，他只知道他的药有效有用，但不知道是否有理，什么是道理，他说不清楚。所以，我们就要去研究，研究出来后就不一定用中药了，可以用与中药类似的化合物来解决问题。你们要将三个学科合并起来去解决新问题，不管你是冠心病引起的还是其他什么病引起的心律失常，你们关键是在解决终极目标，做成以后，将来凡是心律失常解决不了的都到这里来，那你们可不得了啊，这就是方向。

五、消化道肿瘤优势学科群

对消化道肿瘤我太熟悉了，这是我的本行。肿瘤研究搞了这么多年，我最大的体会是越做越不知道该怎么做了。应该说相关分子做了好多好多，我发表的论文，以我为通信作者的外文文章已近 500 篇，近期又在 *Nature Reviews*（*G & H*）发表了一篇，这是我的第二篇 *Nature* 系列文章。500 多篇，2000 多影响因子，但最后我不知道从何做起了。你们做的那些东西有没有用不好说，好像是各个方面都想去做，各个肿瘤都想去做，但最后究竟要做什么，好像脑子里不十分清楚。比方说孙校长给你钱、给你人、给你平台，他一定要问你 5 年、10 年之后能拿个什么东西出来。你必须要去凝炼方向，这个凝炼过程是很痛苦的。我们是要把别人的有所为统统搞成我们的有所不为，最后我们自己才能成为有所为，这是很难的。我那个实验室也一样，我们 3 年拿到的科研经费是 1.2 亿元，光消化病医院。拿那么多钱究竟要做什么，怎么向国家交账啊？唯一的办法就是在你凝炼方向的过程中，你要肯定地回答，在你们涉及的这个范围内，你究竟取得了什么成果，哪些是有别于他人的，哪些是跟别人不一样的，究竟发现了什么东西，找到这个作为基点。你们在结肠癌发现的这些基因都是外国人在其他肿瘤中发现的，或者说是已有的基因，但在结肠癌上是你们发现的。关于结肠癌在世界上发现的基因有多少种？和它有关的何止 100 种，1000 种都不止。那么我们这 10 种基因是不是别人发现的？你只是在结肠癌中找到了这些基因，那就要打折扣了。我做过很多关于肿瘤基因的研究，到最后越做越说不清楚，我不知道你们同不同意我的看法。做了那么多工作不是说它都没有用，有用！但得把它们相互联系起来。肿瘤是一个多分子多阶段的疾病，一个分子找出来了，有这个分子得癌，但没有这个分子也得癌，经常是这个样子。因为它是一个网络，我把肿瘤看成人生的一个必然阶段，你只要活得足够长，活 120 岁或 150 岁（人是可以活到这么久的），所有人都会长出肿瘤，如果不因其他疾病死亡的话所有人肯定都会长肿瘤。因为它是一个抗衰老的过程，人在不断衰老，前列腺就会增生，什么都萎缩了，前列腺不增生一点行吗？所以 100 岁的老人基本上都有前列腺癌。前列腺增生才活得长，前列腺都不增生怎么活 100 岁。肿瘤是一个增生和抗衰老的产物，全身抗衰老，精神焕发长寿，局部抗衰老就长出一个肿瘤。同时，肿瘤也是一个全身性的疾病，这一点我在很多地方讲过。你现在做的所有实验都是抽样，抽了几个基因在做，能否代表全部或整体呢？我们要用大数据的方法把全样看出来，而不是抽样，抽样有人为的结果。我们过去习惯找因果关系。任何事情都有因果，这是佛教的说法，其实不一定。现在要找相关关系，找出相关关系，再去联系有无因果。世界上的事物都是因和果，果和因。我们能说有了哪个分子就一定会有肿瘤，不一定！你认为你那 10 个基因是你将来的出路？这 10 个基因是准备用来诊断还是治疗？那只是你研究工作的出口，你只有做成了才算出息。但不一定会有出息。你如果以这个为切入点，那所有的人都要参与协作，而不是将整个消化道的癌，把胃癌、肠癌、什么癌全都搞在一起，这么做可能有问题，最后怎么整合？你们有没有可能从一个一个生物学表型，比如说肿瘤的分化、耐药、转移，以这个表型为基础整合呢？我举个例子，关于转移，过去我们一旦发现有转移，就不做手术了。比如说结肠癌，过去一旦转移到肝脏，一般就不做手术了。现在不是了，转移到肝脏把原发灶一切，肝脏的癌灶一收拾，病人可以活 10 年甚至更长。这是革命性的变化，所以到一定时候肿瘤怎么攻克，只要我们的检查手段上去了，见到一个打一个，我们有高度的选择性，一打就行了。肿瘤的转移机制究竟是怎么回事，各个肿瘤差不多。转移至少有 5 个过程，首先要从母体上脱落下来，我们叫它"众叛亲离"；然后呢？它释放金属蛋白酶，把结缔组织消化掉，我们叫"披荆斩棘"；随后进入血管，我们叫"远走他乡"；走到合适的地方，穿出血管，叫"安家落户"；最后在这里长起来，叫"生儿育女"。5 个过程，每个过程都涉及一套分子，比如第 1 个过程，和 E - 钙黏素减少有关，要从母体上脱落下来，母体叫你不脱落，就不会转移。披荆斩棘是靠金属蛋白酶，还有游走他乡也有一套分子。这些分子中任何一个分子你给它阻断了，肿瘤都不会转移，即便转移，它也长不起来。我们把各种肿瘤都查一下，如果找到一个参与转移的分子群和阻断转移的分子群，用各种办法延缓转移或不转移，这是一种很好的思路。

六、骨科优势学科群

你们说发表了一篇 *Nature Genetics* 文章，是真的吗？这好像不太好理解，国内在这个杂志上发表的论文我基本都知道。你们是做骨结核的，肯定没有这样的文章。这篇文章你们是什么作者，第一作者还是通信作者？第一作者吗？那通信作者是哪里的呢？是你们自己做的吗？全部都是你们自己的知识产权？做的是什么东西？你能再用一两分钟把那个 *Nature Genetics* 做的什么告诉我一下吗？有没有人能说清楚的？你们的工作为什么在 *Nature Genetics* 发表呢？在 *Nature Medicine* 上发还靠谱些。*Nature Genetics* 要不发表细菌的遗传学研究，要不就发表骨骼的遗传学研究。我为什么追得这么紧，因为你真是在这样的杂志发表过文章，那就以此作为方向。我告诉大家，你们搞骨结核的研究非常重要，我不知道你们的水平怎样，我老问这个，在全国的水平怎样？因为过去我没有听说你们有这个特色。我有一个姊姊，她就是发现脊柱有病变，在重庆一家大医院看了之后确定为脊柱结核，最后还做了手术，并辅以抗结核治疗，但手术之后老不好。后来又到四医大，四医大骨科很厉害，也说不清楚，最后诊断其实是一个癌。她 20 年前得过甲状腺癌，是癌转移到这个位置。那么这个病变究竟是结核还是癌呢？他们怀疑两个都有，其实说不清。现在的结核有两个特点：结核现在死灰复燃，结核菌有抗药性，现在临床上基本是这种；再就是嗜骨性，喜欢吃骨头、侵犯骨头。骨头的病灶很难治啊。你们要抓住这个特点，是很有意义的，非常有意义的。还有你们说的炎症，有时结核就容易发生在那些有炎症的地方，更容易在那里种植下来。你们在全国还有在全世界抓住这一点，全国的骨结核，无论是关节的、脊柱的或是其他地方的，都到这里来，这里就成了第一，那你就不得了了。用你们手术的方法，还有你们化疗的方法，还可用其他办法组合到一起来治疗，这就是特点，我觉得是一个很好的方向。全国的骨科太厉害了，光院士有多少啊！你们是在狭缝中生存啊！我说过"狭路相逢智者胜"，你们要做出自己的特点，看别人没看过的病，看别人看不了的病，看别人看不好的病，这就是名医，对吧？这叫硬骨头，不是软骨头，结核现在就是欺负软骨头。

七、呼吸和危重症医学优势学科群

这个汇报不错，抓住了重点。但你们除了抓住一个肺动脉高压，同时还在搞肺癌，搞肺癌不仅你在中国不是强项，中国在世界上也不是强项。我建议肺癌可以作为肺动脉高压的一个研究方面，而集中力量要搞的是肺动脉高压。关于肺动脉高压，我们过去把好多好多重要的信息都忽略了。平时我们测血压，你在肘静脉这个地方查血压是正常的，可病人有肺动脉高压，这个高压按这个办法是查不出来的。在人体内，全身的血压正常，但局部的压力增高，我看主要有两个地方。可能还有其他地方，如肾动脉高压什么的。但最多的一个是肺动脉高压（pulmonary arterial hypertension），还有一个是门脉高压（portal hypertension）。而且这两处的高压还经常有联系，如果你查一下文献，就会看到很多报道，如果门脉高压同时伴有肺动脉高压，这种病人死亡率很高。我原来不知道这个情况，文献上叫 portal pulmonary hypertension，这是一个名词，英文文献可能有七八百篇。怎么解决这个问题，它在发生病理生理变化之前是怎么回事？在后头又是怎么回事？压力增高会引起肺泡物质的改变，会引起纤维化，会导致肺功能出现问题。怎么检测这些变化？怎么测定肺动脉高压？刚才我讲抽血检查代表全身状态，抽肘静脉的血能代表或反映肺动脉高压吗？不能！也不能反映门脉高压，门脉高压时肝静脉的血跟正常时肯定不一样，那么肘静脉的血能反映肝静脉的变化吗？显然不行！两回事！中医切脉是在桡动脉，他们能摸出来肺的情况，但很多西医不相信。桡动脉的血流到桡静脉再到肘静脉的血不一定代表肺的情况，所以，有的事情要辩证地看。肺动脉高压可由很多情况引起，比如，可以是前方阻力增大，也可以是后方出了问题。比如急性肺损伤、慢性阻塞性肺疾病（以下简称慢阻肺）、呼吸暂停综合征，还有肺癌等都可以导致前方压力增大，导致肺动脉高压。肺癌不伴肺动脉高压者临床状况可能会好一些。关于肺动脉高压的原因，过去说与一氧化氮有关，一氧化氮是双刃剑，可以使它高，也可以使它低。还有一个是内皮素，也有作用。如果将来找到一个专门能够降低肺动脉高压的药物，就像降低高血压的药一样，那无论用于治疗心血管疾病，还是治疗肺部疾病都很重要，当然间接地用于门脉高压也会有效果。在心脏内科有一个专门降低肺动脉高压的药，叫酚妥拉明吧，将来一旦发现比这种药更好的那是不得了的。希望你们紧紧抓住这个，到那时你们就是管肺动脉高压的，任何疾病引起肺动脉高压你们都有办法。那么怎么测定肺动脉高压，又是一个重要课题，这个课题不比怎么降低肺动脉高压容易，二者可能相辅相成。这跟我们消化内科处理门脉高压这一难题很相似。大家可以想一想，我们消化系统所有的器官有一个很大的特点，跟你们其他系统的器官不一样，你们的循环是从大动脉到小动脉，进入毛细血管然后回到小静脉、大静脉直接注入心脏，我们消化系的器官不一样。我们开始跟你们是一样的，但静脉血回流不是直接注入心脏，而是通过门静脉，还要进入肝脏然后才回到心脏，这是不一样的。你把这些器官看成一样，是不对的。从肘静脉抽出来的血跟门静脉和肝静脉那里的血肯定不一样，或者是两回事情。可能那个地方已经得了病，但肘静脉抽出来的血还是正常的。待到肘静脉的血都成那个样了，那疾病都成晚期了，不可逆了。现在有个病叫"肝肺综合征"，我有一个学生在写；"肝肾综合征"是另一个学生在写。其中，关于肺动脉高压就是一个长篇。我正在想办法解决你的肺动脉高压来改善肝硬化，使门脉高压的病人活得更长一些。我们现在的知识面很窄，我们只有肝胆病学，但没有肝肠病学、肝肾病学、肝肺病学，所以我们只知道一点点人体的知识就在看病，当然效果不好。老祖宗早就告诉我们肝脑涂地、醒肝明目、肝胃不和、肝胆相照、肝肠寸断，他们早就告诉我们相互间都有联系的，可我们一直到现在还没搞清楚。门脉高压病人中究竟多少有肺动脉高压，伴有肺动脉高压的病人为何死得多，反之死得少？降低了肺动脉高压，对门脉高压起了什么作用？肺动脉高压降低以后，可否使肝硬化的病人从代偿期向失代偿期转变的过程变慢？这个过程以前可达10年，有的可达20年。我大学时一位老师诊断为肝硬化，过了40年才去世，而现在很多人几年就不在了，这是为什么？你们的慢阻肺也是这样，所以要抓住肺动脉高压，抓住它的病理生理现象。还要记住，身体的很多物质都有可能调节这个压力。另外，你们有没有肺动脉低压这种现象？肺动脉低压与肺动脉高压就身体的变化来说是一个事物的两个方面。如果谁发现这种现象或创造一个肺动脉低压的模型，会不会一箭双雕、一石二鸟呢？很多事情倒过来想就成了。

八、病原生物学与免疫学优势学科群

你们的研究方向主要有两个，一个是包虫病，一个是耐药的结核菌。这是对的。首先，因为你们工作在这个地方，西部地区欠发达，包虫病比较流行，结核病在这样的地区发病多。我的问题是，包虫病目前的临床诊断没什么问题，主要是筛查要快，因为患病者多，不可能每个人都像临床那么去诊断。新疆医学院一附院温浩教授那里不是一滴血3分钟就可以确定吗，他自己说的，我也看过。存在的问题是假阳性还是其他什么呢？你们是在初筛的情况下进行一个精筛对吧？人群中阳性的是20‰，还是20%，还是百分之十几？如果按20%左右计算，那我们在座50来个人中就有5~10个阳性对吧？你的意思是说从他那儿初筛后，你们再进行精筛。你们这样做工作是很有道理的，但突破是很重要的，也是不容易的。关于结核菌的研究特别是耐药菌的研究不只是你们，全球人都在研究。你们这里病人多，结核菌耐药后对身体究竟危害在哪里？为什么出现耐药？为什么有些人耐药而另一些人不耐药，还有些人在体外耐药但在体内不耐药，这又是怎么回事？与细菌的遗传学有关还是与人的遗传学有关？从这个意义上讲，不用药人是可以把结核菌消灭的，包括耐药的细菌。在过去没有抗结核药时，就看谁的本事大，谁能把它们消灭了。能消灭的人就活了下来。把这样的人这样的抵抗力研究清楚了，不比抗结核药好吗？其次是怎样把耐药菌诊断出来，然后是怎么处理。这样的研究是很有出路的。研究疫苗，一般来说，我认为对这两个病原体意义不大，包虫病的疫苗解决不了实质问题。用疫苗消灭不了它，说不定更加促进它生长，包括耐药结核菌，你要靠疫苗解决细菌问题是很难的。病毒还可以，但病毒也有一代二代的问题，今年感染的病毒你把疫苗做出来了，明年不一定有用，因为明年它变了。就像禽流感一样，在河南省建了好多大的仓库，装的全是去年的疫苗，拿到今年有用吗？只能说没有坏处就烧高香了。有一次我在工程院主持会议，左边坐的是临床的院士，右边坐的是基础的院士，相关部门把去年的疫苗拿来给我们注射。基础的院士问我打不打？我说，临床的院士他们都不打，感冒嘛，有什么好紧张的，过几天就好了。他说，听说这批疫苗比上一批好啊。我说，下一批比这一批还要好。总体来说病毒做疫苗是有意义的，但好疫苗不多。真正对付细菌不是靠疫苗，比方说结核，结核是细胞免疫吧，靠免疫细胞来杀灭，不是抗体。

九、公共卫生与预防医学优势学科群

这个方向报告可以简单一点，因为我最近也在关注这个事。不过你们很多内容好像都是从网上抄的，甚至我知道是从哪里抄来的。但是，这个工作非常有意义。现在提倡生态文明，我们将来要长寿，疾病要少，慢性病要少，应该从根本上去研究，这就是公共卫生与预防医学。因为回族和汉族不同，他们有不同的生活习惯，假如以慢性病的发病为观察对象，如果能找出差别，那我们就可以按好的方面做，向好的习惯学。比如汉族，我们哪些习惯不好，回族哪些习惯好，我们就把它学习过来，互相学习我们大家都活得长嘛。的确是这样，生活习惯对健康的影响肯定是非常大的！大家听说过和尚主义吗？现在有的和尚已经吃荤，过去和尚可不吃荤，两种和尚，不同的生活习惯，会出现什么情况？还有太监与正常人，你们猜一下，太监活得长还是短？太监活得长，我同意你们的看法，他能活多长呢？过去皇帝的平均年龄是39岁，普通人你能活过皇帝吗？那时平均年龄也就是三四十岁。皇帝生活好但他在别的地方付出太多，所以活得短。但太监为什么活得那么长呢？70多岁啊，平均是70多岁，你去网上看韩国的那个报道，韩国的太监，也是平均活70多岁，这要除去非自然死亡的，比如某个皇帝把他杀了，那是另外一回事，属意外死亡，这个得排除。我们这个项目是把这种不同的生活习俗加以总结，把各民族优秀的生活习俗也就是有利于人类健康的习俗整理出来，那是将来最好的保健措施。你说像我这个重庆人，别人说重庆的腊肉和香肠不能吃，吃多了容易得癌症，可我们这些人就特别喜欢吃这些东西，你把这些好吃的东西剥夺了，虽然不得癌，但我的生活乐趣就少了。事实上腊肉香肠诱癌的作用究竟有多大，现在还说不清。有一段时间我的家乡重庆的腊肉卖不出去了，说是吃腊肉长癌，其实并没有肯定的证据，在没有冰箱的年代里，肉靠烟熏保存嘛。我回重庆，那里的记者采访我，我说"人生苦短，能吃就吃吧。"以后腊肉又吃起来了。我错了吗？起码现在你还拿不出铁的证据说我错定了。回族的生活习惯很多，这里的自然环境因素也很多，两个黑箱碰到一起，无穷大的关系，这个是最难研究的，研究起来是相当相当困难啦。怎么在固定人群固定因素中间找到一些比较可靠的结果，这要下很大很大功夫。你刚才说谁活得长，回族人活得长还是汉族人活得长，不同的民族，可能在这个方面有优势，在那个方面反倒成了劣势，相互一抵消，年龄就成了差不多，你说有没有这个问题？而且你还得研究那种"纯"的回族人或那种"纯"的汉族人，因为汉族人嫁给了回族人或者回族人嫁给了汉族人，这种人群可能生活习惯会有所改变。他们生的孩子虽然也是回族人，可能跟回族人本族间结婚生的孩子是两回事。这里自然因素很多，研究的群体又很大，希望你们最后能得到好结果，这样的研究国家是支持的，是认可的，特别是环境与寿命间的研究是国家生态文明研究的重要内容。你们要花大力气把它做好。你们还可以研究维吾尔族和汉族，维吾尔族和回族，还有这个地方其他民族间的自然与生活习惯与健康状况的关系。这个研究资料或结果确实很有意思，非常有意思。举个例子，你刚才说到回族人和汉族人血脂高与低的问题。回族他们一般吃牛羊肉，牛羊肉可能瘦肉比较多吧。汉族吃猪肉，猪肉的脂肪比较多，牛羊肉跟猪肉的脂肪含量可大不一样。又比如，羊肉吃了可就上火，猪肉可不上火，渔民吃鱼更不上火，化学分析可能一样，但作用是很不一样的。这些东西吃进身体主要是影响肠道菌群。我们不同的人群肠道的菌群是不一样的。有的人喝水都胖，因为他肠子里头的细菌好，吃进去的东西都被细菌分解吸收了，但有些人吃了一大堆全部拉出去了，细菌没起作用。所以现在发现好多中药都是通过改变菌群达到治疗或保健目的的。你如果对不同人群中肠道的细菌进行分析，比如说汉族人喜欢吃猪肉，回族人不吃，我可以把回族人肠道的细菌移植到汉族人的肠道，那你吃了猪肉它就让你不吸收，因为它只见过牛羊肉，猪肉来了它们就不管，这样也许可以起到降脂减肥的作用呢！这样的研究在这里是得天独厚的，其他地方没法跟你们竞争，这里是回族人聚居的地方，上海回族人的生活习惯跟这里可能是两回事，我说的是他们可能已有变化或明显变化。西安交通大学法医学院有个教授，在研究回族人和汉族人的基因有什么差别，也许有差别，但我估计差别不会太大，回族汉族都是人，大家差不多，关键是社会习惯不一样。所以这个课题要把搞社会学和搞自然科学的力量整合起来，还有搞数学和哲学的人也要加进来，这样才能得到一个很好的结果。光靠一个方面的人才不行，搞自然科学的让你去研究社会科学，人家会说你是"愣头青"或"一根筋"，搞社会科学的让你去研究自然科学，人家会说你"捣糨糊"。另外，顶层设计要想好，做这样的研究要尽量把各种因素都考虑进去，不然做完了才发现还有更重要的没做，后悔莫及。

十、中医药临床基础优势学科群

我非常喜欢中医，为什么这么喜欢？因为我当医生当到六十多岁了，西医有好多的病治不了，没办法就去请教中医。他们给解决了，所以就喜欢上中医了。但是，我觉得你们现在的思路有些问题，你们的出路在哪里？你们的出息在哪里？你们要看西医看不了的病，你们要治西医治不好的病，有些西医看不上中医，你就是要治他们治不好的或治不了的病，用事实说话。比如，有些人肚子不舒服，西医什么都查完了，全都正常，可肚子就是不舒服，有时还说病人是装病。我到这里来过几次，几乎都有水土不服，这是什么问题？查不出来什么异常，我就吃藿香正气水，一吃就好。现在消化病门诊30%的病人都找不出器质性疾病，但他不舒服，不舒服是个啥病啊？你就按中医的诊法和治法来处理，管他什么病治好了就成。另外，你们中医一定不要拘泥于西医的哪个系统或哪个病，无论在哪个方面，都是你们的用武之地。最近我对针灸非常感兴趣，针灸在历史上有两套巨著，一套巨著是皇甫谧写的，叫《针灸甲乙经》，公元前两千年的针灸是他总结的。公元后两千年又有一套，我等一会告诉你们。公元前两千年写针灸那套巨著的叫皇甫谧，他这个人开始不是个好人，游手好闲，吃喝嫖赌，得了好多病，吃了好多药，就是治不了，结果用针灸就一个一个给他治好了。他高兴得很，但他不是学医的，他是个搞文学的。他写的《针灸甲乙经》是用文学形式把它记录下来的，而且流传到现在。那公元后两千年呢？一直到了现在，这套巨著是程莘农、石学敏、王宏才等写成的，书名叫《中国针灸交流通鉴》，500余万字，分9册，书很厚。这套书的序是我写的，他们请我作序，我是用文言文写。为什么叫我写序？为什么用文言文写？因为针灸的很多文言文看不懂，我就照搬照抄，当然这有些客气。请我作序是缘于我对中医的支持和新看法。我对中医、对针灸的看法是什么呢？大家知道，开始西方人比如美国人对中医对针灸是不承认的，现在美国人承认中医主要是承认针灸。20世纪70年代，尼克松总统访华之前来过一个记者，他来打头阵，结果得了阑尾炎在协和医院做手术。术后胃肠胀气治不了，当时给他扎针灸就好了。这个记者非常有名的，回去写了个报道，很快在美国就传开了，说中国的银针简直是神针，不用药能治病，这个针灸还可以用于麻醉。我们怎么看针灸？针灸有效，全世界都承认；但只知道有效，不知道有理，这不行！要有道理，中医西医都要有道理。持否定意见者的理由是看不到针灸的经络，它不像我们的血管或神经，血管神经看得很清楚，但针灸的经络你看不到，在足三里一扎，对大脑有明显影响，但你看不见其间的联系，也不知道哪个地方通了。怎么理解这个现象，因为我们习惯了肉眼所见的这种恒定的组织结构，也习惯了辨别方向的定位，非要找出个东西南北来。而且，我们只习惯了东西南北方向，东西南北是在正常情况下的一种辨位，但在特殊情况下就不一定非要是东西南北了。习惯了东西南北辨位的人总是想到东奔西跑、南来北往。但是如果前方堵了，出了交通事故，发生了爆炸案，这时就不能按东西南北的方向跑了。这时就有了东南、东北、西南、西北，然后再从小范围中分个东南西北，这是在紧急情况下，突然出现的异常通路。特殊情况出现的这些通路当你把问题解决后它们将一瞬间消失又恢复正常，所以正常时找不到，或者说在我们现有水平观察不到，找不到不一定就是没有嘛。东西南北堵了，我从侧面进入，就像我们消防队救灾一样。人体都是由分子构成的，不管是骨骼或肌肉都是由分子组成的，只是密度不同而已。既然都是由分子、原子、离子或电子组成的，当身体受到一定刺激或应激，比如针灸，它就会形成分子流、原子流、电子流或离子流等，这些都是肉眼甚至现代先进的工具看不见的，当身体的问题解决后它们会很快恢复到正常状态，这就是针灸的作用。我这么一说，这套巨著的作者们很高兴，就把我的这点感想拿去作他们书的序了。你们回去看看，你们中医好多搞针灸的都不知道是我写的序。你们搞中医的不能丢了中医，这个东西很好，你看韩国和日本都跟我们争呢！世界非物质文化遗产申遗时差点被韩国人抢了，韩国人已经把端午节拿过去了，端午节已经不是中国的了，他们又要把针灸抢过去。没办法，就把针灸现有的361个恒定的穴位，拿来中日韩三国投票。日本人在这点上对我们还是蛮支持的，结果355个是中国的，还剩6个，第二次投票，4个是中国的，只剩两个是日本和韩国的，最后申遗成功。2011年世界申遗我们中国拿到两张牌，一张是中国针灸，另一张是京剧。我讲那么多，什么意思？就是选择几种疑难病，西医治不了或治不好的，我们来治。不仅治而且要把科学的道理搞明白，那你就是高人。这么做，中医就有出路。我们这些搞分子生物学的可以来帮助你们。

河南中医药大学

引　言

　　这次到贵校来,身份发生了一些变化,过去我是你们的客座教授,现在去了"客座",加了"终身"。"终身"二字成了吾生的永远,看来郑校长要把以后校长们的美冠先戴在我头上,的确多了一份乐滋滋的荣誉。"教授"二字本为不退之职责,加上"终身"作为前缀,看来郑校长要把以后校长们欲加的重担先压到我肩上,的确多了一份沉甸甸的责任。

　　不过终身只是一种意愿或向往,因为未来的日子,身也罢,心也罢,事也罢,总是天难测算风云,积极而务实的态度是走着瞧,不过我们可以全心全意把今天的事情做好,也就对得起来日和来者了。

　　对学科的点评,我今天将从三个角度出发。

　　一是从高度看前行距离,有道是站得低看得清,但只有站得高才看得远。学科需要看得远,局部的清晰可以忽视,大家不要说我好高骛远,这个成语原本是贬义的,但用到学科发展上那是褒义的,所谓"昨夜西风凋碧树,独上高楼,望尽天涯路"就是这个意思。

　　二是以广度看影响范围。无论是整个学科或者具体的人,每天都是在发展的,包含或影响的范围都在不断扩大。但如果画的圈太小,以后甚至更小,可能最后自己就没有了;当然也不能无限制地放大,放得太大自己也会被人不足为视,不足为奇,最后也是消失的,所谓"适可而止"就是这个意思。

　　三是以深度看立足根基。一个学科的事情总是千头万绪,林林总总,什么都想做,但常常是什么都做了,结果别人看来什么事都没做,或什么事都没做好。我们总是要选一两件事情把它做好,我们不能只当割草机,只注重面积,不注重深度；要学掘井机，有了深度才出油，所谓"树有深根才能叶茂"就是这个意思。

高度、广度和深度加起来是什么，那就是一个立体，立体决定一个同质物体的重量、能量和数量。好了，下面开始讨论。

一、呼吸疾病基础与临床研究团队

我先提一个问题，希望用一句话回答，你们一定不要长篇大论，我也一定不会高谈阔论。那就是你认为做慢性阻塞性肺疾病（COPD）研究的，在你们中医学界，谁是做得最好的单位？你说你们是整个中医学界做得最好的，请问根据在哪里？你说的根据是可靠的，但每一个根据前的定语太多，是什么什么中的什么做得最好，把圈划得太小了，太小了人家不做你当然成了最好，说不定最好是人家不看好的，这就是刚才我说的广度决定影响的问题。中医药我可能不大了解，那么西医做 COPD 最好的又是谁呢？你说是钟南山院士和王辰老师，钟院士的强项除 SARS 外，还有哮喘，那么王辰呢，他在 COPD 方面究竟做了什么？你说他为卫生部（现卫计委）搞了一个诊断标准，还有一个"十二五"项目在完成，就是慢性肺疾病的转化医学。但我所知道的王辰院长的强项是肺栓塞嘛！

你最近发表的最具成就感的论文是什么？最好是你做了别人没做的事。然后谈谈对你最具挑战性的论文是什么，最好是你正在做但没做成而别人提前发表了的事。从你的回答中，我看出了你在学科建设中有些左右为难，有些水深火热，劲没少使，但左冲右突总是没有突破；力没少用，但都处于能量自耗状态。

刚才你们的汇报准备是很充分的，一二三四五，甲乙丙丁戊，ABCDE，头头是道，条条有理。我也知道你们单位最好的人才是哪些，有多少。也知道国内同行中有研究做得比你们强的，有临床做得比你们好的。如果我是校长，我的问题是不知道把钱花在你们的什么事上将来可能有大突破，说到底就是方向问题。我昨天讲过，一个单位成不成功，靠两个因素，一个靠思想，一个靠人才。可我们好多单位是不缺人而缺人才，不缺想而缺思想。无论哪个单位，人有的是，人才却不多，想也都在想，可有思想者不多。当然事物也是变化的，今天的人通过努力可能变成明天的人才，今天的人才不努力会成为明天的人。思想也是今天的想可能会成为明天的思想，当然今天的思想也可能成为明天的想。选择一个学术方向，如果只是泛泛地把学术界有关 COPD 的某些东西抄在一起，那不叫方向。要选择一个方向，应该具有三点要求：①要有重大需求；②做别人没有做，或没做好，没做到的，如果人家已经做了，再去做，浪费钱财，浪费精力，还永无出头之日；③做自己能做的。有好多人自己不成功，不反省自己，老是埋怨领导，整天怨天尤人，其实是自己的问题，或者是方向问题，或者是学术问题。在我们学校里，经常有人埋怨我，说校长不给他钱，不给他房子，不给他人。我说，这一层楼全部给你，一共 2000 平方米，请问你拿去做什么？他答不上来，说首先是安排办公室，然后是接待室，然后是学术厅。我再给他钱，给他 1000 万，明天就到账，问他拿去干什么，他答不上来，说要买这设备买那设备，我说不需要，因为全校什么设备都有了，免费给你用，你用它干什么？他答不出来。他说缺人，我说你要人才，我明天给你派，但派的都是比你强的，第一个就是我本人，请问你给我安排什么工作？他十分尴尬，答不上来。其实不是缺什么的问题，主要是缺学术方向、学术水平、学术能力啊！所以，我希望你们将来要做COPD，那就一定要从中选择一个点作为研究方向，然后去攻关，使它成为有重大需求，别人做不了，我们能做的。比如COPD不管病理如何，到最后都是氧气进不去，二氧化碳出不来，最后就是人受不了，怎么解决？这要关注两个现象：一个是肺泡细胞越来越少，结缔组织越来越多，其中最重要的是肺泡活性物质。肺泡活性物质既是肺泡细胞分泌的残渣碎片，也是促进肺泡细胞体积变形变化的重要物质，这种东西少了西医解决不了，中医有没有方法能够刺激肺泡的细胞活性物质增加呢？如果能够解决，这可是一个重大发现。第二个是氧气进不去，怎样提高机体在低氧环境中能够生存的问题。人是需要很多氧气的，可你看鱼，它只需要那么一点儿氧气就可以生活得很好，如果中医能够让低氧情况下，在肺泡已经破坏很多的情况下，使人能够很好适应，这不是重要贡献吗！比如好多人为什么都去海南，海南那地方温度容易适应，氧分压很高嘛。再看西宁的人，他们上得去，也下得来，他既可以下到上海活得很好，也可以在4000米海拔的高原活得很好，在4000米以上的那种适应能力，中医有没有办法把它培养出来？我看是可以尝试的，所以你们的研究应该是依靠中医。西医发现了肺泡活性物质你们就可以去研究怎么通过中医药促进肺泡活性物质的分泌来提高人对氧气的适应能力，发现了这样的药吃了以后COPD的病减轻了不就是方向吗！这就是重大贡献。做这两件事，就是用中医的办法促进肺泡活性物质的产生和分泌，或者提高人类的抗低氧能力，你很可能会成功，成功两个更好，一个也成，全成更好半成也行，我相信你们是做得到的。你们要拣西医解决不了的事情做，当然中医解决不了的我们西医也可以去解决，都解决不了的问题两个加在一起去解决，这就是我们的出路。当你还比较弱小时，一定不要试图做别人做过或做不了的事，那样你很可能没有出路也没有名分。

二、中医基础理论与分子生物学结合研究团队

我的第一个问题是，你有没有作为主席组织过大会？你说中医方证会是你们承办的，这是一个全国大型的会议，还是全国会的一个分会场？你说是一个分会场，那么在你所从事的专业中你那个学会有没有主席或主任委员，你们的团队或你本人在其中处于一个什么位置？你说你是中华中医药学会基础理论学组的副主委，那么主委是谁？你说是王长志教授，那么你们在一个共同领域攻关，与你相比，他的强项是什么？好了，这些问题弄清楚了，我知道了你们的地位。今天我主要想评价你们这个团队。你们应该知道自己这个团队处于一个什么样的位置，是国际水平还是全国水平还是省内水平。我经常讲，一个团队成不成功，主要取

决于三个因素：第一是领导，第二是人才，第三是纲领。我在初中时就读完了中国的四大名著，后来还读了英文版的《西游记》和《水浒传》，英文的《西游记》怎么翻译，有人说是一个男人与三个宠物的故事，那错了，是 The Way to the West 或 The Journey to the West 才对。《三国演义》中刘备之所以能成功，源于一个好领导，刘备是好领导，他有人才，有纲领，刘备最大的本事是会哭，关键时刻一哭哭出了战斗力、凝聚力，输在哪里？输在阿斗，输在了领导。《水浒传》中有好领导，也有人才，最后输在了纲领，应该农民起义夺取政权，却去招安，最后鸡飞蛋打，被皇帝老儿收拾了。《红楼梦》中既没有好领导，也没有好纲领，也没有好人才，既不成体统，也未成事业。只有《西游记》，有好领导，有好人才，更重要的是有一个好纲领，就是去西天取经，然后回来，成了！所以，衡量一个团队，上述三个因素缺一不可。什么叫团队？就是一个有口才（口+才=团）的人带了一些耳朵听话的人，这样的团队能做大事，能成大事。团体是一个有口才的带了一堆本分的人，这样的团体能做事，但做不了大事，难成大事。团伙就不行了，是一个有口才的人带了一堆杀人放火的人。在我的那个团队，我们提倡角色互补、能力互补，有两个完全相同者，其中一个必须得走，留着两个，除了打架，相互抵消，什么作用都起不了。走了一个他们最终会成为朋友，肝胆相照；留下两个早晚要成为仇敌，不共戴天。

  我觉得，把中医的某一个说法或概念与西医的信号转导相结合，将来一定是有出路的。中医和西医有两个很像的理论可研究，那就是平衡。中医讲阴阳平衡，平衡就生存，失衡就得病，治病是复衡，中医为了维持这个平衡，需金木水火土五行学说，火太大了把土烧成了砖，加点水，就好了，老是火大会把土烧成砖，那就完蛋了。我们西医呢，是在你们那个五行基础上再增加成百上千个因子或分子，因子与因子两个之间相连，成一条线，若干条线在一起成一个板，若干个板在一起成一个整体，这其中也涉及若干分子信号通路，共同保持整体的平衡（hemostasis）。比如人体常温保持在 37℃ 左右，实际上人体由于分子间的变化，在瞬间可以很高，也可以很低，为什么我们体会不到呢？因为那是百万分之一秒的瞬间。人体必须把它调整到 37℃，不然可能早把人烧焦了。这就靠很多很多分子调节使之很快达到一个平衡。你们的研究工作涉及方证，我刚才问了，食管癌一个病就有四个证型，我们那里的中医科研究脾虚，我们的外语教师翻成英文叫 spleen deficiency，讲了半天，老外听不懂。脾为什么会虚，有时还会亢呢。我去一翻他们就听懂了，脾虚应该翻译为 pixu，一定不要翻译成其他，因为中医这个脾虚包括几十种情况，分类很多，包括脾阳虚、脾阴虚……而且按这样分法治病确实能治好。我的病人老说左上腹疼，查什么都正常，什么药也治不好，最后按你们的脾虚开个药一吃就好了。但我要跟你们提个问题。证型对人体来说太多太多，食管癌就有那么多，可以说你们中医这边是一个黑箱，我们西医那边信号转导的分子更多，更是一个黑箱，两个黑箱对黑箱是很难研究的。你得固定一个，比如证型是四种，那信号转导那边就研究一种分子，看四证一种分子的影响；或者证型是一种，信号转导可研究几种，你总得一个对一个，不然难以获得令人信服的结果。比如食管癌，四个证型中有的用西医一治就好，不用中医来治。而有的证型西医治不了，就靠中医来治。西医治不了中医也治不了的，这些证型最重要，这两个证型，它在信号转导中究竟出了什么问题，用什么办法来改变信号转导通路而解决西医治不了中医能治的原理。所以，无论中医西医一定要选择好切入点，证也好，信号转导也罢，选择的信号分子最好不是一些普通的分子，已经被研究得非常透彻者通常很难出好的结果。在西医，你把任何一个分子键入数据库搜索，一般都不会少于几百或几千篇论文，最多可达几十万篇论文。这个事我太清楚了。所以我有一句话叫"分子复分子，分子何其多；哪个更管用，谁也没法说。"搞了一辈子分子研究，发表了近500篇SCI论文，我自己好像越来越糊涂。所以，西医搞分子研究的要从你们中医中找出路，特别要看你们用中药后，能不能改变分子通路的变化从而达到治疗目的。所以，对你们这个团队来说，一个是团队建设三个要素的问题，另一个是你们研究方证要固定一边研究另一边的问题。

三、中医心病学研究团队

我有一个长期困惑的问题，就是你们中医认为心是用来干什么的？是用来泵血的还是用来想事的？你认为两个功能都有。心为君主之官，既想问题也主血脉，心主神智是想问题，心主血脉是泵血。但哪一个更重要呢？你认为首先是血脉，因为人要生存，然后是神智。西医过去一般不认为心是用来想事的，但我现在觉得心有时确实是用来想事的，而且还非常重要。《新华字典》中，有100多个以心打头的词语，除个别外，其余都是形容心是用来想事的。比如，心领神会、心心相印、心猿意马……遇到一件事，很麻烦或痛苦的事，大家有没有伤心甚至心痛的感觉？出了一件事情，在一瞬间，全身血中的物质都会变化，听说一下会有25种蛋白质的变化。这可是要影响心脏的，要心脏来应激的，是要加重心脏负担的，也可能瞬间它要增加1倍的泵血，不然这个人会死的，为什么？毛细血管一下扩张，血液还是那么多，但必须增加1倍的流量，心脏必须高负荷代偿。突然遇到一件事，本来吃饭好好的，一下子吃不了了，揪心啊！你们没碰到过揪心事吗？那是不可能的。这些物质，首先作用于心让心难受，当然还有其他机制。你们的工作不要试图去阐明这个事，没有必要，很难做。你们可以做的是把动物心力衰竭（以下简称为心衰）之前的血抽出来，然后把心衰时的血抽出来，做一对照研究；或者将一群没有心衰的动物和一群有心衰的动物，把血抽出来，做一个双向电泳，你可能找到很多蛋白点，你们可以看到肯定差别很大，无论是一只动物心衰前后或一群有无心衰的动物间都会有非常大的变化。然后，你们再用中药去改变这些变化使其回到正常状态。一个中药不行用另一个，你们可以反复寻找也可以用复方，中医也不要老是讲单方不行复方行，就怕你们老用复方来忽悠我们。因为要分析任何事物，都是首先从简单开始，一个就是一个，从易到难嘛！用四个五个甚至七个八个加在一起影响因素就无穷大了。听说有的国医大师治病很有效，其实用的就一两味药，但他加了不少味没用的药在一起，让你分析不出来，你也没办法研究。于是成了秘方，把简单问题搞复杂了，这个不可取。你还可以这样做，把一种药用给一个正常动物，然后把血抽出来打给另一个动物，后一个动物是没用药的，看它起什么作用。我们中医的好多药不是直接针对某一靶器官或靶点的，比如它不是直接针对心脏，它是通过对身体其他器官的作用，然后由后者分泌一种或多种物质作用于心脏的，是间接的，因此你找不到靶点。用小檗碱治疗糖尿病就是一个这样的例子，这个不是你们发现的，是西医发现的。从黄连到黄连素到小檗碱，用黄连素大家都知道能治腹泻，但现在用来治糖尿病。为什么能治糖尿病？它不是作用于胰岛素受体，它是作用于肠道的细菌，我们吃任何东西都要由肠道细菌去处理，不同的细菌代谢对象不同，每一个细菌对身体都有相应作用，但它是在全身精密调控下发挥作用的，肠菌中有处理糖的，有处理脂肪的，也有处理蛋白质的。处理糖的可以让你不吸收那么多糖。所以有的人喝水都胖，那是细菌好啊，但有的人吃了一肚子，还是瘦，白吃，那是细菌不行嘛。小檗碱通过调节肠道细菌来调节血糖治疗糖尿病。所以，中药在很多情况下不是直接作用于身体，其实是作用于肠道细菌来调节人体平衡的，那这又该怎么研究呢？一是分析肠道细菌，不能分析就把用药后的血抽出来进行分析。具体怎么研究，这需要顶层设计，今天因为时间关系不能细讲，但你们心脏科一定要注意肠菌与你们的关系，说不定将来防治冠心病要从肠菌着手呢，你们信不？不信，你们不信，反正我信。

四、中药学研究团队

你们学校从1958年建校到现在已经有50多年历史，其间有没有做出一个药享誉国内外，至少是省内外的？你说有一个柴胡口服液，这个药是你们创造的吗？你们说是你们的老一代创造的，那这个老老到什么时候，是指孙思邈那样的老一代吗？你说是你们团队的一位老师，这个我就不敢相信了。我深信柴胡口服液很早很早以前就有了，也是口服的，绝对不是外用的，但当时口服的那个柴胡液肯定是自己熬的，不是像你们现在这样成批生产，是吗？所以，可以这么说，口服柴胡用以治病肯定是老祖宗发现或发明的，而把它做成批量生产，易于服用是你们做的，把它定为国家三类新药就是这个意思嘛！不然就是一类新药了。你们的奋斗目标是想培植出一种新药，或做成一种中药产品，从你们的报告中，我感觉你们是要发现目前全世界西药都赶不上的某种中药，这就需要对国际和国内的行情有全面深刻的了解，知己知彼才能百战百胜。你们知己有余，但知彼不足，这个彼无论指中药还是西药，无论指国内还是国外，行情都需搞清楚。关于行情，我来提问，你们回答，你们来填空。在座的都可以填空，看你们能填对多少空？

1千克甘草值多少钱？你们说 30~40 块钱，其实不同的规格和产地价格不一样，通常的均价是 6 元，如果把它制成甘草酸，1 千克多少钱？可以上万。那我再问红豆杉 1 千克多少钱？你们说香港在内地销售红豆杉树皮是 100~150 港元/千克。据我得到的消息，1 千克红豆杉是 16 块，但做成紫杉醇是 3 万元/千克。全中国有多少亩地在种植中草药？你们说河南就有 300 万亩（1 亩≈666.6 平方米），全国面积目前没有正确数。实际上全国是有一个数的，大致是 600 万亩。我不相信你们河南就有 300 万亩，你们占了一半？全国一共有多少正规中药市场？你们说 17 个，这是对的，不知河南有几个，至少一个是有的，不知道在什么地方。那现在中药生产厂家能叫出名字的大致有多少个？你们说原来 4000 个现在有 2400 个，真正规范并得到国家承认的是 1000 多个。中药剂型有多少种？你们说有 80 多种，实际上一共是 45 种，你们可能把有些不正规的也算进去了。目前做出来的中药产品有多少种？你们说 4000~6000 种，这是对的，大致 5000 种。全国的中药市场一年销售额是多少钱？你们说河南是 106 个亿，国家是 1200 亿，这个多了点，好像去年全国是 160 亿人民币，你们可能把大量保健品和原药材算进去了。在全球的中药材市场中，各国占的比例是多少？你们说日本 45%，韩国 26%，中国仅 10%。我得到的数据，在全球中药市场中，日本占了 80%，韩国 9%，印度和新加坡 6%，中国只有 5%，而且主要是草根树皮，即多为原药。注意，我这个不包括保健品，那个说不完也说不准确。我为什么能说得这么肯定，因为我是重大新药创制包括传染病还有基因治疗三个国家重大专项中期评估组的组长。我讲的肯定是很权威的数字，除非国家中心发布的信息源错了。我们乐于原药材出口，出口多了我们自己的资源就越来越少了。比如我国的甘草新中国成立时还有 200 万吨，现在只剩 35 万吨了，我们的麝香减少了 70%。我们陕西有 6 个县部分地区是在平地上种中药，海拔低了种的某些植物只能用于观赏不能称之为药，平地上种的红景天肯定不像高原上的红景天。当归本来很小很小的，农民放到平地上种，还施化肥，结果种出来像萝卜那么大，当然功能也就跟萝卜差不多。能够在平地上种的，你种我也种，比如日本，现在已有 3 万药农与公司签订了种药协议，引进了近 5000 种中药材品种，已有 50 多种种植成功了。不仅种，人家还造了 3 万平方米现代化生产车间来生产中药。中国有人说中医中药不科学，那世界中药市场 80% 是日本的，日本就不讲科学了。中国只占 5%，你再说中国中医不科学，到时候世界市场就没有中国的中药了，全成日本的中药了。还有个问题，现在申请专利，中国的中药专利有 10% 左右已成外国的了，外国到中国申请专利成功了，如果将来到了 90%，我们老祖宗留下的权利就被别人拿走了，这个不行啊！所以你们研究中药的必须大踏步前进。可你知道，我们有些中药工厂在做什么？好做的都去做，恶性循环，比如清开灵，全国 8 个厂家在生产，川贝枇杷止咳露、复方丹参片、六味地黄丸、板蓝根制剂全国几十个厂家在生产，相互竞争，恶性循环，到最后只能卖假药。如果再这么搞，我们的中药是要毁掉的。我们国家批中药批得非常非常慢，2013 年批了 518 种药，其中中药只有 37 种。中药究竟该怎么办？我现在没有时间讲很多，我最近有个专题报告，叫《医药互为师》，其中在研究策略上提出要从没有药效中找到疗效，药效是疗效的一部分，有药效不一定有疗效，有疗效不一定是药效所为；要从没有药理中找到道理，药理只是道理的一种，有药理不一定有道理，有道理不一定是药理发挥作用；要从老药中找新药。关于这些我下午的报告中要详细讲。总之一句话，研究药品特别是研究中药，一定要把世界装在心中，最后你就成了世界。

五、中医儿科研究团队

我的第一个问题是，你们科过去只有 30 张病床，现在有 315 张，是不是因为现在小孩数量比过去多了？你说不是，是由于学科建设的发展，你们有了特色，有中医散剂，这是别人没有的。那我的问题是，你现在 300 多张病床的治愈率、好转率、死亡率与过去 30 多张病床时相比，有什么变化吗？是不是该提高的有提高，该下降的有下降呢？你说有一定变化或改善，原来你们是大儿科，什么病都看，特色不突出，现在有特点了，比如用雷公藤治疗肾病，请问你们与黎磊石院士比，谁早？谁的好？你说你比他晚，是从他那里进修回来后开始应用雷公藤的，但国家药监局不让用，而且下令要求在说明书上标上儿童禁用。尽管你们做了几十年试验，证明雷公藤对儿童不仅有效，而且安全；但你一定要做规范严谨的临床试验，一定要拿出可靠的证据，一定要拿出确证的材料。你们治小儿的中药材和治老人的中药材，哪一个多？你说成年人用得最多，老年人都可以从成年人药品中选，而儿科则不然，儿科专药非常少，成人可用的中药材中百分之八九十都没有儿童用药。这对小儿科的发展不利。小儿的用药放到成人那里去用一般没有什么问题，但成人的药放到小儿那里去用，就得考虑考虑。《神农本草经》有 120 味上药，120 味中药，125 味下药。在上药中有多少儿童可以用，有多少老人可以用？上是补，下是攻，中间既补又攻。你们儿童主要是用上药还是下药？你们有没有考虑过？你们没考虑这个问题是不应该的。要分别对待，你说小儿用药攻的多补的少，那老人用药是不是也是这样呢？小儿科绝不是小大人，用治小儿的办法治疗老人会不会返老还童；用老人的办法治疗小儿，会不会成小老儿呢？小儿与老人在生理和病理上有许多共性，也有许多区别，你们要与老年科协作，去找出这些共性和区别，这正好是你们的切入点和突破口。比如，细胞是人体的主要组成部分，我们培养细胞，用胎牛的血清可以把细胞培养得很好，但用老牛的血清就培养不好。从事成人医疗的医生要向小儿科学习，小儿科要珍惜在自己领域里一些得天独厚的东西，比如能保健和延年的东西就能够抗衰老。有些病老人天天治也不好，而在小儿一天也不治就会自己好。我曾写过蒜薹与落叶的关系，一场大雪后，蒜薹根部的整个蒜瓣都枯萎，但蒜薹的那个花蕊还是绿色，这是因为整个蒜薹都在牺牲自己把营养献给"小孩"以延续生命，才能"后继有人"。今天我没时间细致讲，只希望小儿科与老年科密切协作去探讨这些问题，都说老人像小孩，这绝不单是文学描述，而是有科学道理。

六、心血管疾病的中医药防治团队

你们团队把学术方向主要放在心律失常上，这是对的，这是你们的强项，关于心律失常，我把它总结成四种情况：一种是快跳，心动过速；一种是慢跳，心动过缓；一种是乱跳，心房颤动；还有就是不跳，心脏骤停。但复杂性心律失常，是在同一个心脏的同一时刻快跳、慢跳、乱跳和不跳同时存在。有的在慢跳中快跳，有的在快跳中慢跳。不管快跳、慢跳、乱跳都叫跳。跳取决于两个因素，一个是全身性，一个是局部性，中药如果能使快跳变成慢跳，那用慢跳的办法治疗快跳或用快跳的办法治疗慢跳，问题不就解决了。你们把一个个心肌细胞拿出来加某种东西然后就跳慢了或者跳快了，这不就是你们中药研究的重要方法吗！你们研究心律失常时，是用动物模型吗？你们说用动物模型，有时也用细胞或组织块，我看最好是动物模型，最好是整体的。用动物模型时，最好是把神经切断，不然很难说你的心律失常是全身神经引起的还是局部引起的。动物模型我说的是在体内，研究的结果更真实可靠，最好的模型是对心脏移植的观察，过去我们都忽视了。你知道心脏移植只接血管，不接神经，所以移植前可以做到面不改色心不跳，那是有神经支配，但移植后是面不改色心要跳，因为没有了神经支配。以此可以确定你用的中药哪些是局部作用，哪些是全身作用，哪些是通过神经起作用的，哪些是直接作用于心脏的，要把它搞清楚才能有的放矢，才能明白真正的道理。

七、针灸学研究团队

我首先提一个问题：在你们的柜子里放的最大的针灸学巨著是哪本？你说是前几年去世的王雪苔教授主编的《中国针灸大全》，上下两册，共100多万字。我现在知道有500多万字的，共9册，叫《中国针灸交流通鉴》，你们知道是谁编的吗？你们不知道，而且也没有参加编写，很遗憾了，那是程莘农院士和石学敏院士等编的。那你们知道序言是谁写的吗？是我写的。是用文言文写的，这不是说我文言文有多强，而是对针灸典籍中很多文言文不懂，于是抄了过来。那么他们为什么邀我写序呢？不是因为我懂针灸，而是我对针灸有新看法。针灸是我们国家的瑰宝，在国外认可中医其实是从先认可针灸开始的。我们既要继承，又要发扬。凡是过去治病有效有用的我们都要继承，但一定要有新的发展，要弄清它有效究竟道理在什么地方，即不单单满足于有效有用，还要知道有理，才能晓之以理。我们找经络常常通过解剖的方法。大体的、显微的，甚至电子显微的，但就是找不到。我告诉大家，有经络就是有经络，可能用我们现有方法还不够微观，还看不到，看不到不等于没有。那在显微镜发明之前，我们没有看到过细胞，你就说没有细胞吗？更为可能的是，在不需要时可能没有经络，一旦需要时，或在遭受某种刺激，比如针灸，身体可以临时形成一个经络，任务完成就解散。人体就是这样的，就像我们平常走路，横直竖方，不越雷池一步，但假如说火灾来了，你还那么走吗？肯定哪个地方能跑就往哪跑，那就是路啊，应激的路嘛！哪个地方能走通就往哪走。原来通过门口出行，火灾来了，就从窗户跳出来。针灸时，可以瞬间形成一条通路，这靠什么，靠分子变化来形成一条通路。人体都是由分子组成的，分子与分子之间的变化就可以形成一个通路用于急救，急救成功或失败后都会消失。不要试图一定要找到一条恒定的通路，这条通路是瞬间的，针灸一完马上就恢复到原来状态。就像火灾没了原来是什么路还走什么路。不要试图去寻找解剖学的根据，这种解剖学的表现是看不见摸不着的离子流、电子流、原子流，我们看得见吗？看不见不等于没有，不等于不科学，现在看不见不等于将来看不见。要相信自己，有效果它总是有道理存在的。怎么去研究这个现象非常非常重要，一针扎下去全身都起反应，哪些东西起作用了，怎么作用的，一定要按这个思路去研究。不能只看老鼠在前跑，它为什么跑？后头有猫啊。不要只做割草机，只顾表面现象，只看重表面成绩，要多学习、多创新、多思考，要当掘井机，往深探。针扎下去，有些有效，有些没效，把没有效说清楚了，也就把有效搞清楚了，这是最高水平。我老说这句话：只知道自己会做什么，不知道别人会什么的是医匠；知道自己不会做什么，知道别人会做什么是专家；知道自己不会什么，知道别人不会做什么，也知道全世界不会做什么，但知道将来应该做什么，那是大家。我们不要随意否定老专家，但对专家权威不确实的东西要否定。我经常说"永远向前走，否定到最后"，否到最后否不了，那才是真理。当然这个真理将来还会被人否掉的，因为没有永恒的真理嘛！

八、中药药效分子机制研究团队

你们刘院长说，现在大家都在比争取了多少项目，拿到了多少科研经费。做基础研究的发表文章，没人引用；做应用研究的，没有对社会做出贡献，到退休时会对浪费了国家大量钱财而愧疚。你说这是始终悬在你头上的一把剑。看来你和刘院长都是有良知和良心的科技工作者。并不是所有人都像你们这么想的。为了使你的科研工作更加顺利，在有生之年有所建树，起码退休后不后悔、不内疚，你的方向一定要找对。方向找不对，就像小鸟不知道往哪里飞，飞呀飞，没有少飞，可绕了一大圈还在原地打转，没有结果。对此有时是要交昂贵学费的。你们在做的动物模型，要对动物很清楚，要对得起动物，至少是让它们死有所值。第四军医大学一年要处死各种动物8万只，以小鼠为主，你以为都值吗，我看好多都是冤死的，而且死得很惨，可以说现在全世界的动物模型没有一个是理想的，都只作参考。我1984年出国学习，到日本后开始他们不让我做事，我就学习培养癌细胞，在裸小鼠身上接种癌。一个日本姑娘和我做同样的工作，人家的都能成功而我接种的没有一个成功。最后才发现人家给我的是公的，而那个乳腺癌细胞系是从女性病人来的，你看我是公母不分啊！患乳腺癌的女性是男性的100倍。我想，如果我们把女人变成男人不就不长乳腺癌了吗；前列腺癌也一样，把男人变成女人状态不就不长了吗。你们治疗男性病用妇科常用药，治女性病用男科补肾壮阳药，益母草是妇科主要用药，你们用来治疗男性前列腺病，锁阳是男科补肾壮阳常用药，你们用来治疗女性围绝经期症，这是独创想法，可不要怕别人笑你，也不要怕别人说你疯了，坚持下去。我想说的是男女本身就是一种平衡，要看怎么去调整，调整效果怎么样。另外，现在男性女性化很严重，是有分子生物学或遗传发育学基础的，从幼儿园到大学都是女生当班长，找个有阳刚之气的男朋友那是难事，为什么？一是精子量的变化，听说50年前男人每毫升精液中平均精子量是6000万个，现在只剩2000万了；更重要的是Y染色体由2000多个基因变成80多个了。有的地方有1/5的不孕症，很多其实是男性的问题，还怪罪女性，西医怎么检查都没有问题，中药一副药一吃就怀孕了。还有用中药催奶加两个猪蹄一炖就出来了，你用西医加两个羊腿也不行啊！我给你们团队的建议是，在研究工作的顶层设计方面不要老停留在一般的文学描述上，要在现象观察的基础上把它一个一个解决了，做出来一个叫有出息，做出来几个叫大获全胜。不要怕别人笑，笑你，是无知；而你，要无畏。这样下去，待退休时，你不仅不会内疚，而且会硕果累累。至少是不成功，已成仁。

九、脾胃肝胆研究团队

你们团队报告的知识面很全。你说你最早学的是西医，然后才去学的中医。这对你来说是得天独厚，人家是一条腿，你是两条腿。你首先是把西医的很多概念、技术、方法引入中医，当然一定要是正确的、适时的，这样你既会西医又会中医。这既是你的立身之本，又是你的求生之道。所谓立身之本，是为生存，这是最基本的，要拿工资吃饭嘛，这个对你没问题。我想说的是第二步，那就是求生之道，就是要求发展，就要创新，就是我们西医目前解决不了的问题，你去解决，这将带来极大的突破，对不对？如果你要跟西医一样，在中医的群体是完全做我们的一套，我深信你会很累，但你累了半天，我们西医的院长说你是小儿科，因为你比不过我们；而你们中医的院长又说，你是中医怎么不把中医的特点总结出来。所以成了中不中，西不西。你们提出的口号我完全同意，首先是能中不西，对吧？有个省卫生厅厅长说，能用中医治的不用西医治，这是对的！其次是先中后西，我看可以这样说，是先中后西，能中不西更好，对不对？然后是中西整合。在实践过程中就怕你们达不到上述目的，成了不中不西，这是最害怕的结局。所以，我觉得四句话是否说成先中后西，能中不西，中西整合，避不中不西。我觉得，要实现这个目标，你就要去解决我们西医解决不了、解决不好的难题，要用你们的方法，用你们的设计去解决。譬如脂肪肝的问题，有的是全身胖，有的是肚子胖，有的是光肝胖，就是脂肪肝。怎么去解决？又譬如病毒性肝炎的问题，西医都是在抗病毒，每年有25%的病毒产生突变，再过几年100%的病毒突变，我们将无药可治，最后等死。西医已经处于这种状态，但看法对还是不对，病毒光抗行吗？其实还有很多重要问题没有解决。第一，肝炎病毒从何而来，是我们自家产生的，还是从哪里来的？没有宿主，没有动物宿主，只能推测是人自己产生的，怎么这样说呢？如果是人自己产生的，那么第一个产生肝炎病毒的人是谁呢？你们中医有抗肝炎病毒的记载吗？《黄帝内经》上有说肝炎病毒吗？没有吧！要说黄疸病会想到淳于意，他看到齐国的国王在台上讲得滔滔不绝，但淳大夫认为他已是病人。因为他面色晦暗，有点像今天的肝病面容，就推测他半年以后将出现中焦梗阻，吃不下饭，像今天的门脉高压性胃病；再过半年，将大出血而死，像今天的食管静脉曲张破裂出血，最后果不其然。淳于意有个方子是退黄的，失传了，找不到，现在就缺退黄的办法和药物，要找到了现在推广该多好啊！所以说肝炎病毒从何而来，不知道，可能是自己产生的然后再传给病人，既祸害别人又祸害自己。如果这是对的，那你抗病毒就是错的，就把自己给抗了。应该用中医的调理才对。第二，肝炎病毒进入人体只祸害肝细胞，对其他细胞无害，如果中医有办法让它不祸害肝细胞，即使把一斤肝炎病毒注进人体那也只是体重增加了一斤体重，而对人毫无害处，对不对？第三，肝炎病毒对人体最大的损害是引起肝硬化，肝硬化像肝脏长了个疤，人体内的器官就三个容易长疤，一个肺，一个肝，一个是肾，还有体表皮肤容易长疤痕。为什么人会长疤而动物不长疤呢？动物长疤就好了，牵一头牛来，屁股上砍一刀，长一个疤切下来，再切成薄片蘸点酱油，就是夫妻肺片呀。但它不长疤，为什么动物不长疤？我想动物是吃生的，吃生食，吃进某些抗疤物质就不长疤。有人说人和动物基因不一样，那人的胎儿为何不长疤，到了成人就长，胎儿的基因跟成人可是绝对一样的。动物的肝脏增生是很快的，你用四氯化碳诱发了肝硬化，你只要不用这个药，动物的肝脏很快就长好了，长成完全正常的，人为什么就长不好呢？想办法，从中医里去想办法。第四，肝炎病毒进入人体，总有15%左右不发病。肝脏把它当成自己家的东西了，并不排斥它。我们人体的基因有5%左右不是老祖宗传给我们的，而是病毒传染传给我们的，这些人不去排斥，不去抗，而与病毒和睦相处。在艾滋病中也发现了同样的情况。现在世界上已发现好多夫妇，有一方是艾滋病病人，但不传染，两个人在一起，照常过生活。所以耐药的病毒进入人体，西医没有办法，中医你就去调理，使人体见了病毒不打仗，就不会出现问题，就像那15%的人一样就行了。我们现在研究肝炎就去研究有肝炎病毒但不得病的原因，再把不得病的原因用于得病的人，治疗不就有望了吗，说不定还可预防呢。所以，赵主任，你做什么胃镜啊、人工肝啊，那都是我们西医做的，你确实做不过我们，你再派8个人去我们那儿学也学不过来，你学回来后在河南要做，别人不会做，你是河南的第一，完全可能。但这不是最好的出路，最好的出路是做上述西医做不了的，你成功了，不仅是河南第一,而且是中国甚至世界第一啊。你用中医中药把刚才我讲的四个问题中的任何一个问题解决了,你就是全世界的第一。到那时,不再是你到我们那里学了,而是我们到你们这里来学,不仅我们,有可能是全中国甚至全世界都到河南中医药大学来学习。

十、艾滋病中医药研究团队

关于艾滋病的流行病学、传播途径、易感人群、常规疗法,你不用多讲,地球人都知道。关键我要听的是你们在这个领域研究什么,要达到一个什么目的。我觉得中药是大有可为的,这一点你不要像西医一样用病毒直接去筛选(在体外什么都可以杀死病毒),而是应用中药去调节促进身体对抗病毒的东西。关于艾滋病的治疗和预防,全世界都在搞,西医的研究好像越彻底,办法越少。所以,从中医角度去研究就不要强调感染的什么病毒,什么机制,有效就成。过去你怎么知道有病毒?我们的老中医根本就不知道,其实在病毒发现之前西医也不知道,只知道这种病相当于中医的某种证。所以我觉得,咱们用中医的各种办法去逐一解决了就行。刚才讲有些夫妇带有艾滋病病毒就不得病,这种人体内究竟有什么物质,中医是不是能促进这类物质的产生或分泌,把它搞清楚,这是最大的突破。中药中对艾滋病究竟哪些药有效,你们去总结,总结出来后,就跟中国工程院的外籍院士何大一一样,将其组合起来形成鸡尾酒疗法,相当于中医的复方,治疗这种病效果可能更好。我们搞的复方,完全有可能超过何大一,我不一定要杀死病毒,只要病人能活就行,这是可以做到的,继续研究下去我觉得是有道理的。如果别人不能治的,你们能治,那就成了你们的天下。

大连医科大学

  非常感谢学校对我的再次邀请，这是我今年第二次来校了。上次和很多同志见过面，共同安排的这个时间，因为近期解放军在大连有个活动，我请假脱队半天来向大家学习。我曾当过三年半副校长，当时让我抓学科建设，以后又当了五年半校长，一直是由我自己抓学科建设。为什么？我认为大学工作千头万绪、林林总总，但首要的是抓学科建设。有人说是抓人才，人才是重要，但恐怕学科更重要，学科是学校的一个又一个细胞，而人才只是"细胞"的一个个分子，人才只是学科建设的三要素之一。大连医科大学在学科建设方面有很多经验，我的发言只是一个交流，难说是点评。今天你们汇报的10个学科是学校最强的学科，交流的形式也跟我校不一样，我们学校做学科评估是常态的，也就是说是经常进行的。我做校长时，全校共有141个学科，我们开会通常在大礼堂，一般是2300人参会，会前不通知哪个科做准备。那就是所有的科都必须准备好，带上自己的PPT，上会后由校长随意点。比如今天是8月5号，那可能就是全校排名的第5、15、25、35、45、55……完全按上一次的学科排名来点，点名后你就上台汇报，每科8分钟。谁汇报呢？主任在就主任，主任不在副主任，副主任不在护士长，护士长不在，这个学科来的最老的一个同志上去汇报。汇报什么？你想汇报什么就汇报什么，拿出你自己认为是亮点的东西，有别于别人的东西，也就是出彩的东西。到年终还有一次书面评估，评出前10名，称精品学科，每个学科奖给20万元，拿回去可以分钱的，不是科研费。排后40名的学科，主任只能当一年，到第二年，你自己就下来吧，不要请别人提醒，党委也不需要讨论，也不管你是校长的人，还是书记的人，大家一视同仁。如果你在一年中排位前进了40名，比如从140名上到100名了，这个科也会奖给20万元，这个科也不容易。有了这样的氛围，学校的学科就会百舸争流，万马奔腾，你追我赶，校长和书记只管数前10名，整个学校就发展了。有人可能在想，在你那里当主任多困难啊！是啊！谁叫你当主任呢，当主任不干事不行，不干成事更不行，你不当主任有人当啊，对不对？我有一本书，叫《治学之道精》，今天送给了周书记一本，210万字，1500页，重达6斤3两，是我独著的，里面原生态记录了我们各种各样的做法。正因为这样才5年中拿了5个国家科技进步奖一等奖。在我们学校国家二等奖是不让报的，报的是国家一等奖，结果给我们评了二等奖，怎么办？退回去！因为国家二等奖是国家最低奖，四医大这样的大学是不应该去拿二等奖的。

谈到学科建设，我首先想讲一些共性认识，从战略层面，我们说学科建设有三要素。

第一是领导。就是学科主任。学科主任最基本的素质，起码要占70%的是凝聚力。他自己可能是大家，也可能不是大家，但无论是不是大家首先是要有凝聚力。有了凝聚力，三个臭皮匠合成一个诸葛亮，如果是三个诸葛亮那就合成一个无限量。没有凝聚力的人肯定不能当学科主任，当了是要出事的。要有凝聚力首先是要舍得，舍得的人通常是不吃亏的，或许是先舍后得，小舍大得呢。都是自己科的成员，别人发展了是好事，自己没发展也不要紧，其实全科的成绩都是你的成绩，党委要认这个账。他自己可能什么也没做出来，可科里出了几个杰出青年，出了几个长江学者，有人发了好论文，有人拿了大奖，那不都是学科主任的成绩吗！

第二是团队。一个科只有一个主任在那里干，孤家寡人，或后继无人，即便有所发展，那也会短命的。一定要有一个团队，团队的最基本要求就是要一个成员跟另一个不一样，两个本事完全一样的一定不要引到一个科来，引来就是打架。人才打起架来可不得了，不仅学科主任搞不定，校长书记也搞不定。你根本不知道谁对谁不对，也难判定什么是对什么是不对。他有的是这时候对，有的是那时候对，公说公有理，婆说婆有理，你不知道谁真正有理。两个本事相同的人在不同单位是合作愉快，在同一单位是文人相轻。所以不要引相同研究方向的人或相同本事的人到一起。

第三是纲领。就是学科方向。你这个科究竟要做什么，这必须搞清楚。打靶要瞄准十环，瞄准十环，就算不准起码也会是六环。如果没有靶子，一枪打过去，枪枪打过去，啥也没有，还浪费子弹。

《三国演义》中的刘备赢在领导，赢在凝聚力。刘备有啥本事？就是会哭，哭得贴心贴胆，伤肝伤肺，哭住了大将，哭来了军师，哭成了天下。而刘备最后败就败在选了一个傻儿子当领导。《水浒传》中的领导是很厉害的，无论晁盖还是宋江。团队也强，一百单八将，个个盖世无双。但输在了纲领，去招安，最后全军覆没。《红楼梦》中领导不像领导，团队不像团队，也没有纲领，所以一塌糊涂，越看越生气。只有《西游记》最厉害，你看领导像领导，团队还互补，孙悟空打不了，猪八戒一上就行了。主要是纲领明确，就是去取经，其他的事，比如说猪八戒去高老庄娶媳妇，唐僧说不行，就回来了，最后不就取经成功了。成功在于三要素,等会大家可以按这三要素去衡量和评价将要发言的10个学科。学科建设三要素的领导相当于"加号",团队的每个个体相当于"加数",纲领就是大家共同追求的"和"。领导的责任就是选好"加数",当好"加号","和"就会越来越大,其中选加数一定要一个跟一个不一样,两个是一样的每个只有0.5,加到一块才是1。比如张三是搞分子生物学的,李四也是搞分子生物学的,他们两个每个只有0.5,加在一起只有1。那你选一个分子生物学的,选另一个是搞免疫学的,加在一起就等于2。如果你把"加号"变成"乘号",把"加数"变成"乘数",最后得到的可是"积",那可是最高境界了。不过这时领导的难度也加大了。

当然,学科建设只有这三个要素还不行,这只是在战略层面上的,其实还有一个策略问题。在策略这个层面,具体到研究方向或研究方法,还要处理好三个关系。

第一是局部与全局。或者说个体与整体的关系。这里强调全局或整体。局部是全局的组成部分,没有局部不可能有全局,关注局部是容易做到的,但光有局部或只关注局部也会没有全局。站得低可以看得清,但看不远,只有站得高才看得远。这对于学科的组织管理和学科方向,甚至具体研究设计或成果评价都是一样的。好多主任看不到全局,眼睛不好,就像我们开车,眼睛看到500米以外怎么加油都不会撞车;如果只看10米,一踩油门保证玩完。所以要求学科主任的眼睛要不一样,一定要好,要有眼光。有些主任眼睛好,看见远处有兔子,指挥同志们去抓,一抓就有兔子,有肉吃了;而有些主任是近视眼,他说,哪有兔子啊?看不见!最后大家都得饿肚子。所以一定要处理好局部和全局的关系,要善于抓全局,人们常说要打天下先走好脚下,但走好脚下是为了打成天下。做研究也是一样的,研究局部不研究整体,或不与整体联系,是难获真理的。比如研究肿瘤,我们只做一个分子,几十年如一日,还其乐无穷,赞称"十年磨一剑",其实单一分子治不好肿瘤,单一分子也不引起肿瘤,有些人只会治一个分子,不会治一个疾病,更不会治一个病人,就是没有处理好局部与全局的关系。

第二是瞬间与长期。也可以说是偶然与必然的关系。瞬间的积累就是长期,同样必然也是由一个又一个偶然形成的结果。没有瞬间的努力或发现,就没有长期的规律,但只关注瞬间也会失去长期的结果或规律。我们有时为了争取局部的胜利可能要集中主要兵力去办成一个事,但不能长期这样,要有长期的打算。没有长期打算,只知道一时摘果子,到头来可能是短命的。当然老想着长期,不去关注一个一个过程,就会永远到不了长期。我们在研究过程中也是这样,比如基因治疗它是瞬间的事情,要长期改变某个人的本性你改变不了。植物也是这样,瞬间的突变难以成为长期的表型,你看红富士苹果树,最多五年就结不出好果来了;袁隆平创建的杂交高产水稻也是这样,他老要去发现,不然就不高产了,回去了。大家知道,美国花了15亿美元,干了3年,要实现人的基因治疗,结果只是发表了25 000篇论文,*Nature*、*Science*、*Cell*都有,最后的结果只得到一句话,基因治疗离临床应用还有很长的路要走。为什么？人类发展到现在，你要想用基因治疗改变人类细胞的本性是不可能的，那是爸爸妈妈们一代一代传下来的；再说，即使你能改变，你把人变成羊了，那我们做基因治疗还有意义吗？

第三是直接与间接。或因果与相关的关系，也可称量变到质变的关系。我们经常抓直接关系，直接就有因果，凡事讲个因果。其实因果关系是局部的，只有在狭小范围内才有因和果，局部的一个一个因果关系放大到一定范围或一定领域就成了相关关系。能分析认识并处理好相关关系是最高水平。就是清清爽爽走进万事万物中，再明明白白从万事万物中走出来，这就是处理好了直接与间接的关系，用直接的思维很难处理好间接的事情，但用间接的本领可以很容易处理好直接的事情。

一、中西医结合临床外科

我的第一个问题是，咱们的学科主任他今天在大连，为什么没来做汇报？在其他大学，也有个别这种情况，一般是两种原因：一是通知有误，这怪机关；一是病得很严重参加不了。但是你们说是去参加市里的一个评奖会，这就不应该。学科主任最重要的任务或第一责任是学科建设。我个人认为，今天校长、书记、学校学委会全体加各大单位领导干部都来了，事前准备了很久，说明这个会议的重要性。当科主任就要对科室负责，担子是沉甸甸的，哪个会议更重要其实心知肚明。

我的第二个问题是，你们的科室主任在全国本领域中在哪方面有知名度？你们说是在中西医结合治疗急腹症方面。他是吴咸中院士的学生，吴院士能做的你们是否都会做或者做得比他们好，吴院士不能做的你们能做的有哪些？跟一个老师一定要青出于蓝而胜于蓝，名师出高徒嘛，名师出不了高徒，那是两个人的事，一个是名师，一个是徒弟。

我的第三个问题是，你们一个学科就那么点人，一共选了五个学术方向。我请在场的各位举手帮你们选一选，认为应该成为该科主要学术方向的举手，好了，高度集中在急腹症上，除了脑病有两人投票以外，其他三个包括急性脊髓损伤、皮肤病和肿瘤一票都没有。急腹症是你们1958年就定的学科方向，应该坚持下去，坚持不下去可能有两个原因：一是急腹症搞了40多年，没搞出名堂，要搞点别的做候补，新开天地；二是科里山头较多，因人设方向，主任没法集中，有所不为搞不定。建设学科跟打仗一样，应该瞄着一个主要攻击目标，万炮齐轰才能获胜，否则散弹打鸟，枪没少放，最后劳而无功，劳而无果，说不定被敌人吃掉了。

我的第四个问题是，你们的特色是搞中西医结合。应该是搞西医解决不了的，人家已经解决得很好的还结合干啥。与中医合作可分三个层次：一是配合，分了主次，西为主，中为辅，你们用的病名都是西医的，请问中医有胃肠运动功能障碍性疾病吗？肯定没有！这就叫傍大款，这样搞是搞不出来结果的。中医一定要有自己的主心骨，只知配合西医，会丢掉老祖宗的理论和做法。二是结合，不分主次，就像夫妻结婚，你说没有妻子生不出孩子，那光有妻子就能生出孩子吗！比如我西医查房，胰腺癌搞不定，请中医来摸脉，不要叫胰腺癌，人家没这个病名，他用中医的理论来开药，最后有的搞定了，这就值得总结。就这样，我搞不定的交给你去搞定，你搞不定的交给我来搞定。这叫结合，是最高水平，结合是发挥优势的结合，有各自存在的相互结合。三是整合，什么是整合？就是不再分你我，大家搞不定的，一起来，特别要发挥中医的优势，专门治疗西医搞不定的病。比如说溃疡病，多是幽门螺杆菌（Hp）感染，现在溃疡病 Hp 耐药菌已经达到 50% 以上，西医搞不定了，中医不一定是抗菌，用中药调整一下，最后解决了，就是要治你西医治不了的病。又比如急腹症术后肠胀气，有时很难解决，西医办法不多，而中医用针灸就解决了，当年尼克松访华，有一位记者打前站，不巧发了阑尾炎，在协和医院做了手术，术后肠胀气解决不了，是用针灸解决的，他回国后写了一篇报道，针灸就是这样被引入美国的。

二、中西医结合基础学科

我的第一个问题是，你们这个团队是做中西医结合基础研究的，而基础又是为临床服务的，刚才汇报的是中西医结合临床外科，是专搞急腹症的，请问你们是否对他们的急腹症研究感兴趣，过去有没有开展过实质性的合作？看来合作不多，相互间的方向并不一致。即使你说急腹症里面有一个方向是做胃肠动力性疾病，就是说在急腹症发病过程中有很多胃肠动力的障碍，通过中医的辨证论治来解决问题，但还只是设想，实质性的研究不是很多。北京中医药大学和中国中医科学院每年开一个关于胃肠动力障碍中西医整合医学的论坛，已开了两次，层次很高，效果很好，是魏玮教授主持的，你们明年可以去参加。但总体来讲，你们的方向与贵校临床合作不紧，有些舍近求远。

我的第二个问题是，你们这个团队单个素质都很高，都有留学背景，每人都掌握一项先进的研究技术，问题是相互间在学术上互帮互助、协作共赢方面都有间距，就像一个工厂的生产线连不起来，连不起来就很难出产品，比如有的是搞农业的，对西医中医甚至医学都不了解。其他学校也经常犯这个毛病，只要是国外学习过的，或者是发表过高水平 SCI 论文的都引进，最后效果并不好，既耽误了单位又耽误了本人，这个倾向学校和学科都要注意，这就是我刚才讲的要选好"加数"，"和"才会大。

我的第三个问题是，你们怎么和临床协作的问题。和临床协作是基础研究的出路，光搞纯基础研究难有出息。刚才我才知道，他们搞急腹症，事实上主要集中在重症胰腺炎上，这个病近年发生率高，死亡率高，其实胰腺局部的炎症通常不致命，而致命的是全身多器官衰竭（MOF），而引起 MOF 的原因是循环中有大量炎性因子的出现。你们团队可以发挥自己的优势作用，做两件事。首先去探明体内是哪些因子发挥了致病作用，这些因子又谁在先、谁在后，谁是主、谁是次，谁是因、谁是果，然后画出一个图谱。你们做的第二件事是去发现用了中西医结合治疗究竟是改变了哪些因子而使病人得到了痊愈的，这样做不仅会给现代的治疗方法提供帮助，也会为现代制药提供根据。

三、皮肤病与性病学科

大连这个地方要非常重视皮肤科，因为这里是旅游城市，皮肤病如日光性皮炎或过敏性疾病很多；而且作为一座疗养的城市，很多病人会到这里来治病。还有就是皮肤病可以代表全身性疾病，全身疾病多数都可以在皮肤表现出来。皮肤科是医科院校中一个重要的学科。我对皮肤科有四点建议。

第一点建议，要有一个非常强的皮肤病理科。你们说有这个科，除肿瘤外都在自己科里看。我的建议是一定要有一个水平很高的病理科医生，自己没有可以送出去培养，我们不只是能用肉眼看皮肤病，也要学会用显微镜看皮肤病，还要会用现代方法，比如免疫组化、免疫电镜、分子病理学技术看皮肤病，以找到皮肤病的真正发病机制。最好要求所有皮肤科医生都会看病理，我对西京医院皮肤科就是这个要求。如果一个皮肤科医生掌握了两套本领，那么对同一个病人，他从宏观到微观，再从微观回到宏观，那对皮肤病的认识深度是不一样的，他才是真正高水平的皮肤科医生。这是皮肤科的一招绝技绝活。

第二点建议，要与其他学科密切协作。很多皮肤病可以表现为其他器官的损害，比如有的脑血管栓塞，其实就是红斑狼疮；反之，多数体内疾病都可能在皮肤上有表现。因此，我们不仅要治标，关键是要治本，或标本兼治，才能达到最好效果。我妻子是皮肤科教授，她有几个绝活，比如治疗顽固性湿疹，对有些病例，用皮肤科方法治不好，老治不好，或老是复发，后来她发现一个办法，效果很好，很多病人找她，全国各地都有病人来找她。其实就一点，我告诉过她，胃里感染幽门螺杆菌有的可以引起湿疹，凡用一般办法治不好的病人她就介绍到我们科去查幽门螺杆菌，如果阳性一根除，湿疹就治好了。她治疗灰指甲也有绝招，大家知道，灰指甲是很难治的，灰指甲多是真菌感染，而且抗真菌很难治彻底。她的办法不是抗真菌而是补钙，因为这些病人常有缺钙，缺钙指甲长不好，真菌容易长，她把钙补好了，指甲坚硬自然把真菌抗住了。还有就是她发现糠秕孢子菌和脂溢性皮炎有关。十几年前，她到学校去竞争十大精品教员，必须做示范讲课。问我讲什么病，她说考官好多都是白发苍苍，好多都是秃顶的。我说你就选脂溢性皮炎，你去讲，他们全都感兴趣。她做了充分准备，一下得了精品教员，后来就对糠秕孢子菌感了兴趣，而且培养出来了这种真菌，以后就通过抗这种菌治疗脂溢性皮炎，效果很好。

第三点建议，你们一定要研制新药。一个医院老是用别人的药，出息不大，就像厂家的药托儿。皮肤科的药比研究内用药容易些，一是容易观察到安全性，二是容易观察到有效性。我们皮肤科就有多种他们自己研制成功的药,一边用,一边改良,最终疗效比许多市售的药都好。比如他们研制的维康松,不仅临床用得好,现在还成了军特药,社会效益和经济效益都很大。

　　第四点建议,你们的研究方向太广,包罗万象,都是些世界难题,又是银屑病,又是白癜风,还有黑素瘤。中国人的黑素瘤才有多少,你看老外有多少黑素瘤,他们花了那么多功夫都没搞下来,你们行吗?还有,凡是研究都要有独到的思维,独特的见解,独辟蹊径,凡事反过来想,我们既不能把疾病当成正常,也不要把正常当成疾病。比如你们搞白癜风,你们对白癜风是怎么认识的?我认为白癜风就不是病,皮肤科一直认为它是病。白癜风不疼不痒,生活不受影响,你们觉得他们不好看,那是你们对他们的歧视,是不是这个问题?我们能认为出现白头发是病吗?在座的不知道有没有白癜风病人,我想举一个动物的例子,我这样说可不是侮辱你们啊。大家都知道,一个白猪和一个黑猪交配生出来会是一个花猪,这个花猪是不是"异常"了,花猪比白猪和黑猪都好看,把它看成异常是白猪黑猪对花猪的歧视,是不是这个道理?将来花猪多了,到了90%以上,它们是否认为白猪和黑猪不正常,要把它们治成花的呢?我们现在对白癜风严重的患者不就是把他们全都变白的皮肤看成是异常嘛。它不疼不痒,这是人类的祖先还是我们人类将来就是这个样子,能说清楚吗?你老去查别人的基因,查别人的蛋白,这样查那样查,合适吗?很多皮肤病不是通过治疗局部而痊愈的,而是通过调节肠道细菌治好的。好多医生经常给病人开清火中药,一吃就好,就是通过调整肠道细菌达到治疗目的的。比如脸上到处长痘痘,你吃橘子,痘痘越来越多,你吃广柑它就下去了,这是为什么?改变肠道细菌了!我爱人她就有个中药方,吃完后痘痘就下去了,这叫退火,其实里头就有黄连素的成分。口腔溃疡也多得很啊,大家都去吃维生素,吃不好,一吃黄连素就下去了,偏方很重要的。偏方用多了就成为正方,就成为良方。

四、生物化学与分子生物学科

　　这个学科的研究方向中对糖的研究,绝对是生物学领域最前沿、最热门的,不过也是最难做的一个方向。这个方向将来一定是很有前途的。我问一个问题,刚才你说你们在全国排第三,那第一第二是哪里?你们说是复旦大学和中国微生物研究所。我不太同意,这两个单位对糖的研究是有很好的基础,我个人认为最好的应该是在大连,但不是你们,而是中科院的化物所,他们有这方面国家"973"项目的首席科学家,也是国家自然科学基金委的创新研究群体,你们应该很熟悉,但更重要的是要与他们合作,而且要长期合作下去。

　　关于糖的研究,我想告诉你们我的一个经历,也可以说是一个故事。我是1985年回国的,如果说海归我应该是老海归了。当时我就想搞糖的研究,为什么?我们体内的物质无论是糖脂或糖蛋白,都含有糖。脂质上加糖,叫糖脂;蛋白质上加糖，叫糖蛋白。糖这个东西是生物学中很重要的东西。其实在很多病态下，蛋白质和脂质的结构变化不大，它们的很多功能是靠其糖链来完成的。1985年回国时我就想搞这个，但我既没仪器设备也无知识基础，我就去找顾天爵教授，就是原来上海医科大学生化教研室的顾天爵教授。我去拜访他，他说他做了一辈子没啥结果，跟他也没啥学的，劝我暂时不搞这个东西。我听了他的话，后来改做了肿瘤的研究，集中在肿瘤耐药的研究。肿瘤耐药很重要，这里不细讲。但耐药究竟怎么做？首先我们拿到了第一个国家自然科学基金（以下简称国科金）的重点项目，就是去找基因，去找耐药基因，万物之本，基因最重要嘛。找了几年，发了很多论文，也找到了好多基因，但这些基因都是表达高与低的关系，要么表达高一点要么低一点，不是 Yes or No，不是有与无的关系，4年，花了不少钱。接下来以此去拿第二个国科金重点项目，拿到了，干什么呢？去找耐药蛋白，有基因就有蛋白嘛。这叫种瓜得瓜种豆得豆，做了4年，结果发现在蛋白质表达水平仅是多与少的关系，刚才基因是高与低，而蛋白要不多一点，要不就少一点，也不是 Yes or No，不是有与无的关系，而且和我们先前发现的基因对不上号，不是种瓜得瓜种豆得豆。然后我们又以此去拿第三个国科金重点项目，拿到了，干什么呢？我们想，既然基因与蛋白联系不上，那就是一个调节的关系，于是就想到了非编码RNA的作用，包括长链非编码RNA、microRNA等，还不错，找到了一大堆，而且也发表了不少论文。但研究了4年，发现这里头的调节不是直接的，而是间接的关系，其间要通过好几轮、转好几圈，这里头的实质究竟是什么？前后十多年了，我们获得了国家科技进步奖一等奖，出了很多论文，不少人当了教授，但没有解决根本问题。一个偶然的机会，我们研究发现的一个胃癌标志物相当不错，结果发现它的骨架蛋白与人体内的常态蛋白没有什么差别，奥妙就在其中的糖链上。然后我们就和大连化物所合作，他们很厉害，是"973"项目的首席，国家基金委创新群体，还是国家重点实验室。我把研究生派来大连跟他们合作，很快找到了几十个和耐药相关的糖蛋白，其与耐药相关是与骨架分子上的加糖反应有关系，或称糖基化，糖基化异常就是在蛋白质或糖脂上要不就是糖加多了，要不就是糖加少了，要不就是糖加错了。今年我们又申请了一个国科金重点项目，400万元经费，我亲自去答辩的，结果是第一名批准了。我们伴着4个国科金重点项目走过来这条路，花了10多年，你们现在正好在走这条路，我想是正确的。说实话，这是一个拿诺贝尔奖的领域，我们走了十几年，你一下就在这里做，我看是明智的。你们怎么走，我建议两条腿走路。

第一，一定要找高人，一定要和基础研究相结合。大连化物所离你们这么近，我们都和他们协作，你们一定不要舍近求远，一定要和他们协作，他们主要是在糖基化调节方面有绝招。调节糖基化有两类酶，一类是糖基转移酶，是负责加糖的；另一类是糖苷酶，是负责减糖的。糖基化异常从根本上讲是调节酶的异常导致的。我的第二次出国是1991年，那时我跟外国人申请做糖的研究，人家说你除非是直接去搞纯化学的实验室才能学到真经,我说我是医生做纯化学将来不是没饭碗了,于是放弃了,现在想来好后悔,是抓住了芝麻丢了西瓜啊!所以你们一定要找高人学习或协作,我们搞医学的那点生化知识,是很低水平的,他们才是正儿八经搞化学的,所以要跟他们协作,拜他们为老师,他们对医学不会,巴不得和你协作,所以你们要主动靠上去。

第二,糖基化研究一定要与生理特别是病理的现象相结合,你这条路就走开了。你可以和搞基础的搞临床的所有学科协作,比如搞糖尿病的,糖化血红蛋白就与糖基化有关,血红蛋白中糖挂多了,就和糖尿病有关。所以你要走两条路,一条向基础,一条向临床或者生理,只要你建立了一个平台或一种先进的方法,任何疾病都抽血,让他们的研究生拿来测一测,然后再联系临床表现,说不定会发现很重要的现象。咱们学校要大力支持,咱们学校各单位也要大力支持。什么叫基础和临床结合,包括你们刚才讲的重症胰腺炎,局部只有那么点炎症它会引起你全身多脏器衰竭,究竟里头哪些分子糖化了,不要认为肿瘤坏死因子(TNF)就是TNF,白介素就是白介素,是糖化的TNF、糖化的白介素在起作用呢。我们学校没有你这样强的糖研究基础。我只好派了两个研究生到大连来,学成后回去自己做,做不了再来学,我把所有的仪器都买了,必要时把他们请去西安指导,因为在蛋白质、基因研究特别是与临床的联系我们是强项,缺的是糖的研究。我们在蛋白质和脂质中的研究已经很透彻了,我就拿来测一测看是糖加多了,还是加少了,还是加错了,就这三条嘛,根据这三条你再去研究它的酶,如果控制这个酶就可以改变耐药,那将来就可以用来治疗肿瘤,这是革命性的突破。你们在座这么多学科如果都和搞生化的协作,建一个糖生物学在医学中应用的整合医学研究所,中国你肯定是No.1。当然你必须要有心理准备,这项工作是非常难做的。人就是要走绝路,绝路就是别人不去的路,不仅成功,而且成功的可能性更大,因为天无绝人之路。走绝路肯定只有你自己,没有别人,所以用不着听别人说三道四,荣辱成败皆在谈笑中。原来我不知道你们这个研究团队,今天很幸运,将来一定和你们协作。你们的研究方向已经到了一定高度,和你们对话是在一个层面上,有共同语言,有共同兴趣。

五、生理学科

生理学是一个古老的学科,好像每一个领域都到了别人已经研究得差不多的这种状态,继续怎么走,非常重要。作为学科带头人,后面究竟怎么走,难度加大,一定要有自己独特的思维。孙教授你是学术带头人,我对你比较了解,你是第四军医大学毕业的。我当研究生导师经常去查房,每次看到你都在学习,我有一个研究生和你是同学,不爱学习,所以你很快取得了令人瞩目的成绩,所以我认为成功在于自己。但这是一方面,另一方面是老师的指导,他给你把握方向,我觉得这一点也是不可忽视的,在校期间能取得这么大的成绩,有鞠躬院士和黄远桂老师给你提出学科方向，提出思路，你只管干。今天听了你的汇报，有一种感觉，好像到了大连医科大学后，这段时间不太听得到你的声音，也不太看得到你的身影，这是我个人的看法，也许是太关注的缘故。不管有什么原因，我个人觉得，很重要的一条，就是离开母校后情况变了，你碰到了学术上怎么走的问题。因为其他情况我不了解，到了一个新单位情况变化，要独立发展，学术上究竟怎么走，这是一个十分考人的难题。在离开了老师，我们称断奶后，有一个适应期，这是每个人都有的，但时间不能太长，这个对好多研究生是很大的考验。你原来的专业是神经内科，继后是神经生物学，到大连医科大学后改成了生理学，这中间有一个很大的转变。我个人认为转到生理学你遇到了很大很大的难度，你的团队是很不错的，但你从哪里找到切入点或者说立足点，这个很重要。你怎么从传统生理学向更加微观发展，来解释很多目前宏观上或病理生理上解释不了的问题，这应该是一条出路或者说突破点。我举个例子，针灸是中医的瑰宝，但针灸现在还有好多说不清楚的东西。外国说针灸有效，但没有道理，对吧？我们西医强调不仅有效而且要有理。针灸肯定是有效的，但怎么认识针灸这就难了。针灸的典籍中有两部巨著，一部描写公元前2000年的情况，有个人叫皇甫谧，他是个纨绔子弟，他是什么饭都吃，什么事都干，什么病都得，也就什么药都吃，但得的病吃什么药都不管用，后来用针灸把他治好了。于是对针灸感兴趣，皇甫谧把公元前2000年的针灸写成了一本书，叫《针灸甲乙经》，流传到现在。公元后这2000年针灸发展的情况有人也写了一本书，500多万字，一共9卷，是程莘农院士和石学敏院士他们写的。我为什么这么清楚，因为这本巨著的序是我写的。他们为什么请我写序？两点，一是我对中医喜欢，我这个序是用文言文写的，人家问我是不是文言文功底很好？我说不是，我是不懂，所以就抄，所以就成了文言文（笑声）。二是我对针灸的看法有新颖之处，针灸确实有效，但你找不到经络，人家就不会承认你，说你是玄学。其实针灸的经络比我们肉眼见到的更加微观，而且是瞬息万变的，这就是我刚才在前面讲的瞬间与长期的关系。人体都是由分子或更小的原子、离子或电子构成的。不是肌肉就是肌肉，骨头就是骨头，肌肉也是分子，骨头也是分子。分子中有构成固定成分的，也有作为瞬间成分在用的。这些瞬间的分子或原子、离子、电子可因受到刺激，比如针灸，迅速形成一个瞬间的经络或通路，我们也可以称为电子流、离子流、原子流，当这个任务完成后又瞬间地消失了，恢复到原态。所以你要去查那个恒定的经络是查不到的。就像我们跑步一样，老是东南西北，有时东南西北都堵了，你怎么办？只能找一条别的路来走，能往前走就行，待到路通了，我们又是东南西北。我认为针灸就是这样的道理。因为我有这种新认识，所以他们请我写了序，对不对还不知道，这就靠你们搞生理的去证实经络，而不是靠搞解剖学的去证实经络，这也是你们生理学的重要研究方向。你怎么去找这些电子流、离子流，找到了还能用来治疗疾病，这就需要你们生理学去做进一步研究，当然这个难度之大可想而知。你们现在已经掌握了人体所有生理学变化，包括分子、原子、离子、电子水平的变化，然后你去看疾病状态下究竟发生了什么样的新变化，或者说发生了什么样的新变化就可以引起疾病，或者说改善这些变化就可以治疗疾病，这就是你们的切入点或突破点。你们可能说这是病理生理的范畴，你们不要做纯生理，其实方法学都一样，改变一下观察对象就行了。然后用到治疗过程中，用针灸也罢，用中医也罢，用西医也罢，它究竟把什么东西变了，然后你把改变的东西总结出来，给人治疗疾病，胰岛素不就是这么发现的吗！甲状腺素不就是这么发现的吗！你们可能又认为这是临床的范畴了，你光搞纯基础不会有出息，而这些正好是我们临床医生想知道，但又做不了的。你刚才讲的那个 stroke，就是脑出血，赵钢是你的师兄，对吧？他现在发了很好的文章，是我给他出的思路。他为什么出了这么好的文章？脑卒中后，他们用人参皂苷治疗，效果很好。但找不到药物的靶点，费了好大劲老是找不到靶，很着急。我说你傻乎乎找什么靶点，根本就没有靶。大脑一出血，全身都在动员积极因素去治疗，对不对？这些积极因素通过脑动脉运到出血处去止血，就像长江决堤后，从国家领导人到老百姓，全国都在努力，所有积极因素都在起作用。人参皂苷吃了以后进入体内是动员这些积极因素，最后治好了疾病。你怎么能找到药物的靶点呢！怎么研究？脑卒中后你检查一下分子的变化，你再查一个没有脑卒中的，二者进行比较。什么东西增加了，什么东西减少了，这些东西哪些是对脑卒中有益的，哪些是有害的，你把它找出来，然后用人参皂苷，有的用，有的不用，再看是怎么改变这些分子的，找到了这些分子将来你就不用人参皂苷，就用那些分子来治疗脑卒中就行了，这个成果可不得了。你们现在就可以开始做，这个工作他赵钢做不了，他是一个神经内科医生，这个事情他发了一些文章，只知有效但不知啥理，只知其然，不知其所以然。你们可以去解决所以然。这种研究还不局限在脑卒中，得了任何一个疾病后，身体都会产生一些因素，有些有害，有些有益，比如刚才提到的重症胰腺炎，患病后临床医生不知道原因，只知道胰腺发炎了，但他知道只要进行血液透析就好了。透析就是把某些有害的东西透掉了，但透掉了什么他们不知道，你们可以知道。我再告诉你一个例子，还是你师兄的，也是神经内科的一种病，叫结核性脑膜炎，不难治但难诊断。结核性的脑膜炎，一定要找到结核杆菌，但通常找不到，症状很像就是找不到细菌。我说脑脊液里头肯定有结核菌，但不知道藏在哪里，你查一下巨噬细胞里面有没有，说不定被巨噬细胞吞噬了，他们就到巨噬细胞里去找结核菌，结果找到了，70%～80%都有，但脑脊液中多数没有结核菌，他又发表了一篇论文，而且把临床水平提高了。然后再干什么呢？我跟他说，临床上呼吸科的结核性胸膜炎的诊断也是很困难的，消化科结核性腹膜炎诊断也是很困难的。他和他们协作，又有两篇大论文出来了。听说现在的癌性腹水病人，15%伴有结核感染，你看这不是很好嘛。所以，传统生理学并不是已到穷途末路，而是还有两条路可走，一条是向微观发展，一条是跟临床结合。你不能搞生理的老搞生理，搞神经老在那

六、口腔基础医学科

我的第一个问题，关于团队组成问题。口腔基础医学科有宏大的学术目标，但团队的组成有一个问题，就是绝大部分是留日的，而且多数是从东京医科齿科大学回来的。我不是说在日本留学不好，我第一次也是去日本学习的，但从日本学习回来的学术眼光有限。我们学校过去有位李老教授，他把科里的20多个人都送到日本学习，开始别人没出国时他们科有优势，但当很多人从英美回来后，优势就逐渐消失，这个科老是处于源状态，到不了高峰，后来一想，连日本人都是去英美学习嘛！有人做过一个实验，就是把一堆跳蚤放到杯子里，不一会跳蚤全跳跑了，他又将一堆跳蚤放进杯子，盖上盖子，跳蚤每跳就碰头，跳啊跳啊，最后揭开盖子跳蚤也跳不出了，这就是高度与境界问题。所以我经常说我们李老教授他帮了这个科，但也影响了这个科，这就是我刚才讲的瞬间与长期的关系，建议你们多引进一些其他发达国家的人才充实你们的团队，而且不一定都是搞口腔的，杂交出多样性，出优良品种，这是人尽皆知的，供你们参考。

我的第二个问题，关于学科方向问题。你们想要解决的是牙齿再生修复的问题。关键是怎么解决，用你们现在的办法能否解决。一个人从生到死，每一个人都会长牙，而且每个人长牙的数目及长牙的时间都差不多；当然每一个人都会掉牙，每个人掉牙的数目和掉牙的时间却相差甚远。有人告诉我，有一个山村党支部，一共4个党员只有3个牙。我们搞科学研究的都希望一竿子插到底，抱个金娃娃，其实牙你要它不掉是很难做到的，你要它生、何时生，那是根本做不到的，这是生物界的规律，但我们可以让多数人的牙晚些掉，如果你有什么办法，牙齿保健也罢，能让牙齿平均每人晚掉10年，比如农民的牙也达到城市市民的水平，继之实现WHO的"8020"，即80岁还有20个牙这个水平，那你们的贡献就是相当大的了，而这个做法是更容易做到的。

我的第三个问题，关于研究思路问题。既然要做基础研究，应该换一种思路，不按常规出牌，到动物中去找答案。比如人体的任何一个部位缺损了，都会想方设法长上组织填充，即便是结缔组织也行。唯有牙掉了，没法长，人为什么不能长？鸟为什么不长牙，但有的动物，听说有的鱼类，一生中要换很多次牙，是它的基因还是什么道理。再有，肿瘤你要它不长它偏长，能不能把肿瘤的某个基因用到掉牙的治疗上呢？还有，能否把人掉牙的原理或分子机制用到肿瘤中去，让肿瘤也按时掉呢？这些生物学问题，在过去办不到，那时凡是办不到的就认为是世界的规律改变不了。现在科学发达了，可引之为我所用，只是我们的思路要改变一下。

七、呼吸病学科

你们学科与前面介绍的学科一样，有一个共同毛病。作为一个呼吸科医生，是要什么病都会看,也许还不是局限于你们呼吸系统,别的系统,甚至内科以外的病也应该知道,不然当不好医生。但作为学科的主攻方向就不能太多、太泛了,你们列举的几个方向,可以说哪个方向在国内你们都难有地位,甚至在省内都没有地位,搞呼吸的,我都知道你们省里还有一个康健呢。只是局限在大连有地位,有特点不够,在大连这块地方你应该每个科都有地位才对,因为你们是大连医科大学嘛!呼吸领域专家能人很多,大家很多,光院士就有两位。搞睡眠你搞不过别人,前不久在南昌开了全国睡眠大会,我去做了第一个报告,我看没有你们的发言,连身影都没有;搞肺栓塞你搞不过王辰,搞哮喘你搞不过钟南山。就说肺癌吧!你们说全中国搞得最好的是谁?恐怕要数吴一龙了。吴一龙的特点是什么,他是用各种方法包括分子分型将肺癌分成不同类型,然后有的放矢进行治疗,他的做法不仅国内同行认可,而且国际上也十分关注,发表了好多高水平的文章。我不知道大连的肺癌与广东的有没有不同,他那个分型对你们大连的肺癌适用不?适用可与他合作,不适用更要与他们合作,把大连肺癌的门道搞清楚。一定不要把肺癌看成就一个癌,其实是不一样的。看成一个癌用一套指南治疗,那是对医生的基本要求,这样做错不了,但治不好,有水平的医生是能治疗指南包括不了的那些病例,这就是我们的研究方向。

  一个人活是活特点,一个科活是活特色,没有特色就没有地位,连小会的发言权都不会有。所以作为学术带头人,你要整合,要有所为首先是有所不为,这样大家才有出路。呼吸科究竟要做什么,这个要搞得很清楚。在肺部实在找不到突破点或在本专业找不到切入点,与其他学科协作也是一个办法,比如和我们消化内科协作,比如搞肝肺综合征,就是慢性肝病晚期在肺部出现的并发症,其中包括肝肺综合征(HPS)、门脉高压性肺动脉高压(PoPH)和肝性胸水(HH),你如果去 PubMed 中找,可以找到 2 万多篇论文,光综述就有 4000 多篇。过去我们发现很多肺部的情况,其实是肝病引起的肺部表现,那时我们说是炎症或者什么,其实根本不是,是动静脉瘘引起的肺淤血,是漏出而不是渗出。还有消化的门脉高压常常伴有肺动脉高压,这种病人死亡率极高。一个人全身的血压都是恒定的,只有两个地方容易出现高压,一个是门脉高压,一个是肺动脉高压。凡是门脉高压伴有肺动脉高压者死得早、死得快。如果把肺动脉高压降下来就死得慢。大家都知道,过去一个肝硬化,从代偿期向失代偿期发展一般很慢。我的老师在我读大学时给我们讲生理学,他说他是肝硬化,已经 20 多年,是手术时打开肚子看到的,这个老师我毕业后 20 多年才不在了,而且不是死于肝硬化,那他加起来就是 40 多年,如果一个肝硬化从代偿期到失代偿期有 40 年的时间那就不怕了,那就无所谓了,是不是呀?但现在一旦发现肝硬化,多数 3~5 年就出问题了,经常 3~5 年就死了。什么问题?门脉高压伴肺动脉高压,这种门脉高压的血本身有四高,是高量、高压、高凝及高毒啊,而且这四高与肺部并发症关系密切,其中有一个就是肺动脉高压,将来的肝脏病光治肝不行啊!不治肠,不治肾,不治胰,不治心，不治肺，是治不好的。最近我有一个学生正在写《肝肺病学》，《肝肠病学》人家已经写出来了，叫我写序，我给他们取了个英文名字叫"Hepatoenterology"，这个英文字典上是没有的，但我们拿给老外看，他们一下就认出来了，知道我们的意思。我们来写肝肺病学肯定有很大难度，因为我们对肺病学了解少、认识浅，这就必须要得到你们的帮助。将来写出来了一定要请你们修改斧正啊！

一个学科要选择适合自己但又有别于别人的方向很难，但也有诀窍，我给你们讲个故事。说有一只母狮子，它有三个孩子，孩子问妈妈前途在哪里，妈妈答在尾巴上。第一只狮子认为在自己的尾巴上，于是原地打圈找尾巴，找了半天啥也没找到，原地打圈的人很多很多；第二只狮子比较聪明，认为在别的狮子的尾巴上，跟着跑，别人到哪里它跑到了哪里，尽管前进了但永远在别人后头；第三只狮子聪明，它认为前途在自己尾巴上，然后就哪里有空隙它就往哪里跑，这种跑法前头无阻碍嘛，自己是独特的嘛，结果跑到哪里就把前途带到了哪里。

八、心血管病学科

你们学科分成的几个方向，是按技术来分的，我看每个方向都应该做，但应该把它整合起来，形成整合心脏病学研究所，开展整合心脏病学的研究。以技术来分，各自都有一套，但到头来对病人的治疗效果不好，我为什么这么说？我们第四军医大学的心脏病学科是有教训的，凭心而论，应该说他们的历史积淀是相当不错的。大家知道，心脏外科的体外循环，第一例是西京医院做的，那是在20世纪50年代，然后才推向全国。心脏内科的介入治疗，第一例也是在我们西京医院做的，当时请美国人指导是我当翻译。这两个技术十分重要，不然心脏内外科都搞不成。但这对四医大来说，是好事，也是坏事。为什么是坏事呢？外科有了体外循环就迷恋于手术操作，跟别人拼例数；内科有了介入技术就沉溺于介入治疗，也跟别人拼例数。他们也是跟你们这样分工，这个搞这样，那个搞那样，来了一个病人个个都说自己能治，都说比别人强，这个病人究竟该怎么治，谁都说不清楚，自己治的结果就比别人好吗？不好说！有一个副教授，跟他们老主任关系不好，到我这里告状，说老主任水平太差，好多病人前几次住院都是他治的，出院了，后来到主任那里一看，就死了。我说这个事情要辩证看，开始几次在你那里看，说明病情较轻，到后来要找主任看了，说明病情重了嘛！病重的人肯定死得多嘛！你说是不是，说不定就是你前几次没搞好加重了，变复杂了呢。如果前几次找主任看，病人的情况会比你看得好呢。我在湖北听说一个例子，他是湖北省医学会的领导，也是原来省卫生厅的领导，其父101岁，患了III度房室传导阻滞，查电解质正常，找了一个有名的博士看，要给他安起搏器。但病人家属想已经101岁了，安那个干啥，一直不想安。结果会诊时发现，这个病人在十几天前拉了三天肚子，拉得很厉害，拉得都晕厥了，而且出现了III度房室传导阻滞和电解质失常。他们通过补液治疗，电解质恢复正常，可III度房室传导阻滞依然存在。

结果这个病人经过输液调整电解质，传导阻滞完全恢复，没安起搏器，为什么？这个病人血中的电解质尽管正常，但全身细胞内的电解质并不正常，别的器官表现不明显，而心肌的传导系统敏感所以出现传导阻滞嘛，这个情况与年轻人不一样啊，101岁，反应慢嘛！

我当校长后十分坚决，不能再这样做下去了，如果再这样做，来了一个病人，你就救不了、治不了。我把他们整合起来，搞了个西京心血管病医院，就是把心脏内科、心脏外科完全整合到一起，包括ICU也在一起。这样就逐渐克服了前面提及的毛病，但现在还不彻底。待我校长下台后，他们又在分，分到最后年轻人只能会一项技术，看一种病了。

你们现在已经把内科、外科、ICU，包括检查室整合到了一起，这很好。但这只是一种形式的整合，别人叫多学科诊疗（MDT），这只能引发物理效应，更高层次是学术的整合，就是要引起化学反应。要把心脏病学涉及的所有先进知识收集整理，形成一套新的心脏病学体系。到那时，一个病人来了，不是哪个人说了算，而是大家说了算。哪些病人该抗凝，哪些病人该安支架，哪些病人该安起搏器，大家一起讨论，以此办法不断发展，最后就会形成一套完整、合理、有效的新的心脏病学体系，就叫整合心脏病学。让我们的年轻学者，让那些到我们这里来学习的，甚至包括医学生学到的都是适合心脏病人正确治疗的理论和方法，而不是碎片化的知识。

你们将心律失常作为学科方向之一，这是对的。但治心律失常光治心脏不行啊。就像一个大水坑，整个水坑里头都是污水，中间只有一个净水器在那转，你转吧，哪一天才能变清水？可能净水器转坏了也成不了清水池。这就是我刚才讲的局部与全局的关系。你不要只关注心脏，心律失常的发生全身每个系统都可能是病因，只有把全身的事情做好了，你才能获得长期的结果、稳定的结果，这也是我刚才讲的瞬间与长期、直接与间接的关系。另外，你们治疗心律失常还要向中医学习，在西医未引进中国时，中国人肯定有心律失常，但中医不这样叫，他们叫心悸，他们是怎么治的，用什么中药，这也应该向他们学习。学过来不就多了一个绝招吗！

九、病原生物学科

你们学科的主要方向是搞人体微生态，正好是我的专业，这个非常重要，也是近年来非常受关注的，应该继续研究下去。你们学科这个领域的研究有丰厚的历史积淀，而且办了杂志，还有药品，应该说是有很好的基础。但关键是，你跟其他人比较，是不是提出了比较特殊的思路，或者是做出了令人瞩目的成果。不然你会很快落伍，起了大早，赶个晚集。你们是否应该集中在肠道微生态这个领域，对于口腔、肺部或阴道，可能与肠道很不一样。我有个学生叫张发明，读博士时就喜欢创新，后来到美国学习没学到什么东西，回国后就开展 Fecal Microbiota

Transplantation（FMT），即肠微生态移植。现在做出了很大成绩。至少两点：第一，过去老外总认为这个技术是他们开创的，张发明写了一篇文章，在 *Am J Gastroenterol* 中发表，指出是 1000 多年前我国中医学者葛洪最先提出并实践，现在外国人承认了；第二，他与天津大学合作研制出了 FMT 标准化的机器，并用此对克罗恩病进行 FMT，初步的效果很好，在国外引起轰动。大家知道，目前对克罗恩病没有好办法，最近一期 *WGN*（《世界胃肠病学会通讯》）在首要位置对他进行了报道，还有他的彩照。现在你们究竟怎么研究？你要试图把人的肠道细菌一个个或一群群研究清楚，把它分析透彻，那是肯定做不到的，为什么？因为肠道跟体外是相通的，自然界多大它就有多大，自然界有多复杂，它就有多复杂，而且随时间还在发生变化。你要把自然界的那么多东西搞清楚是很难很难的。国内把 FMT 直译成粪菌移植，这是不对的，也不准确，其实移植的不单是一个或一群肠菌，粪只有排出人体才称之，FMT 移植的是肠内若干细菌共同形成的状态，所以最好译成"肠微生态移植"。事实上你单一地补充某一个细菌，最后结果是不好的，肠内这么多细菌你只搞一个双歧杆菌到里头去这不合适，长期的效果是不好的。究竟怎么研究？我们可以通过中药来改变或恢复肠道菌群，用黄连素就是这个例子嘛！我们还可以用食品改善肠道菌群。有些食品，比如高脂饮食引起结肠癌就可能是改变了肠道菌群。实在不行就搞 FMT。FMT 可用作保健，比如把瘦人的细菌移植给胖人，是保健；把胖人的细菌移植给瘦人，也是保健。FMT 也可用于治疗，比如把生孩子多的移植给不生孩子的去治疗不孕症，把血糖低的移植给血糖高的治疗糖尿病。这些都是可以考虑的，但是怎么标准化，移植中遇到的各种问题，包括伦理问题，这些都是十分难以解决的问题，需要我们去应对。

十、人体解剖与组织胚胎学科

解剖学和组织胚胎学跟生理学一样，是一个很古老的学科，特别是解剖学，好像肉眼能看到的就这么多了。你们的研究方向也显得较多了一些。我当校长时，把我们的组织胚胎和解剖整合成一个教研室了，同时被整合的还有病理和病生，微生物和寄生虫。当然这只是组织架构上的整合，关键是学术上的整合，前者像结婚走到了一起，后者似能不能生出孩子来，而学术上的整合主要看学术思想。你们这个学科其实可以用一个思路，建一个平台，这个平台搞好了，就像烟花爆竹冲上天空，可以炸开成无穷多的烟花，但好多像你们这样的学科包括我校的都把它错过了，十分可惜。这是什么呢？胚胎发育能够从一个受精卵→早胚→中胚→晚胎，然后到小孩→成人，一直到老人，是一个从生到死的过程，其中的规律和变化谁人知晓。如果你们能建立一套检测系统，有组织学的、细胞学的、亚细胞学的、分子生物学水平的……形成一个系列，全部打通，那将用处无穷。只有你们这个学科才能阐明人体究竟是怎么从生到死这样一个过程，其中细胞、分子发生什么变化，比如衰老，与胚胎时期比，究竟发生了什么变化。褐色素是从哪个胚期出现的，是哪个基因蛋白在掌控，开和关又是在什么时候及什么情况下……能不能够用胚胎的什么办法使成人的衰老减慢？比如肿瘤，从胚胎发育生长为成人到最后出现肿瘤，哪些基因重新启动，哪些基因关闭了？在这个基础上，用哪些基因做转基因动物来证实，这是一个研究不完的领域。生理过程研究完了再去逐一研究病理过程，意义更大，只有你们才能进行这样系统的研究，别人都是断章取义。我曾经给我们那个教研室建议过，他们不听，最后搞成一个只研究一下神经，而且到最后只研究一下疼痛，其实他们失去了很多很多很重要的机会，那可是不得了的可获得成功的机会。你们有几十个教师，有人研究肾脏的发育，从胚胎到肾脏的发育，然后到肾病的变化；有人研究消化，从一个细胞到前肠、中肠、后肠，然后到肠病的发生，比如四大基因的调节对肠道发育至关重要。你们各自把这一套搞清楚，任何器官得了毛病到你那个地方测试一下，结果都可能是一篇 *Nature*、*Science* 或 *Cell* 的论文。比如研究肺的，从一个细胞形成肺，其中从小肺到大肺，才到老肺，基因、蛋白质究竟发生了什么变化？肺里长了个癌症，与前面发现的变化有什么关联，有些基因是什么时候关的，又是什么时候开的，你这么一搞清楚，涉及面不就宽了，意义不就大了。

所以你们这个学科是大有前途的，你们一定不要看不起自己，在我们学校很难找愿意去你们学科的人，其实就像我说的从发育到正常解剖，再到临床疾病，你跟它对上一套一套的。大家都有分工，有的搞肺，有的搞心，有的搞脑……搞脑的跟我搞心的串起来，就成了心脑合作，搞心的与搞肺的串起来就成了心肺合作，研究对象既有动物也有人体，既有低级的也有高级的……对你们学科我有一句话要说，你们是有所为太多，有所不为太少，大家都要有舍才有得。人人都甘当一根筷子，筷子分散容易折；十根筷子绑在一起，不易折嘛！大家要甘当一根绑在一起的筷子，每一根筷子都永远存在。你要单独做一根筷子，最后都是短命的。

今天我就谈到这里，最后一个问题是问学校的，我发觉你们10个学科的带头人都是院长或副院长兼的，或者说10个学科主任都当了院长或副院长，这种情况在中国的医科大学是不常见的，或者说是没有的。不知校方是从何考虑，这样的办法，容易两边都搞不好，因为一个人能力和时间都有限。再者，对其他没当院领导的科室也不公平。我的看法不一定对，说不定正是你们的特点。参加今天上午的座谈，我觉得从学科要注意某些事情外，从校方要主动有所作为，对学科及学科方向进行整合，比如以解剖及组胚的系列研究平台的建立为切入点，生化糖基化研究平台的建立，中西医结合研究平台的建立，把全校基础和临床的合作搞起来，人力、物力、财力都往这个方向投，坚持数年，必有成功。上述仅供参考。

沈阳医学院

受聘贵院客座教授已有两年时间。我昨晚近10点从北京飞达沈阳，这是我第三次来学校。前两次各做过一次学术报告，有一次是在体育馆做的，天气很热，听众达3000多人，印象十分深刻。今天下午我还要给全校教职员工及部分学生做一场"整合医学"的报告，然后4点半去机场回京。

今天上午张书记和肖院长给我安排的是学科建设点评，你们从学校众多学科中优选出8个来进行讨论。大家做了认真准备，听说昨晚肖院长还逐个听过一次汇报，张书记今晨要全程听会，足见贵校对学科建设的重视。学科建设在学校建设或学术建设中的重要性，这在不同学校、不同人群，甚至普天下的认识都是一致的，因为学科是基础。但怎样建设好学科，不同人对这个问题的看法却大相径庭，甚至完全不同。这也是为什么我们要在一起，拿出一些范例来讨论的原因。除了等会要上去讲的8个学科外，今天各个学科的同志们都来了，大家可以根据别的学科的情况考虑自己学科的发展策略，还可以各抒己见。我的意见不一定都对，权当中心发言，只是从自己的角度谈一些看法，是献策者，而非决策者。决策者是你们自己，是书记和校长。对于今天的点评，我还是做过一点功课，也就是对贵校现状的了解和认识，在这个基础上提出三点看法，等会儿的点评也多集中在这三点看法上。

1. **打连牌，以整合起家**　整合已成为当今世界发展和社会进步的显著特征和重要法宝。医学的进步亦如此。一方面高水平大学或研究所研究的知识和成果越来越多，数据成了无穷大。另一方面，真正能用于临床，取得效益，能为病人服务的先进医疗技术和药品十分有限，科学研究与临床实践严重脱节。沈阳医学院就自己的人力、财力及基础，不可能去跟高水平的医学院校或研究所拼科研，你也拼不赢。当然，你也不愿意去做十分基层、小医院那样的事情。那么，什么是你们将来的出路？什么是你们将来的出息？我看是打连牌，靠整合起家。大家都会打扑克牌吧，有一种打法是比大小的，当然大王、小王最大，不过也有一个规则,一种花色的,比如方块4、5、6、7、8组合起来,比单张的9、10、J、Q、K都大,比大王和小王也大。这叫"连牌",也叫"拖拉机"。我们的学科建设也可照此办理,我们与别人单个比,比不过,我们可以把同一专业具有不同特长的学科组织起来打团队牌。还有一种打法是把不同花色的,如方块4、梅花4、红桃4和黑桃4组成在一起,这也叫"连牌",比单张的方块K、梅花K、红桃K和黑桃K都大,比大王、小王也大。现在医学专业细化、专科细划越来越严重,知识被碎片化,人体也被分成各个部件来诊治。年轻医生知识面窄而肤浅,将来的趋势必然是整合。我们提倡整合医学,已在全国医学界80多个学会的73个学会做过报告,引起大家的共鸣乃至共识。今天下午我将用2个小时给大家细讲,希望大家能支持整合医学,从理论到实践,学科建设从此开始,以此起家,必然发家。送大家一句英文:"If you want to go fast, go alone. If you want to go far, go together."即"快走可独走,但远行得同行。"

2. 抄近道,以速度抢先 可以这么讲,沈阳医学院的学科建设取得了长足进步,我们这一代人可以为此而骄傲。但与先进的大学比较,我们还有差距,有的学科差距还不小。怎么迎头跟上或迎头赶上,有一个策略问题。显然,按部就班是不行的,你很难有出头之日,要去做人家没做的,或人家不想做的。有一只狮子,它有三个孩子,孩子们问妈妈它们的前途在哪里,妈妈说在尾巴上。一只狮子认为在自己的尾巴上,于是在自己尾巴上找前途,找来找去,结果是原地打圈,左三圈右三圈,永远没有进步;第二只狮子认为前途在别人的尾巴上,跟着别人跑,追前途,当然比前一只狮子强,总是前进了,但永远在别人后面;第三只狮子也认为前途在自己尾巴上,但它不原地打圈,而是向着无狮子跑的前方跑,跑到哪里,就把前途带到了哪里,它比前两只狮子都强。诀窍在哪里,走别人没走过的路或别人不愿走的路,也送大家一句英文:"If you want to be outstanding, you have to stand out."就是"如果想杰出,你就得与众不同。"

3. 推样板,以特色取胜 很多大学学科建设喊了很多年,也搞了好多年,劲没少使,钱没少花,但长进不大,成功不多。这是为什么?就是没有立好标杆。榜样的力量是无穷的。体育竞技,无论哪种项目,都有一个标准,或者说都有一个标杆,为了完成这个标准或者成为这个标杆,开始越早越好,发力越大越好,时间越短越好……当然这必须有个规则,比如用兴奋剂、吹黑哨就不行。标杆不能定得太低,也不能过高。就像马戏团驯猴,放一筐香蕉在那里,不能放得太低,太低了猴子很容易拿到,它不会听话。但是太高了,它望而生畏也不去竞技,因为反正得不到,谁也得不到。动物都是这样,那我们人更是这样了。今天我们的8个学科已经成为全校最好的,通过1~2年建设能否成为全校中能与辽宁省,乃至全国同行过招的呢?这就是我所说的推样板。克林顿是怎样当上总统的呢?他从小就向总统学习,包括站姿坐姿、说话的手势、处事的态度,最后他就成了美国总统。再送你们一句英文:"The best way to learn is to learn from the best."就是

"学习的最好方法是向最好的学习。"

好，下面我们开始汇报。

一、骨　　科

你们科的特色和研究方向是骨创伤，随着社会进步、交通发展，这样的病人目前越来越多。需要解决的主要问题是复原，复原包括复构和复能。首先是结构恢复，然后是功能恢复。里面的学问之大，不同医院的不同医生对同一类病人的治疗，最后的结果差别很大。为什么？

临床治疗上需要注意两个能力的培养。

一是局部治疗。目前最大的进展是3D打印，特别是对复杂性骨折，比如骨盆骨折，过去都是打开了再说。现在诊断上有3D成像，让医生立体观察，一目了然，没有打开皮肤就胸有成竹；治疗上可用3D打印技术，结构上可以做到与原状完全相似，真如天工之作。这方面国内进展很快，西京医院骨科与西安交通大学的卢秉恒院士协作，发展很快，你们可以派人去学习和取经。

二是全身治疗。治疗骨外伤，一定不要只顾局部，同时要关注全身的康复能力和康复状态。一处受伤，全身支援，局部受伤了，全身各器官都在动员。病人恢复快慢其实是全身康复能力表现的结果。所以，要像内科医生一样对受伤病人的内环境状态特别关注，包括心理状态、营养状态、水电平衡、各器官功能等。如果一个骨科医生，同时也具备了内科医生的本领，那他一定是一位杰出的骨科专家。在术后的恢复中，重力对骨的恢复也是十分重要的，可能是锻炼越早越好。在地球上，人为什么有骨，那是因为地心吸引力，即有重力存在，所以骨越坚硬越好。到了空天环境就不是这样了，那里没有重力，所以航天员必须天天踩脚踏车锻炼，不然三个月下来，骨就会退化，甚至消失，那就只剩一堆肉了，所以力对骨的生长是重要的。这才是举一个例子，比力对骨生长重要的全身因素很多，所以要兼顾才成。

基础研究中需要注意两个方面的探索。

一是要深刻认识骨的来源。骨来源于干细胞，再往前溯其实人体的所有细胞，包括骨细胞都来自父母亲给我们的受精卵。同样一个性质的细胞为何有的分化成骨细胞，而其余的分化成其他器官的细胞呢？它受什么样的基因或蛋白调控，它又受体内什么样的整体调控，这是一个似乎明白其实并不明白的问题。你们要与基础医学，比如遗传学教研室或组织胚胎教研室合作，把这个事情搞清楚了，你们就有了让骨创伤加速愈合的办法。

二是要加强骨形成过程的研究。骨的形成大致涉及两种细胞，即成骨细胞和破骨细胞。二者生长的平衡就保证了正常骨结构和功能的存在。临床上所见的骨增生过多，比如肿瘤或骨质增生；或骨增生不良，比如骨缺陷或骨不连，都是二者平衡被打乱的结果。怎么保证二者的平衡？除了局部的调节机制，比如有BMP

（骨形成蛋白）等众多的分子外，还涉及全身的整体调节问题，这要进行认真研究，比如将骨愈合过程早期患者血中的分子拿来进行分析，也许能找到其中的奥妙。除此之外，还要看哪些办法、哪些物质对体内骨愈合有影响。关于这方面，民间有些验方，中医也有些办法值得借鉴。2013年，我和妻子发生了一起车祸，她右股骨干完全性骨折。做完手术后，我在病房陪她，经历过三个阶段。第一阶段是鲜花阶段，大家送来好多鲜花，红的、黄的、绿的……摆满了病房，我想花可使她心情愉悦，有利于骨愈合，结果骨科医生说，没什么作用，反而容易引起过敏或感染，于是我叫人撤了；第二阶段是骨头汤阶段，同志们送来了各种骨头汤，猪骨的、羊骨的、牛骨的，摆满了餐桌，我想骨头汤喝了有利于补钙，也有利于骨愈合，于是劝她喝，她不想喝，我倒喝了不少，长了好几斤，结果问骨科主任，被告之骨头汤对骨愈合无用，于是我叫人又撤了；第三阶段是补骨系列，同志们送来了各种补骨产品，有花制的、果制的，也有根制的，我问骨科医生是否有用，他们说不清楚，可能没有副作用吧！后来我想，这些植物制品，有的采自春天3~4月份，那时万物处于生发状态，植物正在长叶开花时的产品可能会更有利于骨增长；若到了秋天，瓜果落地时，那是万物凋谢之时，采集的植物做产品可能不利于骨愈合，要采根也要用春天的根，而不用冬天的根啦。

因此，关于骨愈合过程，你们可以从受伤病人恢复早期的血中进行研究，可以找到体内促进愈合的答案，你们也可以观察什么物质（包括中药）对骨伤动物愈合有影响而找到体外促进愈合的答案。

二、心血管病学

心血管内科的发展战略是两条路，一是办大，一是细划。办大是把学科办大，细划是按技术细划成若干亚专业，这是目前各地各单位学科建设的通用做法，无可厚非，没有规模没有数量难成大气候嘛！但是要注意量与质的关系。现在好些人善于也敢于在"大"字上下功夫。很多人办大学，以为大学就是大，办大了就是大学，使劲扩张规模，建楼大了，招生多了，殊不知办大者谁都会，而会办学者则很少。有的医院规模大，大出了中国，比过了亚洲，领先了世界，但质量确是乡镇卫生院的水平，这个我们不能去学。所以我给你们提两条建议。

（一）不要专攻技术成了医匠

目前心血管病治疗的技术很先进，年轻医生不怕X线辐射都想学两手，以为有了两手就可以吃穿不愁，饱享终身，其实错了。大家知道吗？全国第一例PTCA（经皮腔内冠状动脉成形术）是从我们西京医院心脏内科开始的，然后才传到阜外、安贞，然后才传到你们沈阳，沈阳军区总医院的韩雅玲院士，现在在全国做得很有名，最开始也到我们那里学过。当一个医生会一项技术这无可厚非，但只专攻一项技术，不顾及其他，即便是到了炉火纯青的程度，那也只是一个医匠。我们的心内科自从有了PTCA，全科都向导管看齐，其他病看得少了，基础研究也不做了，有一次学校职称晋升，我当主任委员，一位讲师要晋副高，我的问题是法洛四联症是哪四联，他居然答不全。针对这种情况，我们及时对学科进行了调整，同时从美国和日本引进了几个人，才逐渐改变了这种状态，所以一定不要靠一种技术包打天下，靠一种技术包吃终生。

（二）不要专攻心脏误了当医生

心脏科的重要性是不言而喻的，那里不跳全身就完了。但也有人说当一个心脏内科医生是最容易的，因为你们比较单纯，或者说比较单一，你们只管一个器官嘛。人家肺科只管一个器官但起码还分好几叶，这种说法显然是不对的。但反过来想，也有一定的道理，那就是心脏科医生只管心脏，是管不好心脏的。前几天，我碰到北京同仁医院的王宁利教授，他最近主编了一本《整合眼科学》（*Holistic Integrative Ophthalmology*）。这本书基本不是眼科大夫写的，很大一部分是眼科以外专业的大夫写的，因为眼科疾病大约只有15%是由眼部异常引起的，而85%是由全身异常引起的，比如糖尿病眼病，你只治局部那只是治标，是治不好的，还会耽误病情，有时光治全身，眼部异常不需治疗就可以自然好。回想我们心脏不也是这样吗？也许也只有15%的心脏异常是由心脏引起的，而85%是由心外因素引起的呢。我在北京会诊就见过一个病人，心力衰竭，他们总是纠正不好，我怀疑是甲状腺功能减低，但血中甲状腺素正常。这个病人每天下午的体温都只有35.2℃，处于低代谢状态，而且TSH（促甲状腺激素）增高3倍，甲状腺素是在TSH增加3倍情况下才正常。最后用甲状腺素治疗，不再抗心衰了，两周就出院了。又比如心律失常可能很大一部分病人都是心外因素引起的，你光关注心脏用药是治不好的，就像有一塘污水，你在中央安一个净水器，你把净水器转坏了，塘里的水也清洁不了。湖北省医学会一位领导的父亲，101岁发现Ⅲ度房室传导阻滞，请了一个国内很有名的博士去安起搏器，反复劝病人及家属，但他们都有顾虑，后来会诊发现病人十几天前有过严重腹泻，虽然血中电解质正常，但这么年长的患者心电图表现不出来异常，给他喝了几天平衡盐，病人就好了。

你们心脏内科究竟做什么，可以说现在还没有明确方向，或者说还没有适合你们发展的明确方向，有点像我在开场白中说的《红楼梦》中的状态，但不像《水浒传》中那样走错了方向。凝炼发展方向一定要有三条：一是有重大需求，二是别人没做的或没做好的，三是你自己通过努力能做的，缺一不可啊！

三、呼吸病学

夏主任你说呼吸科是一个小科，在你们医院也许是这样，但呼吸系统对全身可不能小看。俗话说"人争一口气，人活一口气"，就是这个意思，我们呼吸科是专为人的一口气而存在的。况且你们地处东北，寒冷季节时间长，呼吸病高发，东北人喜欢抽烟，听说女烟民还不少，肺癌发病率不低，所以要高度重视。

听了你们的报告，我总觉得缺乏特点或特色，比如王辰院士那里主要做肺栓塞，你们也做吗？当一个呼吸科医生什么都要会，这是基本要求，但作为呼吸科的学术方向或主攻领域，这要明确，不能面面俱到。你们"什么都会，什么都不很会"，这是要不得的！要"什么都会，但有的更会"才行，这个更会是别人会不了的。而这个别人不是一般的人，这个别人应该是沈阳以外或者是辽宁以外的强人或能人。2013年，我也是为一个单位的呼吸科点评，主任报告他们科什么都有，我点评的第一句话就问他"麻雀虽小，五脏俱全"，请问是在表扬你还是在批评你，他回答当然是表扬啰。我说你倒过来念呢？"虽然五脏俱全，但毕竟是只麻雀。""那我们怎么办？""把肺先做大，做成凤凰肺"，"那不畸形了？""解决畸形就是把其他所有器官都做成凤凰的，你不就成了凤凰吗？""那我现时做不到，怎么办？""那就拔几根凤凰羽毛插到自己头上，虽然我是麻雀，但我是插了凤凰毛的麻雀，跟一般麻雀不一样了。""你说的凤凰毛究竟指什么？""就是你现在要提出奋斗方向。"现在他们有方向了，而且有了进展。那么你们科的方向在哪里，我看刚才举的那几个都不是，我个人建议做急性肺损伤或者是急性呼吸道损伤。

我看到你们后面几个报告，一个是卫生毒理学肖院长搞大气中化学毒物对肺的损伤，一个是病原微生物学搞大气中生物因子对肺或者说对肺部微生态的损伤，这好啊，但是他们没有找到出口，只是在动物身上试试，这个出息不大。什么是出息大呢？一定要与在人体的观察联系起来。毒物无论是化学的或者是生物的，进入呼吸道首先是引起肺局部的损害，然后是对全身的损害，全身损害导致SIRS（全身炎性反应综合征），反过来加重局部损害。所以你们的研究应与他们结合。

1. **观察化学或生物毒素对人肺的损害特征** 这个是没有研究清楚和透彻的。他们搞环境的好多数据都是在动物身上取得的，你们做这项工作得天独厚啊，你们不仅可以从病理切片上观察上皮细胞、淋巴细胞的改变，你们还可以从化学角度观察肺泡活性物质，乃至灌洗液的细胞因子或抗体的变化。知道了这些变化，你们可以用喷雾或吸入治疗剂或疫苗的方法找到治疗疾病的办法。

2. **观察化学或生物毒素对全身的损害特征** 化学或生物毒物通过呼吸道不仅引起局部的改变，更重要的是对全身的影响，有时，特别是急性期，可能对全身的影响更大，导致体内生物因子严重失调，引起广泛损害，甚至多器官衰竭，比如感冒病人让他多喝水，多排尿，就是通过恢复体内平衡来达到治疗目的的。同样，我们可以用类似方法恢复体内因子平衡来设计新疗法。搞急性肺损伤，行不行供你们参考。做这项研究不光与大气污染相联系，还可以与很多常见病相联系，天地之大，用途之广。比如，我们消化科的肝硬化，近年发现最后死亡并不在肝本身，而是在肺，我们称之为肝肺综合征，用大蒜素预防有很好效果，因为时间关系，不在此赘述。

四、病原微生物学

病原微生物学涉及面广，你们集中在呼吸道的微生态方面，这方面医学上过去重视不够，现在应该是重视的时候了。2014年10月，我赴华盛顿参加美国医学科学院院士大会，这个大会共开两天，其中一天是专门讨论人体微生态的，当然主要集中在肠道微生态，但呼吸道微生态也不可小视啊！你们的研究应重视一个事件的两个侧面。这个事件是微生态失调，两个侧面就是由两个因素引起，一是内在因素，即各种原因使呼吸道原有的正常微生态失调，二是外来因素侵入使呼吸道微生态失调，当然二者是相互转化的，一段时间可能以一种因素为主，事实上多数时间是共同失调。

1. **内在因素导致呼吸道微生态失调**　身体所患慢性疾病，或长期使用大量抗生素，使呼吸道微生态失调，这种失调会对肺部及全身产生损害。

2. **外来因素导致呼吸道微生态失调**　包括物理、化学的毒气吸入，生物的细菌病毒感染等，要观察这种失调对肺部及全身的损害。

你们的工作一定不要只局限在动物实验，要与呼吸科合作，也要和免疫科，特别要和卫生毒理学肖院长那里合作，相互支持，相互借鉴，一定能抱回一个胖娃娃、一个金娃娃的。

五、卫生毒理学

这个学科在肖院长直接领导下，抓大气污染对人体的损害，特别是对呼吸道的损伤，符合现在国计民生的需要，也是目前政府和人民遇到的严重的社会问题。改革开放30年，我们赚了点钱，看来要还回去一些，而代价是人民的健康。大家知道吗，北京空气的$PM_{2.5}$一年有280天超标啊，这还是按我国75微克/立方米的标准，如果按美国35微克/立方米那个标准，恐怕不剩几天不超标了，去年最高超过了1000微克/立方米啊！这个东西还只是其中一个指标，毒气里头包括那么多东西，哪些有毒，哪些无毒？哪些是重毒，哪些是轻毒？它们究竟对人体有多大损害，谁也说不清楚。怎么办？怎么预防？就是靠你们去研究。你们现在已经拿了一个一等奖，不过还不够，而且是省级的，我看要做10个一等奖都还不一定说得清楚，任重道远啊。

我的建议是要转向人体的观察，观察这些毒物究竟对人体肺部继之对全身有何影响，对哪些人影响更大。别人告诉我，$PM_{2.5}$对两种人影响更大，一是肺还未长成熟的未成年人，这些尘粒进去了排不出来，伴随肺的生长，其后肯定会影响肺的功能，就像砌砖加了些假砖、废砖，有点像豆腐渣工程。第二种人听说是不抽烟的人，与抽烟者比，他们的肺没有抵抗力，不能适应。所以有人说笑话，那就都抽烟吧，反正要抽，不抽香烟，就抽$PM_{2.5}$。这是一句玩笑话，其实是讽刺我们无处可躲，无处可藏。污水我们可以不喝，但空气不可不吸啊！你们东北空气好，特别是长白山，到那里去简直像洗肺，但不能都到那里洗啊，中国这么多人口，都去了，那里我看$PM_{2.5}$也会多起来的。

你们的研究一定要和呼吸科，和病原微生物等学科协同作战，不要单打独斗，这也是策略。中国搞环境污染的不少，但他们都是在和动物联系，在人体上的观察你们要加强，这是你们的强项，得天独厚啊！

六、病理学与病理生理学

病理学包括病理生理学，对一个学校的建设，对一个医院的建设，那是十分重要的，特别是病理学，对临床医学来说你们提供的是金标准，对基础研究你们是定性的根据。有一次我去参加研究生答辩，他们是搞肿瘤的，讲得头头是道。是讲某个分子在肿瘤组织中的表达，且与预后有明显关系，而且在国外发表了论文，但答辩委员会有一位病理老师，他说你这个结果和结论都很好，可惜你观察的切片上的组织不是肿瘤。他们争起来了，我当年出国学的也是病理，我看也不是肿瘤，顶多算个不典型增生。这下可麻烦了，最后研究生说是照片时病理切片拿错了，但他们研究的病例都是经过病理医生证实的，这样才通过了答辩。这就是我要说的病理的重要性。

但是，病理学科重要，不等于你们选择的学科方向也重要，你们选择的离子通道的研究可能与贵校的心血管内科还沾点边，但肿瘤的研究、干细胞的研究，在你们的前期基础学科，你找不到伙伴，在你的后期临床学科你也找不到合作者，你是孤家寡人，单打独斗。病理是基础与临床的桥梁，你要把二者连得起来，越紧密你这个桥梁的作用发挥得越好。你连不起来，人家不走你这个桥，你这个桥就没用了。

你们不可以搞肺损伤的病理变化吗？也可以是分子的，你们病理生理不可以研究大气污染后整体包括血液中的分子变化或器官功能的改变吗？这些可能是你们的出路，也是出息所在啊！你们现在建立了很好的平台，也有不少能干的人，打个比喻，就像一个厨房，有了灶台，有了厨具，有了厨师，有了米面，有了柴火，就看你煮什么饭了。现在吃客全是北方人，你不煮面食，而专门去煮南方人爱吃的大米饭、麻辣烫，那不就错了。所以趁你们学科方向还未完全确定之前，考虑一下我的意见。

七、免疫学

孙教授的报告很好，其中包含的学术成分比较多，很符合我的口味，对我的启发也很大。作为从美国回来的博士后，来到沈阳医学院工作，和到别的排位比较靠前的大学来比，在这里肯定受到的尊重程度更高，但在学术研究的感觉方面落差也会更大。你能克服这样的困难，有充分的心理准备，难得而令人佩服。不过我想，如果把院长书记或者说学校党委比作公婆，他们希望你这个做晚辈的多生孩子，多生好孩子。可你目前似只有儿子没有媳妇，费尽了力而生不出孩子呢！一是因为你在国外搞的是移植免疫，而你们的附属医院根本不做这个，或者说做也不是强项。二是因为你搞肿瘤的血管新生，而你们学校不搞肿瘤，搞也不是强项，也就是说你的学科方向在这里没有接头，或没有接口，单方面努力成不了气候，只有众人拾柴火焰才高啊！解决这个问题是学校要注意加强器官移植和肿瘤的研究，这是两个最重要的领域，一个医科大学这两方面没有发言权，在同行中没有一席之地，是有缺陷的。但是在这两个领域没有发展起来前，你还是可以继续从事你的研究，不要等，而是可以与相应的研究领域联系起来。

1. **关于器官移植免疫** 目前器官移植后遇到的最大困难是希望人体不排可它偏要排，其实人类自身免疫性疾病也是这样；另一方面，肿瘤细胞是人体不希望有的，人们想办法排掉它，但却是要它排它不排，或者是排不了、排不及时、排不完全，于是就复发和转移。无论是要它排它不排，还是不要它排它偏排，其实本是一个事物的两个方面，解决了一方面，或诠释了一方面，就等于解决了另一方面，你应该联起来做研究才能得到正确结果。可以用一面取得的成绩去解决另一面。

2. **关于血管增生** 它既是一种病理行为，也是一种生理行为。你目前研究的是肿瘤，当然不喜欢血管增生，那样肿瘤就长得越快。但人体存在另一方面，比如心肌梗死或肺梗死的病人常存在侧支循环建立慢或不完全。我们能否把肿瘤血管增生的机制用到这些病人身上去呢？这不就多开辟了研究的出路吗！

另外，你在研究调节性 T 细胞，其实免疫排斥和血管增生这两大生物学现象，其整体调节都受到调节性 T 细胞的作用，你这样不又增加了一个更加关联的领域。把这样的设想画成一张联络图，行成一个周密研究计划，然后组成团队，建立平台，申请经费，可能最后是一举两得，一举多得呢。

八、生物化学与分子生物学

生物化学和分子生物学是重要学科，重要在哪里？不是因为它是微观的科学，看不见、摸不着，而是离不开。从根本上讲，它既是一门科学，也是一门技术，用它可以发现我们用肉眼看不见的东西，用它还可以解决一些我们用常规方法解决不了的问题。

当然，我们也要看到事物的另一面，自从列文虎克发明显微镜以来，医学逐渐向微观方向发展，已从整体、器官、细胞、亚细胞至分子，甚至原子或更加微观的层次发展。因为人们想知道生命的真谛，人们也想知道疾病的本质，于是刨根究底，任何事情不到分子水平绝不罢休。其实生命现象是出现在一定层次的，生老病死通常与整体有关，分子不一定代表生命，有些分子死了，但人还活着，而有些人死了，可分子还存在。比如对于肿瘤病人，外科医生上班是切癌，越彻底越好，内科医生是化疗，放疗科医生是放疗，都是以杀死癌细胞为目的的，杀啊杀啊，最后把病人"杀死"了，送到太平间，人死透了 8 小时，可把癌细胞抽出来还培养活了，这就是人死了细胞还活着。我不是说不搞分子的研究，有人说生命就是人体内化学反应的总和，这句话是不对的。最近 50 年诺贝尔奖获奖者的研究项目基本都针对的是分子，而不是人。前不久我访问这个委员会，他们也有相同的看法。最近在评中国科学十大进展，30 个候选项目中没有一个是医学的或者离医学还很远，有的在 *Nature* 发了文章，有的在 *Science* 发了文章，影响因子很高，但对医学没有影响。你老游刃在分子之间，你知道人有多少分子，有多少细胞吗？而且这些分子在一秒钟有多少变化吗？如果要说人的生命是体内化学反应的结果，那结果是什么呢？应该是成千上万的分子乘以成千上万的细胞再乘以成千上万秒时间，其乘积除以一个个体，最后的结果将是无穷大。从这个意义上讲，我们发现一个分子，或者了解一个分子的作用，那对生命究竟又有多大意义呢？所以你们的工作一定要从两条道路上走。

一是在基础研究方面，把你们新发现的分子，或者在旧分子上发现的新功能与细胞内的信号通路联系起来，再看其在细胞生命活动中的作用，然后再将其与全身的生理功能相联系。

二是在临床研究方面，把你们新发现的分子，或者在旧分子上发现的新功能与临床疾病的诊断、治疗，乃至预防相联系。

只有这样你们的生物化学或分子生物学在医学中才有地位，才有用处。就你们学科来讲，应该与你们学校重点方向合作，去解决他们想解决但解决不了的问题，这样就大有可为。你们目前还只是建立了一些平台，引进了一些技术，开展了一些非常基础或基本的工作。但这对将来的发展十分有用。

今天上午听了8个学科的报告，的确收获很大。从报告中，能听得出来，各科都想干事，而且想干大事。我看整个学校都是这样，书记、校长召开这个会议，开展这项活动本身就说明了这一点。

除了上述建议外，我对学校还提两点建议，供书记、校长参考。

一是重点学科布局。今天上午上台的8个学科中，基础占了5个，临床只有3个，有些头重脚轻。综合大学的出口在医学院，世界上但凡有名的大学，其医学院都很强，而医学院校的出口在临床，但凡有名的医科院校都有几个好医院。所以咱们学校要发展，一定要认真建设好几个重要的临床学科，比如外科的移植医学，那是要抓的，外科从历史到现在经历了4个阶段。第一阶段是切除（resection），第二阶段是修复（repair），第三阶段是移植（replacement），第四个阶段是再生医学（regeneration），包括组织工程技术等。移植才是第三阶段，人家是第四阶段了，你第三阶段还没搞好，怎么行，要跟上。又比如肿瘤学，现在发病率这么高，我国的疾病谱，20世纪五六十年代是感染性疾病，继之是心脑血管疾病，现在已是恶性肿瘤发病率最高了，听说未来5~10年还会呈井喷状态，你不抓怎么行。

二是要加强药学的研究。一个医科院校只有医，没有药，或者说药学没做好，那是有缺陷的。要不就是缺胳膊，要不就是短腿。一个医院没有自己研制或生产的药品，老给别人用药卖药最后出息不大，或出息有限。所以要加强药学的研究，特别是中医药的研究，要提到重要的议事日程。

这是我对贵校的印象，头大身小，还缺胳膊短腿，学校党委和校长要重视这个事，尽力尽快改变这个局面。该建平台建平台，该引能人引能人，该出政策出政策。我想在不久的将来，一定会走向全面发展和协调发展，一个更加理想的沈阳医学院将会展现在我们面前。

北京联合大学

我是第二次来贵校,上次来做了一场报告,题目是"精品战略与学科建设",记得大家很喜欢,给了我很多次掌声。今天下午我还要为教职员工做一场报告,题目叫"医学与科学"。上午这段时间是做学科点评。很遗憾书记不在,在市里开政协会;校长也不在,生病了。我有些失落,好比我来相亲,对象在,但公婆不在,通常公婆是起决定性作用的。在别的大学做同样的活动,一般机关干部和学术委员会成员都参加,因为学科建设是大事,是大家的事,众人拾柴火焰高,剃头挑子一头热搞不起来。除了要报告的学科外,在其他大学,不报告的学科主任一般也要参加旁听,一方面受点刺激,另一方面还能激发灵感,唤起斗志,奋起直追,迎头赶上。我在其他学校发现过,没被点评的学科,最后追上来赶上了被点评的学科,这叫"后来者居上",或叫"有心栽花花不开,无心插柳柳成荫"嘛。今天他们都没有来,你们来的只有不到10个人,恐怕这是参加人数最少的一个学校,存在会议组织上的缺陷,其实我在会前交代过的,望今后注意。

每个大学都有自己的办学思想和目标定位,就拿咱们的校名说起吧。在国外,生个孩子起个名字一般没有什么意思,而中国给孩子起名一般都有含意,有时还是寓意深刻,比如"志宏""学进""远翔"等。咱们的校名叫"北京联合大学",我看有四层意思:一是北京,不知意指是在北京办校还是办具有北京水平的学校,或者说是由北京市出钱办的为北京的社会发展和经济建设服务的学校。最好的含义是由北京出钱在北京办出水平超过北京,赶上全国,甚达世界的学校。二是联合,也许是指用行政手段把几所学校合到一起或指自己力量不够,为与别人竞争,几所学校主动自愿团结到一起,实现"抱团取暖"的目的。三是大,大可指规模之大,你们的学校遍及北京市的东南西北,前几年几乎所有大学都认为大学之大是规模之大,圈几千亩土地,盖几座高楼大厦,招生翻5~10倍,就是大。其实大学之大,说的是做的学问要大,做出来的是大学问。大学生是有大学问的学生,而不是光块头大的学生。四是学,这个学就是学问、学术,这是衡量一所大学水平的内涵和标志。一个大学不搞学术,就玩权术,或施骗术,最后无术。在目前中国这块土地上,办大学能把其办"大"的是大有人在,这种人不需要多少学术水平,他也不需要费多大功夫,可能村长村支书也有这个能力。但能办"学"者则寥寥无几,因为他必须是教育家才行。所以依我看,"北京联合大学"应该解释为在北京通过举校之力办成的在国内甚至国外具有较高学术水平的综合性学校。

要实现这个目标,在各科点评前我给你们提三条建议。

1. **浓墨重彩,一张白纸绘好图**　大学搞学科建设,通常起点是不一样的。有的大学,历史长,有丰厚的积淀,已经打下了坚实的基础,对于学校来说这是好事。但也有麻烦,那就是已经形成了很多条条框框、清规戒律,已有一些坛坛罐罐,留下不值钱,弃之又舍不得。更主要的是有好多既得利益,人为矛盾错综复杂,人事关系盘根错节,剪不断理还乱。人人都要为,人人都在为,学校的工作重心要摆在有所不为。但要搞有所不为,哪些不为,是难下决定的。我在某一所大学讲评学科,他们问,你们第四军医大学建校才60年,你当校长5年拿了5个国家科技进步奖一等奖,我们大学有100多年历史,我们至今一个国家一等奖都没拿到,这是为什么?我说有人把历史当成了助跑器,有人把历史当成了包袱。我们北京联合大学作为大学,成立晚,其中即便是老的单位基础也比较差,人才也不够。不过这也可看成好事,因为一张白纸好绘图,没有那么多麻烦事、头痛事。关键是怎么绘好图?别人的大学满地都是苗,他们不知该扶哪棵苗。我们呢?苗不多,见苗就可去扶。但不能拓荒,要扶的苗一定是要有前途的学科,将来有可能长成大树的学科。

2. **挽手并肩,一条道路走到底**　这条道路是什么?就是从联合走向整合。整合是时代的特征和发展的法宝,各行各业都是在以整合取胜。联合是做加法,但整合是乘法。大家要团结,要抱团取暖。整合可以有四个阶段,首先是聚焦方向,为了一个共同的目标,方向一致,瞄准十环,起码也会有七八环,否则就会脱靶;然后是聚集,聚集力量及资源;再后就是聚合,聚合机制;最后就会聚变成果。切忌不要散弹打鸟,本来自己力量就小,还各吹各的号,各唱各的调,能成就事业吗?我们要提倡合唱,现时还不能搞独唱。少参加单打或独赛,因为赢不了,多参加双打或联赛,最好是团体赛。

3. **整装披甲,一马当先争第一**　学校建设或学科建设,几乎所有的学校都想搞万马奔腾或龙腾虎跃,谁都知道百花满园才是春。但是我们还没到那个时候,还要有段修炼的时间。因为我们还没有千军万马,有几匹马还称不上膘肥体壮。搞万马奔腾、百花满园必然会江河日下,因为天时地利人和都不占。怎么办?搞特色取胜,走自己能发挥的路。就像父母养孩子,一对夫妇一共生了10个儿子,他节衣缩食,集中力量养胖了一个儿子,这说明他有养子本事,只是粮食不足而已。如果10个都骨瘦如柴,那说明他们没有养子能力。10个瘦子这家没有希望,其中有一个养胖了，成才了，这家会有希望。那么，贵校要一马当先应该向哪个方向奔呢？我觉得要把你们现在多数的学科集中起来向医学方向发展。大家知道，几乎一切科学的终极目标都是为人活得长一点，活得好一点。医学正是以人为本为人服务的。因此，国外有名的大学一般医学院都很强。你们现在还没有医学院，可以和其他医科院校合作。做什么呢？希波克拉底说过，医生有三大法宝：语言、药品及手术刀。所以你们可以：①把你们的心理学发展起来与医学结合；②把你们的基础生物学发展起来与药学结合；③把你们的工程学发展起来与医疗器械研发结合。上述三个方面正好是中国医学最薄弱的。最薄弱的正好是你们的切入点或着力点，正好能彰显和发挥你们的优势，在不久的将来可能做出成绩。这是我对贵校的综合看法，下面一个一个学科进行讨论。

一、食品科学

定学科方向，一般按三个要素：A 是要有重大需求，科学家按个人的兴趣可以做研究，但不能随意花费或过多花费纳税人的钱；B 是别人没做的，或没做好的，不能搞重复研究，那样是浪费纳税人的钱，而且自己也不会有出息，搞重复研究相当于"小三"，没少使劲，但到最后没名分；C 是要自己能做的，登月球谁都想，但不是所有的人都去得了。贵校食品科学这个学科的方向是生物活性物质与人体健康，符合要素 A 和 B，但不符合要素 C。你想，无论是食品、药品或是化妆品，里面所含的生物活性物质有多少？你又想，人体健康，无论是诊病、治病、还是防病，里面涉及的因素有多少？两面的因素都是无穷大，两边都是黑箱，你怎样能将其联系起来？如果抓住一点，不及其余会没有出路；如果全部都抓，不剩其余会没有出息，也做不到。

如果有人问你是干什么的，你不能说你是做生物活性物质研究的，因为范围太大；你更不能说你是搞人类健康的，范围更大。我曾碰到一个国内知名的年轻学者，他要把社会学与自然科学联系到一起。大家知道自然科学多为线性思维，是一元的，而社会学则是非线性思维，是多元的。叫搞自然科学的人去搞社会学通常是"一根筋"，而让搞社会学的人去搞自然科学通常是"捣糨糊"。况且两边都是无穷大的因素，而且随时随地还千变万化，那研究难度是相当大的。

我想提醒你们的第二个事情是，你们研究工作的产出一定不要过多或过度地追求发表几篇 SCI 论文，或者有多少个影响因子。你们的方向决定你们应该建立一个完整的综合平台，通过研究去实现或总结出一套知识体系。你创建的平台和体系，既可以用来分析和发现新的活性物质或其活性，由此制成新产品或新药品。你也可以用它来检测食品或药品的毒性以保障生命安全，这样你的路就宽了，咱们中国也正缺这个。谁都知道，物质的活性和毒性是相对的，没有绝对的毒性，是剂量依赖的。有的物质活性与毒性相差很远，所以比较安全。有的则是相差很近，就是有毒品或危险品。物品的活性对人体有益的我们可以用来保健养身，但有些有毒品我们也可以用来治病，以毒攻毒，比如杀死癌细胞嘛！有些物品可能对某些器官如关节是有益的，但对心脏或肾脏是有毒的，不少药品一年销售几百亿美元，因为偶然发现心脏毒性就全部撤市停售，胃肠动力药普瑞博思就是这样嘛。但另有一种药品本来研究是为治疗心脏疾病的，结果最后发现对男性有副作用，最后成了伟哥嘛！这就是我们医生对活性和毒性的认识。

二、针灸推拿学

你们这个学科，上次徐书记给我讲过，不过我没想到专业如此单一，我还以为有一个保健和康复学院呢。首先你们把视障人培养成专业的针灸特别是推拿人才，用以保健或康复，对比我想说两点：第一是你们解决了那么多盲人的工作，不仅为社会减轻了负担，也解决了盲人的生活问题，授人以鱼不如授人以渔嘛；第二是不要小看了盲人的能力。大家知道，一个人的感觉也就是感知世界92%来自视觉，剩下的听觉、嗅觉、触觉等才8%，所以一个人如果后天失明，那简直是生不如死。但是如果一个人的视觉无论是先天还是后天丧失，他的其他感觉能力会增强。很多人成为艺术家是他的某种感觉能力要比常人强啊。大家知道吗？画家的能力很大一部分取决于他眼睛的辨色能力要比常人强，而音乐家的听力也要比常人强啊。盲人看不见东西，他的其他能力增强，比如常人按摩师经常问病人力度够不够，而盲人按摩师不用问，他靠自己能感觉出来，而且他对人体解剖、肌肉分布、肌腱走行、神经走行完全可以用手体会出来，所以做推拿那是盲人的强项，我们要向他们学习，充分发挥优势克服自己的劣势。人类不仅自己要相互学习，甚至还要向动物学习，对于有些能力，动物要比人强。你看蝙蝠的视力不好，晚上它飞得多快，而且不撞墙，它是靠不断发出超声波，然后按收回的超声波而择路飞行的。如果人类能做到这样，那么我们自己就可以用眼睛给病人做B超了，那多厉害。又比如人的力量是很小的，即便是举重运动员，他举重的力量也是有限的，但你看人家屎壳郎，它可以把比自己体重大100倍甚至1000倍的物体推走，真是大力士，人要是有这个本事，那可了得。我们把屎壳郎体内的物质分离出来给人类用，不就可以保健吗。

你们的发展方向是什么，我看一个是动手，一个是动脑。

动手指的是你们要把针灸，特别是推拿技术掌握好，训练要精益求精，你们要比别人做得好，盲人要比常人做得更精细、更到位、更有效果，这一点不难理解。

动脑指的是要总结提高。光动手不行，比如以后人家模仿你发明了各种各样的针灸按摩机器，既舒服，又到位，还节省人力成本，在自己家里就可以做，那时你就没有优势了。或者说他们把针灸推拿以后身体出现的物理和化学变化研究清楚了，他把按摩后体内出现的有效物质分离出来，将来可用注射，甚至口服就可以达到你按摩的目的，你还有优势吗？当然，大家可能认为这不会成为可能，难说！人类只有想不到的，没有做不到的啊。你看现在各式各样的按摩椅不是已经研究出来，已经上市销售了吗。就机械制造，你们学校是强项，联合大学嘛！比如现在失眠症那么多，你们能否研制一种催眠床，躺在那里，声光电一齐上，音乐催眠、电子催眠，不用吃药，你说多好啊。

当然要达到这个目的，光你们这个专业，光你们几个人是不行的，还要向中医大师、中医院校取经学习，或者与他们联合，比如针灸，国外真正承认中医的还是针灸这个疗法，我们中国已经搞几千年了。公元前两千年总结的书当属皇甫谧写的《针灸甲乙经》。公元后一直至今总结的书要数程莘农、石学敏写的《中国针灸交流通鉴》。后一本书一共9卷达500万字，里面学问深得很。针灸有效、有用，这没说的，但是否有理呢？有道理吗？现在还说不出来，比如说没有见到经络，但有效一定是有理的，只是我们还不知道而已。《中国针灸交流通鉴》那本书，序是我写的，邀我写序不是因为我懂针灸，而是我对针灸经络的认识与众不同。我认为针灸作用的经络是有的，但我们看不见，太微观，比如离子流、电子流、原子流等，你用肉眼是看不见的，借助显微镜或电镜也看不见，你看不见不能说就没有。回音物质那么多，你都能看见吗？还有，这种离子、电子、原子组成的经络是临时的，针刺时有，停止后就恢复到原状，因此，你一定要去看得见那是困难的。但是研究这种现象不仅对揭示中医针灸的本质有用，而且对治疗或预防疾病也是有用的。当然研究如此的深度，光靠你们不行，要与其他相关的学者合作。

三、生物化学工程

搞生物化学工程，首先要弄清什么是生物化学，要弄清什么是生物化学，首先要弄清什么是化学。化学是研究物质组成结构（或构型）的学科，说到底是两种（或两种以上）物质在一起反应形成一种（或一种以上）新的物质。在这个过程中产生大量的能量，我们既可以利用产生的新物质，也可以利用化学反应过程产生的能量。那么生物化学呢？就是上面说到的现象或事件在生物学的体现。生物化学说到底是研究生命，生命是什么到现在还是一个谜。有人说生命就是体内化学反应的总和，有一定道理，但不全对。很早以前，国外有一个化学家，特别聪明，好像是个私生子，叫什么名字我记不清了，好像叫赛西尔吧！他开始只有母名加自己的名字，以后他做化学试验，成功一个就将其写入自己名字，最后达到61个字。有一次风雪夜，他独自路过一家旅店，饥寒交迫去借宿，敲门报名还没报完，屋里答曰，对不起房间不够。你看搞化学的那么多成就，结果连个旅店都住不上。这个事情说明什么？搞生物化学工程，光搞物质结构和构型不行，也就是说光搞一把钥匙开一把锁不行，还要搞功能，搞功能才有店住，才有饭吃。你们搞生化工程，说到底是搞物质的功能、物质的作用。但生化工程搞起来是非常困难的，化学的结构是静态的，而生化是动态的，比如说一个物质除了自己的构型外，还分亚型，α、β、γ……这种细微的变化会导致同功异构或同构异功，由此形成生命的复杂性。你们搞生化工程就是要搞清这种复杂性，或利用这种复杂性来为医学服务，来为人体治病防病或保健康复服务。

搞生物合成这是一个很难的事情，我说的难不是说搞这个过程难，其实你们都在做，发酵罐里加些东西，再加点催化剂或生物制品就成了。我说的那个难在于你合成的东西，很难达到人体内的那种原装结构，人体内是精细无比，巧夺天工，你做不到那样，功能就不如它好，但毒性却比它大。我说的第二个难是，生物合成常出现左旋、右旋，即手性物质，这在体内是没有的现象，在体内是左就是左，是右就是右，你这左右不分，本来要左，右多了，不仅合成产率降低，废品增多，有时还会出现毒品。

搞生物合成，这是一个很有发展前途的事情，但有时常规的环境做不到，这时，就不要在常识中常态中折腾，有时改变一下反应环境就可以得到常态下得不到的好东西。比如有机物和无机物反应合成具有双属性的新物质，这在地球环境上做不到，放到空天环境，绕地球转几圈就可以做到了。又比如，利用细菌合成干扰素，其得率和纯度在地球上老是提不高，但你将细菌放到空天环境，其得率可提高数十到数百倍，纯度也能提升5倍以上。当然我们不可能把那么多人、那么多物品送到空天，也不能把实验室或工厂送上空天，怎么办？我们可以在地球上模拟空天环境，这个方面你们可以与哈尔滨工业大学合作，他们在这方面有独到之处呢！

所以，你们从事的工作，生化工程是十分看好的，但要想成功，一定要独辟蹊径，不要按常规出牌，要扭住一个方向，比如蛋白质分子上糖的合成工程，这就是生物体一个重要的方面。不要立足找到某种生理过程或某种疾病过程中出现特殊的分子，其实你是找不到的，那只是在某些正常分子中出现一些微细或微妙的变化，比如糖基化反应。什么是糖基化反应？什么是糖基化异常？就是在一个分子的某个局部要不糖加多了，要不糖加少了，要不糖加错了。而负责糖基化的一般有两类酶：一类是糖基转移酶，负责加糖；一类是糖苷酶，负责减糖。加糖和减糖都属于你们生化工程。当然这是一个复杂的工程，你们自己的力量肯定不够，要和别人合作，比如中科院大连化物所就很厉害。

四、生物质废弃物资源化利用

工业化给人类社会带来福祉，同时也带来麻烦。全世界如此，处理得好，继续进步，处理不好，自己消灭自己。改革开放30年，我们挣了一点钱，但现在得还回去一些，有的地方可能是得不偿失，要用钱来治理污染，可能钱全得还回去了，而且健康出了问题，以生命为代价，难道不是吗？你看中国大地的污染，天上的空气、地下的土地，吃的食品、喝的水源，通通出了问题。还有一种污染大家没有考虑到，就是电磁辐射、噪声污染。听说现在全世界的蜜蜂已经减少了

1/3，还有人说天下的蜜蜂没了，天下的人也就没有了。为什么？不是人没蜂蜜吃了，而是农作物没昆虫授粉了。那蜜蜂哪去了呢？一是蜜蜂被农药毒死了，再就是电波干扰，蜜蜂回不了家，无家可归，你看这怎么得了。其实人类跟蜜蜂一样，也受到农药和电波干扰，虽然现在还能找到回家的路，但电波对身体的影响是可想而知的。

你们的研究是废物利用，变废为宝，这是功在当代，利在千秋，功德无量啊！你们的工作应该是在如下三个方面。

第一，通过你们的研究要为中央和地方政府提供决策的依据。怎么做到节能减排，听说产生同样多的GDP，美国的能耗是我们的1/3~1/2，而日本仅是我们的1/4，所以光以节能减排我们就可以提高我们国家的GDP 2~4倍。

第二，你们要研究出来一套又一套废物利用、变废为宝的系统或产业。比如工程院就有院士把垃圾变成砖，供建筑用，这就很好啊！我们还可以把垃圾变成肥料，甚至饲料嘛，污水处理系统就是变废为宝嘛！当然这是一个系统工程，也叫绿色经济，涉及各个专业的加入，物理的、化学的、生物的……

第三，你们要研究出来一个教育体系，对全民进行教育。首先生态环境的教育要进入小学、中学的课本和课堂，让全民都知道，我们只有一个地球，这样做，可以起到事半功倍的作用。

今天就谈这么多，我是搞医学的，对你们这种属性的学校来说的确是门外汉。在开场白中，我用很大篇幅谈了学科建设中的三个要素，请原谅我把这段删去了，理由已成天下共识。三个要素是什么呢？那就是领导、团队和纲领，这个道理对任何学校都是实用的。三个要素相辅相成，互为因果，缺一不可，不过今天我只谈了纲领，就是学科方向及其存在的问题谈得更多些，希望学校在选用学科主任，组建学术队伍方面也要下把大力。对不对，仅供你们参考。

广东药学院

这是我第二次来贵校，上次是一个月前，我做了一个报告，题目是《医药互为师》。大家给我的掌声很多，郭院长更是聘我做名誉校长。当时我想，名誉校长嘛，比较好当，你们出了成绩，我可是校长，沾光嘛！假如你们在哪方面不小心，有些闪失，我可是名誉校长，不担责嘛！没想到，郭校长可是要求有实际内容的。这次来，正值学校向上级申请更名，从广东药学院晋升为广东药科大学。这对学校历史来说，可是一个里程碑的事件，为什么堪称里程碑呢？就是这个事以前没有过，且对未来有重要影响，就可叫里程碑。这涉及一个学校的地位和尊严，就像一个人一样，什么最重要，不是权，不是钱，是身份和尊严。如果你说你是某某名校的教授，别人会肃然起敬；如果你说你是某某学院的教授，学校不知名，别人会另当别论，全世界如此。感谢学校杨书记、郭校长在这个时刻交给我对学科进行点评的任务，这是对我的莫大信任，重任在肩，不敢懈怠。下午我还要做一个专题报告，大约两个小时，题目叫《精品战略与学科建设》，我要重点谈谈我对学科建设的观点。正如我刚才谈到的，学科建设有三个要素，即领导、团队、纲领。今天我重点谈纲领，就是学科的学术方向。下面我对学科的点评将围绕如下三点进行，这三点正好是我对学校未来发展的看法或建议。

1. **医学向药学转变**　一般的常识认为，医学是为病人服务的，药学又是为医学服务的，药学跟着医学走，药师围着医生转。医学为主，药学为次；医生为主，药师为次。但在你们学校，这种主次关系要颠倒过来，主次要交换，为什么？因为你们是药学院，你们姓药。全国的院校姓药的不多，也就三所，中国药科大学、沈阳药科大学，然后就是你们。你们要对中国13亿人吃药负责，而且学术上要迈向国际舞台，药品要走向国际市场。因此，在你们学校无论是基础医学和临床医学都是为药学研究而生存、而发展的，基础研究要成为药学研究的源泉，临床医学要成为药学研究及其产品的检验平台。

2. **中药向生物药转变**　在全世界的药学研究中，有一个重大的转变就是从化学药向生物药转变，在中国我们还有一个优势，那就是中药，要从化学药向中药转变。其他两个药科大学都比较擅长化学药，那么，什么是你们的特色或出路呢？我看是中药，特别是生物药，那是从我们自己身体中去寻找治病的良药，是爸爸妈妈给我们身体预备好的，既有效，副作用又少又小，而且一千克制品可值上千万元甚至亿元的唯有生物药。相对来说，中药是你们的强项，其实很多中药都是进入体内后诱发或刺激体内物质发挥作用的，因此，我们可以用中药去研究和发现有效的生物药呢！

3. **研究向药品转变**　药学院的产出是什么？是论文吗？是专利吗？不是，应该是产品，那就是药品。可现在国内外的好多药学研究者的着力点不是这样，就像有人在漫画中戏说的那样，什么是药学研究的产出，给老鼠注入一些化学物质后，生出了一长串数据和论文。这样干不行的，要从根本上改变这种观念和做法，现在要申报工程院药学组的院士，其基本条件是手中一定有自己研制出的药品，这种导向是完全正确的。

一、药　　学

药学学科是广东药学院的龙头老大，决定着全校的兴衰存败，可以说其他的学科都是你们的附属学科，你龙头怎么摆，龙尾才知怎么甩。可是，听完了你们的报告，多为文字描述，不太触及实质性的东西。你们有117个人，我并不知道你们过去做了些什么，将来究竟要做什么。应该是围绕什么疾病，我们做出了多少先导化合物，多少已进入动物实验，多少已进入临床前试验，多少已进入临床试验，现在成药的有多少。在这个过程中，我们遇到了什么瓶颈问题，想怎么去解决。我们建立了什么独特的技术，上述这些工作在国内同行乃至世界同行中的地位，等等。如果说不出这些事情，说明我们还没有进入药学研究的状态，我们还没有建成系统，在链条形成中还有间隙。总之，领导、团队和纲领都有问题。学校能否花重金、下大力、破常规引进5~10个领军人才，这要当成我们学校的生命工程来抓。这5~10个人才一定要有互补，要有绝活，一定要懂得药学研究，最好过去做出过药品。来了以后一方面给他们压重担，一方面要给他们拥有相当宽松的学术自由度，学校党委给他们开绿色通道，有事可以直通顶层。这个事一定要办，而且越快越好。

二、生物制药

生物制药是现代制药业的热点，也是未来药学发展的方向。生物体，特别是人类在地球上生活了数百万年，随着地球环境的变化，自己体内也在相应地发生变化，这种适应性变化导致了人类的进化，所以人类才保存了下来。在进化过程中体内产生了所有保持平衡的物质，有升高血压的，就有降低血压的，有升高血糖的胰高血糖素，就有降低血糖的胰岛素。身体内存在的这些物质，如果能分析清楚，分离出来，那就是治疗人类疾病的最好药品。它们的特点是最特异，而且也最有效，缺点是容易产生耐受性或耐药性。因为一种物质在体内多了，调节它的机制或物质就会多起来。生物制药，不仅能把人体内的这些物质分析出来、分离出来，还可以在体外用不同科学方法把它仿制出来。甚至利用动物来研制生物制品，比如疫苗或抗血清，生物制药研究的难度大，但效率高，收效大，一千克的产品有可能值一亿元人民币。目前各国都在努力从事这方面的研究。比如美国，2011年批准35个药品，其中生物制品占了29个，占达83%，但在中国还不如人意，或十分不如人意，比如2012年批准的518个药品中，生物制品仅为29个，仅占5.6%。贵校将其作为一个重要方向，作为一个药科学院，这是应该的。但有两点十分重要：第一是要形成系统或称平台，你们现在只有三个平台，即药物靶点与生物药筛选、生物技术候选药物成药性和生物制药工艺及质控。这只是几个主要架构，还没形成链条或称系统，还有些缺胳膊短腿。解决的办法要全部补齐，一是花时间，二是花经费。怎么办？与相关单位，包括大学或药物所，甚至制药公司合作，借鸡下蛋。第二是你们还缺乏生物制药的高端人才，至少是国内叫得响，甚至在国外叫得出名字的很少，我们不一定要引进名人，应该引进具有绝活绝技的学者。引进的学者在技术方面要有互补，不要都引进一样的，评判标准不是什么SCI论文，最好是有专利，或从事过某种畅销药品的研发，这个最重要。

三、中药学

你们的研究方向是针对南药，或称岭南的道地中药材，这是很有意义的。植物在不同海拔、不同气候中长期繁衍下来，可能有效成分是不同的，至少是所含的百分比是不同的，这就是它的地道性。我们可以利用这种不同的特性来疗病防病。比如，东北的植物抗寒，南方的人吃了是否不怕冷；西藏的植物海拔高，南方人吃了是否不缺氧呢？所以你们的研究不能全按中药的研究套路出牌，你们刚才报告的6个方向，其实是中药研究的6个阶段或6种技术。技术是为方向服务的，农民用锄头是种麦子的，种麦子是方向，而不是研究锄头，所以我对你们中药学的研究团队提两个建议。

一是要注意研究的针对性。你们的研究不一定要刻意去创造一种研究模型，比如针对某一种新的疾病，别人做好的拿来用就行了；你们的研究也不一定要刻意去创造一种研究技术，比如中药提取，蛋白印迹别人做好的拿来用就行了。你们需要的是找到南药和北药的差别，说出南药和北药的特点。所以你们不用去另起炉灶，人家搞北药的，你就用南药去试，同一种研究模型，同一种研究方法，看有何不同。人家搞南药的，你就用北药去试，看有何差别，这是很重要的，也是很划算的。比如青蒿素，开始在北方的青蒿，就是提取不出来，或产率不高，疗效不好，以后换成昆明的青蒿，一下就上去了。当然，对那些只在南方长而北方没有的药品也要倍加注意,这就要重起炉灶了。

二是要关注研究的有效性。你们这个团队一共62人,高级职称者占了70%,其中50%有博士学位,这么多高水平人才应该是能拿出点东西的,可是不太显眼啊!那你们是用什么晋升高级职称,又是以什么获得博士学位的呢?可以说,事情肯定没有少做,而且这种分散干活肯定没少花功夫,那为什么成绩不大呢?最主要的是没有围绕一个或几个主攻方向发力,是散弹打鸟,所以研究的结果缺乏有效性,这样的事情不怨群众,要怪当领导的,不是系领导就是院领导,要注意顶层设计,要注意集中兵力,不仅要关注有所为,更要关注有所不为的地方,否则再过10年也不会有多大改观。那时依然是"教授复教授,教授何其多;哪个真贡献,谁也不好说"。

四、中西医结合

这个团队的研究工作已经建立了较好的基础,这不是因为郭院长是学术带头人我才这么讲。首先,你们的研究方向是糖脂代谢紊乱,严格说是糖和脂肪的代谢紊乱。这是当今中国存在的大问题,你看一个个三四十岁的青年人,就有高脂血症、高糖血症。这么年轻就有冠心病了、糖尿病了,为什么呢?人类发展到现在,可以说是饿过来的,能耐饥的就活到了现在,繁衍到了现在。生就的就是耐饥体质,充满了耐饥的基因。问题是,现在社会物质丰富了,吃多了,工业自动化又使人们不动了,这是一个大问题,说不定中国人又要成为新时期的"东亚病夫"。你们在这方面开展广泛研究,从中医的理念出发,但以检测西医的指标来验证,得到的结果是很宝贵的。你们取得的另一方面成绩是已经发现了调节人体糖脂代谢的中药,而且很有效,受到国内外关注。我对你们这个团队的建议有两点。

其一,糖脂代谢要从整体出发,不要太关注某个分子。你们关注的分子西医都研究过。你们搞不过他们,其实他们也未必能搞出什么名堂,因为糖脂代谢紊乱是一个整体失衡的问题,不是一个分子或几个分子的事情。总体来讲,不外乎三个地方出问题。一是吸收多了,吃进去的糖或脂肪对于不同的人而言吸收程度是不一样的,有的是吃肉长肉,有的不是吃肉长肉的问题。这涉及肠道菌群,你们要认真研究中药对肠道菌群的影响,比如近期就有用黄连素改变肠道菌群,达到治疗早期糖尿病的范例。二是利用少了,这就是我上面讲的运动少了,吃了就堆在体内。三是排泄不畅。一般人是这三项中某个方面占主要,有的是三个方面都有,你们中西医结合研究,不要专搞生化那套,要从中医的辨证论治中去寻找答案,拿出自己的理论来。

其二,要研究药品,或者用于保健,或者用于治疗。中药应用后不要去查单一指标,要看药品应用后的效果,在动物或人体,特别是血清中发生了什么变化,用药前和用药后血清中吸收进去了哪些药品成分,用药前和用药后血清中自体的成分又发生了哪些变化,不同药或配方有哪些不同,诸如这类东西,研究透了就可以发现调节糖脂紊乱的有效中药或其有效配方。

做这样的事情，一定要中西医双方的经验及优势相结合，或者说整合更好。双方都不要固守自己的一面，谁有前途，谁有优势就相信谁，比如夫妻，各自强调自己的能力，这样可能生不出孩子，即便生出了孩子也养不好孩子，因为各自都有局限性，只有把各自的优势贡献出来，发挥出来，才能达到双赢的效果。

五、基础医学

你们学校的基础应该是为药学服务的，是为药学而生，为药学而长，你们是学校药学研究的源头活水。但是你们团队几乎所有的研究方向都跟目前你们学校的药学研究连不起来，都是在自搞一套，这是不利于药学研究的，要知道你们不是医科大学的基础医学院，你们是药科大学的基础医学院，课题要跟药学靠，一方面为药学研究提供知识或技术资源，一方面去解决药学研究中发现的新问题，如此往复交替，才有自己的出路，才有自己的出息。这一点一听就明白，我不想多说，但做起来很难，这一点校领导心里要很明白。

六、临床医学

贵校的临床医学要为药学服务，要建成强大的国家临床试验机构，你们现在还不是，这是一只跛脚鸭子。药学研究的产品，要由你们来检验，你们这里是出口。你们的主要任务不是看了多少病人，挣了多少钱，而是做了多少药品的临床试验，特别是Ⅰ期临床试验，你们的医院不一定需要多少名医，但一定要有很多懂得临床试验规范的医生。学校领导从现在就应该开始抓了，中国有三所药学院，其他两所根本没有临床专业，也没有临床医院，你们学校有，还不止一所医院，得天独厚，但如果不懂临床试验，或不做临床试验，那等于没有。

七、护理学

护理学的报告很好，一看就是有认真准备，仪表端庄，胸有成竹，但药学院对护理专业的要求，也同临床一样，要懂药品的临床试验。香港的护士很厉害，在这方面的培养很地道，她们通常不仅成为开展药品临床试验的一线尖兵，而且是临床医生合理用药的一线监督。另外，你们的护士要学心理学，不仅是一般学学，一般用用，要成为心理学的行家里手，这在临床试验中尤为重要，这也是中国护士需要认真修炼的地方。

八、临床流行病学

你们的临床流行病学自己做了很多研究工作，包括疾病的现场流调，这对自己的队伍锻炼很重要。但临床流行病学毕竟是一项工具，广东药学院也应该视为工具或方法学，你们应该成为各种研究，包括基础研究、药学研究、临床研究的顶层设计者和检验者，研究程序的合理性，研究结果的真实性、有效性，都要通得过你们这一关。现在看来，你们还没有做过药学试验，甚至连参加都没有，要很快转向，这方面大有可为。各专业都害怕流行病学，但又最需要流行病学。

8个学科点评完了，其实今天上午我讲得很多，可速记员只给了我8页纸，还只是一半有文字，一半是空白，合起来只有4页纸。我是完全凭着记忆做出上述总结的，主题肯定没变，但细节多数忘了。

总体来讲，咱们药学院的局部建设做了一些，也很有成效，但整体协调还需花大力气。但不管怎么抓，不管抓多少，不管抓多快，脑子里一定要记住两个字，一个是"药"字，非药不想，非药不谈，非药不干；另一个是"协"字，即协调发展，这个协字有两种写法，繁体的"協"字是说给群众听的，左边就是要"十"心"十"意，右边是大家都要出力，而且是出大力。简体的"协"字是提醒领导的，左边是一横一竖，右边那是一个"办"字，加起来就是横竖都要办，说的是协调发展，什么事情都要办，不然研究成了，论文发表了，可药学院成不了药学院。

南昌大学

南昌是我最爱来的地方，请我来，不请我也来。这里常令我魂牵梦绕、流连忘返。为什么魂牵梦绕呢？大家知道，树活靠根，人也有根。我是一名军人，当兵至今已有40多年，现在还是将军，我们军队打响第一枪是在南昌，可谓第一根，军根；我是第三军医大学的学生，三军大之前是七军大，再之前是西南医科大学，可谓第二根，学根；我是重庆人，我们家距邓小平同志家乡直线距离也不过十五公里（千米），我们那里建的房屋与你们这里很相似，据说我们那里的人都是很久以前从江西搬去的，可谓第三根，命根。为什么流连忘返呢？这里的领导和教授，比如学校的胡书记、洪波校长、宝明校长、时院长，还有王崇文教授、吕农华教授……他们要么是我的良师，要么是我的益友，要么既是良师又是益友。这次来，还不一样，过去只是客座教授，还是江西医科大学那时聘的，可能已经过期了。这次来，你们聘我做名誉院长，本来我认为名誉院长好当，你们做出了成绩，我可是院长（沾光），如果你们有哪些没做好，我可只是名誉院长（不负责），今天听了胡书记的讲话，顿时觉得负担加重，压力加大。我把"我"变成了"我们"，成了自己人，过去是"我"时，我会经常说你们的好话，现在成了"我们"，我可是要说难听话的，希望接下来你们要有承受力。

听说发言的同志们很紧张，其实我更紧张，为什么？上午我是讲座，是有备而来，而你们是没准备的。下午是学科点评，你们是有备而来，而我是听完一个就得讲评一个，是没有事前准备的。不过在来之前，我对学校已经有一定了解，而且通过网络查过一些你们的资料。你们的学科建设与全国同行来比，大致可以分成三个阶段：第一阶段是前30年，你们先人一步，走到了前头，人家什么都没有时，你们有了，因为你们建校早，已有近100年历史，也就是当别人挨饿时，你们有了余粮，这段时间你们可以被称作创造历史；第二阶段是中30年，你们也在发展，但速度慢了下来，而后来者追你们了，他们因为挨饿缺粮，开始播种收获，追上了你们，而你们大意了，不说是坐吃山空，也有点坐享其成，这时候你们是在享受历史；第三阶段是近30年，别人在大踏步、大阔步发展时，你们才猛醒，于是才去追别人，但有些力不从心，因为欠债太多。当别人已丰衣足食时，我们有些缺粮了，比如三军大原来根本不如你们，现在却远远跑到了前头，所以现在你们有些落伍于历史。

怎么看历史？回顾历史是为了看准现在，更是为了创造将来，有人把历史当成了助跑器，有人把历史当成了包袱。影响咱们学校发展曾经的原因和现时的原因是什么呢？可以说是多种多样的，但我觉得有两点必须高度注意，一是社会变革，一是地域文化。社会变革本来应该是推进科技、经济发展的，但有时是事与愿违，适得其反，你看"三反五反""文化大革命"不就这样吗？本来就落后，本来就穷，还穷折腾。如果你在这一次又一次折腾中没有把握自己的发展机会，你不落后谁落后。关于地域文化，你们的东北部是上海、江浙，那里发达，忙于也善于改革开放，是一种精明文化。而北方自古以来是出皇帝的地方或皇帝待的地方，那里是一种开明文化，如果你们把两边的文化都吸取了，那可不得了，精明尊重开明，开明笑纳精明，最后就成了高明。但通常难于达到这个境界，因为比起发达地区来，我们顾虑有风险，比起贫穷落后的西北，我们还小富即安。如何利用积极的社会变革，如何克服消极的地域文化，来解放自己、发展自己，这就是我们在座各级领导要认真思索的问题，这也是我作为名誉院长，给院长或整个班子成员出的一道题，应该你们去回答。下面，我只是从学术的角度提三点建议。

1. 靠基础研究引源头活水　基础研究对临床医学发展的推动作用，是人所尽知的。在医学发展的初期，那时没有基础研究，没有科学研究，完全靠摸索和积累经验，因此发展很慢。随着科学研究的推动，很多在临床上弄不清楚、弄不明白的事情可以通过基础研究得到答案，我们不仅可以知其然，而且可以知其所以然。由基础研究的发现推动临床医学革命性突破的例子不胜枚举，当下，中国医生与国外医生的比较，或中国医学与国外医学的比较，我们的差距就在这里。就整体来看，我们医院的医疗水平与发达先进的大学或医院没有很大差距，甚至在某些方面我们还有自己的优势，但就基础研究来说，我们的差距还不小，所以我们对进一步如何发展似乎有点报国无门，力不从心，不知从何做起的感觉。这一点必须要认识到，特别是我们年轻或较为年轻的一代，一定不要只满足于学着开药，看着手术，日复一日，不久就会到饱和状态，这是很危险的。就像一条河流，没有源头活水，最后是会越流越少，基础研究就是我们的源头活水。

2. 靠横向协作补自流不足　随着专业细化、专科细划，现在医生的知识面越来越窄，就像一条条河流，自己的水流越流越细。专科细划到最后只能看一类病，甚至只能看一种病了，好多情况下是只能看病或病灶，看不了病人。解决这个问题，无论是基础研究或临床实践，都要向相关学科学习，特别是要与临床相关学科互相学习和协作。有时在自己科很难解决的问题，请别人一来一下就解决了。现在很多医院各科间老是不相往来，各吹各的号，各唱各的调，形不成大合唱，要奏出阳春白雪更不行了，形成了一种常态。这一点要靠院里来抓，要使各科医生间的相互学习和协作成为一种自觉。三个臭皮匠合成一个诸葛亮，三个诸葛亮合成一个无限量啊！要靠这种横向协作才能补自流不足。

3. 靠临床试验破关隘重围 临床试验对于临床医学的发展，临床医生的培养是十分重要的，也是高水平医院的标志。它可以为发现新药物、新术式、新疗法提供不可替代的帮助。目前看来，我们的医院有一定基础，但做得还不够理想，这方面还有很大潜力可挖。你们要花大力气建立相应平台，培养学术队伍，建立规范制度，扩大你们的影响。先可从跟跑到共跑，最后到领跑。大家一定要克服两种错误认识，一是认为临床试验不重要，一是认为临床试验太难。其实是磨刀不误砍柴工，无论是在中国，还是在世界上，凡是这方面强的医院一定是高水平的医院，凡是能做临床试验的医生一定是高水平的医生。对于一个疾病，将来用什么药，怎么用药，肯定是临床试验说了算；将来用什么方案，怎样用方案，肯定是临床试验说了算。

一、消化内科

消化内科在贵院是一个相当不错的学科。正如昌农华教授报告的那样，医疗教学科研、学术带头人、学术队伍、在同行中的影响，可以说样样都有，样样都不错。学术方向很齐全，别人有的你们都有，可以说国内像你们这样齐头并进、全面发展的消化内科不多，这是对你们的表扬。但我也有批评，那就是很少有一项在全国是冒尖的、是第一的。你们把主要注意力，或者说着力点放在了填补或追赶别人的相同上，这在过去和现在是对的，没有基础谈什么超越呢？但从现在，特别是将来，应该把切入点和发力点放到创造与别人的不同上去。比如在科研方面，你们做的还多是去验证别人的工作，为别人说Yes或鼓掌叫好；又比如在消化内镜方面，你们还多是在累积数量上，还多是局限在数量上，好比加油站上的洗车行，人来人往主要不是为洗车，而是为了加油，这是良性循环。说具体一点，内镜工作不光是在常规诊断，关键在治疗，即便是诊断，也是多做一些别人完成不了的，或完成不好的，所以在学科建设总体战略上，要同别人竞争。记住一句话，不仅要追赶相同，更要创造不同。不仅要跟同，更要立异。

你们将来把胰腺疾病作为最重要的学术方向，我个人同意。胰腺这个器官的病，重点是胰腺炎和胰腺癌，目前发病率在上升，而且不好治。同时它又是一块硬骨头，国内外都是如此。你们要看到，国内同行有好几个单位已经走到了前头，比如我们军队的长海医院和沈阳军区总医院，特别是长海医院成立了胰腺病研究所，有一本全国的专业杂志，有一支很强的学术队伍，学术带头人是全国胰腺病学会的主委。你们要在胰腺病中有所建树，一是要向他们学习，与他们合作，这叫追赶相同；再就是要走自己的路，走捷径，用独特的思维方法，用独特的研究技术，取得独到的学术见解，这叫创造不同。举个例子，研究肠道的微生态，血中的炎性物质与胰腺疾病发病的关系及在治疗中的作用就是一个突破点,这一点可供你们参考,上午我在报告中已经讲了,这里不再赘述。

二、呼吸内科

温主任说呼吸科是一个小科,我不同意。呼吸科可是一个大科,几乎所有病人最终都死于呼吸循环衰竭。人活一口气,医生想方设法是为病人争一口气,甚至是争最后一口气。但要争这口气不容易,涉及大量的知识和机制。在呼吸科领域,有几个大病,全国有30多个重点专科,你们排第32,前31个学科可能把重要的大病都"包"了,剩给你们的不多。当然,那些所有的疾病你们都得看,都得会看,但不一定都是你们的学术方向,或不是你们的主攻方向。你们将肺部重症感染作为研究方向,理由是在前几年重感流行时你们表现出色,积累了经验。不过我要问的是"表现出色",是你们平时有深厚的研究基础,遇到新发疾病胸有成竹,是养兵千日用兵一时的结果呢?还是按别人的办法,只是在局部地区拔了头筹。如果是后者,你们不用骄傲,在南昌这块地方,没人能比过你,别的地区也不会有人来和你比。这不是说否定你们将重症肺炎作为方向。如果要作为方向,首先要知道它还有什么问题没解决,不只是你们自己有什么问题没解决,而是全中国全世界在这方面都还没有解决的问题是什么?你们又是采取什么办法去解决?你们连续提了5个亚专业作为你们学术发展的方向,这太多。据我有限的知识,好像哪一个你们都不占优势。你们搞肺的,能否抓住一个共同或共通的病理现象去研究,比如纤维化,这是一个大问题,人体容易出现纤维化的有4个器官:肺、肝、肾,再就是皮肤。好多肺部疾病都有这个共同特点,有些是急性的,有些是慢性的,有的急性迁延不愈转成慢性。纤维化严重引起氧气交换障碍,不仅导致局部一系列结构和功能变化,其后还会引起全身变化,我们专业的肝硬化最后就是肺的并发症和(或)肾的并发症。其实这三个器官的改变是相通的,互为因果,你们把肺纤维化研究透彻了,对我们的肝硬化有借鉴。不过肺纤维化到不了肝硬化的程度病人就死了。肺出了毛病全身其他器官都会出问题,这要联系起来研究,从简单到复杂,从单因素到多因素,从单学科独干到多学科协作。打整合牌才能打出来高水平,至于究竟研究什么你们自己去考虑。

三、急诊科

急诊是医院的窗口。抢救病人要急,不急病人就没命了。但确定急诊科的发展方向,那可急不得,急了没抓住要害,学科就完了。你们提出三个努力方向,即提升急救水平、拓宽亚专业发展、建立毒物检测中心。我同意一个,不同意两个。同意的是尽力提升急救水平。这要想方设法,人、物、平台、制度都要跟上,这没有问题,院长和你都懂的。我不同意努力去拓宽亚专业的发展,你们不用去做一个太专的专科医生,整合才是你们急诊医生的出路所在,出息所在。你们需要的是整合医学知识,目前起码要向MDT（多学科治疗）模式或全科医生发展。病人来时往往是复杂的，你要用全面知识顶住第一个浪头，兵来将挡、水来土掩才对。只有一点专业知识，哪怕很高但有漏洞、漏风、漏水，病情会像决堤洪水，毁于一旦。即便是某些病人需要专科急救，比如心肌梗死要做PTCA（经皮腔内冠状动脉成形术），找专科医生就行了。我更不同意建设一个毒物检测中心，一是没有那么大的需求，中毒病人来时多数已知毒物是什么，对于少数毒物不明，一边抢救，一边送检就行了。不然，你会买一大堆仪器，养一大批人，实则没事干。我倒建议你们建立一个中心，叫人体稳态（homeostasis）评估中心。什么是生命？平衡就是生命，中医讲平衡，西医讲homeostasis就是稳态或内稳。不管什么原因，内稳失衡越多，恢复起来就越困难，死亡就越多。有经验的急诊医生，看完病人后他脑子里就有了一本账，就有了一个方案，哪个相当于他过去看过的哪个病人，最后结局是什么，他心里很清楚，这就是经验。经验就是他在评价病人的内稳状态，他在考虑怎样恢复病人的平衡，从而实现病人急救的成功。能否把医生们的经验用检测指标表达出来、分析出来，这应该是可能的，或者说基本上是可能的。就是一个病人来了，通过人体稳态评估中心采用各种必要的检测手段对其进行全面综合评估，比如生命体征、水电平衡、营养状态、血液检查、主要脏器功能……从中得出一个综合结论，把医生的经验，而且不仅是一个或几个医生的丰富经验进行综合整理，用容易检测的指标将其分析出来，最后达到针对性治疗。这样的检测中心或评估中心对于急诊科十分重要，因为急诊科通常遇到的是病因千奇百怪，病征千变万化，因此医生要千方百计。建立上述评估中心有利于医生判断病因和病情，及时做出正确的诊断和处理。

四、神经外科

洪主任你的报告很有激情，令人鼓舞。当主任十三四年，做到这个程度不容易，你的办科思想是做大做精做强。学科已发展到252张床位，有那么多亚专业，那么多平台，可以说做大应该是做到了。但是我算了一下，你一年才出院4700个病人，那就是每张床出院20个病人，每个病人的平均出院日是18天，要不是没有病人，或是病人占床时间太长，从这一点上来讲，你还没有做到精。做大是用面积衡量，最好横向到边，其做功相当于割草机；做精则是用深度来衡量，最好是纵深到底，其做功像掘井机。只有宽了、深了，才能叫强。所以我现在还不认为你是一个强科，影响因素是深度不够。建一个学科好比围着自己画圆圈，圈画大了，比天还大，自己就被稀释了、淡化了；圈画小了，比一点还小，没有自己的发展空间，自己就被挤掉了。比如你在脑血管病或脑瘤的临床和基础研究，在局部或周围几个省内来比较，是很不错的，别人都来学习，好话说得不少，甚至顶礼膜拜，这是把圈画小了。如果把这些成绩放到全国，特别是国际上、世界上去比，我们当然还是有差距的，你刚才说了国内领先、国际先进，毕竟还有好多问题没有解决嘛，你总还不是百分之百嘛。

有了一定规模，有了数量的积淀，这为将来质的飞跃打下了基础，对于你所看重的疾病，不要只局限在我能治，高水平是说我能防。能防就要知道机制，比如胶质瘤，手术后多数活不过1年，机制搞不清，最终不能解决问题。所以，你们将来的发展方向是针对一种疾病从基础开展病理机制研究，从预防上开展该病的预防工作，就像长江决堤不是去抢救千家万户，而是去堵堤。你们有大量标本，也建立了研究平台，应该是在更高层次上发挥作用。当然，这不是说临床不重要，很重要，但就临床谈临床，终究要饱和，没有提升空间，这一点要早着手，有一天到了山穷水尽疑无路，才会柳暗花明又一村啊！

五、心血管外科

从报告来看，你们学科主要注重临床发展，很多方面在本地区或者国内都是开展得很早的，同时也引起了国内同行的关注，奠定了自己的学术地位。但是你们目前遇到了挑战，可能这种挑战还会持续下去，甚至越来越明显。一是手术量在逐年下降，二是对周边的吸引力越来越小。这是为什么，要认真细致地分析原因。当然，由于内科水平提高，微创治疗的问世及快速发展，几乎所有专业的外科手术量都在下降或者呈下降趋势。从整个医学来讲，这是个好事。但问题是像你们这样的医院，手术量还是很大的，和别的单位相应的学科比，我们不应该有明显下降，那为什么下降了呢？诚然，作为一个临床科室，抓临床没错，但光抓临床可不行，到一定时候，你的发展速度必然减慢，甚至成饱和状态，长期停滞不前。不能到了这个时候才去想办法，从现在开始就要借助基础研究来推动自己，提高自己，否则就没有动力。同时，要加强临床研究，除了要对自己的大量病例进行总结外，还要争取开展前瞻性的研究，在总结中发现问题，在解决问题中提高自己。这个一定不要小看。我们学校有一个胸外科教授，他过84岁生日时，我去看他。他对我说，他这辈子只做了一个事，那就是食管癌手术，全国他做得最好。我问为什么？他说自从大学毕业后就开始做这个手术，可以说全国他做得最多。出于礼貌，我笑而不答。他问我为何不发表意见。我说，如果要说真话，从目前结果看，您的话只有一半对，但另一半不一定对，因为您只能说您做食管癌最多，但不能说做得最好，现在下结论还为时太早。要下这个结论，必须对所有手术后的病人进行随访，并与别人的对照，比如看谁做的活得长、活得好，有了这些数据才行，他说这恐怕做不到，因为很多病例早就死亡了，也没留地址，恐怕找不到了。但我说，只有这个调查分析才能说怎么样，也可能确实是全中国最好，但也可能是跟别人差不多，还有一种可能也不是没有的，那就是还不如别人。如果是后者，那就是切得越多，害人越多啊！他很不好意思，最后不得已说，我这个年龄再去做这个临床研究来不及了，留给后人，留给我的学生们去做吧。

所以，你们现在就要开始着手这项研究，用数据说话，用事实说话，做一段时间工作要做一段总结，哪些还需要继续发扬的，哪些需要克服的，哪些需要去继续探索的。只有这样,才能不断提高自己的水平,不断扩大对周边地区的影响力。到那时,不愁没有手术做,不愁没有病人来。

六、重症医学科

重症医学科成为一个独立的学科,这还是近一二十年的事情。过去各科的重症都是在自己学科抢救,多数学科都是专门设一间病房,叫抢救室,一般离护办室和医办室很近。因为,那时在普通病房通常没有氧气,而抢救室是有氧气瓶和抢救车的。通常进入抢救室的病人死亡率极高。后来医院的硬件设施改善了、提高了,很多医院效仿国外成立了ICU,即重症病房。成立重症病房的病人是疾病到了末期或重症时,通常十分危重,涉及多个器官功能紊乱,甚至衰竭,需要多学科协同合作来抢救。为了满足这种需求,专门把在急症抢救中学有所成富有经验、具有多方面抢救能力的医生聚集到一起,各种器官衰竭的硬件设备也配得很齐,从此重症医学科应运而生,大大提高了抢救成功率。

所以,我个人认为重症医学在将来一定时期,或比较长的时期,学术方面还应该是多器官衰竭。大家都知道,单器官衰竭相对好抢救,但多个器官衰竭,不只是数量叠加的问题,而是形成恶性循环,牵一发而动全局的问题。多个器官出现衰竭,大量问题错综复杂,相互交织在一起,剪不断、理不清,谁是因、谁是果,谁为主、谁为次,打蛇要打七寸,哪里是七寸谁人得知?这些都是需要认真研究,需要系统论,需要高智商,需要大经验的。同样一个病人,为什么有些医生一去治就好转过来,而且花钱还少,但有些医生却适得其反,这就是抓主要矛盾。

关于重症引起的多器官衰竭,近年来比较大的进展在诊断方面,要关注肠衰竭。据临床观察,除原始患病器官外,最容易引起衰竭的第二个器官是肠道。在治疗方面,血液透析(老百姓叫洗血治疗)治疗更为有效,只要没有禁忌证,血液透析,效果很好。

另外,还是我在前面急诊科的学术方向上讲到的,你们要建立一个生命稳态的诊疗平台,你们可以自己建,也可以与急诊科联建合用,这个十分有用。形成标准化,形成常态化,不仅可以提高你们的救治能力,而且对重症发生机制的研究也有重要价值。你们观察重症中microRNA的变化,这太微观了,而且是在老鼠身上做,人体在重症时不是一个microRNA的变化,不知道有多少microRNA的变化,而且不光microRNA,还有很多蛋白和细胞因子的变化。有的多了,有的少了,有的没了,查一个不能反映整体状况,那时整个机体都在变化,所以试图在分子层面发现什么不一定能反映重症的实质。还是我说的话,对于重症来说,"分子复分子,分子何其多;哪个有价值,谁也不好说"。

七、疼痛医学

疼痛过去算一个症状,不算病,现在算一个病了。老百姓都知道,"疼痛不是病，疼起来要命"。疼痛的机制现在还没搞清，连个理想的动物模型都没有。目前有些办法能止痛，尽管机制没搞清楚，只要能把痛止住就行了。但是要把痛止住，的确不是一件很容易的事，有时痛未止住，成瘾甚至吸毒却来了。

我个人认为你们的学术方向可考虑分三步走。第一步是用现有的方法去止痛，现在止痛的方法还是不少的，对于用现有方法能止痛的疾病或症状，当然应该去努力，你们已经想了很多办法，也有不少成功范例，不仅要不断实践，而且要不断总结，上升到规范、共识，甚至指南。第二步是去发现新的止痛药，除了西药外，要从中药中去找办法。大家知道，人类历史上第一个麻药，是华佗的麻沸散，很有效，可惜失传了，麻沸散肯定能找回来，而且中药中绝对不止一个麻醉药，我们就发现了一个麻药，是中药，止痛而不成瘾，但目前机制还不清楚。第三步是开发物理的仪器设备，对于很多莫名其妙的疼痛，用理疗效果很好，这方面要去大力发掘，有很大的潜力可挖。开发中药要同中医合作，开发器械要同工科合作。你们提出问题，提出建议，他们去实现。

八、烧伤科

正如刚才你们报告的，你们烧伤科有悠久的历史，有丰厚的积淀，曾经涌现出很多名人名家。不过这只是过去的辉煌，中国的烧伤学界在世界上已负有盛名，无论是在基础研究还是临床工作中，光院士就出了三位。我们烧伤科在强手如林的学界怎么不负众望，在新时期再铸辉煌，这是一个重大课题。其实，任何专业都一样，搞得再好，都有自己还没解决的问题，你们的问题是什么，困难是什么？

创面处理、感染控制、多器官衰竭依然是烧伤后急性期需要继续解决的问题。我们对重度烧伤处理的死亡率在降低，生存率在升高，但还未达到100%的理想境地，还需继续努力，特别是对于年轻一代能力的培养，还任重道远，要把整合医学的理念引进去。

但我觉得，更大的问题还在烧伤后期的治疗，我们保住了性命，但病人生不如死，生活质量不高，这对病人来说还有什么意义。所以，再生医学，无论是对你们早期创面的覆盖和修复、晚期瘢痕的治疗及相关功能的恢复都是十分重要的。恐怕这样的问题不是到了后期治疗时才考虑，要在治疗早期或中期都应该综合考虑。关于再生医学，不光是要用分子生物学或细胞生物学技术，还要考虑传统中医的作用，这是一块开垦不完的处女地。

你们烧伤科开学术会议，喜欢本专业自己开，我曾应邀参加过几次，多数是你们烧伤医生的面孔。其实，烧伤后的问题几乎涉及全身所有专业，特别是重要器官的专业，你们应该请一请，大家在一起讨论。你们烧伤科不搞整合医学不行，不然会顾此失彼，整个学术水平再提高就有困难。还是那句老话，如果想走快，可以独自走；如果想走远，一起行吧。

兰州军区总医院

感谢院里邀请，我又回到这里。不巧今天是礼拜天，要耽误大家休息时间，下午还要做报告，贵院党委和领导狠抓学科建设是对的。"学科是基础，人才是关键，水平是标志"。学科是基础，基础不牢，地动山摇，放之四海而皆准。总医院抓学科建设富有成效，自己有底数、有方向、有思路、有举措。你们自己评估，和上一次比较，水平已有明显增高，这样抓下去，肯定会有一个很好的未来。在每一个学科汇报之前，我先说一点共性的事情，下面就不用每个都说了。你们对学科的评估采用排分，第四军医大学也在排分。我当校长时，全校141个学科年年都要排，关键是排后怎么办。对前头的学科，排前10名的，每年给他20万元奖金，让他回去论功行赏。对排最后40名的学科，主任只能当一年，以观后效。如果后面的学科进步很快，比如从140位一下升到了100位，同样是先进科室，同样发20万元。你们有这么多指标，我们那里也是，但主要的指标是什么？我觉得搞好一个学科是三要素：第一个是领导；第二个是人才，人才最好是团队；第三个是纲领。

我很小时就看过中国的四大名著，以后还看过英文版的。《三国演义》中的刘备能成功，重点靠领导。刘备本事不大，但他是好领导。他关键时刻一哭，哭出战斗力，哭出凝聚力，把诸葛亮这样的人才都哭过来了。对不对？蜀国败在哪里？也在领导，因为刘备换成了阿斗，阿斗算什么人才，算什么好领导，只是姓刘。关公的儿子和张飞的儿子厉害，都武艺高强，都胜过爹，一代胜过一代，败就败在了阿斗。作为学科，领导就是科主任，等会我不会对科主任进行点评，你们院里已经选定了，我要点评会得罪人，出力不讨好，对不对？我希望你们在汇报时自己评价自己，自己给自己打几分，人贵有自知之明嘛！一个科室搞得好不好，科主任要占多少分，我不用说，"你懂的"！第二是团队，就是人才，没有人才，再好的领导也不行。《水浒传》中的好汉输在哪里？梁山泊有的是人才，一百单八将，水浒的领导也很好，宋江晁盖都有水平，也能把大家凝聚到一起，路见不平一声吼，该出手时就出手，你有我有大家有，轰轰烈烈闯九州。他们败在哪里？败在了纲领。本该杀到京城，夺了皇位，结果去招安，被坏人利用，最后四分五裂，整个队伍都散了、整个队伍都死了。《红楼梦》中是既没好领导，也没好团队，贾宝玉算什么人才，公子哥一个，林黛玉算什么人才，抑郁症一个。又没有好纲领，这家人究竟要做什么，不知道！学科要像这样全玩儿完。只有《西游记》，你看领导有唐僧，自己本事不大，但可以把大家聚集起来，还有紧箍咒，相当于纪律检查委员会；团队也好，还互补，一个不会的另一个会，有的腾云驾雾，有的跳下河里也可搏斗还淹不死。另外还有好纲领，就是去取经，取了就回来，所以他们胜了。我们每一个科都按这三条去衡量，一方面领导衡量我们，另一方面我们衡量自己。缺什么？是领导不行、纲领不行，还是团队不行？三者缺一不可。这些话是共性的，我就说这么多。

今天的评估将怎么做？首先，我有三个态度需要表明。

第一，眼里不揉沙子。既然来了，说话就得单刀直入，你们选出来的这8个科已经是全院最好的学科，所以不需要我再来说好，你们已经说过好了，我说得再好也不如你们自己说得好，对不对？光唱赞歌没有意义。但一点不唱也不行，今天发言的8个学科他们做得好，已经得到院里肯定，是我们在座学科学习的好榜样。我们再给他们一点肯定，大家给他们一次掌声好吗？好了！我们说好话就到此为止。掌鼓过了，等会就该说毛病了，这就叫眼里不揉沙子。

第二，心中充满感情。什么叫心中充满感情呢？我说的话尽管不一定好听，可能不太入耳，听起来可能不舒服，但都是发自肺腑的。不一定对，可以由主任们自由选取。因为我有可能是道听途说，或者是断章取义，不一定全面，不一定属实，不一定正确，由你们去选取。

第三，无声胜过有声。什么叫无声胜过有声呢？我们四医大搞学科评估，那时我当校长，整个过程是很紧张的。全校2000多人坐在一个大礼堂，我们不是把前8个提出来，而是由我直接点，现场点。全校一共141个学科，点到谁是谁，不会只点最前头的和最好的。我随意点，比如今天是3月30日，我就要点和3有关的，排名第3和第30的，3×30是排名第90的学科。再加排名第13、23、33、43、53名的学科，一共加起来也是8个学科。每个学科主任你必须事前准备好，带上PPT，点到你就上去讲，然后进行提问和点评。各个科室有各自的特点。今天我们只针对排在前面的8个学科，当我在点评第1个学科时，你第8位或第18位的科室主任也要想想自己是否存在同样问题。今天没有亮相的学科，不一定都很差，难说！谁是第1，谁是第2，再过3年试试看！就像我校有些学科主任那样，他们很有阳刚之气，谁怕谁呀！所以，没有点到的学科你也想一想，你那里差什么，是不是存在同样的问题。按照这样，我们全都进入角色了，而不是光来听听，与己无关。记得在我们那里有一个学科排在第141位，最后一名啦。第一天"精研名科"活动，我第一个点的就是 141，她们科只有一个军人。这个学科暂时还没有主任，由她代理工作，她还是一名在读博士生，好像学科就要垮掉了，这个学科是我们口腔医院的。就她！慢慢来，第二年上升了 40 位到了第 100 位，第三年又晋了 40 到了第 60 位，怎么做上去的？她骄傲地说谁是老大最后看。这就叫无声胜过有声。我就先说这些，下面请挨个来。

一、骨科中心

我的第一个问题是贵科葛宝丰主任当了院士。对你们科主任的名字我只记住了 3 个，还有一个是刘兴炎主任，再一个就是你。一个学科长期坚持下去，一代更比一代强。我在四医大经常讲，衡量一个知识分子其事业成不成功，一是要生前有本事，二是身后有来者，这叫长江后浪推前浪，一浪更比一浪高。但光是后浪推不行，主要靠前浪激流勇进。刘主任前一段时间申请过院士，那次他没通过。你认为最主要的原因是什么？你的回答一是缺乏核心技术，二是缺高级别奖项。总政和你们院领导问过我，我也问过参加初评的外科组的院士，他们说和葛院士比，刘主任继承做得很好，可能缺少创新。现在即便你把葛老能做的所有事情都做下来，你也成不了院士的。因为时代在前进，学术在发展。各领风骚十来年，葛老做的事，当时是先进的、创新的。但他的技术必然被人家学过去，而且还有创新。所以你有姓"葛"的东西，但没有姓"刘"的或者姓"刘"的东西不多。你说是这样吗？Yes or No？你说 Yes 一半，那就还有 No 一半。对了一半，有一半不对。作为现在的主任你应该把对的那一半继续做下去，这叫继承，是传家宝。那么不对的那一半呢？在 No 上你要做什么？你说你首先要改革开放，要首先把这个学科怎么怎么样。我不想听文学描述，不仅改革开放，还有开拓创新呢。你说这几年专科发展滞后，是由于人才培养、外部沟通和主流技术不同步。你想从这方面努力是吧？你今年多少岁？50 岁，你到 60 岁时，如果我来推荐你竞选院士，你用什么来让我推荐你？你觉得还是科室整体达到一个很高的层次。那不全面，你要做出具体事，你做成了事或你的群体做成了事，你的科室当然也就到了一定层次。你一定要从现在就开始做，做什么？是做什么手术呢？还是做什么研究或者二者都做？现在还没有这么考虑吗？你说已经有考虑，但还任重道远，因为才起步。那我再问你，除了甘肃省以外，外面到我们骨科来看病的有多少？外地来的占 20%～30%。主要来自哪些地方？主要是青海、宁夏等西北地区。到你 60 岁时，外面来看病主要看什么病？一个是脊柱，一个是关节。脊柱和关节全国排前 5 名的是哪几个？脊柱是北医三院、301 医院、长征医院等，关节是积水潭医院、301 医院、华西医院等。在这两个方面你们排全国第几位？你觉得应该在 20 名以后。那你的发展空间很大啊。这是一种安慰说法，其实这不是好事，说明你跟别人的差距很大，我说的话你要会听才行。发展空间很大，而你从 50 岁到 60 岁只有 10 年，用 10 年能赶上他们吗？10 年能超到前头去吗？我推荐你当院士必须要前两名，你说我是第 20 名，根本不行，第 10 名也不行，连第 5 名都不行。当然，我们所做的一切工作并不是为了当院士，而是要把学科搞好，搞好了学科自然代表了你的能力、你的水平。你选择脊柱和关节作为学术方向，理由是什么？你说一是自己有技术特色，二是相关地方病多，如脊柱结核等。选择方向一般有三条：第一，要有重大需求。如果你搞一个病，只有5个人看，即使是外国总统，也没意义，人家不选他当总统就是了。一定要国家民众有重大需求，而且是广泛的需求，你觉得你现在的方向是这样的吗？你说是基于本地区，本地区发病多，有些病是本地区独有的。哪一个病？你说脊柱结核比较多，你们已投入了大量精力。好的，这个可以作为你们基础和临床研究的长期方向，可以看成有重大需求。第二是人家做不了的或人家做不好的。这条满足吗？你说这一点目前还不是，那就是别人也在做，甚至已经做得更好了，这个不能作为研究方向去做，你做做手术没有问题，要看看这个病没有问题，因为西北地区的病人总是要到你这里来的，不然他到哪里去呢？但作为研究方向，别人已经做得很好的了，你去做，难于领先。比如说研究战创伤，王正国院士已经做得很好了，你跟他拼，拼不过，是不是？不仅不会有出息，还浪费钱财。第三是你能做的。这个病对你来说没有问题，有些科室方向符合前两条，但自己做不了，那是纸上谈兵。所以选择方向，必须具备这三条。三条具备了，肯定有出路，也肯定会有出息。你们的基础应该是很好的，什么都可以做是不是？好比高原，但更主要的是要在高原上造个峰。希望你在人才上下大力气，方向定了就要引进人才，你心中的最爱刚才举了那么多，包括西京医院，我觉得眼睛还要看远一点。在我那里，每个主任必须盯住世界上本专业最好的学科，跟着走，跟着追，追一天时空就少一天，跟一步距离就少一步。听说昨天西京医院骨科的主任来过这里，有一次，我在大礼堂搞学科评估他不在家，不巧当时我点到了他，我没说什么。第二次点评他还没在家，怎么办？我让他们三个副主任上去讲，讲完后我来评。每个科主任都要想到，方向是最重要的。所以，在四医大我说四医大"不缺人缺人才，不缺想缺思想"，这两句话，一定要时刻记住，而且人和人才会变化的，现在的人将来可能会变成人才，现在的人才将来会变成人。思想也是，现在的想可能会变成将来的思想，现在的思想可能会变成将来的想。我深信，好好干，前面的路该继承就继承，不该继承的应该有所取舍，拿出你自己的东西，重新组合队伍，眼睛不要光看到国内骨科，一定要看到远处，照此下去，当你60岁后咱们两个再共商。

二、血液科

一边听你的报告，一边在找你的闪光点，可最终还是没找到。也许是国内外我跑得太多，眼界太高。但评价一个学科，我们不能笼统地说拿了多少基金，发了多少论文，获了多少奖项，这些东西乍一听来很高兴，也很鼓舞，但实际你做了什么，还是不知道。比如一个西安的病人得了血液病，我没告诉你是什么血液病，我把他介绍到你们这里来，他来吗？你说不会，因为在别的地方也能治，在别的地方治不好的这里也治不好。那兰州的病人呢？在兰州这边，你们的名声比较大。不仅兰州，在整个甘肃、青海、宁夏这边可能搞骨髓移植仅有你们。所以病人只要做这种治疗他只有到你们科里来。西安的移植不到这儿来，那北京上海其他发达地区就更不来了，这是我说的第一条。你们对淋巴瘤感兴趣吗？你的回答是 Yes！因为淋巴瘤是血液科恶性疾病中的大块头。淋巴瘤是一个很考人的疾病，除了你们，很多科都有淋巴瘤，我们消化科也有。但有时诊断十分困难，好多病理医生都是"一辈子清白"，但"晚节不保"，就是当一辈子病理医生，诊断响当当，但最后都"栽"到了淋巴瘤上，"栽"的还不是一个两个。我说的是，笼统地诊断一个淋巴瘤也许不困难，或不很困难，但淋巴瘤现在有 100 多种，或称类型，不同的淋巴瘤治疗方法、治疗效果及预后是不同的，要达到这个水平那就不容易了。将来恶性肿瘤的突破，可能会在淋巴瘤。淋巴瘤有恶性的，有半恶性的，甚至有趋于良性的，对不对？恶性的有的可以治好，有的治不好，是不是？其他肿瘤有没有这种情况？其实也应该是这样的。我们不能把胃癌都看成是一种肿瘤，其实是有千差万别的，同一个胃癌对化疗的敏感性不同，它的预后是不一样的，只是现有水平我们不能像淋巴瘤一样把它分出来而已。你们是自己看病理吗？你说是在病理科看，虽然已做到分子生物学和免疫学诊断及分型，但你心里没有底，应该学会自己看，然后同你的临床诊断和治疗结果相联系，这样你才能不断提高，不入虎穴焉得虎子嘛！病理科的刘斌主任，在淋巴瘤病理诊断上你在全国处于什么地位？是全国委员，中华病理学会最早成立两个学组，你是第一届淋巴瘤学组的委员。淋巴瘤你能分多少种？B 系和 T 系加起来有 100 多种。你个人能认识多少种？你不能说你能认识多少种，你只能说常见大块的瘤子基本都见过，但有 5% 是一辈子也可能见不到的。咱们刚才不是说有 100 多种吗，在这 100 多种中你认识多少种？你说大概有十几种没见过。只有十几种吗？那你水平是相当高呢。你说有些是在文献上看到的，这也不简单啊！其实这样的病例在中国肯定有的，可能是我们并没察觉，漏过了。我就有过这样的病例，后来认识了，还在 Nature 子刊发了文章，被美国医学会作为继续教育教材，我出五道题，他们的医生必须回答正确，才能得一个学分，才能继续当医生。大家知道，每一个病人都是不同的，每一个病变也是有区别的，找出这种区别，把相照下来，再做一些特殊染色，真面目就显现出来了。病理上你们这样做，你在这上面就会有所突破，你再和临床治疗效果相联系，你的经验就多了，水平就提高了。全国的淋巴瘤都会到你这儿来，你可以告诉他哪些可以治，哪些不可以治，那可不得了。其实胃癌也是这样，肠癌也是这样，其他肿瘤也是这样，同一病变不同性质。你在淋巴瘤方面有了自己的特色，你就抓住这一个病，出名了，全中国患者都往这儿来，咱们兰州军区总医院就可以叫淋巴瘤总医院，这个淋巴瘤总医院就可能是全世界的 No.1。作为病理主任，你可以把你的队伍分成两组，哪些人做 T，哪些人做 B，T 中有 B，B 中有 T，哪些可以治，哪些不可以治。目前淋巴瘤病例很多，哪个系统都有。如果我继续做校长，我会组织全校在淋巴瘤上加劲，我会把三个附属医院基础的、临床的、病理的、药学的……力量集中起来，群起而攻之，坚持几年必有突破处。因为我推测，实体恶性肿瘤的攻克将来可能发生在淋巴瘤上。可惜我已不是校长了，非常遗憾，遗憾的不是不当这个官了，遗憾的是已经没有组织淋巴瘤攻关的机会了。但你们可以做。欧洲的淋巴瘤只看一个小镇子，世界的淋巴瘤大会年年都在这个小镇开。要是全国的淋巴瘤都到我们这里看，那实在了不得。这个不是做不到，没有什么做不到的。你们也可以成立一个淋巴瘤整合医学研究所，组织一个淋巴瘤整合医学研究会（这个会不仅是我们本院的，把四医大、把全国的专家都请来，甚至把全世界的专家都请来）、新办一个淋巴瘤整合医学杂志等。什么是你们这个研究所的出路，就是收集全国诊断不清的淋巴瘤病例，想各种办法搞清楚，在前进中探索疑难病例，在探索疑难病例中前进。前天我在重庆会诊，是妇产科的，这个病人在子宫上长了一个包块，医生把它挖掉了，挖掉后8个月又长了一个很大的包块，病理医生说是子宫肌瘤，但切片一看里面有很多很多浆细胞，这很可能是病毒感染引起的T淋巴细胞增多症。我给你们介绍一个人才，他是我同学，在淋巴瘤诊断上有不少独到之处，他现在在北京武警总院当病理科主任，好像退休了。把他请过来，他淋巴瘤做得很好，用他的一技之长。淋巴瘤我在四医大想做但现在做不成了，我本人可以加入你们，帮你们看看文献，帮你们想想问题，我们科也可以加入你们。不要怕难度太大，刘备会什么，就一个卖草鞋的，我们比卖草鞋的强多了，抓住时机就成了。

三、烧伤整形外科

请问去年你们科总收入多少？不到3000万，2000多万。利润多少？52%，共1000多万。你们的人才队伍稳定吗？还行！告诉你们一个怪现象，去年西京医院给整形外科分了2个转业名额，结果争着转业，大家都想走，最后没办法，采取投票，别的科都害怕投到自己转业，而他们科是央求哥们姐们投自己一票，一定要走，最后走了3个。分2个，走3个，如果让他随便走，5个8个都走了。你猜一下这个怪现象的原因是什么？高利润，人要走。你说走的这3个人你都很熟，与私立医院相比，他们的收入一点也不少。你再猜原因是什么？西京医院整形外科去年总收入1.2个亿，利润7000多万，皮肤科差不多，这两个科挣钱总数不太多，可利润最高，所以个人收入相当好。我一直在问他们，也在问自己这个问题，军人为什么要走？他们到地方个体诊所年薪起码100万，好的可能是100万~300万，他们到地方上是为挣钱吗？我看不是，或不全是，因为在西京也可挣到钱。在西京医院，绝大多数医生主要追求两点，一是畅愉地工作，二是学术上有长进，二者兼具更好，至少必具其一，二者皆无，必然想走。你们科的医生工作是否畅愉，要他们自己才有体会。你作为主任，无论如何要为他们创造这样的环境，我今天主要谈学术长进或学术发展的问题。整形科要吸引病人，吸引病人要技术，能满足病人的需求，你的病人才多，这是窗口，要靠技术创门面。如果你用的是常规技术，不是绝活亮窗口、创门面，这个好日子不长，比如微整形，你会别人也会，你维持不了多长时间，你一定要发展自己的特点、别人没有的特点。在西京医院挣钱技术有的是，挣钱的机会也有的是，如果只是挣钱，在西京医院绝对不是最高的，我出去到哪个美容诊所，挣的都比西京高，生活压力却没有西京高，西京还要拿基金、写论文，拥有同样的技术到地方上可以挣更多的钱，我不走在你这地方待着干什么？一个学科靠什么吸引人，要靠新技术，新技术吸引人，这里所指的人不仅是病人，而且包括自己的医生。如果在你这里不仅有高收入，而且能不断地学到新技术，而且还能传给更多的人，让更多的人来学习，自己当师傅，当全省的师傅，甚至全国的师傅，这个吸引力是无与伦比的。你们一年的进修生有多少？5个左右。主要是哪里来的人？甘（甘肃）宁（宁夏）青（青海）和兰州军区基层部队的进修生。你得创造让其他高水平地方或军队医院看重的新技术。要吸引其他发达地方的人来学习是不容易的。如果要创新，你们想做什么？你觉得在你们行业中，最麻烦的问题是什么？疤痕。是的，疤痕是一块难啃的骨头。我们内脏也有几个器官容易长疤，即肝硬化、肺硬化、肾硬化。皮肤长疤很难办。过去没有空调，烧伤病人长疤痕，不排汗，奇热无比，只能挖一口井，装上水，午后把他吊到井里凉快，太阳落山空气凉了再把他吊上来，很痛苦。当时周总理给医务人员下了死任务，一定要克服疤，可周总理已走了几十年，疤还在，解决的办法倒是用空调了，说明疤的事情很复杂。如果你发明一种药，见到疤痕一涂就可以消疤，那可不得了，目前用的消疤灵有点效果，但不是很好，是很不好。如果在你这里有药，疤痕一涂就消，那你就是最厉害的了。你想过要这样做吗？你回答是没有，因为搞疤痕的人很多，包括很多大专家几十年都没有成功是吧？如果你去攻克这个难题你想要从哪里找突破口？现在大家都把着眼点放在康复这个点上，然后用综合的办法去治疗。一个病凡是说综合治疗就是没有好办法，有好的办法就不要综合了，综合治疗就是没有办法的办法，你说是吧？能不能从中药上去突破？你有没有读到过消疤的中医药方面的书？你们科里有没有搞中医药的？没有的话建议引进一个，引进一个像样的，像贵院药剂科贾正平教授那样的人才。为什么要引进中医药人才？我再问你，人类在胎儿时期为什么不长疤？胎儿的皮肤结构和组成与成人不一样。回答不正确，胎儿不长疤，你把成人的皮肤变成胎儿的不就行了吗？胎儿时不长，出了子宫就长，子宫里面有什么东西？羊水，羊水是不是有抗疤的东西呢，你不妨去试一下。快点做，不然我做出来你还没做出来，遗憾啊！还有，是不是疤痕体质的人有两种，我就不长疤，至少是不长大疤，想长也长不了，而有的人就长，那我和他有什么区别？体质的差别对吧？体质是什么东西呀？是基因，基因决定的。那他是一对兄妹，在子宫里都不长，生下来后怎么就一个长，一个不长呢？有显性，有隐性。那你把隐性的东西研究出来放到显性那个中去不就解决了吗？是不是这个问题，要多想根本办法，天天磨皮肤，天天磨疤痕，是把人磨漂亮了一点，但不久又要长，因为没解决根本问题，只是挣了点钱，现在光挣小钱不是本事，将来能赚大钱才是本事。刚才我为什么建议你引进中医人才呢？因为动物不长疤，动物为什么不长疤，也许是基因差别，还有一个是动物吃进去的青草树叶中可能有抗疤的物质，它们吃的是生食，不吃草吃肉的动物所吃的肉也是吃生草的动物的肉，我的意思是植物中可能有抗疤的物质，需要去发掘。当然，做这样的事，既需人才，也需时间，更需经费，不过可以事半功倍呀！你一年挣1000多万元利润，你可以跟院长商量一下，从中拿出200万元继续研究，剩下的交给医院，第一年拿200万元出来，明年就成了400万元，后年就成600万元。可惜院长不在呀！我这个点评录下来请院长听。院里的收入中，凡是能够扩大再生产的，一定要反哺，一定不要吝啬，凡是能给我们增名声的，一定不要吝啬。国外的制药公司为何越办越好，他们是把总收入的15%～18%拿来做科研。中国人不是，钱收回来了，就放到兜里，盼它下崽，最后被贬值全贬掉了。举个例子，像我们的《医学争鸣》杂志，原来只有400个订户，由于一系列的政策改革，特别是学术水平的提高，现在到了14万个订户。过去学校每年给他们70万元，今年一分钱不给，我们挣了1400万元，很厉害吧！一个杂志收入1400万元，只600万元的成本，产生800万元的利润。因为还要继续发展，我是主编，想从800万元的利润中拿出400万元，扩大印刷量，原来的14万个订户保留，再印28万册。大家想想，后投的400万元印刷成本只付纸钱，然后把多印的28万册全拿去免费赠送，舍不得孩子套不住狼。今年送28万个用户，明年就至少会多有14万订户，至少有一半会订的。那样明年总收入就会达3000万元。你看多大的发展，订户多了，广告费也就增加了，现在一页纸4万块钱的广告费，到一页广告50万元时，那时我们杂志不仅对医务工作者，对普通群众都可以送，飞机上、列车上都可以送。可我们那里不这么干，他们说你去年不是600万元成本吗？今年要压缩到300万元。300万元，我光印那14万册都不够，他们要把我们800万元利润抽出500万元去买地，我一个杂志可以给学校贡献500万元拿去买地，很好吧！可这叫釜底抽薪，竭泽而渔，杀鸡取卵啊。最后的结果是什么？结果是杂志短命。一个学科为医院创造了效益，要想到它的继续发展，只要具有发展前景的，要给它发展机会。不能只要马儿跑，又要扣马儿要吃的草，最后马儿死掉了。除了经费外，平台也是这样，比如床位，能发展的科室给他足够的床位，有些学科，床位收不满，住院时间长，还挣不了钱，就是没有技术，光靠开药那种，应适当压缩，等有出息的把钱赚回来后再适当反哺他们。我这话不是说给你们听的，是说给院长听的。我说的话对不对？没掌声啊！总之一句话，一定要找一个将来有出路的事做，不是现在有出路，现在你们有的是出路，因为你们周围的医院技术还没上来，那里的领导还没觉醒，将来别人上来了，你就没出路了。你现在的出路是靠信息或交通闭塞，是靠西北部地域差别，到时西部病人跑西安去了，你这6000元我只要5000，你看他们去哪里。而且在研究疤痕的过程中不是一个科受益，可以带动整个医院各科的发展，你们的疤痕和我们消化科的肝硬化是一样的，跟我们呼吸科的肺纤维化是一样的，跟我们肾脏科的肾硬化是一样的，器官不同，但机制相似，解决了你们的问题把我们几个科的问题也都解决了，反之亦然。联合组成的学科能不能叫"兰州军区疤痕整合医学研究所"，你们自己定夺。

四、药剂科

兰州军区总医院的药剂科是很强的，你们自己评审排队好像是第一名。但从另外一个角度讲，一个医院只是药剂科最好、检验科最好或影像科最好，如果医院的临床科室不强，那是不行的。真那样，这个医院成什么样了。病人来医院不是光来拿药的，也不是光来做化验、光来做影像的，而是来看病的、来治病的。反过来讲，人家搞药剂的、搞化验的、搞影像的都超过了我们临床科室，我们得努力啊！一个医院的药剂科能做得很好，对医院的发展有整体带动和促进作用，是很重要的。今天下午我要讲的"医药互为师"就要讲这个。但好多医院药剂科的发展是从另外的角度来评价自己取得的成绩，比如挣纯利润多少多少，而且算得还不公平，其实好多都是临床医生挣的，利润都算到他们那里去了，很多地方搞得临床医生不高兴。这个我不多说了，对于院长，谁挣的不重要，反正都到了院里的大锅里。我认为药剂科的发展至少应有两个方面，一是要创制新药，这本是制药公司的事，但你药剂科做出来了可不一般，那是很了不得的，这里是可以大有作为的。我们可以把很多老药旧药的副作用变成主要作用，伟哥就是这样发现的嘛！我们临床经常用药，掌握第一手材料，通过不同处方的组合就可以发现老药的新作用，不一定非要搞出一个崭新的化合物来。搞新化合物，不是我们的强项，我们做不到，那是化学家的工作。你们这里地处高原，研究出了高原用药，还研制出了其他药品，对军民都具有重大意义，这个方向要继续走下去，这是方向，也是出路。二要指导临床合理用药。现在临床用药随意性太大，我查房都要请临床药师参加，开出的处方要临床药师评价，有时评价蛮难的，要做这个方面的工作大有可为。所以，科学研究要出新产品，这个新产品不一定是新化合物，比如红景天就需要好好研究，在一个方面不行，肯定在其他方面有行的地方。你们不要轻易说它在抗缺氧上不行，那是经过好多人亲身试验过的。红景天能在高原上长出来不容易，就像人能在高原上活下来，身体要发生很多变化，包括抗缺氧，这些人身体里头有好东西，所以红景天"身体"里头肯定有好东西，而且是多种多样，所以当我们认为它不好时，要把其中好的东西找出来，反之亦然。临床合理用药，这是一篇大文章，要做一个真正合格，或者高水平的，能指导临床用药的药师是很不容易的。

五、神经内科

石主任，你读研究生时的导师是谁？硕士导师是第一军医大学（现南方医科大学）的陆教授，博士导师是苏州大学的包教授。他们是做什么的？他俩都是做脑血管病的。有什么发现吗？陆主任发现毒品相关性脑病，包教授主要研究脑代谢，没有特殊发现。你们科室的规模、人才、技术等在本地的影响力够了，是可以的。但轮到你这一任，学科做些什么贡献还需进一步凝炼。究竟做什么？由此我想到我们那里的神经内科主任赵钢教授，他是你们的同行。我当校长时的主任是另一位教授，学科发展一直不满意，老教授反应太大，还专门给我写了好几次信。我上任后就换了，换成赵钢，希望他能有所出息，但他很长时间没有找到方向，没有找到突破口。我当时对他要求非常严格，有一次他在家里自己换灯泡，触电了，心脏骤停，幸好抢救过来了。我想，这下糟了，心脏停过的人还能做事吗？赵钢说，樊校长你想，你想出点子赵钢做就是了。这是原话。那我就给他想，脑卒中治疗效果普遍不好，但总有一部分效果好。我妻子的姑父脑卒中，当时一起送来的有三个脑卒中，都是老干部，有两个送到老年病科，送到老年病科的都死了。我们把姑父送到神经内科，就活了。我就在想，人体，不管在什么器官，一旦出血了，特别是颅内出血，身体就会动员全身力量去救急，这种力量医生是该去发挥的。有一种药叫人参皂苷，是国家一类新药，当时无人做临床试验，我想法引进来交给赵钢做，做出来了，效果很好，脑卒中用这个药和不用这个药的疗效及后遗症大不一样，什么原因呢？原因不清楚，它就是激发身体其他地方的积极因素去治疗脑卒中的。这是什么东西现在还不清楚。如果你把这种东西做出来了，知道究竟是什么东西了，然后你把它作为将来治疗的药品来治疗脑卒中那可不得了。比如，两个人都得了脑卒中，一个好一个不好，你把好的那个和不好的那个比较一下，血中究竟有什么东西不同；还有，两个人都是脑卒中，一个用人参皂苷，一个不用，或一个用了效果好，一个不好，你分别把他们血中的东西查一查，只要你找到了特殊的东西，或者是用人参皂苷诱发出来的东西，将来你就像用胰岛素治疗糖尿病一样，肯定会有显著效果，这是一个重要方向。我给他争取到这个机会，他去做了，拿了好多基金，发表了好多SCI文章，关键是为脑卒中病人带来了福音。第二个例子是结核性脑膜炎，这个病经常诊断不清楚。结核性脑膜炎诊断最麻烦的是什么？是脑脊液中找不到结核菌，对不对？临床上很像结核性脑膜炎，但找不到抗酸染色阳性的细菌，最后诊断确定不了。到哪里找，用什么办法找？到脑脊液中的巨噬细胞去找，找到了，最近在世界知名杂志发表了一篇重要论文。赵钢在任五年就是靠这两个事而世界出名的，最近他被选为你们这方面全国学会的副主委，不一般了吧！我的意思你明白了吧，你在任期中，学术上应该抓哪一点或哪两点，你必须回答，不能听之任之，人云亦云，更不能当一天和尚撞一天钟，要当一天和尚撞两天钟或三天钟才行，因为一个负责任的校长，会带出一个名校；一个负责任的院长，会带出一个名院；一个负责任的科主任，会带出一个名科。现在你对大家的要求要严要苦，现在苦，到时发了文章出了名，他们会很高兴，还会感谢你。

六、神经外科

我的第一个问题是，如果将你们自己的学科与西京医院比，或者唐都医院比，你觉得你们的主要差别在哪里？你认为西京医院神经外科的底子很好，规模也不小，但在特色这块也差一些，没有形成什么具体的亚专业，没有形成某一个品牌，但唐都有自己的品牌。你准备向谁学呢？向唐都的高主任学。你们都知道，西京医院的神经外科原来要比唐都医院（二院）强得多，二院一直比较弱，就是高国栋主任从西京去唐都后很快就发展起来了。可以这么讲，西京医院是什么都可以做，但什么最好说不上来。唐都医院不能说什么都可以做，但有几个绝对是在军队和国内占有一席之地的。比如帕金森的神经导航手术，虽然现在很多医院都可以做，但唐都医院当时是做得最好的，还得了国家发明二等奖。以后又是手术戒毒和手术治疗精神病，都是很有特点的，在业内享有很高声誉。高主任现在很忙，到你们这儿来肯定不少，但家里的事情要一步一步做好，指导工作，传授技术。我也常告诫他要不断创新，你的技术别人不会，你是人才，当别人会了你就从人才变成了人。咱们这边向高国栋主任学习，不单是学习技术，要学习他的工作方法或工作形式，用其开展自己的特色。他做什么你跟着做什么，你永远没有出头之日。我们不能用现在的条件和现在的标准去评价你们的老一辈教授，那时条件有限，他们只要在国内或地区内补缺就行，国内没有的国外有，本地区没有的其他地区有，拿来一补，就能成为名人名科，老一辈学者为本专业的发展填补了国内医学领域的许多空白就够了，现在的科室主任可苦啊，你光会补缺人家早补了，我这个说法对老一辈有点不尊重，但是实话。否则你试试，只填补缺，北京有的甘肃没有，我把它补了；兰州有的，河西区没有，我把它补了；河西有的，我这街道没有，我把它补了……补了怎么样？补了兰州是兰州水平，补了街道是街道水平啊！你们看是不是这个道理。要开拓。我要给尹院长提个建议，凡是今天报告过的或者是前8名的学科，将来不能报军队三等奖。因为三等奖是我们自己玩，总后从来不评，兰州军区报几个就是几个，是兰州军医总医院自己说了算。你们先进的科室要冲大奖，起码军队二等奖，你来拿三等，其他科室还活吗？我在当校长时四医大是不让报国家二等奖的，你报国家二等奖，肯定不会给你一等奖，你报二等奖，还不一定能拿到二等奖，但把资源全都占了。那四医大报的国家一等奖，人家只给你评了国家二等奖怎么办，退回去，我当校长时共退回去两个，要保持四医大国家一等奖的纯洁性。四医大更不让报军队二等奖和陕西省二等奖，要他们积累，积累后报一等奖，所以全军、全省评二等奖都没我们的事，我们不参与，我们的专家教授都撤了，让他们自己玩。这就是精品战略，不用常品充数、次品充好、赝品充真。所以我想前10名不应拿省内及军队三等奖，三等奖给其他弱小的学科，让他们去争。

七、呼吸内科

听了你们的报告，我想起了西京医院的呼吸科主任，他是我的博士后。我经常问他取得了什么成绩，他说什么都有，基金也有，论文也有，基地也有，什么都有。但我说，你别"麻雀虽小，五脏俱全"。听了你的报告，与他相似，我希望你把这句话倒过来说，如果倒过来说该怎么说？"虽然我五脏俱全，但只是个麻雀"，你刚才的报告是不是这样子？要承认这个现实，你们过去底子薄、基础差，能发展到现在尽力了，但将来这个标准不行。将来不能做麻雀，要做凤凰。但一下子肯定做不了凤凰，一点一点变。麻雀的心脏比凤凰的小，我先把麻雀的心变成凤凰的，于是我成了带有一个强壮如凤凰心脏的麻雀，然后是肺、肾、脑……慢慢地全身就成了凤凰，当然现阶段是初始阶段，首先是试图在麻雀头上插几根凤凰羽毛，虽然我也是个麻雀，但我的羽毛中有凤凰的了，跟别的同类不一样，那别的麻雀就只能忘雀兴叹。西京医院的呼吸内科好像有点一代不如一代，他们不是没有进步，是进步比别人慢了。孙滨教授那些东西他们早都学会了，原来很强，是在孙教授那个时代，现在我们不强，是别人比我们强得多了，我们再强也不行。在这个历史阶段，我的学生接班了，要赶上去，赶靠什么，就是我刚才说的办法。你叫陈卫强，卫在哪里？把过去的东西继承下去，但光打保卫战不行，你要强就得创新。记住我刚才那句话，回去也跟科里的大家说，"虽然我五脏俱全，但只是个麻雀"。

八、泌尿外科

听了你们的报告，我体会你们想要把泌尿内科和泌尿外科加以整合，使之成为院中院，是吧？我觉得这是好想法，整合后临床叫"肾病医院"，基础叫"整合肾病学研究所"，这是当时我在四医大很想做的，但肾内科和泌尿外科都不想整合在一起，各自都想守住一亩三分地，守来守去最后只剩三分地了。现在全国以肾病内外科整合成的专科医院或院中院还很少，或者说没有。有人说泌尿系有两个肾、两条输尿管连到一个膀胱，再加一条尿道，就像一具听诊器。要把肾内和泌外做成一个整体可不容易，需要相互间的谦让和协作。你们一个小科，全国出了多少院士，外科出了3个，内科出了4个，相当不容易。不要认为他们把工作都做完了，其实还有很多工作要做，而且还会有出息，还会出院士。玩儿单帮可能什么也搞不成。我一直在说，泌尿系统之所以称为泌尿，是因为尿这种东西是很重要的。我们过去都忽视了尿的用处，很多人认为是身体的排泄物、废物，是身体没用的。其实尿既能反映身体的状态，可用于诊断疾病，还可用来治病。一些排泄物，比如唾液，你看老太太哪里被虫咬或擦破了皮，吐一口唾沫抹一抹，就消毒了。过去认为粪便对人体无用，现在已有人用之做肠菌移植治疗梭状芽孢菌肠炎或克罗恩病，很有效。唯独尿还没有人用，我认为，尿代表了人体内7大平衡系统的状态，比如生命体征的平衡、水电解质的平衡、酸碱平衡、血液的平衡、内分泌平衡、心理平衡、各重要器官功能的平衡等。在我们消化病医院要做手术，术前应先评估这7大平衡，术后也要评估这7大平衡。用什么实实在在的东西检测身体的平衡状态？7大平衡系统之间又呈什么状态？最好的检测物是尿，目前对尿的检测（生化检查）还很粗。我个人认为检查体液，有些指标可能尿比血还好。我们抽血一般都抽肘静脉的血，这里的血是桡动脉的血流经手指再回到肘静脉的，它不能完全代表身体的平衡状态。而尿最有代表性，但我们没把它用起来。另外，尿肯定是可用来治病的，比如治疗消化道疾病，与粪便移植相比，可能另有作用。尿里含有大量的好东西。问你们一个问题，你知道尿能止痛吗？没试过吧！我知道尿是可以止痛的，这是我的亲身体验。小时家里很穷，那时在农村割草，手被野草割了好多口子，很疼啊，还流血，怎么办？我们几个小孩就往手上的伤口尿尿，尿的时候稍稍有点疼，疼过以后就不疼了。尿里面有什么止痛的物质，应该去研究。当然你不能洗手，一洗手又疼了。那么洗手洗去的是什么止痛物质呢？你们一定要好好去分析它，分析出来可有大用场。我这里只说了止痛物质，那里头好东西多着呢，比如尿激酶可用于心肌梗死溶栓，还有人用尿来抗癌，对不对？要研究了才知道，先不要说科学不科学，任何科学的事实在了解之前都是受人质疑的。

今天上午的会开得不错，大家收获很大，听听别人的，想想自己的，总是一种进步。最后我还想强调一点，那就是总医院的科主任们要在"四聚"上下功夫。建设一个学科，什么都要做，林林总总，千头万绪，理很乱，剪不断，你搞不过来，顾此失彼，还有那么多临床工作。但只要抓住了要领，是没有问题的。怎么抓？就是我常讲的四聚：聚焦、聚集、聚合、聚变。一是聚焦。要找准自己的方向，回答究竟要做什么。科主任是司令员，自己脑子不清楚，没有聚焦，不知打哪个山头，下面的人就苦死了，累死了还没成绩，所以一定要聚焦。抓学术不是说不做临床工作，临床也是学术，有人说把病看好就行，不做学术研讨，能看好病吗？科主任要把自己的主张告诉大家，帅志不明将士苦，苦在哪里？就像大雁，冬天来了要到南方过冬，跟着你头雁飞，飞了半天，却在兰州打圈，到头来不是苦死了就是冻死了，你要带着大家向南方飞才成嘛！学术发展凝炼方向是很痛苦的过程，你要有所为首先是有所不为，有所不为就是否定自己，就是痛苦的过程。你聚焦十环，打出去没有十环也有六环，如果没有聚焦，打出去肯定脱靶，各科主任不要贪多。人生苦短，做不了那么多事，能做成一件事就不错了。你要做多也可以，先做成一件再说。二是聚集。要聚集力量，科室人才怎么安排？谁做什么，谁不做什么，先做什么后做什么，都要很清楚。人就是这么多，不可能一下子来很多了不起的人，了不起的人来多了还看不起你。目前没有很多人才，人也是可以用的，三个臭皮匠合成一个诸葛亮，怎么合这是考本事的。三是聚合。聚合就要形成一定的机制，让他愿意干而不是想走，这要有各种办法，也包括利益的分配或将来的前途等。1995年我接科主任时，科里出国学成回来的就我一个。我当时下狠心把两个副主任全部送出去学习，一个去英国，一个去日本。把他们送进火车站，我才发现我没车回院了。因为送人的车开走了，那时不能打"的"，主要是无"的"可打。走出车站还发现钱包被人偷了，连公交车都坐不成，我只能从火车站走回去。当走到我的办公室，黑灯瞎火，我当时有些伤感，怀疑科里的红旗能打多久。当我把这事告诉两个副主任时，他俩十分感动地说："主任，你叫什么时候回来我们就什么时候回来。"后来他俩学成后就回来了。现在我们的队伍中有33个从国外学成回来的同事，可以说是全国消化界最强的学术队伍。四是聚变。聚变就是"1+1"要等于3或等于5，这就是聚变结果。我想，我们的消化病医院只有47个军人，去年总收入5.3个亿，有国家一等奖，去年发表SCI论文达78篇。你们兰州军区总医院军人总数达500多人，是我的十几倍，你们用好了这支队伍肯定成绩要比西京消化病医院的大，对不对？我们去年拿了21个国家自然科学基金，你们也是可以拿这么多的。所以，只要各科主任能够聚焦目标、聚集人才、聚合机制，就会形成聚变的成果。

广东省人民医院

参加你们今天的会议，我很高兴，因为可以向你们学到真东西，平时来，你们未必把真的东西全给我学。但同时我也有些突然，因为来前不是叫我做学科点评，事前又没给我看相关学科材料，所以有些紧张。不过也好，人家是酒后吐真言，我呢？是临阵拼真枪。

今天你们让我点评的基本上都是胸腔里面的事，包括先心病、心律失常和肺部肿瘤。本来我是搞消化的，可腹腔里的一个都没有，盆腔里的也没有，颅腔里的也没有。看来你们医院更重视心肺，因为院长、副院长都是搞心肺的，是当了院长、副院长去搞心肺呢？还是心肺搞得好才当了院长、副院长呢？你们懂的！不管怎样，如果一个院领导自己的专业都没搞好，那他一定不是一个称职的院长。

今天我们要讨论的三个学科，是贵院的优势学科，好的我就不多说了，点评时我肯定要谈谈自己反面的看法，有时可能比较刺耳，别人说刺耳话时才能起点作用。我本人的专业是消化内科，读大学时，和当住院医师时曾接触过心肺病的知识，以后由于分科就生疏了，生疏得甚至不敢随便发言了。因为我对你们的知识不是一窍不通，而是窍窍不通。不过我还是有一点底气的，因为我当过十几年内科主任，当过几年校长，搞过学科建设，还参加过多次全国的学科评估，应该说多少还是知道一些，也就是常说的"没吃过猪肉，但看过猪跑"。

三流演员虽然演不出一流演员的戏，但绝对能看出一流演员演得怎么样！最近在评国家奖，有人没拿上奖，下来抱怨，怎么尽找一些名不见经传、自己都没拿过奖的人来评奖。我说你不要这样讲，那些三流演员，肯定能够评出一流演员来，是不是这样？其实，普通观众，就是老百姓也能看得出来。比如今天到会的全体科主任们，尽管自己没做到很好，但能看得出谁演得最好。我为什么打这个预防针，要不然今天讲完了，我就成了你们的敌人，其实我们是满怀好意的。

今天我点评的基本原则是三个。

第一是"古为今用"。这三个学科报告的工作内容，应该说在很长一段时间里是古人做得比我们早，这话没说的；古人比我们做得快，这话不好听；古人比我们做得好，这话更不好听，但这是事实。尽管我们现在已到了分子水平，但真正解决问题，古人做得比我们早。也就是说，我们现在做的很多事是古人早已做过的，等会我会举一些例子，说这话我是有根据的。我编过一本书，叫《医学发展考》，很厚的一本书，1500页，210多万字，重达6斤3两。这本书怎么写的？比如先心病的心脏外科，先是3000年来发生的里程碑的事件，以及产生这些事件的历史根源和学术根源；然后写这个学科在最近全世界范围内存在的问题和挑战；最后写未来20年这个学科将向何处去。这样一个科一个科地写，最后把90个学科串起来铸成一体，写成"论""考""探"。目前这样的书，全中国没有，全世界也没有，因为这是真正的写书，不是抄书，没有地方能够抄到。由此，你可以知道一个学科的昨天、今天和明天。当然昨天讲的是历史，这个是基本定型的，只是全不全而已；但对一个学科今天的认识，或对明天的展望，异议可能就大了，不同的学者认识不同，我们的书只作参考。我们把这个叫作"古为今用"。

第二是"洋为中用"。今天介绍的三个学科，总体来讲，国外比我们做得更好，水平比我们更高。高在哪里？比如心脏外科的第一例体外循环不是我们中国人做的。中国的心脏外科手术术式，哪一个是我们自己发明的，可以说都是带了外国号的，外国做得比我们早，做得比我们好，我们就要拿来用，这叫"洋为中用"。

第三是"他为我用"。在中国的很多地方或者很多领域，都有我们的高手。我们可能是整体上更好，或者是某项技术更好，但在其他地方总有别人比我们做得好，对不对？别人好的东西一定要认同，一定要拿来用，这就叫"他为我用"。

只有找到了自己和古人的差距，和外国人的差距，和别人的差距，并奋起直追，最后才能成为本专业的领头羊或领跑者。

一、先心病外科学团队

你们对先心病的研究是一体化的研究，通过建立并应用一个协作网来促进你们的发展，是从整合医学的概念来考虑的，我觉得是很好的。这就是我常说的要当好医生，首先要做好"卫生"。我所说的卫生不是我们打扫卫生的卫生，而是Public Health，即公共健康，这是未来医学发展的方向。一个医生光做手术，永远做不完，就像洪水决堤了，大家都去抢救千家万户，这不是办法，可以说精神可嘉，但效果不好，劳而无功。最有效的做法应该是堵堤。从你们整个学科的方向，我没什么可说的。但我要问几个问题，主要涉及怎么做。第一是你们认为谁，即哪一个古人是你们的榜样？你们最尊重的是谁，这个古人是中国人还是外国人？

你们说是某某，因为他医德好，评价一个医生，要看医德，但不光是医德，德高望重不能看病或不会看病不是好医生。我经常听别人评价一个知识分子，说他德高望重，再没有下文，这是一种贬低。现在不是一直在讨论，遇到一个医生水平非常高，但态度不好；还有一个态度特别好，水平不怎么的，你选谁给你看病。大家自然的回答是两方面都很好的，那叫"德技双馨"，而不只是德高望重。这是对一个医生完整的评价。

你们说，你们最尊敬的是让所有的心脏手术能够进行的一个技术，即体外循环技术。我问的是人，而不是某项技术，当然技术也是人做的。你们说就是发明体外循环设备的那个人。因为有了体外循环器，先心病才可能靠这个做手术。

我的第二个问题是你们现在最尊崇的外国人是谁？你们说是美国宾州儿童医院的一个大家，他是美国心胸外科学会的主席，主要是手术做得漂亮。我再问一个问题，你在中国最尊崇的国人是谁？你说是某医院的一个专家，他打开了法洛四联症的禁区，是一个中国有名的专家，不仅你们专业知道，连我们外行都知道。你同时问我他为什么没当上院士，这个事情我回答不清楚，因为他的评审在我之前，我当上院士后他好像再也没申报过，也可能是超龄了吧。不过一个人的水平，或对专业和社会的贡献不是完全用当没当上院士来衡量的。当然，能选上院士总是有些成绩和特点的，但没当上院士就不一定没有学术贡献，没有学术水平，有的其实是很有水平的，甚至高于院士水平的也有。有时阴差阳错，本来前一年就只差一点或差一票，而后一年又上来了别的学科也很优秀的，有时也考虑学科平衡，结果本来就快上的，最后却上不去了。这不比排队打饭，离窗口近的就是胜者。好了，今天我们不着重谈这个。最后我要问一个很尖锐的问题，你们的学术带头人是你们的庄建院长，他现在是候任主委，是全国的一号人物，他靠的是什么当上主委的？你们说他不仅是一个优秀的外科医生，更主要的是他提出的先心病防治网络的理念，得到了同行的认可。

你们的做法其实就是整合医学的做法，应该是未来医学的发展方向和必由之路。一个内科医生不能整天都想着开药、开药，一个外科医生不能整天都忙于手术、手术。外科医生的最高境界应该是没有手术可做。如果先心病能有效预防的话，那你不就是无手术可做了吗？

我刚才问的问题都是从某个侧面出发的，无论是问你们最崇尚的古人也罢，外国人也罢，同行也罢或者直指你们院长也罢，我们不能老是用自己的弱点跟人家的优点比，这样虽然脑子比较清楚，但容易失去信心。但是，如果我们处于弱势，或者即便是强者，我们要学习的一定是别人的优点。我经常讲，什么是大家、什么是专家，只知道自己会做什么，不知道别人会做什么，这只是医匠。比如我会做胃镜，会做肠镜，我还知道心脏位于人体的左侧……那只是医匠。大家和专家是知道自己不会做什么，但知道别人会做什么，把别人的优点学过来，你自然成了专家或大家。有一句英文"The best way to learn is to learn from the best"，就是说，学习的最好方法是向最好的人学习。天下谁最优秀，我就向谁学习，我还不只向一个最优秀的学，我还向尽可能多的最优秀的学，这样坚持下去，我不就成了世界上最优秀的了吗？关键是你选的最优秀是不是最优秀的，都说榜样的力量是无穷的，而常人的力量是有限的，你刚才选择所崇尚的榜样是对的吗？我个人认为无论是发明体外循环器，还是发明了什么手术的人都不可能与古代的哈维比。

在哈维之前或直至哈维，都认为人体有两套循环系统，围绕心脏是一个，围绕肝脏是另一个，两个系统互不相关。从哈维开始才对人体的循环系统有了正确认识。他是先给动物放血，发现可将血液流完，于是就认为两个系统是相连的。现在看来这么简单，其实所有的科学研究都是这样。他还用大蒜液去涂动物或人的脚底板，结果发现从动物或人的肺部把它呼出来了，这个发现不容易啊。在哈维之前，认为心脏的心耳是炉子，血液为什么是热的，是通过那个地方在心脏烧热的，烧过以后才热血沸腾。你认为这是对还是不对？这个显然是不对的。没有他们的研究，就没有我们今天对心脏的认识，也不可能有今天的体外循环，也不可能有今天高难度的心脏手术。大家都知道体外循环只是解决了其中一个问题，而且是在哈维研究工作基础上的成果。所以，我想一定是搞清楚正常心脏结构，在这个基础上，才发现了有异常的结构，就是我们的先心病。光知道结构还不够，还要知道心脏功能，在哈维之前人们的了解是不透彻的，甚至认为心脏是用来想事的。我们的《新华字典》中，关于心的词语有100多个，绝大多数描述心是想事的，什么心旷神怡、心猿意马、三心二意，什么心痛、心悸、伤心等。心悸不舒服，心慌你也能体会出来，都是用来想事的。只有几个词语描述心是用来做别的事。不仅中国人一直是这么认为的，老外也是这么认为的，他们也说伤心。心与脑之间间接的联系有很多，有些例子确实证实心脏是用来想事的。那我举个例子，你们做心脏移植吧，心脏移植是不接神经的，光接血管，就是说心与大脑的联系就不如过去直接。有人发现，一个人移植了其他人的心脏，这个人的性格就变了，这是怎么回事？当然到了现在还去这样理解心功能有些不妥，不过这样的科学问题是要去考虑的。说到底一句话，你们崇尚的人不仅要是做出体外循环那样的人，或是能做高难度手术的人，而且更要是发现心脏结构和心脏功能那样的人，只有这样你们才到了境界，才到了高度。

你们一个学科提出了七个研究方向，我看不太集中，相互间又不在一个层次上，有的是老子，有的又是儿子，大家并排坐，辈分不合啊！我想请大家来帮助你们一下，通过民主测评，也许群众把好的找不出来，但一定会把不重要的去掉。

我们从七个方向中帮他们选主攻方向。大家觉得第一个最应该做的请举手，不多。第二个最该做的，请举手，没有。第三个最该做的请举手，相当多。第四个应该做的请举手，不少。第五个器械最该做的请举手，没有。第六个最应该做的，没有。第七个相关基础研究和动物研究请举手，有，但只两票。回去告诉庄院长，我们这里面的人，认为第三个、第四个应该成为你们的主攻方向。

群众的意见之所以偏向先心病的诊断治疗，原因是你们是一所医院，是心脏外科，搞流行病学不是你们的强项。我刚才讲了，群众的意见表现为民主，民主肯定能把不好的筛掉，但不一定能把最好的选出来。我个人的意见是第一个专题还是重要的，这是你们科的特色和基础，也是搞好第三和第四项工作的源头活水。虽然外科医生搞流行病学不太内行，但你们有心研所，也有一定的人群及标本库。做第一项工作有利于回答很多至关重要的科学问题。不搞这项工作我下面的问题你是无法回答的。

刚才你们讲了，先心病的发生率目前在上升，请问：第一，这种上升是否与经济状况改善有关？也就是说过去看不起病没来看，现在新农合或者有资助基金会，患病的都来看了。第二，这种上升是否与诊断技术水平的提高有关？也就是过去诊断不出来，现在诊断水平提高了，减少了漏诊和误诊率。第三，这种上升是否与我们实行计划生育国策有关？城市的一对夫妇只生一个孩子，贫穷地区的带有先心病遗传倾向的生得很多。

回答这三个问题是十分重要的，这涉及你们将来主攻方向的选择。你们说2004年，当时先心病发生率才4‰，2008年是8‰，才过去4年，就增加了一倍。我先不说这个后者，先说你这个4‰吧。2004年之前我们的数据又是多少呢？当时我们全国没有准确的统计数据，2004年这个是高还是低呢？也可能过去是4‰或2‰，也可能过去就是8‰呢。我们不知道。但不管怎样，2004—2008年4年间增到了8‰，这可能是经济好了，也可能是技术提高了，但光这么说是不行的，是不可靠的。流行病学一定要告诉我们这个结论是正确的，这要比医生看病重要得多。我们做医生的看分析结果，不能光看百分比，光看百分比不仅说明不了问题，有时还有误导。我当校长时，有一个我非常崇拜的胸外科教授，他切食管癌切了一辈子，专门切食管癌，切到了84岁。中国没有一个比他切得多的医生，到84岁他切不动了。我去看他，夸他为食管癌的研究和临床做出了重大贡献。他说，别的不敢说，我是全国做食管癌做得最好的。问他为什么呢？他说因为切得最多就是切得最好。我很纳闷，切得最多就是切得最好吗？一定要有统计数据，也可能你这么切，患者比别人死得快，那就是你做了一辈子手术，害了一辈子人呢。是不是这个道理？要拿出证据来。当然，对于一个84岁的长者，我没法强求，只能点头应是。但是对于我们现在正在从事这方面研究的同道，必须从现在做起，从自己做起。任何一个流行病学的证据，都要切切实实去做，拿到有力证据才能推动我们学科的发展。所以从4‰到8‰，是经济的贡献率，还是技术的贡献率，还是受到计划生育的影响，这个一定要回答，这对中国的经济政策，对中国的医学事业和全民健康发展战略的顶层设计十分重要。把这个事情搞清楚了要比当好医生还重要。

我再问一个问题，先心病是人类祖先的常见现象，尔后随着进化越来越少，还是人类未来就是朝这个方向发展呢？能说清楚吗？简言之，先心病是人类祖先的复现，还是人类将来的结局，这个好不好说。大家都知道阴阳人吧，阴阳人一个人兼有两套性器官。有报道称，他作为男人，用男性的器官跟他的妻子生了一个孩子；他作为女人，用女性的子宫为丈夫生了一个孩子。这种阴阳人，是我们的祖先还是我们的未来？所以我问，心脏畸形或先心病是我们的祖先还是未来？据说人类是从海里的生物衍化而来，低级动物的心血管就是一根管子通到底。那人的祖先从海里上来，要活动就需要氧气，于是就把心血管分开成这个样子。如果我们人类的祖先原本就是这个样子，如果人类祖先开始心脏的结构就是先心病结构，那心脏现在的正常结构就是随着人类的进化而变化的结果。我们的手掌很久以前就是一块，分不开手指，跟鸭掌差不多，现在分成五指了，与鸭相比，那能叫畸形嘛！为什么我们人要这样分开成五指，不然拿个东西握不紧嘛。然后把指与指之间的东西凋亡掉，你看不就抓得很紧了吗，这是人类进化的结果。先心病也可能是我们发育中的突变，突变还带有相似性，心血管的疾病是有相似性的，总成一个群体，不是单个的。你认为我们祖先就是这样，还是我们未来就将发育成这样呢？搞研究就要这样深刻考虑，你做的事才与众不同，否则必落俗套，难成大事。

刚才我只强调了遗传因素在先心病形成中的作用，其实还有一个重要因素，那就是环境因素。这个因素最难研究，未知数太多，一般有地理流行病学趋势，这个最好和搞环境卫生的人协作。我不内行，还是回到遗传学研究方面多说几句。搞遗传研究是十分复杂的，不能见风就有雨，除了单基因遗传病外，像先心病这种常为多基因遗传，有时抓住一个基因，说不定不是要害，而是枝端末节，难以找出因果关系。我们做医生的要多向遗传学专家请教，不然会闹出好多笑话。听说有人想证实蜘蛛的耳朵长在蜘蛛的腿上，他们开始了实验。抓一只大蜘蛛放在实验台上，为了证实蜘蛛的耳朵长在蜘蛛的腿上，大吼一声！腿上的耳朵听到了，蜘蛛跑了；赶快把它抓回来，为了证实蜘蛛的耳朵长在蜘蛛的腿上，用大剪刀把腿剪了，把腿上的耳朵扔了，再大吼一声，蜘蛛听不见了，不跑了，这就证实了蜘蛛的耳朵长在蜘蛛的腿上。我们现在好多流行病学结论都是这样证实的。那么，蜘蛛的耳朵会不会长在蜘蛛的腿上呢？完全可能。只是凡耳朵长在腿上的蜘蛛都死了，活不下来，是自然淘汰。大家都知道，果蝇有一个 WINT 基因，是专门负责安翅膀的，那个 W 就是 Wing，叫翅膀。这个基因正常，翅膀就长在果蝇的肩膀上，就可以飞起来。这个 WINT 失常突变后，果蝇的翅膀就可能长到腿上，或长在肚子上，这种果蝇最后什么结果？全都死了嘛！我们平时没看到，其实任何生物在发育期间，都会出现变异，出现变异就死了，这是发育淘汰的一种规律。但我们人类有人性，所以要拯救他们。过去有人性但经济实力达不到，无力拯救他们，就被自然淘汰了，留下的都是优秀者，再继续发展。

在此，我不能不说，计划生育对先心病发生率的影响，可以说是显而易见的。能生的，生好的只能生一个（注：2015 年 10 月，我国已开始实行全面二孩政策）；带有遗传缺陷基因的，好多你控制不了。生一个，发现有问题，再生一个，还有问题，就一直生下去。我去过有些农村，一家生五六个孩子的常有，千分比不就高了吗！他们大量生，生出来后，国家拿钱资助，叫他们来治只给手术费，其他都是国家或基金掏钱。这种事像这样办，越搞越难办，这既涉及社会管理问题，又涉及科学技术问题。别人不搞先心病，你们搞。搞出来成果对国家、对社会、对人类的贡献要比你单纯做一个手术或者专门做一个手术的贡献要大。你们既然已经做上了，就坚持下去。但不能什么都去做，人家已做了的与其合作，不是全部要做。全部都去做，什么都做不出来。你包打天下，首先是看好脚下，包打天下打不下去，一定要看好脚下。脚下的步子往哪个方向走，具体做什么，这要看什么是重大需求，这要看你们感兴趣且能做的是什么。

我只是一个献策者，我不决策，决策者是你们自己。我个人觉得，你们科的主攻方向应该是复杂先心病的优化治疗策略，以此为主攻目标，把你们的力量分成若干个小组，按不同的专题联合攻关。选择的先心病一定要是复杂的；制订的治疗策略一定要是优化的。你要完全发明一个新术式，不太可能。你可以选择各种常规手术，针对一个具体复杂的患者，有一个高人在那里，决定哪些该用，哪些不用；哪些多用，哪些少用；哪些先用，哪些后用……优化方案就是最高技术。所以患者数据库、生物标本库、相关的基础研究等，都是为下面两个目的服务的。一个是流行病学调查，一个是治疗策略优化。二者互为因果，相得益彰。你把方向集中了，不要搞七个，七个中五个都是兄妹。只有流行病研究是妈妈，只有治疗策略优化是爸爸，剩下的都是下一辈。下一辈都可出力，但前提是必须围着父母转。都是针对先心病做贡献，其中流行病学研究回答 Why 的问题，而治疗策略优化回答 How 的问题。

怎么开展这项研究，你们已经有了一定办法，并取得了一定经验。我看是一个怎么打组合拳的问题。比如就治疗策略优化问题，你们自己有若干精到的手术，要把他们这些人组合到一起，相当的困难。每人都要有所取舍，都想为，但更主要是决定在哪些方面不为。《西游记》里老是降妖成功，光靠孙悟空是打不过的，有时还需猪八戒或沙和尚，有个组合的问题。你们先筹建一个广东省整合先心病学研究所，里面主要突出两个研究方向，一个是流行病学，一个是优化治疗。每年开一次整合先心病学的学术会议。组建一个研究团队，不光你们几个人，这几个人不够，你们要把广东省、全国的、全世界的有关专家请进来。你们还可以办一本整合心脏病学杂志，这个杂志不一定要国家马上批准。去年你们医疗收入四五十亿，拿一点钱来办一个内部交流刊物还不行吗？《新英格兰医学杂志》开始就是内部刊物，后来办出了名嘛！所以说一个名字，一个方向，一个团队，一个平台，一个会议，一本杂志，按照这样做，坚持5年，中国的先心病学肯定是你们第一，其他人搞不过你。到那时你就可以叫"中国整合先心病学研究所"了。

二、肺部肿瘤学团队

你们对肺部肿瘤，严格说是肺癌的研究，是非常有名的。我原来不认识吴一龙院长,我是怎么知道他的名字呢?在我们科里的学术活动,就像刚才一样,不管谁的研究工作,当他汇报完后,我都要发问相关方面谁做得最好,无论是国内的,还是国外的,我常常这么问。有一次会议我这么问我的学生关于某个分子的研究,她的两次回答都是中国的吴一龙教授做得最好。于是我就查你们的文献,以后在一些会议上有接触,慢慢就认识吴教授了。你们现在有四个方向,针对的是胸部肿瘤,我看这太笼统了,胸部肿瘤包括食管癌、淋巴瘤、胸腺瘤等。你们根本没有做这方面的工作,对不对?所以我个人认为,不如把胸改成肺,称肺部肿瘤还可以,其实肺部肿瘤你也没有做完,你只做了一个肺癌。所以,你们的方向最好还是聚焦在肺癌,胸腔内发生的几个肿瘤相互间关系不大,甚至没有联系。比如食管癌,那是我们消化道的肿瘤。我们把消化道的肿瘤,包括食管癌、胃癌和肠癌联系起来研究是有道理的。第一,来自于一个胚细胞,这个细胞向上长,形成口腔;向下长形成肛门,胚胎来源有更多的相似性,胸部的肿瘤相互间没有这样一个关系。第二,同居一条管道,食物从上到下,从食管到胃再到肠,它们都是为食物的消化吸收或排泄服务,当然也就同时受到相同不洁食物的影响而引起癌症。第三,都具备癌前病变。无论食管癌、胃癌、大肠癌,从正常、炎症、不典型增生,到癌变,最后到转移,都有相同的病理特征。第四,都受肠道细菌的影响。所以,我们叫消化系肿瘤或消化道肿瘤,有四条理由,你们叫胸部肿瘤就不是这么回事。

所以,你们一定要聚焦在肺癌的研究上。关于肺癌的研究,你们提了四个方向,我看不在一个层次上。要我说,第一个方向才是主攻方向,其他三个都是从属于第一个的,或者说都是为第一个服务的。而第一个的提法可能也有些问题。你们要搞肺癌的个体化治疗,这是对的,但这是最终结果,在其前面有大量的工作要做,应该是肺癌个体化治疗的基础及模型建立才对。没有分子基础的研究,没有这个方面的突破性成果,难说个体化治疗。大家可能还没有意识到分子基础研究对个体化治疗模式的重要性吧。请问大家一个问题,在座有无病理医生,你觉得什么实体瘤最难诊断呢?你认为是淋巴瘤,这是对的。很多病理学大家,"清白一辈子,最后晚节不保,栽倒在淋巴瘤上",因为淋巴瘤可以分100多种,有些可以治,有些不能治,就是因为能把淋巴瘤分成100多种,所以才引发了淋巴瘤治疗学上的一场革命。可我们对其他肿瘤,包括肺癌,老认为是一种肿瘤,或一样的肿瘤,其实肺癌对治疗的反应是不一样的,有的治疗结果好,有的结果差。但我们是眉毛胡子一把抓,我们为什么这么糊涂呢?因为我们不知道哪个治疗结果好,哪个差。这就需要个体化治疗,而指导个体化治疗的根据是分子生物学基础。其实开始淋巴瘤也不是分那么多种的,引发这个进展的事件发生在欧洲的一个小镇,所以搞淋巴瘤的都要去那里朝圣呢!那么,肺癌的个体化治疗会不会发生在吴一龙教授所在的这个"小镇",关键看你能不能搞出有关个体化治疗的分子基础,这就是你把第一方面作为主攻方向的原因和理由。关于肺癌的研究,我想谈三点认识。

第一，肺癌是一种全身性疾病。放大一点肿瘤都是全身性疾病，它是生命的一个必然阶段。如果一个人活120~150岁，他总会长出一个肿瘤来，因为肿瘤其实是机体一个抗衰老的表现。全身抗衰老，人就显得年轻、少病；局部抗衰老，就会长出肿瘤，至于什么肿瘤，就看抗衰老的局部发生在哪里。为何现在肿瘤增多了，主要是环境发生了变化，肿瘤的发生可能提前了。所以诊断和治疗肿瘤都需要考虑到全身因素，肺癌也不例外。

第二，肺癌是可治之症。美国恶性肿瘤包括肺癌5年生存率已超过60%。我们在临床上发现很多肿瘤可获很好的治疗效果，我可以举出很多例子。比如第二军医大学有一位消化内科的知名专家，他肝癌发现时已届晚期，胸水内有大量癌细胞，经过各种治疗，他活了10年。重庆某个医院的胸外科主任十几年前得的是胃癌，而且是印戒细胞癌，腹水到处都是癌细胞，我去会诊，当时觉得他时间不长了。医院已安排好了接班人，可是十几年过去了他还在。我在北京的一个大医院会诊，有一个患者胃癌广泛转移了，胸椎、腰椎都有转移，他们说不治了，原发灶已切不掉。我去会诊，我说试治一下，为什么？这个人CA199显著增高，超过了20 000U/ml，这个标志物胃癌一般是不高的，他怎么这么高，是不是查错了，肯定没查错。有一个指标就好办，就怕没有指标糊里糊涂给别人治。我用药也怪，一个奥沙利铂，一个5-氟尿嘧啶（5-Fu）。此时不能按常规方案全用，全用是最笨的办法，一是患者可能受不了，二是用了有效也不知是哪个药有效。此时治肿瘤要一个一个来，先把98%能杀死的细胞杀了，剩下的起码要几个月才长得起来，我换一种药再去杀。这叫留一手。目前治肿瘤有1000多种药品，哪个最好，药越多说明越没好药，你把1000种药全用下去，肯定杀死了肿瘤，但人也死了，说不定人死了，肿瘤细胞还存活。我第一个方子用下去，CA199下去了，人也活得很好。到3个月后CA199又上去了，怎么办？我说换一个药，用什么药呢？用S-1，你们觉得好像不对头，5-Fu用了已抗药，你又用S-1，这有道理吗？我说你先试一下，结果CA199又下去了，下去后3个月又上去了。我又改用紫杉醇，结果CA199又下去了。这个患者活了一年多，以后还活不活我不知道，因为没再叫我会诊。如果叫我，我就用生物制剂或者抑制上皮生长因子受体或抑制血管生成，并仍以CA199为观察指标。所以肿瘤一定是可治之症，有些治不好，是我们对其本质没认清楚，或者是我们用的药不对。

第三，提高肿瘤疗效要靠整合医学。就肿瘤治疗来说，就得靠整合肿瘤学。就是要整合现有有关肿瘤的新知识，想方设法治疗肿瘤，以提高治疗效果。千万不要把肿瘤看成是一样的。一次我去某院会诊，有一个35岁的年轻患者，是团参谋长，他怀了一个"怪孩"，为什么说怀了一个怪孩呢？肚子里头有个包块，包膜完整，而且很厚，跟子宫差不多。包块中有各种人体组织，因为没有"产道"生不下来，外科医生开腹，相当于"剖腹产"，但包块太大取不出来。取了活检，诊断为内胚窦瘤。什么叫内胚窦瘤？就是爸爸妈妈给我们的生殖细胞，逐渐增多长成了我们的个体，但还剩了几个，没有用完，以后在肚子里长出来了"小弟弟"，就是一个弟弟怀在哥哥的肚子里，相当于一个男人"怀胎"了。怎么办？我们先给他化疗，用内胚窦瘤的化疗方案，但我们做了修改。一上化疗包块缩小了2/3，而且组织变成了均一性，更主要的是甲胎蛋白从原来超过 30 000ng/L 一下降到正常。再次手术包块全部切除，相当于"剖腹产"成功。我们从这个病例中得到什么启示呢？我们用的不是肝癌的化疗方案，平时我们用肝癌的化疗方案，哪有这么好的效果，哪能把甲胎蛋白降得这么理想！所以我们把改良的内胚窦瘤的化疗方案用到肝癌的化疗，不是"有心栽花花不开，无心插柳柳成荫"吗？

所以，肺癌肯定是不一样的，你要把它看成一样，你就不会有突破。你要找办法，把它们区分开来。找什么办法呢？这就涉及靶分子的问题。这个靶分子，就好比你瞄准了 10 环，一扣扳机起码是 7 环、8 环。没有靶胡乱打，最后肯定是脱靶。靶分子要好好地研究，你们一直在找靶，已经找出来的几个是否有用？是否好用？现在看来只对部分有用，只对部分好用，这说明你没有找到全貌，对不对？靶标不要停留在越少越好，应该合起来用，而且有不同配方，这个用一五八配方，那个用二四六配方，还有中间的一三五等，因为一个靶标不可能包打天下。比如说一个靶标，在一个肿瘤70%细胞上有的，但还有30%肯定是没有的。"人与人不同，花有几样红"，诊断上是这样，治疗也是如此。你把这个靶标打掉以后，其他的还在，肿瘤还会长甚至长起来更快，因为靶分子之间可能是制约的，但更多是相互依存的。你把这个按下去，那个又会跳出来。就像坏分子要从新疆出发去炸天安门，过去就一条铁路，兰州和西安必须经过，你把西安、兰州一封锁他们就过不去。现在不是了，他们先去昆明练一练，从那里到北京，或从贵州到北京，你是防不胜防。所以不要对一个靶点或几个靶点寄太多希望或太大希望。

你们要把全世界已发现和肿瘤有关的，特别是和肺癌有关的靶分子搞清楚，你们应该增建一个现在没有的生物信息学平台。我的实验室有好几个人搞这个，他们对其他研究都不内行。不会的人搞我们会的事，不一定能出成绩，还浪费资源，而他们搞我们不会的事，可以互补，还出成绩。我有一个博士后专门研究这个，为我们提供信息，为我们分析结果，真的可以事半功倍。他们会告诉你和肺癌有关的分子一共有多少个。

你说大概有 200 多个基因，我深信绝对不止 200 多个，光是胃癌都不知道有多少个。你想全世界、全中国有多少个教授，每一个教授都研究一个分子或几个分子，人人都说自己的那个与肿瘤更有关，对治疗更有效，于是当了教授，于是当了院士，当了以后就没关了（笑声）。你们要进一步去筛选，筛选出来后，要进行分类。就诊断来说，从中再分上中下，哪些是上，哪些是中，哪些是下。对治疗也是如此，也分个上中下。也可以将这些分子与肿瘤的恶性表型相联系，看哪些和分化有关，哪些与增生有关，哪些与转移有关，哪些与耐药有关。有的可能一个管几个，有的可能几个管一个。分好以后，把它串起来形成网络图，标注哪个和哪个有关，哪个是重箭头，哪个是轻箭头，哪个是省略号，心中要有数。做出来的结果一定要与临床上的诊断结果和治疗效果进行对比分析，特别要和患者的预后相分析，由此才能得出和得到科学而有用的结论。

我还有一个问题，就是据有限资源，现在的肺癌与10年前有没有差别，你们说过去是以鳞癌为主，现在以腺癌为主了。这是为什么？其实在我们食管癌也有类似的现象，特别是食管下段的肿瘤。这是为什么？有人说这与抽烟的种类有关，过去香烟没有滤嘴，现在有了滤嘴，增加了阻力，所以患者使劲吸，吸到肺底部去了，于是肺腺癌就多了。这不一定对，但追访一下过去，有时候复习一下文献，可能会有重大发现。100多年前，有一个文献记载是这样，一个肺癌患者要上手术，先接受输血，刚一输上，患者就寒战高热，认为是血输错了，赶快推回去，最后抢救过来了，发现血并没输错。过了7天再准备手术，先做一个X线检查，结果一看胸片，肺癌消失了。什么原因？后来知道了是血型物质的变化。患者是B型血，得的肺癌细胞变成了A型，肿瘤细胞的血型物质跟血细胞不一样，输进去的血跟患者的红细胞是合的，但跟肿瘤不合，于是便把癌细胞溶解了，这叫超级排异。寒战发烧不是溶血反应，这个患者也没有溶血，而是在溶肺癌细胞。最后肺癌消失了，这是因祸得福。当然我们不可能都用这种方法去治疗肿瘤，但我们从基础研究中可得到极大启发。

你们应该去研究过去的肺癌和现在的肺癌有什么差别，你光回顾这个，就能知道现在的肺癌是怎么形成的。比如说抽烟，抽烟是引起哪一种肺癌为主？过去也抽烟，人家老祖宗烟抽了没有那么严重的问题，为什么现在这个烟抽了就有如此大的问题？中国的肺癌和外国的肺癌有没有差别？还有你们广东的肺癌和其他省的肺癌有没有差别？从差别中你就可能找到治疗患者的东西。比如乳腺癌，女人要比男人多100倍，其实可能还不止这个比例。为什么女人得，男人不容易得呢？你搞清楚了，治疗时把女人变成男人不就解决问题了吗。其实我们目前临床就是这样做的，用卵巢切除或用化学药物对抗雌激素受体就可以治疗乳腺癌嘛！男人前列腺癌也是这样解决的嘛，就是把男人变成女人，采用睾丸切除或用对抗雄激素的药物就可以治疗前列腺癌嘛！活到100岁的男人中，几乎100%都有前列腺癌。也许没有前列腺癌他还活不到100岁呢！也就是说正因为患了前列腺癌才活到了100岁。前列腺增生本身就是一个抗衰老的问题。关于把男人变性，其实过去有一个很大的群体，我们没有去研究，实在可惜，这个群体就是太监，就是把男人变成女人，或类似于女人的状态。大家觉得是太监活得长，还是皇帝活得长？皇帝平均只有39岁，而太监平均超过了70岁，比皇帝活得长得多。所以，你把皇帝变成太监他就活得长了。还有，韩国的太监比中国的活得长，因为他们切得比我们干净。我是1984年第一次出国，去日本学习。在日本实验室，当时有一个年轻的日本女学生在养细胞，我就跟她学，然后用细胞接种裸鼠。奇怪的是，我们俩养的癌细胞都一样，可她去接种裸鼠百分之百长，我接种的是百分之零长，也就是一个都不长，我怀疑这个细胞是不是姓日本。结果是这样的，我们俩养的细胞都是乳腺癌细胞，她接种的都是母老鼠，然后把剩下的公老鼠让我试，所以一个都没长出来。怎样把女人变成男人？当然我们不可以把女人变成男人，但可用化学干预的办法把女人变成男人的状态来治乳腺癌，或者把男人变成女人的状态来治前列腺癌。我为什么要说这个话，我有一个年轻患者，患左半和右半结肠癌，同时转移到双侧的卵巢，她是一个30多岁年轻的女性患者，奇怪的是一到月经期肿瘤长大，而且症状加重，过了月经期就好受得多。更为奇怪的是外科医生把左右卵巢都切了，因为患者有转移，但切去卵巢后她还有月经，这是什么问题？奇怪吧！答案就是这个结肠癌细胞分泌雌激素。那为什么患者月经期还长大，那就是结肠癌细胞还有雌激素受体，并且受到月经期雌激素的影响。最后我们怎么治，当然要用结肠癌的化疗，然后加上对抗雌激素的三苯氧胺（他莫昔芬）提高疗效。这个患者相当于结肠长了一个卵巢癌，或者是乳腺癌。所以，我们千万不能把肿瘤患者看成一样。我想肺癌个体化治疗模式，就应该这样。你们要把肺癌分成不同的癌，所有的工作都围绕这个方向，无论是基础的、临床的、宏观的、微观的，想方设法把获得的知识加以整合，去粗取精，去伪存真，形成肺癌的整合医学体系，提高对患者的诊疗水平。

　　谈了方向，我还要强调一下你们的生物标本库的问题。生物标本库对肺癌的研究太重要了，建一个库除了库本身的质量外，临床随访的资料更重要。我要是30年前考虑到这个问题就好了，30年前的胃癌和现在的不一样。和30年前相比，现在的胃癌，胃的上半段增加了，青年人增加了，女性增加了，分化差的增加了。我非常可惜30年前的癌标本没有留下来，30年间发生如此巨大的变化，这里面肯定有一个非常重要的因素，但我们没有留取30年前重要的研究样本。所以，你们一定要把标本库建立起来。不光建库而且要把随访数据搞到，对每一个患者的回访都要到位，这个最困难。患者回去死了，不是叫你打电话问他死了没有，他可不高兴。如果死了，家里人也不愉快，你们一定要跟患者建立良好的关系，患者出院以后，护士要经常打电话，阿姨您现在怎么样啊，问长问短，有时还要请患者来随诊，并给他提供一切方便，他才会与你配合。你们建的标本库，一定不要建成废库，也不要建成死库。什么是废库？就是材料不完整，里头只是装了一堆肉，到最后没有用处。你们要把一个标本切成好多块，每一次拿一块，你不要把整个都拿出来，不然每次拿出来都冻融一次，再放进去，非常影响标本质量。就像银行存钱，一定要存真钱，不存假钱。存假钱的银行，不是好行，而是废行。建库一定要是活库，不要死库。存的钱一定要有点利息才可以，就是说要拿出来用，要用此跟别人交流。建库要成为金库。什么叫金库？存的是人民币，取出来是美元。我刚才问，肺癌在过去与现在的差别，中国和外国的差别，此地和他地的差别，通过建库很容易进行研究，得到答案。

再一个就是要加强病理学的研究，这里不只是强调普通病理学，要强调免疫病理学、分子病理学的研究。在病理学的研究中，你们发现抽烟的肺癌和不抽烟的有没有差别？你们说在全基因组的研究结果是一样的，但从细胞形态学是千差万别的，不好总结。

我们消化道的肿瘤也是一样，挺有意思的，比如胃肠肿瘤有的往上长，有的往下长，有的平着长，基因不一样，治疗结果肯定不一样。往上长的好治，像韭菜一样一割就行，往下长和平着长的就不好治了。肿瘤怪得很，这里头是很有文章可做的。

你们把肺癌的两个因素，一个吸烟，一个病理相联系，发现了四种类型：吸烟的鳞癌、不吸烟的鳞癌，吸烟的腺癌和不吸烟的腺癌，四种类型差别很大。你们再把这四种类型与不同的治疗方案联系一下，说不定会发现最佳治疗方案呢。还有就是吸二手烟比一手烟的多。一对夫妇，男人吸烟，女人得癌比不吸二手烟者要多。那你干脆让吸二手烟的吸烟不就得了，可能问题没那么简单。而且，吸烟与不吸烟的，吸二手烟和吸一手烟的都是一种化疗方式，肯定是错的。错在哪里？我们不知道。

综合一下，这个研究所以探索肺部肿瘤的个体化治疗模式为方向，建立一个整合肺部肿瘤研究所，组成一个团队，形成一个平台，每年开一次会议，出版一本《整合肺部肿瘤学》，并以此方式不断推进，在不久的将来，一定会成为国内外更加知名的肺部肿瘤中心。

三、复杂心律失常防治团队

首先我想问一个问题，复杂性心律失常或顽固性心律失常在国内谁做得更好？你们说是北京阜外医院，那他们主要在哪方面做得更好，他们的特点是什么？你说他们更加全面，而基础研究要数武汉大学人民医院的黄从新教授，临床技术操作方面要数安贞医院。不过全国各地是各有千秋。

心律失常是一个老问题了，包括心房颤动，你觉得将来的突破口在哪里？就是来了一个房颤或者是其他心律失常的患者，要一下子把他搞定，不说全部搞定，主要搞定也成，你觉得突破口在哪里？你说是要搞清机制。机制搞不清，比如房颤，做了四五次治疗还是复发了。药物控制不下来，很难搞，因为机制不清楚。你们检测过那么多因子，都是失败的，其实可能检测一两个就好，但我们现在没有发现哪几个是最有效的，或者是最管用的。

我们搞内科的最害怕的是你们的心脏乱跳。快跳不行，慢跳也不行，乱跳更不行，乱跳不久就不跳了，心律失常事关人命，非常重要。细致想来，单一性的心律失常，问题不是太大，麻烦的是复杂性和顽固性心律失常，不好治。

单一的心律失常要么快跳，心动过速；要么慢跳，心动过缓；要么乱跳，房颤；要么不跳就死了。单一的治疗比较好办，害怕的是在同一心脏的同一时刻，同时快跳、慢跳、乱跳和不跳，这就叫复杂性或顽固性心律失常，这种病你要用单一的治法解决不了。你把快的治慢，全慢就死了；你把慢的治快，全快也死了；你想治不跳成了全跳，你治全跳却成了不跳，都会成问题。事实上人体的疾病，特别是功能性的，都是这样。比如神经病，快动是帕金森病，慢动是阿尔茨海默病，乱动是精神病，不动就是瘫痪了。呼吸也是这样，快呼、慢呼、乱呼和不呼嘛！消化也是这样，比如胃肠运动，快动就腹泻，慢动是便秘，乱动是IBS（肠易激综合征），不动是肠麻痹。我总结这些主要想说明一个全身调节的问题。这些复杂的病症不能用一个症状一个症状去分类，一个分子一个分子去解决，你解决不了，起码解决不彻底。为什么？它是一个人体的整体调节出了问题，有时局部不动，全身一调整就好了。我在武汉会诊，一个101岁的老同志，过去没什么心脏病，近期出现Ⅲ度房室传导阻滞，有一位博士给他安起搏器，家属不同意，说岁数大划不来，最后我们给他调整了水电解质就好了，这充分说明病在心里，治在身上。心脏不仅受全身神经的调节，也受全身体液的调节，甚至是心理的调节。比如在一个大池子里有一个净水器，它在中间那个地方不停地转，但整个大池子里全是污水，光关注净化器这个局部是不行的，要解决池子中的污水才能解决根本问题。

总结一下，对于顽固性心律失常，我们是要关注分子机制的研究，但一定不要沉醉在分子水平的研究。现在发现了那么多分子，都与心律失常有关，但都不是绝对的相关。所以同时要考虑整体调节的问题，我刚才讲了要跟神经科协作，跟血液科协作，跟内分泌科协作，跟心理科协作，也许还要与我们消化科协作。在这里，我要特别强调你们要和中医科协作。为什么？心律失常这个病应该是从古至今都存在的，在西医未引入中国前，中医肯定是在治疗心律失常，当然中医没这个名词，中医叫心悸。中医在治，而且有效。但我们西医不知道中医对心律失常是怎么认识的，是怎么治的，这就需要我们西医向中医请教。向中医请教，有一个方法学或诚心的问题。我在西医查房时，查到某些患者，我们西医没有办法治，就请中医帮忙。比如胰腺癌，中医就没有这个病名，你也不要把这个病强加给他，完全由他号脉，根据他的诊断开方下药，这是一种真正的中西医整合，我们西医搞不定的请中医，中医搞不定的请我们，大家都搞不定的，一起来讨论攻关，我想心律失常的治疗也应该如此。但中医西医整合这个过程一定要做记录，一定要把它记录下来进行分析，西医解决不了，给中医；中医解决不了给西医；两个都解决不了，一起再来琢磨。在成功的实践中形成一套固定的方案，共同认可的方案，然后再分别去查分子的变化，吃了某个药有效是什么分子发生了变化。那些分子中哪些是因，哪些是果？是哪些分子引起了心律失常，是心律失常引起了哪些分子变化？我们整合的治疗方案又是针对了哪些分子治好了心律失常？涉及的因素有时是因，有时是果，有时先是因，后是果。这里还有一个重要问题。就是不同中医对同一个患者的认识问题，可以说是千差万别，怎么办？你就请5个中医或 10 个中医，同时把脉开药。看谁的更准确，哪个更管用，这样总结，慢慢就形成了一套固定的治疗方案。

除了与中医科协作外，还应该和神经科协作，人体的所有器官尽管各自都有一套独特的调节系统，但都受中枢神经系统的直接和间接的调节。我们胃肠也是这样，肠子去掉中枢神经系统后，只要有营养液，它会自然动的。心脏更是这样，离体后可以跳动。为什么会乱跳呢？心脏有两级指挥中枢，连长在那里乱动，起义了，主要是营长没管好，营长很强势，你连长敢乱动吗？所以，心脏相当于连长，大脑相当于营长，心律失常的发生要不就是连长太强，要么就是营长太弱，是不是这个问题？或者是大脑里头管什么的太弱。你们看低级动物没有发达的神经，它们的心脏自己管自己，它要一停就全停了。我们人类是高级动物，不是这样，这个地方停了，上级会马上告诉你，不要停。所以心律失常的问题一定要和神经科协作来解决。

除了和神经科协作外，你们还要和血液科、消化科、内分泌科协作，今天因为时间太有限，我不再一一赘述了。总之还是那句话，病在心上，治在全身。与上同理，你们应该建立一个整合心律失常研究所，靠整合取胜，没有解决不了的困难，没有看不好的心律失常。

DRUGS 研发团队

今天来到太元通公司和 DRUGS 研发团队座谈，心中充满感激和期望。感激什么？DRUGS 是临床安全用药指导系统，即 Drug Rational Usage Guideline System 的简称，事关人民的生命健康，也事关未来医学发展的方向，你们在做的是一件大好事，我作为一个医生当然充满感激之情。期望什么？面对目前临床用药不规范的现状，你们的产品能尽快广泛地进入市场，而且质量越来越高，使病人尽快获得福祉，这是我的期望。DRUGS 的研制原本来源于整合医学的思想，也必须用整合医学的手段和方法去研制，当然也要用整合医学的标准去要求、去检验。DRUGS 这项研发工作是医工整合，说全面一点是医、药、工、商的整合，包括今天到会的团队成员，有搞医药学数据的，有搞计算机开发和系统集成的，有搞财务预算的，有搞市场营销的，本身也是一个整合的团队。当今世界，各行各业，从上到下，不整合不行啊！不然，零件永远是一堆零件，组装不成飞机，不成飞机光有零件那有什么用呢？刚才讲了，对你们我是充满期望的，期望多了，期望急了，就容易操之过急。总体来讲，这项研发工作不是十分顺利，进入市场的速度还是较慢，产品质量或用途离用户的要求还有差距。所以，今天我不是与你们站在同一战线，我是作为一个用户站在对立面来评头论足，吹毛求疵的，希望大家谅解。其实，这么做才是一种更加负责的态度，在与大家交流前，对于在座的同事，我有三点态度要表明。

一是"革命不分先后"。大家到这个团队来，不光是想挣点钱来养家糊口，而是为了实现一种人生目的，是为了完成一种人生事业来的。你们有的来得早，有的来得晚，早晚都是为了 DRUGS。所以，在如下发言中，我不会因谁来得早有功劳而不提问题，也不会因谁来得晚或刚来没做好工作而给予原谅、包容甚至放纵，放纵不仅有害于团队，也有害于个人。

二是"攻关不分主次"。打仗经常分个主次，有的打主攻，有的打增援，科研攻关有时也分个主次。我们这项工作,是主次难分的,要看攻关处于哪个阶段,而且主次随过程是会转变的。我不会因为谁承担的是主攻任务而对其网开一面,也不会因为谁承担的是次要任务而对其听之任之。通常是细节决定成败。

三是"贡献不分大小"。这项攻关最终的贡献是为临床提供一个有理、有效、有用的合理用药指导系统。但这个最终贡献是每一个贡献的总和,任何一个地方出现了纰漏,都会妨碍产品的整体质量。而目前只是在研发期间,还不是论功行赏之时。所以我不会因谁的贡献很大而对他的问题表示迁就,也不会因谁的贡献太小而对其横加指责。

给大家表明了这三个态度,下面的言就好发了,不管是针锋相对的,和风细雨的,苦口婆心的,都是良苦用心,希望大家理解。

一、计算机技术研发部

我很同意刚才彭俊副总经理的看法。DRUGS不是一个普通的管理系统,而是一个严密实用的专家系统。因此,医药相关的专家对这个系统的真实反馈和计算机专业人员对这个系统的真实反馈,最为重要。目前DRUGS的推广速度不尽如人意,就是来自这两方面的反馈都不持完全肯定的态度,或者笼统一点说,是医院的期望值远远高于当时立项时的功能范围,目前我们在功能方面至少较立项时扩展了一倍,但还不能满足用户的需要。

我个人认为这是个好事,也是个难得的机遇!一个产品如果人家不在乎,不品头论足,不说三道四,那你这个产品就没有发展的余地。用户对功能要求多,要求高,说明我们的产品前景好,当然要解决了人家提出的问题才行,现在关键的问题是用户越来越高的要求和我们的研发能力跟不上的问题。

彭总不同意我这个看法,他认为表面上是这个问题,但实质上是以点带面带不动面的问题。他认为现在公司做成的现有功能,即这个"点"都还不是很扎实,不是很坚固,但医院要求我们的"面",即只要与药有关的我们都要去做,这是像我们这样一个规模的公司包括中国的顶级公司都做不到的事。计算机人员只有自己那么一点专长,而用户对产品的期望,相当于是临床用药的整个平台,这个面相当大,至少不是一家公司所能完成的。彭总说的其实就是一个刚才我说的矛盾,就是"用户越来越高的要求和我们能力跟不上的矛盾"。那我们的能力为什么跟不上呢?最麻烦的事是什么?最核心的问题是什么?我个人觉得,我们搞计算机的技术还可以,但医学知识跟不上;而我们搞医药知识积累的,计算机技术又不行,二者兼备的复合型人才是很少有的,有也是两边都是低水平的。我们公司从现在开始培养这种复合型的人才又是来不及的,那不知要多少年。怎么办?这就要两方面技术人才的密切配合,特别是紧密协作,不然各走各的,各干各的,双方各自完成的工作彼此都不满意,你说用户能满意吗?而且还可能出现一些一方影响另一方,效率更慢的事情。这才是两方,如果是三方、四方呢?我们公司完成这个项目就是三方、四方啊！这个团队没有孔明不行，但全都是孔明，聚不到一块也不行。解决协作整合的事要总经理负责，协作好了，可以事半功倍，不协作事倍功半，甚至一事无成。我不知道公司一周开多少次会，你们说一周一次，都像今天这么开吗？每个部门都把自己的困难问题提出来，大家想办法去解决，没想出办法不散会。这是涉及战略的会议，战略的事没有小事，要比一个一个具体的战术重要多了。战略是团队的事，战术是个人的事。龙头知道怎么摆，龙尾才知怎么甩。李总啊！你是既不懂医药，又不懂计算机啊！但你懂经营，你懂人心，跟刘备有点像。刘备确实没有很多让能人敬服的本事，但他能把孔明、张飞、关公、赵云招到自己身边，而且能死心塌地为他服务，这就是刘备的本事，这一点你李总要向刘备学啊！

二、医学药学部

医学药学部的工作，总体来讲还不错，这主要指原来的130个病种。后来西京医院送来的184个病种就不够好了，一是采集的资料比较旧，二是要求的东西不齐全，总有缺项，不缺这项就缺那项。对我们的项目来说，这是要命的，是致命的。大家一定不要掉以轻心，资料旧、项目缺会从根本上影响DRUGS的质量。计算机的工程没做好，可以改，这个改都没法改啊！而且你还把这样的东西输进系统去，不仅是劳而无功，而且就像把一些老鼠屎放进汤锅里啊！从报告中我体会到你们对西京医院的专家有抱怨或埋怨，我理解你们这种情绪，但责任在你们。这样的东西本来就不该收，收了不合格就退回去，要严肃地指出哪里不合格，哪些要补缺，哪些要修改。这好比农村粮店收粮，你标准不高，那农民就把什么品质差的粮都送来了。也像老师改考卷，考题不难，改卷不严，能培养出好学生吗？当然老师本人的水准也是重要的。

医学药学部担负的工作是医学和药学紧密整合，然后再是和计算机的整合。你们的工作是源头，没有你们高质量的工作，后面的工作无法开展。假如你们提供的是错误信息，将会铸成整个项目的大错。你们相当于买菜的，搞计算机的相当于厨师，搞推销的相当于把菜肴端出去让大家吃。你前头买的菜数量够不够，质量好不好，太重要了，直接决定桌上有无好菜啊！对你们这个部门的要求很高，要做好工作是不容易的，因为你们面临的医药知识，一个是多，一个是新。多在哪里？现在面临浩如烟海的知识，医学的、药学的越来越多，药品也在增多，医药知识的增多，就像炸弹爆炸一样。我最近有一个报告叫《医药互为师》，在全国讲了很多场。这么多知识我们不得不把它放进去，如果不放进去，你的系统就陈旧了，你拿旧知识给患者看病行吗？新指的是什么？现在医药知识的半衰期只有5年，也就是说知识在变，而且变化很快，你用5年前的东西，跟不上，人家会说，怎么还用这个方案，怎么还用这个药。因此，你们这个学部存在的矛盾是现存浩如烟海的知识和我们能力不足的矛盾。我指的这个能力含两个方面，一是能不能把所需材料收集起来，二是对收集起来的材料能不能检查、判别是否符合标准的问题。现在看来光靠我们医学药学部这几个人是不可能同时满足这两种能力的，或者说这两种能力是不够的。你们看是不是这个问题？怎么办？要靠跟西京医院的专家合作。西京医院的专家们给你们的材料第二批很不满意，我看他们的积极性不高，有些是敷衍了事。为什么不高呢？他们的确没要任何钱给你们写，我看不是钱的问题，是他们觉得没有吸引力。如果你们的第一批产品要是在全国很多医院用，声誉很好，质量很高，他们绝对不会在乎你们给他们多少钱。你们又能给他们多少钱呢？哪个医生一天不挣几个钱，关键在产品名声。他们已经与你们合作5年以上了吧！还没看到这个产品的光明前途，所以他们有些感觉劳而无用，或劳而无功。以前我是校长，他劳而无功也得劳，现在我不当校长了，明的不会说，可以消极怠工啊。但是无独有偶，有一个相似的工作，也是我校长在任时布置的，现在我不当校长了，参加者的积极性还很高，非但没停下来，反而进展很快，质量很高，相互间还比较谁做得更好，那就是我们编的高等院校医学数字化教材。你们知道，现在的医学教材是纸质的，垒起来近1米高，50多本，我们要把它变成一个iPad，2厘米厚的iPad就可以，把所有的医药知识整合到一起，将来拿个iPad就可以教学上课了。里面有几十种功能，而且动静结合，后面还有很多后台支持，将来大家用到的就是一本整合后的教材，和你们这套系统差不多。这套教材编写成功不仅是医学发展史上的一场革命，也将是医学教育史上的一场革命。不仅医学生、研究生可以用，临床医生，甚至专家也要用。不仅有很大的社会效益，而且有很大的经济效益。这套教材我是总主编，其中53本有近60位主编，300位副主编，近2000位编委。大家干得热火朝天，没有人讨报酬，我也没给他们任何报酬，这是为什么？共同的兴趣，共同的事业心决定的。当然这也会与将来的社会效益挂钩。刚才你们说打给西京医院30万元写作费，告诉你们，那钱我还没发下去，留作请专家审定用。所以西京医院的医生给你们写了那么多东西，至今并未拿一分钱。医生的积极性不高，怎样解决这个问题？怎样把医生的积极性调动起来，怎样把医生的智慧激发出来，然后成为你们的智慧，这是一个从小智慧到大智慧的过程。大智慧只有诸葛亮才有。所以，我的建议是你们要当诸葛亮，诸葛亮最大的本事就是收集信息，分析信息，做出决策，最后就成了，最后就赢了。你们医学药学部是不是应该住到西京医院去呢？是不是应该与他们医生做朋友呢？俗话说，"不入虎穴，焉得虎子"啊！你们到了那里，要多做宣传，宣传这个事做成的重要意义。还是回到我那套教材的编写，多少个人竞争主编、副主编，一个病又是多少个人来争着写，还提倡竞争，没竞争上的还找人来走我的后门。为什么？谁写了这个病，将来全中国的学生和老师都认为他是这个病的权威，而且以后年年改版都由他来进行。光宣传还不够，还要跟他们做朋友。要做好这个学部的工作，公司的决策也很重要，光靠你们这一点点经费，死不死活不活来做，该投不投，东省西省要出问题的，会把商机全部丢掉了。钱不够你李泽平要想办法，自己不够就和别人协作，不要在一条路上走到黑，也不要在一棵树上吊死。打仗最怕没有子弹。我早就讲过，要和药品公司合作，你要在方案上列上他们的药品名，这对他们是多大的支持，把他的药品列在前面那又是多大支持，所以你自己，还有你的开发部要走出去啊！总之，你作为药学部主任，用什么办法把医生的积极性调动起来，用什么办法把他们的智慧激发出来，使他们成为你的智囊团和智库，这就是你要做的。你还要与公司联系，比如，对阿斯利康公司，在溃疡病的治疗方案中把他们的耐信放在最前面，他会不帮你吗？第二是要经常参加医学的会议和药学的会议。最近在成都有一个会议有6000人参加，你知道是什么会议吗？是中华临床药学会。你知道谁是会长吗？是郑大一院的阚院长。你对这些信息都不知道，怎么能当好医学药学部的主任呢？我有那么多场报告，你们去听的很少，好多是在周末和晚上讲的，你们是不是舍不得用业余时间去获取知识呢？我参加了这次成都会议，本来应该上午去的，他们给我安排的第一个报告，因为北京有个骨科会，也是第一个报告，骨科请我在先，所以我在北京做完报告后由于飞机有些晚点，待我飞到成都到达会场已是下午4点了。在我之前已经有两个外国学者讲过，听说讲得很一般，好多听众都走了。到我讲时听众就逐渐回到会场，上台讲了10分钟，整个会场基本上坐满，而且会场中不断发出掌声和笑声。当我讲到30分钟时。屏幕上出现时间到了的字样，大会只给了我30分钟。既然时间到了，我就说今天就讲到这儿吧，可这时听众不高兴了，会场中有人大喊起来，要我继续讲，同时响起长时间的热烈掌声，主持人最后多给了10分钟。这个例子深深地刻印在我的脑子里，说明一个好的报告群众是喜欢的。我们每一个员工来到这里，不是简单拿点工资的问题，而是在不断锤炼自己的问题，锤炼自己才有本事。所以，既然来到了这个公司，有没有出路，关键在于什么呢？就是要有自己的本事，有知识就是有本事，有了本事，不是李总要不要你们的事，而是你们愿不愿意跟李总干的事。到那时，就是此处不留爷，自有留爷处了。你们学部现在有几个人？一共7个，那他们是在做相同的事呢，还是在做不同的事？是在做不同的事，各自都有自己的长处，都有自己的本事，这很好。可以互补，可以相互学习。我们当领导的干什么呢？就是选好加数当好加号，加数要选好，不能都是同质的，要各有所能。如果是选好乘数当好乘号就更好了。每一个加数或乘数，每天都要扪心自问：你为公司做了什么？什么是你的新点子？你发现公司有什么问题吗？如果发现了问题，那是高人。发现不了问题，总夸你好的人，千万要警惕，总说你差的人倒是十分珍贵。总夸你好的人，也可能是骗你钱的人，骗一天算一天，把你的钱骗到手，最后他离你而去。真正对这个事业有兴趣，对李总很忠诚的人，就是不给钱，他也想把这件事做好。

三、项目实施部

实施部门的工作，用一句话来说，就是将产品能给用户用上，用户使用后反映好，这是你们的工作标准。你们的工作，主要是技术工作，你们要对工程技术人员进行培训，同时又跟医院各科室打交道，必须了解医院的业务。你们到目前为止，在全国安装了五六十家医院。北京已经验收的有四家，还有一家马上就要实施安装，刚签了合同。你们现在遇到最大的困难是什么？一共两个。一是人力不够，二是医院需求比产品定位要高，医院希望我们做得越多越好，但我们的产品满足不了。我觉得功能太多，不见得是好事，做得精才是更好的出路。我们应该把现有的功能做精，再去扩大做新功能。盲目地把摊子铺得太大，顾此失彼，什么都做，什么都没做好，这并不是一件好事。

  关于人力不够，李总要想法子跟上。这有点像包子蒸出来了，食客又很多，但服务员太少，端不出去，两头急，要尽快解决，这是目前工作的一个瓶颈。关于医院需求多，产品功能跟不上的事，医院好比婆婆，你们好比媳妇，婆婆的嘴巴总是要说话的，而且总认为自己正确，媳妇只能任劳任怨。但要告诉婆婆，你希望媳妇生孩子越多越好，最好是儿孙满堂，但孩子得一个一个地生，老大没有生好，会影响老二，儿子没生好，如是个傻子，那孙子还会好吗？要充分得到婆婆的谅解，这是一个方面。在医院里，产品功能太单一，解决不了他们的难题，医生不会用你的。功能太简单，比如只告诉他青霉素用前一定要做皮试，只有这样简单的功能，他就不需要你的产品了。产品适应不了或满足不了医生的需求，你到各个地方都会听到医生的抱怨，有时把你说得一无是处，有时你甚至是无地自容，但这其实是个好事。作为公司，客户不断提高要求对我们确实是好事，说明他们在乎我们，这也是我们的商机，要把这些需求完完全全地带回公司，那是公司进一步开发高一级产品或提升产品质量的根据。产品要永远向前发展，用户应该是公司的老师，产品好不好，他们最有发言权。你们做的事完全像把菜端到桌子上去，好不好吃，食客最知道，你一定要反馈给厨师。客户任何需求都是我们前进的方向。你们的工作是非常重要的，你们相当于所有其他部门的考官，既是医学药学部的，也是计算机技术部的，考卷你们改，考分你们打，及格不及格你们说了算。还有一个事情是扩充你们的知识面，你们到医院去满足不了医生的需求，回答不了医生的问题，只懂安装产品的专业知识，总是说本产品有局限性，本产品功能达不到，是不可能解决的问题。我们只能解决什么样的问题，你的知识面与他们有很大很大差距，你们是一个对多个，涉及与很多很多医生或信息科的同志打交道，你们要和他们结交朋友，你们有多少个好朋友？在西京医院，文爱东你认识吗？还认识其他人吗？还认识赵培西、赵西安以及信息科的周工和杨工，这很好。认识以后，要和他们做朋友，他们还可以帮你维修甚至帮你处理你不能处理的问题。他们中有的还可能强过你，他们天天在医院工作，你们与他们成了好朋友，天地就大了。还有一点要说的，就是要把复杂问题简单化，不要一出口就是专业用语，医生听不懂，要把复杂的问题讲得简单的让水工都能听懂。你们都知道，我的报告专业性是很强的。我到全国各地去演讲，有很多粉丝，他们叫"樊粉"（Fan's Fans）。在樊粉里有不少司机粉。我到各大城市去讲，都有一批司机来听，我去江西南昌大学，南昌大学凡是给我开过车的司机，一听樊院士要来讲课了，都争着给我开车，不给别人开，为什么呢？他可以捞到一场报告听，还坐前排，因为司机跟着我进会场，我一上台他就坐到我的位置上，就这样听了一场报告。其他司机问他：樊院士的报告你听得懂吗？他说：樊院士的报告，你听不懂，是你自己智商有问题。所以我做报告一定要想办法，让司机听懂，司机都听得懂，那医生还听不懂吗？但这要下大功夫，是一件不容易的事情。我有司机粉，你们有么？你们的工作可能为中间状态的媒介。过去农村有一种人叫媒婆，她们一生中都在为男女青年的婚姻牵线搭桥。对她们的要求是必须知道两边的情况，并说给两边听。她们一生中可以介绍成功很多对夫妻，有的做出了名，有儿子、有女儿的还主动找上门去，她们的收入颇丰，日子也过得很殷实。她们不会下地干活，也不会日晒雨淋。只要知道两边的信息，交换信息就成了。现在社会上也有一种人，称媒爷。他只要有一个资源，或是有权的人，或是有技术的人，他用一个资源为另一个资源办成事，然后以此类推，最后他成了最中心的人，什么事都可以办成。有些领导的秘书就是这样。当然不是叫大家去做坏事，不然即使是形成了关系网也会被一锅端。我是从正面讲，从积极意义去讲。所以要走一方，就有一方朋友。你们看过跳红绸舞吗？四周的人都是围着她转嘛！其实一开始，她不是中间的主角，而是配角。最初，她先跟A配，用红绸把彼此联系起来，你是主角，我围着你转。但她只用了一只手，她还有一只手，她不甘寂寞，另外一只手围着B转，然后一只手不止握一条红绸，越来越多，最后她成了中间的人，最重要的人，于是成了主角啊。

你们的工作对公司发展举足轻重，你拥有公司能够发展的所有秘密，你比A高，也比B高，也比C高，也比D高……到一定时候，假如说你们李总不要我了，我可以成立另外一个公司。此处不留爷，自有留爷处。把你所有的科技全部利用，你们能做的，我都能做；我能做的，你们不一定能做。这就是你们这个部门的要害之处，你们自己把它看成了麻烦，我把它看成了财富。

刚才你们说人不够，这一定要增加，好比要饭，人家都送上门来了，我们腾不出手去接，可惜不？当然，有一个问题是必须去解决的，那就是产品的技术不成熟，技术成熟度不够，或者说医学的知识成熟度不够，会带来很多很多麻烦。那样再多的人都是不够的。这好比长江决堤了，不是派千百万个人去抢救千家万户，去抗洪抢险，抗洪抢险、救物救人重要，但最重要的是去堵堤才对呀！

还有一个事要讲，做你们这项工作要有耐心，要打不还手，骂不还口，要能忍耐，要能为全公司忍气吞声。最近媒体在传，好像是在某个餐馆有一盘鱼里食客吃出了一个避孕套，值班经理发现这个情况，没去给食客理论什么，马上就把避孕套吞下去了。我说这个公司的这个人不得了，她还是一个女孩子啊，下来就哭了。食客看到这种情况，本来想大闹一场，结果啥话也没说，一场风波下去了。

她为谁吞啊，前面有多人都有责任啊，洗鱼的人，煮鱼的人，端鱼的人，你知道是谁啊。这时去追究吗？来不及啊，以解决问题为上。你们也应该是这样，遇到了问题，不要去追究谁的问题，想法去解决，把你前头的事情全挡了。当然，回来以后最重要的还是查清问题，各司其职，各负其责嘛！

四、软件研发部

如果我没有理解错的话，你们的工作一方面需要对研制工作有详细的了解，而且要求对市场反馈来的信息进行处理。所以一方面是巩固，一方面是提高。我不知道李总怎么考虑，如果我是你，我可能把这个部门分成两部分，一部分进入计算机技术研发部，一部分分到项目实施部。我不知道，你们工作是天天坐在公司上班呢，还是外出到用户中去？

你说你们人手比较少，通常是在公司里工作，主要负责所有版本功能的修改，一方面是因为产品主干一直是在公司内部完成。另外还因为新版的安全性，不方便带到外面。我想，你们遇到最多的问题，可能不在于计算机技术研发，可能根子在医学药学部，他们给研发部提供的东西不成熟，输入计算机后，当然也不成熟，然后叫你改。当然，也有这种可能，医学药学部的东西本身已经成熟，但计算机研发部没有完全实现它，没有达到最高境界，于是叫你改。还有一种可能，计算机和医药两个部都达到了水平，但医生要求不止这个水平，他们的要求还要高。这个要求永远没有止境。遇到这样的问题，你们一方面要说服医生，馒头要一口一口吃，一方面要依靠自己想法去解决。如果解决不了，就要研发部和医学药学部一起讨论解决。这个不要怕麻烦。到最后，我们公司内部解决不了怎么办？应该请高人。你们曾经请教过你们公司以外的人吗？有多少人，多少次？

你说你请教的基本上都是在计算机技术层次这方面的问题，而且都限于本公司内部，这是不对的，要向外面的高人学习才是。有时在本公司遇到难题，所有人员都解决不了，好像走到了绝路上。实际上天无绝人之路，科学或事业的成功每每是在人家认为是绝路之时，你走过去了。要想办法，自己想不到，或解决不了的，就得带着问题去请教高人了。只限于本公司内部是给自己的能力盖了一个盖子，划了一个限度。大家知道有一个瓶盖与跳蚤的故事吗？把一堆跳蚤装到一个瓶子里，没放多久，瓶子里的跳蚤全部跳出瓶外跑了。还是这堆跳蚤放到瓶内，再给瓶子盖上盖子，跳蚤依然往外跳，但每每碰头，失败了。一段时间后，打开盖子，结果所有的跳蚤都跳不出瓶子了，这就是限制带来的结果。无论是他限还是自限，最终是能力降低，想办的事办不到，连该办到的事也办不到了。

五、项目营销部

营销部门是公司的窗口，是产品的出口，再好的产品都要有用户才成。过去说"酒香不怕巷子深"，现在不是了，酒香最怕巷子深了。何况我们的酒现在还不很香，或者说不香呢！因为我们的产品还不很成熟，还有很多很多的问题没有解决，不是打一个地方红一个地方，有时还可能是打一个地方丢一个地方或打一个地方丢几个地方呢！这就好比滚雪团，开始是很难很难的，当然到最后容易了。开始是吃力不讨好嘛！即使这样，你们一共有21家医院验收了。2013—2014新签的项目直线上升，最近还办了营销队伍学习班。应该好好总结一下经验，有利有弊的都总结，营销工作的学问很大，伸缩性也很大。听说过和尚把梳子卖出去了，还卖得很成功的故事吗？和尚本身是秃顶，一根头发都没有，自己都不用梳子还能卖给别人吗？可和尚给香客说，这个梳子与众不同，是开过光的，你们不用给我钱，你们只要心诚，向功德箱捐一点钱，你就可以得到一把梳子。老人用了延年益寿，年轻人用了漂亮益智，青年人送给老人是孝子，老人送给青年人是爱幼。就这样梳子就卖出去了。这听起来有些说话骗人，那你去庙里烧香捐钱，不就是宗教信仰吗？而且梳子的价格也没提高，你反正要买梳子的，只不过不是从其他商店，而是从和尚那里买的就是了。再给大家讲一个故事，说是有一个年轻人一表人才，也很聪明，但就是找不到好工作，而且高不成低不就，家里穷得叮当响。遇到一个智者，面授机宜，马上时来运转，怎么做的？他找到比尔·盖茨，说世界银行的副行长要想娶他女儿，同意不？比尔·盖茨十分乐意。他又找到世行行长说，比尔·盖茨的女婿要想当你们副行长，你们同意不？他说当然同意。就这样这个年轻人就把自己的一表人才和智商推销出去，取得了很好的效果。也许前头的这两个故事都是编的，告诉你一个真实的故事，大致在10多年前，那时我还兼任消化科主任。一天一个医药代表找我谈事，你知道我有一个规定，一般一个人进到我的办公室，只允许有3分钟时间，然后秘书就会催你出去。所以很多医药代表进我的办公室都十分紧张，他们都事先把要说的话编好，不然还没说完时间就到了。那天进来一个小女孩，看起来一点不紧张，我直接单刀直入问她推销什么药品，她说不是，我是来给你们纠错的。我说什么错了，她说是你西京医院消化内科那个铜牌，拼音的Xijing的jing少了一个i，成了Xijng。我说你带我去看，她说，不用了，她已经按同样大小做了一块正确的，现在钉子、锤子都带来了，只要我同意，她就去把它钉好。我十分惭愧，也很感动。此事慢慢地就过去了。过了大概三四个月，她又来了，我问她，这次你又来纠我什么错。她说不是的。我说需要我帮你用什么药吗，她说不用了，由于公司管理不好，药卖不出去，公司快不行了，她很快就要离开这个公司。临走前知道我们要庆祝搬迁3周年，特地买了一个花篮，这个花篮不是最好的，但一定是最先送的，因为离庆祝会还有3天。她最后还说，由于公司快垮了，连工资都发不起，她是用自己的钱买的这个花篮，小一点不起眼，不成敬意，但有诚心。我当时十分感动，马上给北京一个大公司的经理打了一个电话，给她推荐了这个人才。对方第二天就直飞西安，对这个小女孩进行面试，她很快成了西北区经理。据我所知，这个小女孩目前已成长为某个较大公司的CEO。咱们公司的营销究竟怎么做，你们更有发言权，更有经验，不用我说，你们要把医生当成同做这项事业的战友。我们是去帮助医生解决问题，我们是在为医学事业的发展出力，而不是只为挣几个工资来养家糊口。这个事业是政府、科学家、商业家共同关心的大事情，前途无量，绝对是一个朝阳事业，难道不是吗？现在患者在不断增多，药品在不断增多，医生在不断增多，治疗方案在不断创新……这样构成的大数据，谁能解决得了，能进入到这个事业中前途无量啊！这首先应该是我们营销人员的动力，这样的动力是无与伦比的。

什么是营销？我觉得是"三部曲"，相识，然后相爱，最后相拥。相识要一大片，在相识中找相爱，相爱后相拥。相拥到一起要生孩子才算成功。孩子生得多靠什么，相识的越多，相爱的才多；相爱的越多，相拥的才多，最后生孩子才多。这样的说法有些缺乏道德，比喻不合适，但做营销说到底就是这么一回事。当然，作为一个营销人员，时刻都不能忘记自己对产品的全面了解，只有认识它才能尽情地发挥它，这是最重要的东西。没有这个再成功也是暂时的、局部的，如果把产品当成自己的孩子般喜欢，当成孩子那样爱，总会成功的，而且会越来越成功。

我还想说一个事情，是你们销售队伍中的一个人。让我想想，啊！他是叫张维奇。这个人是个很认真很有事业心的人，但又是一个十分爱提意见的人。这个人一直在给我打电话，不断提出问题。我觉得太可爱了，他一直在讲这个产品销售中遇到的各种问题，我们又没给他一分钱，对不对？有人说他是对你们哪个经理不舒服，甚至是对整个公司不舒服，但他的所作所为对我们这个产品有用。我们经常在评价人，这个人怎么样，那个人又怎么样，这个人人际关系如何，那个人说话又是怎么不注意。其实这些都不重要，看一个人主要看他对事业是否忠诚，现在听说他已离开了公司，你们伤了别人，伤透了一个对你们最忠诚的人。这样的人不留，那留什么人呢？他凭什么对你们公司的产品这么负责？有些人说话好听，但不干事，或干不成事。用人要有宽广的胸怀，要能容人，容人就得忍，忍字心上一把刀，要把敌人转变成朋友，能够化敌为友的人是不可战胜的。如果要报复人，让对方内疚，这是最有水平的报复。没有这种胸怀，办不成大事。

刚才你们说队伍是团结的，而且是空前的。但团结要有质量，不是一团和气，要有战斗力，我们不要内耗，但不是不要不同意见。团结的出发点是事业心，靠事业凝聚人。在这个队伍中，有很多的个体，相当于一个个加数，而领导呢，相当于加号，是否能得到最大的和，关键看领导。领导一是选加数选得怎样，二是领导这个加号当得好不好。如果一个队伍所有的人都是一个颜色，一个样子，不能互补，那"1＋1"最多等于2。如果你这个加号水平不高，加不起来，不仅到不了2，可能连1都不够。李总啊！刚才我说这个话，对你也是适用的，你也是选好加数，当好加号。如果一个领导不是加号，而是乘号，选好加数作为乘数，当好乘号，最后的结果就比加号要多了。当然选这个乘数就得注意，一定要大于1，不然就越乘越小。因为"1×1"起码还得1，如果你选了个0.5，麻烦，"1×0.5"最后得了0.5，倒把别人拉虚了。李总啊！你一天到晚都在忙，都在操心，你在这个领域干了 5 年多了吧。你学了这么长时间,你的医学知识有多大长进?你的计算机知识有多大长进?如果一点都没学,那是有点遗憾的。当然你说你是管理,但这个管理和你原来的那个管理毕竟是两回事情。原来那个管理只要想法在某个地方认识一个人,把药做进医院或者大输液用我的,不用别人的,就搞定了。现在你进入高科技领域了,难度加大了,需要学习啊。你过去那个也叫管理,但是一般的管理,现在这个管理,知识不知要增加多少倍。你有我那本书吗?我过去只当过科主任,一下提到校领导岗位,怎么办?尽快学,学一点记下一点,5 年写成一本书叫《治学之道精》,原生态记录了我当四医大校长的那段日子,为什么医疗收入从 17 个亿到了 71 个亿,从过去没有一个国家科学技术进步奖一等奖到连获 5 个一等奖。这本书,210 万字,1500 页,重达 6 斤 3 两,全都是我自己写的,没叫别人写一个字,自己写才能写出酸甜苦辣,自己写才能写出喜怒哀乐。大家认识游苏宁吗?他是全国编辑协会副会长,他用了 3 个月把这本书读完,写了一个读后评,在好多杂志同时发表,在全国引起强烈反响。这就是我对现代管理的看法。李总你也干了 5 年,能不能写出来一本 210 万字、1500 页、重 6 斤 3 两的管理体会呢?如果写不出来,那又是为什么呢?那我们公司的每一个人能否也把每天的工作记录下来,也写成一本书呢?我们公司的工作确实很多,但和一个大学比较起来,谁的工作更多,谁的工作更加复杂,不是显而易见吗?当然性质不一样,关键是看我们每一个人是否都把自己的工作做到了极致。白天完成了工作,晚上要复习。像我们这样的高层,脑子里头装什么东西,思考什么东西,应该时刻提醒自己。在我们学校,你要请谁吃饭,是很难请到的。你请他吃饭会耽误人家两个小时,人家不愿意。咱们都 5 年时间了,说实在的,我没单独吃李总一次饭,不是他不愿意或舍不得请我,实在是我没时间。但我记得喝过 3 次茶,都是谈问题的。你们不觉得苦吗?凡是觉得苦的人,跟我们不在一条战线上,不是同路人,不属于我们团结的对象。大功没成就要享福,那不是同路人啊!希望每一位同事每晚回家,睡觉之前,都要想想,想想今天我对公司发挥了多少作用?提出来什么新的东西?明天应该怎么改革?明天怎么去改善和提高?大家觉得累吗?我觉得一点不累。只要进入这个状态,你稍动一下心思,都是效益,有时是极大的效益。别人没想,我们去想,我们就会赢;别的公司没动,我们去动,我们就会胜利。道理就这么简单,但做起来很难。大家是否觉得自己的努力好像都是为李泽平做的,他是总经理,我将来再大的效益不都成为他的吗?这样想对了一半,但是李泽平给了我们机会,让我们在这里锻炼,使自己成才,练本事,成了人才那才是永远用不完的。你们多数都是年轻人,思想不要提前衰老,要为将来而奋斗。也不要像我认为自己 60 岁了,反正 60 岁了,再拿几个钱,回去抱抱孙子,玩玩就行了。如果是这种心态,最好不要进公司,进了公司,你很苦别人也为你苦,人家也瞧不起你。60 岁应该是第二春的开始,60 岁的年龄应该是 16 岁的心态。我那本书《治学之道精》的最后一句话,是"以前 60 年打拼之积,乘后 60 年生命之幂"。60岁之前的打拼我是没有经验的，完全靠自己摸着石头过河，居然还不错。从战士当了将军；从学生当成了大学校长；从一般的科研人员成了院士；当医生成了全世界消化学会主席。骄傲一点说，应该算可以。但60年画句号了，后60年重新来。以前60年打拼之积，积是比如"$2 \times 2 = 4$"这个积，这个积算经验，再去乘以什么，乘以后60年生命之幂，幂就是几次方。最后的结果，和前60年是大不一样。怎么乘，其中大有文章，不能是光说豪言壮语。我在60岁过生日时候写了两句话，叫"癸巳复初，甲子成双"。去年是癸巳年，我是60岁。如果一个人要有两个甲子，唯一的办法只有复初，一切从零开始，你就还会碰到一个甲子年，人生要有两个甲子必须癸巳复初才办得到。我叫道家的掌门人任法融给我写成了书法，八个大字挂在墙上，时刻提醒自己，激励自己。所以凡有人问我的年龄，我都是回答去年60岁，今年59岁。李总你今年多少岁了，有50岁吗？52岁，多好的年龄，52岁已打好了如此基础，人生可赞啊，而绝不是人生可叹啊！在这个基础上再加一把力，我深信只要搞好了，前途无量！你是官、学、商的结合，是把最先进的医学知识和最先进的工科知识整合为一体，来为人服务。而且是官需民用，而且永远有用。任何一个项目都没这个好，当然困难很大。那困难不大，你们再回去卖药，卖药多简单，只要提点药品，找到药房主任，做好工作，就成了。但我告诉你们那个时代过去了，那样做买卖已经不行了，在将来不会有前途了。不光是国家管得紧，将来我们这个项目就是管它的。

我最近几年在全国做过很多个报告，每个报告都要讲DRUGS，但你们很少跟上。我是你们的免费宣传员，我在那里声嘶力竭地讲，可你们有些人却在那时睡大觉。比如在贵州遵义那次，叫你们的营销人员去，他居然晚点，我到了他们没到，当时我跟李总说，这种人马上开掉。管他是你侄儿还是什么亲戚，都得开掉。还要通报全公司，他说堵车，你提前3个小时往会场走，会堵车吗？你卡着时间去，那不堵才怪呢！你们要我经常通知你们我外出讲课的信息，这是对的，但你们也应该捕捉我的信息，你看多少公司在捕捉我的信息。他们都认识我的秘书，跟我的秘书是好朋友，由此获取大量信息。随时获取信息做到无孔不入，真正做到了无孔不入就做到极致了。你们跟我到会场，像有些地方利用我的学术影响，你们的营销人员利用我去打开销路，那样不行的！他们让我跟那个院长说情，让我当托把产品做上去，这种做法太低级了，人家还以为我在其中有多少提成，拿多少钱呢，我樊代明不做这种事。

六、系统集成部

你们这个部的工作具体说来就是把自己的项目与医院已经在用的信息项目结合起来，接口实际上就是对接，对接的最高境界是我们要去适应别人，把自己的功能加到别人身上，同时又把别人的优势吸引到自身上来，可以说是相互利用，共同提高。你们与医院的现存项目没有竞争，只有合作，互相捆绑到一起，你说他的好，他说你的棒。

现在你们主流的HIS都能做了，各种语言都能支持，标准化程度也比以前高了，基本上没有问题了。你们还试着与HIS公司合作，将自己的产品与他们捆绑起来，最近还与总后的EMR系统试集成，已在解放军161医院应用，这很好。人家叫"借他山之石可以攻玉"，你叫"借他山之玉可以最大可能成就自己"。除与相应公司外，你们还应与医院的HIS工作人员交朋友，里外皆通。把利益捆在一起，这样和别人竞争就不怕。比如与DRUGS类似项目的竞争，最害怕的是要不了多长时间，别人做出来DRUGS后，把我们挤掉了，你们白忙了几年，起了大早赶了晚集，劳民伤财，最后是竹篮打水一场空。你把自己和没竞争的公司绑在一起参与竞争中，无形中增加了双方或多方的竞争力。我给李总提个建议，你如果在专业上发挥不了作用，可以聘请一个相应的人作为你的助理，帮你的忙，你可以放到另外一个重要方面去。你要想到，这个项目整个医学界对你的兴趣与支持，国家政府对你的支持，医保系统对你的支持，还有各地领导对你的支持。这些你可以去做，想方设法做好，这是高层面要去做的。过去做了一些，但是最后没起作用，最后没达到预想目的。没达到目的还是我们的项目影响力太小。如果已经用了3000家医院，全国都用起来了，那形势就不一样了。

我还要给李总提一个非常严肃的问题，就是我们公司目前的状态和DRUGS究竟怎么发展的问题。我们要对自己公司的能力进行认真分析，对自己心里有个底。如果技术跟不上，会影响质量；如果经费跟不上，会影响进度；如果人才跟不上，不久我们就会一筹莫展。怎么发展的问题已经提到议事日程上来了，自己这种发展方式有困难，总得寻求别的办法。如果有大公司，他们愿意做，可以跟他们合作，卖给他们也行，跟他们分股也行。如果要卖，就不要想在里头赚太多钱。你要想赚很多钱，还要卖它干啥？就自己继续做嘛！我就是因为自己没这么多钱，没这么多技术，搞不下去了，等不得，尽管前途很光明，但没办法，既然我做不成，还不如让别人把它做成，我不赔本就行了。如果你觉得太可惜，那你就持一股权，我参股，将来成功了，你得的多，我也得的多。所以，自己能做，自己做，自己做不了，让别人做。你也可以筹资请他们来投资，他们来分股，你做老板也成。实在不行，就傍大款，让他们来做，你傍他们，做他们的员工。各种各样的办法，但必须有一条路走出来。否则，死不死，活不活，最终咋办啊！我曾经介绍过公司到这儿来，他们看了你们的状况，觉得你们的力量实在不够，费了很多很多时间，但效果不显著。他们也不是说你们不行，他们说你们只是在某个小点上行，要真正做成大事那差距还大。你知道那个"神九"飞天吗？厉害！但每一个零件都很简单。关键是有一大批雄才大略的人，把它搞在一起，才能飞上去。一架飞机中各个零件都很一般，加在一起，组装到一起才能飞。这涉及全面和整合，全面的整合，整合才全面嘛！所以，我们要尽快走出自己的路，这才叫出路。

七、行政人事部门

沈总刚才的发言说，她退休后的最先一件事是想做这个公司的事，最后一件事也决定是这件事。这话不是随便说的，也不是谁都可以这么说，也不是谁都可以做得到的。总结沈总的话，她的第一个意见是，在医药方案写作上，公司从一开始到现在都在依靠西京医院，但最近送来的这批方案质量不高。的确，我知道，这个项目的完成不仅会给公司带来利益，也给西京医院带来声誉，这是我经常说的，他们应该负责任地完成这项任务。可是西京医院提供的方案，开头还算可以，近期的质量不高，很多方案内容都没经过审核，很粗糙，连药品名称都不统一，看起来好像是请了退休多年的医生写的，不像西京医院的水平。

我完全同意沈总的看法，万丈高楼平地起，医药方面的基本信息搞得不全、不对，最终不是误人性命就是害人性命。怎么解决这个问题？问题根源在哪里？你们自己也知道，西京医院跟你们没有什么上下级关系，也没有说必须要为你们完成什么。既没有合同约束，也没有利益使然，是君子协定。这个世界上君子协定奏效不多，因为君子不多。说实话，我现在也把他们这些医生管不住，我原来是校长，现在不是了，原来我对他们的要求有效，现在成了你们公司与医生们之间的中介。你对他没有什么合同约束，也没有什么利益分配的牵制，是不是？他可以做也可以不做，他可以做好也可以不做好，他可以自己做也可以找其他人做。怎么办？跟西京医院讲好，从现在开始如果你们不好好做，不按要求做，那我就找其他人做了。熊利泽申请过一个大项目，钱还不少，好几百万，他最后要拿这个来结项，你找别人做了他不但结不了这个项，西京医院的名声还要丢失，他会认真掂量的。但这不是一个最好的办法，好办法还是你们组织队伍按正规要求对每一个方案进行审查，逐一提出需要增补、修改的地方让他们整改。反馈回去，跟他们做朋友，不是像行政管理那样安排任务。把名单也给我一份，我再催一下，我想多数还是会做好的，个别做不好再说。

沈总的第二个意思是我本人管这个项目不如过去多，不那么认真，不那么具体了。你这说的也是实话，尽管我卸去了校长职务，但其他工作也压得我喘不过气来。这个工作开始时我投入精力多些，特别是在组织西京医院的专家书写方案上，因为害怕开头难嘛！另外，随着这项工作进入计算机编程阶段，我对这样的工作就不熟悉了，就不在行了。这几年我除了工程院的工作外，主要把时间放到了四个方面。

第一，治病救人。这是本行，是职责所在。我是一个医生，除了在西安外，在北京和外地经常参加会诊。在西安主要在西京消化病院查房，用整合医学的思想查房。一般我一周查四个患者，两个由他们帮我选，我主要解决疑难诊疗问题；另外两个患者由我自己选，用作教导年轻医生正确的临床思维；同时，告诉他们所查疾病一直到昨天的进展。查房时不仅医生参加，还邀请药师、护师、营养师及相关专业，如病理、免疫的老师参加，由此不仅可以发现新的疾病，而且可以发现新的疗法。

第二，传经布道，提出并宣传整合医学。这两三年来，我先后在数十所大学，数十所医院，数十个学会，数十次学术会议上演讲，内容包括《整合医学初探》《整合医学再探》《整合医学纵论》《医药互为师》《合理用药与用药合理》等，要让整合医学的理念和实践在中国深入人心，并得到国际上的认可。

第三，编写教材，编写整合医学教材。我们现在的医生越来越专，专到一个医生只能看一个病了，而且还不光是年轻医生专，是他的师傅甚至师爷都太专了。中国的医学教育必须改，不改将走向歧途，而改首先从教材上改。我们组织了2000多名编写专家，将过去分散的纸质教材改编成整合的电子教材，这套共53本医学教材的总主编是我。

第四，顶层设计，即全民健康和医学事业发展国家战略的顶层设计。工程院立了这个课题，斥资900万元。我们组成了8个组，针对影响全民健康和医学事业发展的九大问题，组织了60多位院士进行研究，其中我任首席科学家。

你们可知道，我这四大方面的工作，哪一个方面都与DRUGS的实践和宣传有关！我不会坐到这个地方来专为这个事情做什么事，我又不是你们公司的任何职员，你们也没雇我，我跟你们又没有什么合同关系，是我们的学术思想和学术成果拿到你们这，来与你们合作。我看你们搞得太慢，心里着急，数量不够，质量不高，思路太慢，我们太亏。我这个项目可以跟任何人合作，我现在没跟你们签合同约束，这个东西一定要给你们吧！我也不相信一定要给你们才做得出来吧！我有一个研究生，他毕业后就是干这类事情的，我要把这个给他，他就干出来了，有什么干不出来的，你们以为不行吗？但我不这么做，我不会唯利是图，我不是商人，我是想把这个理念，这个东西很快地让患者得到好处。有没有钱不重要，有没有名不重要，有没有利却十分重要，这个利就是能尽快给患者带来福祉。在我的四大工作中，多数的最后结果是无形的，或是思想智库，或是政策建议，或是诊疗方案，而这个项目才真正能出一个产品，而且是智慧产品。看起来非常非常之宏观，但中国缺的就是这个。

沈总看来还有问题没说完，但我现在必须打断你，不让你说话不礼貌，不是因为你说我天上飞得太多，我还不会为一两句话计较，关键是6点钟以后我还有事，走之前必须总结两句供你们参考。你协助李总抓管理，或者说行政工作，常言道，管理出效益，效益不好，效益不高或没有效益，那一定是管理出了问题。今天下午说了很多话，到最后我还想强调的是三句话。

一是满足不得，一点都满足不得。这几年你们是做了很多工作，而且最近一年做得更多，但一定不要满足，骄兵必败。我这个人很少表扬人，表扬事，因为我的人生哲学是"永远向前走，否定到最后"。不要老看着人家的背影走路，跟背影永远看不见真面目。要给自己设计里程碑，要看准自己的里程碑，走好脚下的每一步。我在当校长时，一天有一个科主任急匆匆追上了我，说校长我1个月内写了3个标书，我说拿到才算。又过了1个月，她又急匆匆地追上了我说，我写的3个标书中了2个，我说做出了成果才算。她非常懊恼，大声说，校长，你有完没完！从此再也听不到她给我汇报成绩，但只见她一个接着一个成绩出来。这就是四医大的精品战略：精益求精、精中求精、精后求精、精更求精、精仍求精、精还求精，直至求精不止。

二是马虎不得，一点都马虎不得。大家都知道细节决定成败，千里之行始于足下，千里之堤溃于蚁穴。不要放过蛛丝马迹，把产品做好，把每一个人的工作做到极致，要百分之百、千分之千、万分之万地尊重和看重用户的意见、建议和要求。他们是我们的衣食父母，对他们不好，就是不孝。谁在质量上马虎出了问题都是严重事故，不管是谁，都不能放过。迁就和放纵是垮台的根源。

三是怠慢不得，一点都怠慢不得。商场如战场，过了这个村没有那个店，早一刻就是王，慢一步就是寇。我们都要有危机感，老板要有危机感，所有的人都要有危机感。我们现在安装验收了的多数医院都是不起眼的医院，要向大医院奋斗。当然大医院要求高，难度大，但影响也大。我们每年要有年计划，每月有月计划，每日有日计划。计划要不断增加，计划指标不高就是怠慢，我们不搞急功近利，但也不能放任自流。

今天下午和大家进行了深刻的交流，可能指出问题更多，有人说找到问题是解决问题的一半。出于多种原因，我没给李总本人说什么，但敲锣听声，说话听音，对于以上所说的问题都是你要去解决的问题。有的问题根源可能就是来源于你自己，下去以后考虑一下，有时间我跟你私下交换意见。总之，这个项目好，机不可失，失不再来，要干就要干好，满足不得，马虎不得，怠慢不得啊！

广西医科大学

近5年，我在广西医科大学校本部做过6次讲座，包括《精品战略与学科建设》《整合医学》《三千年医学的进与退》《医药互为师》《医学与科学》和《肿瘤研究之我见》。本来这次赵永祥副校长给我约的是为学生及青年学者讲"从战士到院士"，但时间排不过来，只好下次再说了。我到贵校口腔医院做过一场报告，那次由周诺副校长主持，好像是在晚上进行的。到附属一院做过3次报告，都是曾院长主持的。加起来这次已是第11次到贵校了，前10次对我来说比较容易，因为是准备好的报告，是有备而来，不用费脑子，带个嘴巴信口开河就成了。这次不一样，你们有备而待，我呢？是临阵磨枪，不只是费口舌，还要费脑子，所以大家不要紧张，考的是我。好在来过10次，实地调研也罢，席间闲聊也罢，道听途说也罢，对你们还是了解一些的。总体来讲，我对贵校的学科建设有三条建议，或者叫作处理好三种关系，或者说需要在如下三个方面发力。

1. 从道地到地道 这里讲的道地是你们的特色，这里讲的地道是公认的标准。特色是你们多年积累且与众不同的东西，特色必须要符合这两条。多年积累是费了劲，舍不得丢，或不舍得丢。关键是与众不同。这个众若是广西之众，即与广西之众的不同，那要继承；这个众若是全国之众，即国之特色，那更要继承；这个众若是世界之众，比如地中海贫血，你们是有一席之地的，那要抱着不放才成。不过，光讲特色还不够。特色好比特产，我家很穷，回一趟家没什么好带的，有几包红枣，那是你们没有的，是我家的特产，特产你们没有，但不是最好的。抓住特产不放，想到特产就畅，那是自鸣得意，是一种自慰，这就是我常说的有人把历史当成了助跑器，有人却当成了包袱。那怎么办呢？把特色只当成基础，我们不重起炉灶，但要烧出好饭，好饭要是当今公认的标准，公认的水平，大家说好吃，起码多数人说好吃才叫好饭，才可以称为"地道"。比如你们广西的中药材，那么丰富，4000多种，有些药材只有你们这里才有，这叫道地，或者有些药材只有在这里长出来才是好药材，这也叫道地。但是光有这个道地药材是不够的，你们不能光是卖草根树皮，要做深加工，要把它们制成地道药品。这不仅可以体现你们的水平，而且附加值可以提高很多很多倍呢！

2. 从医生到"生医"　　广西这个地方至少有三所大的医学院。桂林有一所，南宁有两所，一所是广西医科大学，一所是广西中医药大学。全自治区有很多家有名的医院。你们有很多来自东盟各国求医的病人，应该说你们的医疗水平是不低的，大家在谈论时也每以此为骄傲，经常评价自己是广西老大或老二。问题是你们在先进医疗技术方面基本上是跟踪或填补空白，属于自己独创的方法、方案、技术，甚至拿给内地应用的不多或者说很少。又比如你们每天开的药品，主要是从内地运来的，你们这里有那么多道地的药材，可没有很多自己的药品在使用。光用别人的药品，不仅利润低，而且难以提高自己的治疗水平。根本原因在哪里？主要还是基础研究没跟上，大家都满足于知其然而不去深究其所以然，在别人的关键领域，在自己的特色领域说不上硬话。这个状况要改变，不仅要做医生，还要做生医，即 Bio-Medicine，即生物医药学。当然不一定要做很多，要选重点突破。

3. 从集聚到聚集　　这是一种发展战略或发展策略，是一个事物发展到一定阶段的战略转变，是一个从数量到质量的战略转变。集聚是从少到多，聚集是从多到精；集聚是从小到大，聚集是从大到强的过程。通过几十年发展，你们的学科多数已实现了到多、到大的过程，现在要向精向强奋斗。这个转变十分考人，要采用有所为有所不为的方法。有所为好办，要叫人家有所不为难办，有时表现为不愿、无奈，甚至是痛苦。但只有这样，才能建成既精又强的学科。所以对你们来说，现今处于一个十字路口，不在大、多时成功，就在大、多时失败。聚集成功最后的结果是什么呢？就是从百色到特色。你们这里有个地方叫百色，一听地名就很漂亮，百色，Colorful，人家物理学才描述七色，赤橙黄绿青蓝紫嘛，你们可是有百色啊！但太多颜色容易让人眼花缭乱，好看不中用。你们要花中选花，好上加好。再好的花，再多的花最后都会凋谢的，要选那种特色的花，一年开几季，永不凋谢的花。比如你们有几千种中药，哪一种最管用，最好用，最经用，于是成了最常用的呢？你们桂林有一种三金片，治疗泌尿系感染，西医用很多抗生素治不好的，一用三金片就好，这就叫百色中的特色。

一、普通外科

很遗憾，学术带头人彭主任不在，不能当面请教问题，当然有些问题本来就不清楚。陈院长代为报告，我注意到你第一句话说的是这个 PPT 并不代表你的意见。如果你来做，起码 PPT 应漂亮一些，至少不要整版整版的文字，我也有同感。但我认为 PPT 没做好，不是做工问题，而是内容缺乏亮点，没有找到阻碍学科发展的问题。如果找到了问题，正如你说的提出了改正方案、改正计划，那就漂亮了,那即便是满版文字也是吸引人的。

第一,医院的院长和书记要高度重视外科的工作。今天你们给我提供10个学科,比例有明显失调。人家都说内外妇儿平衡发展,但你们外科只有个普通外科,从神外、颌面外、五官、胸外、心外、泌外、骨科……这么多外科都哪去了,都不强,是内盛外衰啊!这是因为内科太强了,外科显不出来,还是本来外科就不行?外科不强,喊爹叫娘。治疗疾病,通常是内科搞不定的交外科,能用内科治疗的不用外科治,但只能外科治的,内科绝对治不了。若内科治不了的转不到外科去,那病人就会断送在这里,多么可怕。另外,外科是一个相互联系、相互支持的学科,哪个科的亚专科不行都会影响到整个外科乃至整个医院的水平。

第二,省外病人所占比例太少,2012年还占到4.1%,到2013年反倒只有3.5%了。人家为什么不来?除了地域偏僻外,可能还是技术水平问题。从你们报的数据来看:①门诊80 000,住院8000,那是10个人才有1个人住院,在一般大医院,来看外科多是来住院手术的,你们是1/10,那说明多数是普通病人。②你们每年住院8万人,其中肝癌1400例、胃癌400例、肠癌800例、甲状腺癌450例、乳腺癌400例、下肢动脉狭窄350例,这些大病总计还占不到50%,说明其余的50%是普通病或小手术,如阑尾炎、疝气、包皮等,后面这些手术在我们那里一般都是门诊做的,上述这些说明了你们在手术的技术难度和水平上还需加油。

如何改变现状?你们有37位正高、25位副高,他们各自的专长在哪里?是以什么评上的高级职称?你们有27位博士、44位硕士,他们的特点在哪里?是以什么拿到学位的?这要好好调研,是不是很多干的都是相同的事,或者能干的好干的都去干,不能干的不好干的都不去干。如果这些人没有特长,就应该派他们出去学习。这个出去不是出到院外就行,要出到省外,甚至出到国外。不要只是在省内进修,你就在南宁或桂林学习,病人一听说师傅在那里就到那里去了,要到省外、国外去学习,学习省内、国内都没有的技术,回来后形成特点特色,也不会跟省内抢病人,形成恶性竞争,而是良性互补。

除了学习新东西以外,还要对过去我们做的工作进行随访和回顾,从中总结出经验。看不同的术式或不同医生做的手术,哪个更好。这个好是否在国内也是先进的,如果先进要大张旗鼓地进行宣传推广,不要迷信权威,不能认为北京、上海就是最好的。同时要统计术后并发症和死亡率情况,这一点不要护短,要敢于亮丑,经验就在你院中,能人就在你们中。总结过去,多为用老技术或现存技术治疗老病种;而创新多为用新技术治疗老病种,或用老技术治疗新病种;最好是用新技术治疗新病种。这也是我在前面说的从道地到地道的意思。

总之,你们普外科,该做的都做了,能做的都做了。如果你们是省医院,我不会说上面的话,但你们是大学的教学医院,要求应该不一样。不能只满足在做了多少病人,还要看创造或创新了多少知识或技术,培养了多少人才,制定了多少规范。

二、心血管内科

听完你们的学科汇报,我不太能兴奋起来,我一直在努力地寻找你们的亮点,但没有成功。这可能是我见的心内科太多了。我们医院的心内科、心外科都很强,国内强的心内科就更多了。光院士就那么多个,北京的高润霖、山东的张运、沈阳的韩雅玲、上海的陈灏珠和葛均波,他们各自都有特点。但从学科的地理分布来看很不平衡,中西部强的心内科还不多,所以你们既有机遇更有责任。

你们近三年门诊量增加了40%,从6万到近9万,住院人数增加了28%,介入数从3000台到35 000台。大致一算,是一个等比例增长,这些数字是十分重要的,反映你们的工作量但并不反映你们的工作质。我一直在找寻你们反应质的指标,但没有看见。不过我从侧面,也就是你们的其他数字上能推测质量的情况。首先,去年来贵科进修共有23个医生,但没有1个是从省外来的,你们周边省份的心血管医生不少,他们那里水平也一般,但都不到你们这里来学。第二,2012年以来的3年中,你们派出医院去做手术演示讲解的医生约有500人次,就是每年有100多人次,每月有10多人次,每周有2~3人次。这个数字不太多,而且主要是在区内。综合起来,别人不进来,你们出不去,这个问题就反映工作质量问题,不能忽视。当然,你们这也有少数国家的医生来学习,但主要是小国家,比如巴西、阿根廷、土耳其等。像我们这样的大学教学医院,特别是教学医院的重点学科,我们需要的是人无我有,人有我优,不一定是全方位,一个疾病、一种疗法、一种术式也可以。中国医生得天独厚,我们有那么多病人,这是其他发达国家不可相比的,关键是由于我们没在意或没留意,错过了机会。这就是我在上面讲的要从集聚到聚集。你们已经完成了从小到大的过程,学科、病例、手术的规模都已经足够大了,但要从大到强。你们已经完成了从少到多的过程,学科、病例、手术的数量已经足够多了,要从多到精。

至于你们学科将来究竟怎么发展,常规病要看,常规手术要做,但不能满足于此。比如你们说的封堵术,欧洲的医生都到这里来参观,如果有特点就要发扬光大,最好有国内著名的医生到这里来,有国内疑难的病例到这里来。其实除了这些,还有好多需要努力的。心律失常,特别是顽固性心律失常,这在行内就没有多少办法,认识也不清楚。还有心脏性猝死,究竟死于什么,用什么办法可以预防,这些都是好大的课题,好难的课题,有没有考虑涉足呢?除了用西药治疗心律失常外,有没有考虑用中药呢?这里面可是大有作为的,因时间关系,我不再一一举例了。

三、急诊医学科

关于急诊医学,我已经点评过很多学校的急诊医学科。因为近20年来,这个学科全国都在蓬勃发展。过去不太重视,急诊科是由很多学科的医生临时拼凑成的。只有固定的护士,没有固定的医生。大家都是临时作为,又苦又累,都不愿去,去了也是熬过那段日子就成。现在不是这样了,大医院的急诊科都很大,救护车可以开到楼里,科里还有自己的病房,医护人员收入和地位都很高。慢性病的病人舍不得花钱,但救命的钱再多也舍得花。当然还有很多重要设备的引入,救治水平也提高了。别人告诉我,全国开急诊大会可达1万人以上。这是一项朝阳医学事业啊!

但是,要把急诊科搞好,那可是大学问。涉及学科的布局,学术的发展,设备的合理应用,抢救病人的流程及指南,而我个人认为最重要的是救治成功率。你们楼大,建筑面积达1万平方米;人多,医生就60多位;各种设备应有尽有。但去年救治的急危重症才占就诊人数的10%,这个数字不高,说明来的人都是普通病人,看了不少普通门诊的病人。更主要的是救治成功率是多少呢?和别人比是否能达平均数,和自己比是否在节节高呢?是没有这样的数据,还是不好意思说呢?这个对急诊科来说可是最重要的。要把这个做好,急诊科医生不能太专,要一专多能,要具有整合医学的知识。如果说同时需要救命治病,那首先是救命,要救一条命是不容易的,既要抓主要矛盾,又要考虑次要矛盾的转化,有时次要矛盾是瞬间可以转化为主要矛盾的。当然在救命的同时也要考虑治病,比如预防并发症的问题等。

你们将蛇咬伤、蛇毒作为你们的科研方向,这是可以考虑的。因为你们这个地方蛇多,将来可能还会更多。病例多,病情重是重要的,但更重要的是科学价值或医学价值,你要把蛇毒对人体的危害,对不同器官不同时限的危害搞清楚,把机制搞清楚,这可是一个重大贡献。因为蛇毒不仅有害,还可以用作药物,任何事物都是双刃剑。我们医学的任务就是利用一切积极因素来帮扶病人。可以通过蛇毒的研究来阐明人体的很多功能及本质。搞这项研究可能经济效益不多,但医学价值大,做好了可能就是世界影响。蛇毒可以引起多器官衰竭,它与其他疾病、创伤引起的多器官衰竭有无共性,有无特殊性?抓住关键问题去研究,可以举一反三。给你们举个例子,新疆医科大学第一附属医院有个温浩院长,他就是抓住包虫病研究出了名的。包虫病在你们这里不多,可在西北几个省,包括内蒙古多得很。这个病一旦发生,有点像恶性肿瘤,全身哪个地方都可以去。温院长就抓住这个特点,抓住这个地区分布,北京、上海再先进但很少有这个病,他从诊断一直到治疗,潜心研究很多年,解决了大问题,取得了好经验,获得了一等奖,还成为中央电视台宣传的十大科技创新人物。抓住蛇毒研究方向,不仅自己要做,也要邀请全国、全世界的相关专家一起来研究,研究不仅限于临床,还要特别重视基础。临床救治了病人,治好了病人,这个重要,但不能只知其然,而不知其所以然。不然你的办法,你的经验就不能重复。这就是我在前面强调的要从医生到"生医"。

四、地方病科

　　这个报告很适合我的口味，我们的学科调研或评估就是要达到这个目的。他们对地中海贫血，国内外的发展现状，目前存在的困难，以及如何解决这些困难推动发展，讲得很清楚。当然站位高度、展望眼光，特别是未来发展的构思，还需商榷，但是学科建设的思路是对的，因为只有知己知彼，才能百战百胜。

　　你们科人手多，但高学历高职称人才不多，你们科平台不是最好但效益比较大。地中海贫血的研究，依我看，预防在早诊干预，不能让太多有遗传表型的婴儿出生，治疗在输血、去铁、骨髓移植，但这些都是已经现存的做法。剩下的全是社会管理，比如怎么组织筛查，怎么加大投入，怎么提高治疗水平等，这些应该多属于社会学的研究，是政府行政部门的事情，你们只管干就行了。你们应该抓什么呢？要抓地中海贫血发生、诊疗、预防的基础研究，要拿出自己独特的行之有效的办法。大家知道，人类在发育长河中，曾出现很多遗传缺陷，有的是致死的，有的是短命的。在没有科学的时代，我们只能顺其自然，由其选择，凡有遗传缺陷的最后就被淘汰了。随着科学的发展，我们能做些事情来帮助他们，起码是该死的不死，早死的晚死。所以我们对地中海贫血就应该有这样的作为。开展这方面的研究大有可为，因为在人类发展过程中，不仅人在变，地球也在变，环境与人相互作用，特别是某些环境变化有地域性，这就导致了地方病的产生。一个环境的变化不可能只产生一种地方病，它对人体的影响是多方面，所以研究一种地方病可以同时了解人体的其他异常，这极具科学价值和医学价值。对你们学科来说，还是一句话，要在基础研究上下功夫，比如长江决堤，目前你们是在抢救千家万户，事实上是劳而无功，或劳而功少。基础研究是去堵堤，是解决根本问题的做法，开始看起来是事倍功半，但最终是事半功倍。因此，你们学科也是要从医生到生医。

五、血液内科

　　你们这个报告也很好，针对性很强，就是搞地中海贫血的治疗，三大块：去铁、干细胞、基因治疗，都比较前卫。特别是去铁，你们在全世界都有地位，而且确实把生存时间延长了，过去对有些病人视为不治之症，现在成了可治之症，至少是一段时间内的可治之症，这个不简单。对疾病治疗效果评判标准不一样，一般都要强调治愈，其实很多是做不到的，其实延长生存时间，你在别人基础上让病人多活两年，人家又在你的基础上想新办法又多活了两年，这就叫进步。不一定叫科学进步，因为没解决根本问题；但叫医学进步，大家都朝某个方向不断努力，进步一点是一点，最后不就彻底解决了吗？关于地中海贫血，包括你们的工作应注意什么，在前面地方病科的点评上，我已经说了意见，对你们也有用，也可供你们参考的。下面我想重点说说干细胞治疗和基因治疗。

关于干细胞治疗，这是一个对临床治疗学十分重要、十分前卫、十分有希望的领域。我们用的干细胞最好是自体的，它们不仅可以自我复制，而且还没有被排斥的危险。在很多疾病中都可以用，而且已经证实很有效。当然也有问题，那是前进路上的问题，只要不断解决和克服，前途是光明的。但对于地中海贫血病人自己来说，因为干细胞本身就有遗传问题，用自己的效果不好或没有效果，这就需要异体移植。异基因移植重在配型，相互间越吻合越好。随着将来基因配型社会组织工作的完善和人民大众的支持，这项工作的进步将会很快。相关的干细胞移植技术已很成熟，我也就不再赘述。

关于基因治疗，这对科学研究来说是一个重要课题，也是能做得到的。但要在人体上实现重大突破，甚至是一点微小的进步，那是很困难的，它要比干细胞移植困难很多，风险要大很多。美国花了 3 年，斥资 16 亿美金，要在人体疾病的基因治疗实现突破，而且发表了 25 000 篇论文，但最后总结成一句话："基因治疗离临床应用还有很长的路要走"。因此，对于你们这样的临床学科，人才少，工作重，高超的科学技术我们掌握有限，而且一时半会看起来还前途渺茫，所以一定不要作为一个重点去研究，否则就是劳民伤财，劳而无功，劳而后悔。别人如果能做出来，我们拿来用就行。

最后我要说一点，你们毕竟是血液科，地中海贫血你们这里多当然要重视，但还有那么多血液病也要顾及，不然就成了地中海贫血科了。研究地中海贫血可以带动其他血液病，有时多加一个对照组就行了，说不定"有心栽花花不开，无心插柳柳成荫"呢。这就是我在前面讲的，从道地到地道，也就是从地中海贫血研究中建设起一个强大的血液科来。

六、重症医学科

在报告中，你们讲，学科建成晚，才 10 年，高级职称少，学位以硕士居多，其实全国的状况都差不多。以前的重症都是各科在治，每个科有个抢救室。因为抢救涉及多个学科，一个科抢救不了，插个气管都要找麻醉科，不然插不进去或插到食管里面去了。后来国外医院开始把各科的抢救室合并起来，成了综合的抢救室，专门的抢救室，再后来就不光是抢救，还有重症的治疗，过了危险期再转出，于是叫重症监护病房，现在成了一个专业称重症医学。并且，各种设备的配备也成套起来，一床一套，应有尽有，便于抢救。学科发展太快，当然人才肯定一时跟不上。这不要紧，关键是一张白纸好写字，没那么多条条框框限制你们发展。但问题也在这里产生了。如果我们没有学科发展的方向、规范，没有一整套行之有效的措施，那也不行。我觉得重症医学科的发展，起码应遵循两条。

一是一定要把整合医学的理念引进你们学科建设的实践中。发展重症医学不搞整合医学绝对不行，分科太细，脚痛治脚，头痛医头，把病人当成零件治，零件修好了，病人是救不过来的。所以你们重症医学工作者脑子里一定要强化这种概念，并且要根深蒂固，你们一定要从整体到局部，然后再从局部到整体。当然在复杂多变的情况下，要抓主要矛盾，抓主要矛盾也是为整体服务的，纲举目张嘛！比如多器官衰竭为什么有那么多器官衰竭呢？中间肯定有根线。目前国外认为除了原始或最早的那个器官衰竭外，其后通常跟着的是肠衰竭。肠里面有一类细菌，平常都做好事，但身体出了毛病，得了重症时，它们其中的好大一部分就做坏事了。所以好多人说，人病了，肠菌也病了，重症病人呵护肠道十分重要。但我们对肠衰竭还没有完整定义，也难以测定，甚至恢复起来也没好办法。在我们消化科，肝衰竭如果同时合并了肠衰竭，那一般是救不过来的，因为其后很快是恶性循环的发生。同时肝不好，会引起肺不好、心不好、肾不好、脑不好，全身没有一个好的。治疗必须从全局出发，抓主要矛盾，比如做一个人工肾或人工肝就彻底扭转了恶性循环，体内实现了内稳，病人就会转危为安。因此，通常在危重时刻最考人，病人是牵一发而动全局，医生要投一方而扭乾坤才对。这里你们可能问我是不是在讲多学科合作，从形式上来讲是在强调全面系统多学科合作，但实际上我强调的是学术上的整合，学术知识的整合。大家的手握到一起并不一定就能做成了，但脑子在一起可是要做成大事的。

二是一定要在重症医学实践中做出理论贡献。好多人只求把病人救治了事，这不够，还要有理论贡献。我同意你们把研究方向放在亚低温对器官功能的保护上。亚低温保护的是细胞，表现的是整体。我们医院熊利泽领衔所获得的国家一等奖，主要是大创伤大手术后的心脑保护，其中涉及很多内容，亚低温就是一个重要方面。那里头学问很大，学问很深。我们医院没有做完，说不定将来会出现一个新兴学科，叫亚低温医学，还可能出现一个高氧医学，一高一低，你们去总结。亚低温最后看结果当然是病人的成活率，甚至后遗症。但还要有一系列的指标，反映整体状态的指标，温度低到何种程度最合适，低温维持多长时间更合适，不同病种温度又是如何控制为佳，亚低温对人体的主要危害是什么，这些都是需要去研究、去观察的，所以你们也是要从医生到"生医"。

七、呼吸内科

呼吸内科是一个重要的学科，我曾经点评过几个，今后我会把他们的点评也交给你们，可能有些帮助。陈一强主任你这个名字起得好，但你没有这样做，一强不是每一个都要强，你做不到，你要的是一强，一个强，强得让大家看得见，这就对了。呼吸内科你们有四个方向，其实每一个都是别人做过，而且都有一定深度的。我记得十多年前我来大学讲课，那时有一个是从事呼吸科研究的，姓施是施教授，后来去了同济，再后来就不知道到哪里去了，好像在同济还评上了"长江学者"，他搞的就有特点，可能后来没有传承下去。大家可能认为呼吸内科是一个老学科，该做的事都做了。其实不然，在全身，呼吸器官尤为重要，有的是别人影响了你，那是果；有的是你影响了别人，那是因。关于因大家都知道，关于果，即别人影响了你们，恐怕不一定知道。

最近在演武媚娘的电视剧，武则天是有男宠的，而电视中那个并不真实，不是事实，是野史，而武则天真正喜欢的是另外一个人，那是正史。为什么武则天后来不喜欢他呢？因为他口臭，于是他就回去刷牙洗嘴，一天数次，可不奏效，还是口臭。大家知道吗，口臭有些是因为口腔，或食管上来的臭，但更多的是来自肺，肺散发的臭气，你洗嘴能行吗？武则天的男宠最后是抑郁而死的。那么肺为何会臭呢？是肺散发的臭气到了口腔，其实肺是不臭的。肺臭是因为肠臭，肠内积蓄的污气通过血管到达全身，一个靠肾排，所以尿臭；一个靠肺排，所以口臭。因此，口臭源自肠臭，肠臭必伴尿臭，中医说肺与大肠相表里就是这个意思。但是肠气进入血管就一定会发生口臭、尿臭吗？多数不会，因为我们还有肝脏，肠内有毒物质进入肝脏就被解毒了，毒解不了就臭。武则天的男宠为何会抑郁而死，其实是肝病，肝气郁结就是这个道理啊！所以大肠有病的人，比如便秘，肺癌的发生率就高。

又比如，现在肝硬化失代偿期比过去发生得要快、要重。其实肝硬化失代偿期最终多数死于肝肺综合征上，肝肺综合征又是因为肝病以后功能下降，很多活性物质导致肺血管扩张和增生，动脉静脉出现短路，肺内氧合程度下降，导致人体全身动脉血氧分压下降所致。因此，门脉高压的病人如果合并肺动脉高压，死亡率会大增。如何改变这个状况？我最近写了一篇综述在 *Digestive Diseases and Sciences* 上发表，不知你们看过没有。我的意见是你们除了自己的原发病外，还要和其他学科合作，除肝坏了可引起肺损害外，心坏了肺好不了，肠坏了肺能好？肾坏了肺能好？胰坏了肺能好？血坏了肺能好？这方面研究一定大有前途，不要老挤到一条道上。作为医生各种肺病都要看，作为学者要做点别人没有的东西。因为你们没有提出方向，所以我也没有办法点评，加了后面这一段，不知是否对口，只供参考而已。

八、中医脑病科

你们中医脑病科有两个单元，把脑病与脾胃两部分相连，不管开始你们是怎么想的，但现在看来是很有道理的。也许你们考虑到了西医有个脑肠轴，还有好多调节这个轴的脑肠肽。过去的中医典籍没有把这二者很好地结合起来。中医要发展一定不要固守现存的理论，理论对的要继承，不对的要反对，没有的要去发现。中医西医不要排斥，要主动整合，你搞不定的我来，我搞不定的你来，大家都搞不定的一起来。只有这样才会有出息，只有这样才会出成绩。

你们的住院天数是多了一些，几乎到了一个月的时间。不过你们收的病人都是别人重症以后待恢复的，特别是有些昏迷的病人，一时半会醒不过来。醒不过来结果成了你们的方向。你们治疗昏迷，或叫促醒，这跟别人不一样，是通过治肠来促醒，很有特点。不要管别人讲理论说不通，管用就行。这天底下道理可多，我们知道的只是一点，要全搞懂了才去治，病人都死完了。医学是经验医学，是实践医学，一个实践可能是数个理论、十数个理论、数十个理论共同交互作用的结果，有时还是矛盾的、相悖的，只要能把病人治好就行。昏迷病人可能一切生理生化指标正常，他就是昏迷。抑郁症也是一样，你能在抑郁症病人身上查到特殊指标吗？他就是抑郁嘛！比如我们科的肝昏迷，我们有时就是导泻，或者灌肠，他就清醒了，恢复了。你能说肠与脑没关系吗？你能说治肠不能促醒吗？

当然做这个研究，你一定要把别的学科也叫来一起干，越多越好。你说不清楚，对他们说不定很简单呢。比如神经内科，脑卒中或者别的什么脑病引起昏迷，病人的肠子也不动了，肚子胀如箱鼓，拉也拉不出来，你让他拉他也不知道。怎么办？人家中医来，选好穴位扎几针，或做几个点穴按摩，怎么样？排出来了，肚也不鼓了，气通肠通全身通啊！如果不通，肠道那么多细菌，3斤重啊，平时做好事，此时可要做坏事，那不就像一个大脓疱吗？当然肠通了不要仅满足于此，在做这项研究时，要观察一些指标，比如肝功怎么样，肾功怎么样，血中的指标又是怎样。要搞清楚，让人明白。不要单纯强调效果，一般来说西医多强调道理，中医多强调效果，二者要结合。最后，既要严防太科学不医学，也要严防太医学不科学的事情发生。

九、肿瘤科

乍一看来，你们科挺怪，博士研究生导师51人，博士研究生75人。但仔细一看，学术上确是一个大拼盘，人才组成上确是一个大杂烩。事实上，你们是把整个医院各科凡是搞肿瘤的都算到了一起，有其名无其实，这是为了申报重点学科搞的一种"技术处理"，有点像抱团取暖。实际上相互间隔河相望，老死不相往来，各抬各的轿，各吹各的号。怎么办？让每一个导师各提三个方向，你们把相同的组织起来成为有所为，剩下的就有所不为。三个如果不行，就叫大家提五个。然后将其组合成一个重要的奋斗方向，坚持数年必有好处。不仅这样，对于这个共同方向，在人才配备、仪器设备、科研经费、学生招生上都要给予倾斜。只有先把方向凝炼好了，我才能给你们点评。不然，让我泛泛地脱离实际地去为你们想，那是想不出来东西的。

肿瘤涉及的领域很多，涉及的研究技术就更多，取什么矛来攻这个盾很费脑筋。总体来讲，人类对肿瘤这100年的研究，钱没少花，劲没少使，但最后进展不大。为什么？我看是太微观了。其实肿瘤应该是一个细胞病，有什么肿瘤细胞一定是什么肿瘤，有什么肿瘤就有什么肿瘤细胞。这样说，主要是针对分子而言，我们不能说有什么分子就会有什么肿瘤，有什么肿瘤就一定有什么分子，这个假说是不成立的，事实根本不是这样。你们的研究应回到宏观，不然就走向了死胡同。依我看，肿瘤是一个全身性疾病，是一个抗衰老的过程，是一个自然的生命过程。从这个意义上讲，肿瘤是攻克不了的。为什么现在肿瘤比过去多了？一是人类活得长了，过去好多人，不到 50 岁，就是在长出肿瘤之前就死了。二是目前由于环境变化、大气污染，使得人类罹患肿瘤的时间提前了。三是新的诊断技术不断涌现，检出率提高了。从这个意义上讲，对肿瘤以手术、化疗、放疗等各种破坏性手段进行杀灭可能是不对的，其实你也杀不完，"野火烧不尽，春风吹又生"。与其将其看成敌人，不如看成朋友，相互容忍，说不定要比杀灭的效果更好呢？因为你们并未提出明确的研究方向，我也只好不求实际，泛泛而谈。另外，我建议你们看一本杂志，一定要看，就是 *CA：A Cancer Journal for Clinicians*。目前的影响因子是 150 多分，下来才是 *Nature*、*Science*，40 或 50 分。这个杂志多发表综述，而且多讲肿瘤诊疗的最新发展。你们一定要去看，看了以后就写文章，那就是世界水平。我当校长时就号召大家这么干，当时在 4 个月内全世界为这本杂志提出来 39 个问题，其中 26 个是第四军医大学的学者提出的。通过这个办法可以扩大你们的专业知识面，可以增强你们对国际前沿的了解，同时又是我们干科研、写论文的最好训练手段。何乐而不为呢？

十、老年病科

曾院长带领的学科终于上台了。老年病科在广西医大是很突出的，曾院长谦虚，把它放到最后出现。这个学科是 20 世纪 60 年代建成的，就老年病科来讲，是比较早的。那时老人少，20 世纪四五十年代中国人平均年龄还不超过 50 岁嘛。现在可不一样了，老年人随处可见。我不知敢不敢这样说，目前是人类发展史上老人最多的时代。老人多了，老年病发生也多，也很复杂。我们过去不曾去认真研究，现在无论是从学术上或服务上对老年病或老年人都跟不上。目前子女都很忙，昨天见我姐夫，他快 70 岁了，父母也 90 岁了。他说我们这代人是最孝敬父母的最后一代，也是最不受孝敬的最早一代。这句话不无道理，一方面是时代变了，子女们都很忙，顾不到我们。另一方面是观念变了，过去是养子防老，现在不是啃老族，就是空巢老人。怎么解决这个问题？一是涉及社会管理学，一是涉及老年医学的发展。前者讨论已很多，今天我也不再赘述，但后者是应该引起足够重视的时候了。

人老了，有人说是四先老，即老寒腿、老花眼、老掉牙，再就是老糊涂。老年人正常生理功能的变化特征，老年病的发生规律怎么样？现在了解不多。总的来讲，老年人的所有器官都用了一辈子，容易坏，不是这里不行，就是那里有问题。不像年轻人得病总是比较单一或比较简单，老年病绝对不是一个个病简单的相加，搞不好就是恶性循环，难以逆转。研究其规律或特征有助于诊治预防各种老年病。所以，你们的工作绝对不是把在成年人见到的东西一个一个用到老年人身上，要以整合医学的方法去观察和分析出现在老年人身上，形式上与成年人相同的疾病，实质与其大不相同的转归，然后把这些实践和经验加以总结，最后写成一本《整合老年病学》。

同时，你们老年病科无论在研究、临床分科或写书上，切忌仍按现在西医的常规分法，比如老年消化科、老年心内科、老年呼吸科……这种分法不合理也不实用，容易与成人消化科、心内科、呼吸科等交叉重叠，甚至是完全重复。以什么为主线，一条主线一条主线去写，而不是按系统分，那又成了知识的碎片化。老年病不搞整合医学不行，单科发挥甚至单病发展又走上了当代医学发展的怪圈。要走出一条自己的路，最终为整合医学的发展提供经验。

你们的科研要搞，基础要搞，临床更要搞。其实未必一切都重起炉灶，有些可以与相应学科或实验室协作，其实在其他科每一种试验中加上一组老年人群就行了。这并不费事，也不费钱，但可能发现意想不到的结果。

另外，老年心理也该成为你们的研究重心之一。千万不要小看老年心理学。老年人在性格上比较脆弱，也比较"小气"，有时得病不用吃药，调节心理就可治愈。但老年人有生活经历和经验，他们已有自己成形、成熟的一套，要说服他们不容易，要做好他们的心理工作，是要花功夫学习的。

HOLISTIC
INTEGRATIVE
MEDICINE

序言篇

医学整合
——为《临床实习指导与病例辨析》作序

疾病的临床表现纷繁复杂、千奇百怪，其发生和发展虽有一般规律，更有特殊表现。如何从复杂表现中抓住主要矛盾确立诊断、制订疗法，这不仅需要个性认识，更需要整体思维。目前，医学教育条块分割式的疾病讲授与整体诊疗的临床思维间存在差距；医学生培养中单一注重症状和技术使得疾病诊疗的系统思维很显不足；医学生毕业后的岗位服务能力与患者的实际需求不相匹配。病人成了器官，疾病成了症状，医生成了药师。头痛医头、脚痛治脚，时有发生。医生把症状治没了可疾病加重了，医生把器官治好了可病人死亡了。这是医学几千年来由宏观向微观、由整体向专科迅猛发展中出现的问题。如何还器官为病人、还症状为疾病，还局部治疗为全身康复，这是一个大问题，也是一个大难题。需要有人从事这方面的研究，同时也需要把这种研究成果逐渐地传授给来者，以此逐步改变现状。为此，我花了很大力气写了一篇文章，1万多字，题目是《整合医学初探》，英文暂译成 Holistic Integrative Medicine（HIM），将发表在《医学争鸣》2012年第3卷第2期上。文末大声疾呼，不仅要重视整合医学的理论研究，而且要重视整合医学的具体实践。我对自己的提法能否得到呼应尚未报存很大信心。正当此际，第三军医大学西南医院的刘刚教授等同仁，已经写成了这套《临床实习指导与病例辨析》丛书并付梓出版，我有幸先睹为快，并觉十分高兴。我认为这是从一个侧面对整合医学的理解和尝试。该书以实习指导为本，列典型病例为范，强调系统思维，与临床教学实际相符。对医学生临床综合分析问题与解决问题能力的培养和提高将有重要的指导作用，对年轻住院医生、进修医生和临床研究生的学习也有重要参考价值，对各专业将来编写更多更好的整合医学教材更有重要的借鉴意义，是为序。

转化至整合

——为《转化医学——理念、策略与实践》作序

医学伴人类发展已逾三千年以上。概曰之,前两千多年常从实践到认识,即直接以病人甚至医生本人(如神农尝百草)为观察对象,经历过无数风险甚至牺牲生命。虽发展缓慢,但其成就经得起长期考验。比如,张仲景发明的中药方"大承气汤""小柴胡汤""四君子汤"等;又比如,希波克拉底发现的柳树皮治关节炎,后成西药阿司匹林,这些都经历数千年而畅用不衰。真可谓"慢工出细活"。近一千多年强调认识到实践,研究多从实验医学开始,即先以动物为实验对象,取得认识然后到人。特别是近四五百年,越发从宏观向微观发展,更加注重组织、细胞、亚细胞、分子及其各层次相关机制的研究,逐渐忽视整体,甚而远离临床,造成了基础研究与临床治疗间严重脱节的"鸿沟"。诸如"万络""普瑞博思"多种年销售数百亿美元,在世界市场畅销的新药,因为发现心脏毒性,被通报吊销,一夜间销声匿迹。真可谓"欲速则不达"。我们不能全盘否定近代基础医学的发展对临床医学的推动作用及取得的巨大成效,但我们确也真切体会到,似乎基础研究投入更大了、队伍更强了、取得的数据信息更多了、对疾病的病因及机制了解得更透彻了,但对疾病的治疗却更困难了。比如对肿瘤近一百年已开展了大量基础研究工作,可发生率及死亡率很少有降,有几个肿瘤反而升高。似乎基础研究的成果离真理越来越近,可临床诊疗的效果却离真理越来越远。这种现状对医学发展既是挑战又是契机,如何推动基础研究向临床应用发展?2003年美国国立卫生研究院(NIH)在 *Science* 上推出了转化医学概念及其实施路线图,由此掀起了国际上转化医学的热潮。

我国学者不甘落后,举办了大量学术会议,建成了不少研究机构,成立了很多学术组织,开展了大量研究活动,取得了不少研究成果。但遗憾的是,一直缺

少一本系统介绍转化医学的专著。以戴尅戎院士为主编，组织国内外相关管理者、基础与临床的专家共同写成了这本《转化医学——理念、策略与实践》，从不同层次和角度阐述了对"转化医学"的理解，报告了各自所做的工作。本书共分理念、策略与实践三个层次，特别是深入阐释了转化医学理念与医学模式转变、转化医学的政策与策略，转化医学的实践与经验。让入门者能系统认识转化医学的重要性与必要性，对卫生政策制定者与执行者有重要参考价值，可为基础研究工作者提示科研方向和归宿，也可促进临床医生主动与基础研究人员的合作。

我个人认为，转化医学本身不是一门实质的科学，严格来说是一门社会管理学，但它是促进医学全面发展的一个重要抓手。为了克服时下医学知识划分过细造成的弊病，最近，我为《医学争鸣》写了一篇论文，叫《整合医学初探》。篇幅逾1.3万字，提出了"整合医学"的概念。我想用 Holistic Integrative Medicine（HIM）这个英语名词，或别的译称，不过这和国外时称的 Integrative Medicine 不一样。我们旨在将基础各领域最先进的医学理论加以整合，将临床各专科最有效的实践经验加以整合，再用先进的科学分析方法将前二者的结果再加以整合，同时结合自然环境、社会心理等诸因素，最终形成更适合人体整体健康、更符合疾病综合诊疗的新的医学体系。我认为，转化医学是整合医学中最重要的内容之一。转化是前提，整合是目标。戴院士这本书对我们开展"整合医学"的系列研究帮助很大，其中提及的理念、策略与实践不仅对"整合医学"本身是一个重要的补充和完善，而且对我们将来写成各专科的专著如《整合消化病学》《整合心脏病学》等系列丛书都有重要的借鉴作用。是为序。

HIH
——为《临床肝脏病学》作序

屈指数来,为医学专著作序已有数十本了。这不为吹嘘自己,其实作序就是第一个读书人谈体会。谈得真不真,写得好不好,那是仁者见仁,智者见智。但起码先读了几十本书,当别人还未得手时我已尝鲜了,这确是收获。就肝脏病学的书作序,还是大姑娘上轿——头一回。记得3年前给一本《肝脏外科学》写过类似体会,但那次容易,因为同为作序的有黄志强院士,他是真正的肝外科专家,有个比照,更知深浅,可以"随波逐流",即便仓促上阵,也敢"欣然命笔"。

这次今非昔比,本书主编谢渭芬教授是我国著名消化病学家张国治教授的高徒,国家杰出青年基金获得者,教育部"长江学者"特聘教授,曾在 *Hepatology* 和 *Gut* 等国际著名杂志发表过大作。他组织的编写团队多数是国内杰出的青年专家,内容几乎涵盖了所有肝脏疾病以及相应的特殊诊疗技术,成稿后又经82岁高龄的张国治教授逐章审阅。我有幸先睹为快,粗看之,图文并茂;细读时,耳目一新;再回首,收获不尽;长思量,寓意无穷。

有一个小秘密借此告之,谢教授此前被选为全军领军人才。百里挑一,十分难得,居然请我做他导师。我已年近花甲,尚无拙作一本,青不出蓝先胜蓝,为师汗颜,扪心不安,也扪心不甘啦!不过夸奖之下,也提粗议与大家共商。近年我一直在思考,近期终成思想,提出了"整合医学"的概念,英文暂称 Holistic Integrative Medicine(HIM),表述逾1.3万字,已付梓《医学争鸣》。HIM的目的是改善医学细化和细划给现代医学带来的弊病,倡导将各领域现有最先进的医学发现加以整合,将各专科现有最有效的临床经验加以整合,再结合社会、环境、心理等因素,形成更符合人体整体健康、更适合疾病综合诊疗的新的医学体系。临床肝脏病学如能从此入手,将来发展成整合肝脏病学,即 Holistic Integrative Hepatology(HIH),那将是我们未来的希望或更有希望的未来。所以,此序也为彼序,或称"序中序"了。

H<small>IPO</small>

——为《胰腺癌》作序

  常人谈癌色变，医生谈胰腺癌色变。因为胰腺癌发病隐匿，早期几无症状，发现时每届晚期，平均生存时间通常不到一年。像著名歌唱家帕瓦罗蒂、苹果之父乔布斯（注：乔布斯所患为胰腺内分泌部肿瘤），有那样好的医疗条件，有那么多的经费保证，最终亦望天长叹，不治身亡。据说国内曾有一位同行熟知的消化内科老专家，本来好好的，体检发现胰腺癌后，仅仅五天就猝然辞世，这纯粹是吓死的。因为消化内科医生本身太了解胰腺癌的恶性程度和危害性了。

  胰腺癌发生在胰腺。胰腺本身不仅是人体的一个重要器官，而且是一个神秘的器官，就连《黄帝内经》这样的权威专著在描述人体五脏六腑时，居然把胰腺这个脏器给漏述了。尽管胰腺跟人体其他器官一样，同生同长，但在历史上"胰"字的出现便比"肝"字晚了几百年。这可能是胰腺特殊的解剖部位和独特的生理功能所致。它深伏在人体的腹膜后间隙，就像隐藏在茂密丛林中的一枚人参，需要像深山探宝、大海捞针般地搜寻与探究，才能识其"庐山真面"。

  在这样的器官生长的肿瘤，其发病机制与消化系统乃至全身其他器官的肿瘤确有不同。这种肿瘤不仅组织结构复杂、基因变异频繁、血管构筑丰富、神经分布多样、早期发现不易、晚期切除困难、化学治疗抵抗、预后效果不好、生存质量极差，而且学术界对其理论认识和临床实践分歧很大。确需一本权威专著作为相关学者的工作指南。

  郭晓忠教授自 20 世纪 80 年代开始致力于胰腺癌相关抗原的研究，90 年代在瑞士攻读博士学位时从事胰腺癌发病和转移的分子生物学研究。回国后又继续开展胰腺癌的临床诊疗工作，积累了丰富的研究经验，发表了大量的国际论文，取得了丰硕的研究成果，成为国内乃至国际上胰腺癌研究的著名学者。在此基础上，编撰成这本五十多万字的《胰腺癌》专著。

本书最鲜明的特点是将最先进的研究成果与临床实践相整合。特别是在基础研究方面，又将细胞生物学、干细胞研究、染色体异常、端粒酶活化、细胞因子、上皮基质转化、胃肠激素、细胞内信号转导等热门领域中获得的最先进知识加以整理、整合，形成了一整套更加完善和完整的系统理论。我前不久给《医学争鸣》杂志写了一篇论文，题目是《整合医学初探》，英文称 Holistic Integrative Medicine（HIM），大力提倡整合医学的理论及实践。我认为这本专著就在一定程度上体现了整合医学的理念。相信通过进一步的努力和不断再版，将来一定会成为一本《整合胰腺肿瘤学》，即 Holistic Integrative Pancreatic Oncology（HIPO）。

是为序。

自然与科学
——为《评价患者结局的注册登记指南》作序

为书作序对我不是一个难活,因为我曾为数十本专著作过序。不就谈点读后感吗?而且先睹为快、先人一筹也就先品为快嘛!为书作序对我也不是一个好活,因在作序的那些书中,多数我是不想作而不得不作,因为著者多为老友或后生,抹不过情面,读时囫囵吞枣,写时词不达意,说不大懂完全是谦虚,其实就是不懂。如此这般写上几句附在书前,读者未必细看,因为好戏常在后头。

然而,为这本译著作序对我既是难活儿也是好活儿。

难活儿难在哪里?请看本书的英文书名,直译应为《评价患者结局的注册登记指南》,多难理解、多无哲理、多没文味。但细细读之,却是书中有物,句中有宝。它介绍的是一种全新的研究方法,是顺其然而究其所以然。它不像常规的临床试验那样,把病人分成多少组,设立严格的对照,把众多因素加以控制,使其成为高度化的"单一""纯粹""线性",从而达到"科学"的比对。殊不知,人体科学是一个复杂的整体,如此严格控制的结果,试图达到"科学"的境界实而往往失真。本书介绍的方法是顺其自然,按照实事去求是,是将广泛临床实践中自然发生、自然生成、自然形成的自然现象和真实结果加以记录,不受人为干扰,然后据此进行总结和分析,去粗取精、去伪存真、由此及彼、由表及里……好比画家在自然写生,而非电脑上的"闭门造车"。将自然界的现象加以自由选取、自由组合、随心取舍,导致鬼斧神工般的人造美景,好看却不中用。我认为自然才是科学,科学需要自然。本书既无先人可遵,亦无先著可循,说它难,难就难在这里,成了本书的伟大之处。写这本书难,那为这本书写序同样也难。

好活儿好在哪里?读了以上文字,读者恐已明白我从心里已爱上了这本书。实告之,书一到手,我接连读了好几篇章仍爱不释手,真正体会到"书中自有黄金屋，书中自有颜如玉"。过去人告我之"不要以貌取人"，而今我告人之"不要据名识书"。全书的翻译很贴切，不咬文嚼字又词达意畅，可见译者的学术水平和文字功夫非同一般。

出版社要求我在 9 月 10 日前完成，我偏选 9 月 11 日才交稿，这样更具有挑战意义。我不期望"9·11"恐怖分子炸毁那人见人爱的双塔楼，但我憧憬否定传统研究方法后带来的原汁原味的美景。我希望由此书及其后的探索引发临床医学研究方法学上的一场创新和革命，是为序。

规矩成方圆

——为《医学写作学》作序

论基本功，西医是视触叩听，中医要望闻问切。君以为学会了便成医生，甚而可成名医。其实不然，我以为还需嘴功或手功。嘴功即语言表达，手功乃文字表述。当下的医者，论其表达能力可分四类：一类能说会写，尊称智者；一类能写不会说，好比哑巴；一类能说不会写，恰似喇叭；还有一类是写说都不见长，谦称愚夫。上述四类，大约各占四分之一。坦率自考，从医初期，我有很长一段时间属于最后那一类，病历书写难以一笔挥就，写了又撕，撕了又写，伤透脑筋，总是不得要领。

表达能力确有天赋，无论口头表达，还是书面表述，均无可否定。但这种能力都可通过后天学习、训练而改善和提高。常言道"勤能补拙""天道酬勤""书读百遍，其义自见""熟读唐诗三百首，不会写诗也会吟"。这不仅是对人体本能的诠释，而且是对愚夫的鼓励。

当然，光勤还不行，勤要有勤道。身边的不少同事或学生整天泡在教室里，战在电脑旁，可长坐不出笔，费时难成章，总觉"心中了了，纸上难明"。其实，写作是有规律、规定和规范的，同时也有技巧，按规范和技巧写作可事半功倍。问题是目前尚缺乏一本专论医学写作技巧的书籍。

蒋泽先教授从医从研从教45年有余，积累了医学写作的丰富经验。他与伍姗姗、黄国华教授一起组织50余人的编写队伍，写成了这本《医学写作学》，后经吕农华、王共先教授编审，现在终于出版了。该书基本包括了医学上教医研各种文书的书写规范和技巧，而且给出范例，确是一本很有参考价值并可实践效仿的专著。

俗话说，"依规矩，成方圆"。手边有了这本书，有了规范，掌握了技巧，便可照章办事。照葫芦画瓢，即使不像瓢，起码也似葫芦，离原型不远。常此下去，勤学苦练；长此下去，不断发挥，最终定会青出于蓝而胜于蓝。读者有疑，不妨一试。

是为序。

治病而不致病

——为《质子泵抑制剂临床应用的药学监护》作序

我从医快40年了。体会是,当一名医生不易,要当好一名医生更难。难有各种难处,就学术而言,把药用好就非易事。当下药品成百上千,可谓琳琅满目;眼前患者成千上万,真是千奇百状。何将适之药品用到合适病人,何让适之病人得到合适药品,这绝非易事。在一个人身上只用一种药,易于掌握,可能错处不会太多;但将二种、三种或更多药品用到一个人身上,你就难说这些药在人体内的相互反应如何,你也难说这些药品间的相互反应如何。一种药品加到一个人身上可能是"1+1=2",但把三种药加到一个人身上就不是"1+1+1+1=4"了。另一方面,临床用药后药品对机体短暂的影响,无论是好的不好的,都容易判别和处理,但对身体长期的影响或隐性的作用就难以预测和评估了。这就需要我们对临床合理用药,特别是对药品的副作用,尤其应对联合用药后难以预知的长期副作用要有充分的了解,这就需要全面掌握先进的"整合医学"知识。

我曾给《医学争鸣》写过一篇文章,题目叫《合理用药与用药合理》,我们和太元通公司协作做成了"临床合理用药决策支持系统"(Drug Rational Usage Guideline System,DRUGS),目前已在36家医院试用,反映很好,其纸质资料已编成整合医学丛书,近期将由人民卫生出版社出版,意在解决上述一些问题。

合理用药是医学界的永恒课题,不可能一蹴而就。我们有那么多药,我们要把那么多不同的药用到那么多不同的患者中去,而且要把那么多不同的反应效果和副作用都搞清楚,以诫后人,这不是一个小工程。最好的办法是以单药应用为出发点,研究它在不同个体、不同疾病的效果及反应,再看它与不同药品在不同剂量或不同时限中的效果及反应。只有对一种药品进入人体后的全面情况了解了,我们才能因人施治、因病开药。

由高申主编、韩英主审、全国临床医学和药学专家参加，专就质子泵抑制剂写成的这本书，正是为了解决质子泵抑制剂使用过程中发现的前述问题。他们以整合医学的概念，以一个药或一类药为研究中心，开了单药临床合理用药全面探索的先河，写得很好，既有用药前后临床病例的具体分析，又有对质子泵上市前后进展的全面叙述，十分难得。读后可使我们在用这类药前，胸有成竹；在用了这类药后，心安理得。

我希望，临床同道们行动起来，就像这本书的作者们一样，把一个一个的药或一类一类的药，在临床应用后的全面情况进行收集、分析和总结，形成一个完整的用药智库，由此指导和推动临床合理用药向正确轨道发展，也可作为同道及初学者的重要借鉴。医生要用药治病，决不致病，取药之长，避其之短，照此下去，长此下去，方可达到合理用药、造福病人之目的。

是为序。

针灸之大成

——为《中国针灸交流通鉴》作序

夫针灸之为道也，圣而神；其为艺也，方以智。何以故？盖其理则际会三才，顺阴燮阳，赞彼化育而尽体仁怀者也；其妙则存乎心手，随气用巧，纵横捭阖而卒与法会者焉。则针灸之意，大矣夫！《易》曰："后以裁成天地之道，辅相天地之宜，以左右民。"得非其意之谓乎！明杨济时曰："疾在肠胃，非药饵不能以济；在血脉，非针刺不能以及；在腠理，非熨焫不能以达。"景岳子曰："药饵不及，古有针砭。九法搜玄，道超凡矣。"由是言之，其之属意，自具而足，圣神方智，咸有以也。

晋玄晏先生曰："黄帝咨访岐伯、伯高、少俞之徒，内考五脏六腑，外综经络、血气、色候，参之天地，验之人物，本性命，穷神极变，而针道生焉。"肇自轩岐之语，或涉依托，而古奥渊微，咸称遐远。则针灸攸自，其来尚矣！

《诗》曰："周虽旧邦，其命维新。"方诸针灸，理法尤然。故自《灵枢》垂典，《甲乙》标格以降，宋则王惟一有《铜人腧穴针灸图经》以会于目，元则滑撄宁有《十四经发挥》以著其微，明则杨济时有《针灸大成》以绾其大系，清则廖润鸿有《针灸集成》以汇纂诸家。林林总总，无不日新圣道，厚其渊海。则斯道之新命霈泽，永锡噢类矣！

唯是针灸之新命霈泽也，故不特传之久，亦且播之远。盖于隋唐之间，即已东渐于朝鲜日本；逮于大明，更则西渐乎中东欧陆；近世以来，则已遍及世界百馀国矣。则其之焰焰，自可称焉。然吾国人以恒期维新之念，未尝以此自足也，复参以诸国之学，尤夫科技之进，日居月诸，遂有合以声、光、电、磁之新用，而收十全为上之奇功。是其之为道，溥矣哉！

夫历久弥新者，其道高；泽被四海者，其德厚。故世于针灸，莫不相重；而求其道者，辐辏于途。然载祀悠远，卷帙浩繁，星缀夜天，顾盼无端。取舍则论甘忌苦，讨简则功倍力烦，不免检卷失卷，望洋而叹。

吾师程公莘农先生者，斯道之时贤也，乃当世院士，国医大师，道艺咸臻乎至善，天下共仰。夙怀济世之宏愿，追古圣之遗风，藉中华文化复兴之盛时，会同石学敏、刘保延、王宏才诸先生，循其源而讨其流，察其本而辨其用，综核究竟，拢其渊海，举纲张目，纂成巨帙，名之曰《中国针灸交流通鉴》。帙凡九卷，曰《历史卷》上，曰《历史卷》下，曰《文化卷》，曰《教育卷》，曰《科研卷》，曰《行业卷》，曰《针法卷》，曰《临床卷》上，曰《临床卷》下。于针灸之无论渊源流变，今古道术，教育传承，文化精神，拟或养生调理，病症治疗，新论技能，行业诸事，莫不胪列备述，举总析言，复附以图说，以知著见微，诚所谓博而不繁，详而有要者也。循其名而责其实，亦无不名至而实归。愚于是役也，亦尝夙有抗志而才疏以置，遂寄望明哲而久自鹄首。及得程公见赐斯帙也，何喜如之，又何庆如之，竟至于抱卷而不释，掩卷而兴怀！乃叹程公及夫诸君也，若水之德已润，传心之火尤炽，则方将必有如太极动生之应而踵事增华者，而程公及夫诸君之心有安，针灸之道有幸焉！

是为序。

医药互为师

——为《肝功能不全患者治疗临床药师指导手册》作序

医疗质量是医院生存和可持续发展的生命，临床药物治疗水平是医疗质量的重要组成部分。一项满意的治疗结果既依赖于医疗团队的紧密合作，包括正确的诊断、优质的护理，又靠安全、有效、经济、合理的药物治疗。改善和提高药物治疗的效果不仅是每位医生的职责，也是每位药师义不容辞的责任与义务。

《肝功能不全患者治疗临床药师指导手册》的编写者，立足于肝功能不全研究前沿，参阅了大量国内外最新文献，将近年来肝功能不全领域里诸多的新理论、新变化以及临床优化给药方案整合其中，不仅系统全面介绍了肝功能不全这一疾病，而且系统全面阐述了药物治疗进展和治疗方案，尤其突出细胞色素 P450 代谢酶与药物代谢的关系。编写思路清晰、内容新颖、层次分明、有理有据，既开阔视野，又密切联系临床，是专就单病种探索"整合医学"的一次重要尝试。

本书以需求为引导，注重实用性与操作性，力争将一部精良的肝功能不全用药指导手册呈现给广大的临床药师和医生，是一本具有"整合医学"理念和实践的工具书。众所周知，肝功能不全是一种危急重症，涉及的病理机制复杂，经常导致多器官功能衰竭，常常需要多学科联合救治。在用药方面，所用药物的种类、剂量、时限、配伍也非常复杂。临床上给一个病人用一种药一般不会出大错，出了问题病人可以自身调节，医生也容易纠正。但如果给一个病人用二种、三种或更多的药物，则影响因素大为增多，危险性就大为增加，有时可能出现不可预测的状况。因此，用"整合医学"的理念去看待肝功能不全的药物治疗必将促进该领域的巨大进步。从这个意义上讲，这本书是一个基础，由此发展，《肝功能不全患者治疗临床药师指导手册》将会成为我国临床药师、医生的重要参考书籍和助手，从而提升我国临床药物治疗的水平。

名副其实

——为《整合 miRNA 肿瘤学基础》作序

近期，国外多家杂志邀我写了三篇综述。一篇为《miRNA 与 MDR》，即 miRNA 与肿瘤多药耐药；一篇为《miRNA 与 EMT》，即 miRNA 与肿瘤上皮间质转化；还有一篇是《EMT 与 MDR》，即上皮间质转化与肿瘤多药耐药。前两篇都与 miRNA 直接相关，后一篇尽管为间接但也与 miRNA 有关。为了写好这三篇文章，我在 Pubmed 上查找资料，一查文献，着实吓了一跳，因为有关 miRNA 与 MDR 的文献竟达 741 篇，有关 miRNA 与 EMT 的文献更达 5242 篇之多。

要将这近 6000 篇共 50 000 多页的文献读完，可非易事。即便天天只做此事，恐怕也会花费我三年时间；若要分析透彻那就更加费时费力了。为了更快更好地完成这三篇文章，我几乎动员了研究所的全部力量，大家全力以赴，既分工又合作，足足花了我们两个月的时间，终于完成任务，现已投刊发表。

细说上文，全然不在表白自己，旨在说明 miRNA 与肿瘤确是当下的热门领域。文章交出后，常觉忐忑不安，生怕挂一漏十。我们不敢设想文献收集业已十分完满，更不敢试想我们对现状的总结和分析就已十分正确。正当犹疑之时，我读到了由高社干教授组织专家编写的《miRNA 与肿瘤》一书文稿，即将付梓，并邀我作序。我翻读往来，印象深刻。他们不仅将现与肿瘤相关的 miRNA 信息进行了尽可能详尽的收集，而且根据肿瘤学研究基础对 miRNA 在肿瘤发生发展中的生物学作用进行了详尽分析，同时对其在不同肿瘤诊断和治疗中潜在的应用价值做了预测性展望，形成了这本立体、新颖的肿瘤学基础，的确是一本不可多得的好书。本书原拟名《miRNA 与肿瘤》，由于过去发表或出版的论文或专著多有类似表述，而且可能已有类似专著面世，加之本书鲜明的特点是将整合医学的理念贯穿到全书的各个章节，避免了过去有关书籍在"局部－整体"上主次失衡，在"基础－

临床"中飘摇不定，在"基础-基础"里失之偏颇……从而对临床诊疗引发严重误导的问题。鉴于此，我建议将其改名为《整合miRNA肿瘤学基础》，这样可能更加"名副其实"，竟然得到主编和出版社的欣然同意。

当然，miRNA与肿瘤涉及的内容时下已相当丰富，且在迅猛发展，不是一两本专著就可"海纳百川""包罗万象"的；又miRNA与肿瘤的内容时下已呈多点显现，且向网状深入，可谓"盘根错节"，也不是一两本专著的分析就可"刨根究底""物尽其美"的。本书因此称为"基础"，"基础"二字不是与"临床"二字的相对而言，而是表明人类对miRNA的认识还十分肤浅或渐入皮毛，还是在打一些基础，还需不断探索，因其确系博大精深。所以，本书一旦开始就难有完结，只有不断地写下去，因为肿瘤实在太复杂，深信miRNA在其中有作用，而且是非常重要的作用，我们的研究策略要有正确的做法，这样才会有所作为。

是为序。

本是同根生
——为《整合肠微生态学治疗基础》作序

这是一本广度不够、深度不足的专业书。我曾为很多书写过序,屈指数来不下百本,几乎均以褒奖之辞充其全篇。为何本次却以贬评口吻开头?其实本意不指著者水平有限,而是人类对肠微生态及其与人体生理和病理状态的发生所知甚少,没法写泛,没法写深。面对博大精深,我们只能尽力而为。三四年前我曾写过一篇小作,题称《肠菌的共生与共赢》,也在大小会场讲过数十回,曾引起不小轰动,但个中体会却是越写越不满足,越讲越不满意。总有异样感觉,恰似浅识者戏言,又如无知者玩味。

肠菌与人体朝夕相处,少说也有数百万年,本是同根生,谁也离不开谁。肠菌既受制于人体又作用于人体。一个个细菌就像人体的一个个细胞,其遗传信息量比人体的细胞大,其形态种类比人体细胞多。我们常说肠微生态是细菌寄居在人体,其实无人体肠菌照样活,但无肠菌人体活不了。所以,谁寄居于谁不算昭然若揭,也应一目了然。

用肠菌移植治疗疾病,比如口服胎粪治疗顽固性腹泻,这在中国医学典籍如《黄帝内经》甚至之前早有报道,而近几年在国外才有类似疗法,叫 Fecal Microbiota Transplantation,即微生态移植。这个发生在中国古老的事实标上了洋文是否就成了洋疗法,甚至成了洋知识产权了?其实不然!张发明不仅纠正了外国人的这种说法,捍卫了祖国医学的神圣与尊严,而且身体力行,在南京开展了炎性肠病的粪菌治疗,从理论阐述、设备研制、标本抽取、菌群分离,直到实例治疗及结果分析,均为该领域打下了难得的基础,并取得了满意疗效。张发明是我的博士研究生,当年在校时就喜欢创新,现在有这样的创举我不足为奇,能写出这样的书我也不觉突然。

当然这个领域目前还只是研究的开端，本书所涉及的领域还只局限在肠微生态与炎性肠病、放射性肠炎、缺血性肠病、小肠溃疡、白塞病、免疫缺陷性肠病、原发性免疫缺陷、慢性腹泻、肠内营养、人类生殖、肥胖、糖尿病及心理健康等。其实，肠微生态是和人体的每一器官、每一系统以及人体广泛的生理功能都息息相关的，当然也就和每一种疾病的发病或其加重过程息息相关。同样一种致病因子，是否引起人体疾病和肠微生态的状况有关。因此，本书涉及的领域还远远不足，这就是本文开头所说的广度不够。再者，肠微生态与全身整体间的联系或相互作用，无论是物理的、化学的、生物学的、遗传学的、代谢学的、生理学的、病理学的……本书涉及的深度也还远远不够，这就是本文开头所说的深度不足。解决广度和深度的问题需要广泛知识的大范围整合和大尺度提升。本书初稿送给我时书名是《粪菌与肠内外疾病》，我建议将其改为《整合肠微生态学治疗基础》。加上整合二字不是指本书已成整合状态，或已到达整合高度，而是寄希望朝着这个方向努力，从点及面，由浅入深，一篇胜过一篇，一版胜过一版，终至整合之目的。

张发明现在是个小人物，但大人物全都是靠干成功，靠写出来的。希望张发明一边这样干下去，一边这样写下去，终有一天一本更加完美的《整合肠微生态学》将会面世，我们拭目以待。

整合促合理

——为《临床路径治疗药物释义》一书作序

我的老师张学庸教授是一位著名的消化内科学家,从医直至92岁辞世。他一生常用的药品就20余种,经过不同的配伍治愈了成千上万的病人。近10余年来临床所用药品数量陡增,单消化内科用药就达100种以上,临床治疗方案也是日新月异,加之一代又一代新医生不断进入医界,病人多了,病种多了,医生多了,疗法多了,出现的问题也就多了起来。这些"多了、多了"的海量信息与频繁实践相互交织,固然为医界带来了蓬勃生机,同时也引发了不少致命问题。给一个病人用一种药,一般不会出问题,即使错了,明眼人一见就知是药物不良反应,易于纠正,而且病人自身还可以调整。若给一个病人同时应用三种或五种以上药物,那进入人体后的影响因素就很大很大,就难以预测其不良后果。这不仅不会给病人带来治疗效果,如若掌握不好,未经全面考虑综合应用,常常顾此失彼,画蛇添足,甚则给病人带来损害甚至伤害。

药物治疗是临床治疗疾病的重要手段,在很多疾病的治疗中担负着最重要的角色。如何才能做到合理用药,在用药过程中怎么做到有的放矢,事半功倍,而不事与愿违呢?这是一项系统工程。俗话说"依规矩成方圆"。我曾在《医学争鸣》发表过一文,题为《合理用药与用药合理》,提出了以整合医学(Holistic Integrative Medicine)的理念,即从病人整体出发,对现有各领域已知最先进的知识和技术进行整理、整合,并有所选择,有所取舍,形成一套更加适合、更加符合人体整体治疗的新医学体系,"整合"促"合理","合理"靠"整合"。我认为,原卫生部组织编写的《临床路径》和《临床路径释义》,就是在努力实践"整合医学"的理念,为临床合理用药提供了指导、监督和保障。"路线是纲,纲举目张",在此基础上,中国协和医科大学出版社又组织国内临床药学、药理学专家共同编写了这本《临床路径治疗药物释义》消化系统手册,更加具体、更加有的放矢地对各种疾病治疗方案的选择及其所涉及药物的相关信息做了针对性的、简单明了的诠释及说明,由此帮助消化内科从业人员更加明确地理解和解读临床路径的每一个具体操作流程,使临床路径在规范医疗行为、提高医疗质量、降低医疗费用、防止过度医疗等这些"目"中真正起到"纲"的作用。

35年的自省

——为《整合内镜学——消化内镜基础》作序

我学内镜，那是35年前的事情。随后这35年来一直在做，当然就一直在记，一直在想。

35年前的那个开端，为何能历久弥新？那是缘于成就感。记得老师放手让我单飞做第一例胃镜时，尽管一上午只让做了一例，但午餐高兴得多吃了一碗饭，还特意加了一个荤菜。以后越做越多，本事越来越大，成就感也越来越明显。现在有好多消化内镜医生居然把外科的大手术也给微创做了。

35年中的那些经历，为何会记忆犹新？那是因为个中经历并不风平浪静。我们曾遇到术中的心脏骤停、呼吸骤停、脏器穿孔……病人闹得不亦乐乎。以后越做越多，胆子却越来越小，负疚感也就越来越明显。现在有好多消化内镜医生竟然连当年轻而易举的操作也不敢做了。

35年后的未来日子，为何要推陈出新？35年中我们确诊的那些病例，食管癌、胃癌、肠癌……绝大多数都因医学水平有限而不治身亡。诊而不明、诊而不治，我们对多少病人还只是望而兴叹。似乎我们完成的病例越多，反觉本事越来越小，使命感也就越来越凸显。现在的好些消化内镜医生毅然把病人推向了外科医生的手术室。

如何保持我们那历久弥新的成就感，如何避免我们那记忆犹新的负疚感，如何发扬我们那推陈出新的使命感，我们需要的是一本《整合内镜学》。

浏览东旭主编的这本《整合内镜学——消化内镜基础》，甚感欣慰！我国的消化内镜学科经过几代人的不懈努力，正跻身于世界先进国家之列。值此，又有一部将消化内镜基本理论、基本知识、基本技术，包括人文关怀相互整合的书籍问世。它最重要的意义正像该书编后语中的点睛之笔，那就是告之读者任何学科都不是孤立的。人是一个整体，我们要在整合医学（Holistic Integrative Medicine）理念指导下完成它的诊治过程。从事内镜工作的人不仅要具备本学科的理论知识，还要和多学科的人员精心协作。我们完成的操作不仅局限在一个器官，而是在为人体全身诊病。我们要做的是医生，而不是医匠。

特别是书中提出消化内镜人性化的理念，这不仅是消化内镜专业所要遵循的，也是我们人类医学的崇高境界、目标和追求。书中提倡"人性化"就是要倡导技术和人的关系协调，让技术的发展围绕人的需求来展开。本书虽非关于"个性化"理论的专著，但却是一本透着人性化浓香的专业书籍，这也正是它的独到之处！故此，我很乐意推荐此书以飨读者，希望广大读者去学习、去感悟、去升华，在完成各项内镜技术操作中去努力实现人性化的服务！当然，专此一书还难以达到整合内镜学的境界，不过只要迈出了一步，就近了一步。不要认为自己还是小人物，大人物就是这样"炼"出来的。东旭及其同事们，加油！

论考探的合奏
——为《医学发展考》作序

医学发展到了今天，下步该怎么走，大家都在思考这个问题，我也一样，于是有了这本书，以及附加在这本书前的这段序。

我为他人著书写序已逾百本，从未犯难。"替人做嫁衣"只要"懂心理，知体态，识体型"，常可一笔而就。好差深浅可不细考，亦无人去究。怕只怕写得不够，惹人不快。写自序则不然，常是"不识庐山真面目，只缘身在此山中"，又"孩子多为自己的最好"，于是在不知不觉中说过了头。所以，自己作序有点自作自受，最大顾虑是写得"过好"授人以笑柄，成了笑料，惹人笑话。

医药发展历时三千年有余，似无边无际，可近可远，亦深亦浅，难怪迄今罕人涉足。即便煞费苦心，千般努力，最终未必有好结果，不努力甚至糟蹋了这个题目。也许正是这样，没人去碰，无人去撞，于是这类书籍迄今尚无面世，但有多少业内人士确认为重要得很。

近花甲之年，带了这群"小老虎"，最好称"小牛犊"，他们100多人，均龄不过36岁，个个生龙活虎，仓促上阵开始了这项工作。都说"初生牛犊不怕虎"，其实一年多前还是很怕的。怕人家说"好高骛远""胆大包天""自不量力"……后来想，反正都会说不好，也就不怕了。更何况，好歹前人没有样书，并无对比，写到哪，算到哪。读者认为不对者可斧正，编者认为不全者可补充。在不断斧正中补充，在努力补充中斧正，长此下去，不就正确了，不就完善了？这就是我们编著此书的愚志、胆识和素想。就像这山已望那山高，但攀山必要有路，需要先行者挥刀劈棘，砍出一条羊肠小道来。砍啊砍啊，砍者不知前途如何，但终将铸成一条通天大道，不过那是后事了。

这本《医学发展考》，全书共分三篇，即《论》《考》和《探》。

首篇称《论》，意指专论或泛论，最好称"考前论"。都说"事实越讲越清，道理越辩越明"，本篇不求其全，力求有新，是为《考》做准备、做示范。既论医学历史、医学教育、医学研究、医学管理，也论推动医学发展的医学文化和影响医学发展的医学中的伪科学等。

中篇称《考》，意指考察或考究，最好称"论中考"。都说"没有调查研究就没有发言权"，本篇针对医学实践，主要包括三部分内容：一考每个学科过去3000多年来里程碑式的发展，以及促成这些发展的社会缘由和学术根据；二考该学科目前在世界范围内的发展现状，特别是主要挑战和问题；三考该学科未来20~30年的发展方向和发展战略。在写好每一学科上述内容基础上，再将80余个学科分类整合成基础医学、临床医学、口腔医学、特种医学和药学等，简称"统考"。通过整合或"统考"，最后形成了各学科间相互关联、前后照应、古为今用、洋为中用、自成一体的整合医学体系。

末篇称《探》，意指探究或探析，最好称"考后探"。研究的目的是为了应用。本篇主要放在医学展望上，即在《论》的指导下，在《考》的基础上，选择若干专科或领域进行探索性的发展战略思考，其中包括心理医学、合理用药、肿瘤现状、肿瘤本质、胃癌研究、消化病学、航天医学等。再在此基础上，提出了未来医学发展的重要方向，即整合医学。

《论》《考》《探》三部分都很重要，但我觉得《论》是前提和动力，《考》是理由和基础，《探》是目的和出息，三者互为因果，亦可视为医学发展三要素，相互螺旋上升或竞步前行。我们需要的是跟上这样的步伐，走出今晚的困境，去迎接来日的黎明。

健康知多少

——为《健康与长寿》作序

健康与长寿，人皆知之，人皆求之，但不一定人全懂之，也不一定都人善为之。健康者必然长寿，长寿者必然健康，这是一般规律。健康不长寿常称"夭折"或称"好死"；长寿不健康常称"苦熬"或称"赖活"。

什么叫健康？我一直认为健康二字可以分开来解，健指保健，康指康复。人体患病先有一个从常态（正常状态）到病态（发病状态）的过程，这个过程每伴阴阳失衡，但多为阴盛阳衰，此时应补阳祛阴，或称保健；然后到了病态阶段，此时阴阳完全失衡，可能是阴盛阳衰，也可能是阳盛阴衰，此时应根据病情谨慎调理，我们叫治病或救死扶伤；最后到了从病态再恢复到常态的过程，这时我们叫康复。就拿病毒性感冒为例，保健时期我们需要锻炼身体，增强体质，以防感染，所谓"正气内存，邪不可干"；到了患病时期，病毒已经进入体内，此时就要以药物或其他方法杀死病毒，或通过调动机体的免疫力来杀死病毒；到了康复期，则应通过休养、补充营养来恢复健康。

什么是长寿？长寿是生命的长期延续。什么是生命？生命是机体阴阳保持平衡的结果。生病是阴阳失衡，治病是恢复平衡，平衡恢复不了生命就终结。

如何才算健康，健体、健壮、健美就算健康吗？如何才能保持健康，常言的"管住嘴，迈开腿"就能保持健康吗？如果你漫步大街小巷，借读书摊书屋，你会发现保健的书、长寿的书琳琅满目，不能视之都无用处，但管用的确实不多。大多相互抄来抄去，靠一把剪刀一瓶糨糊为之。读者花了书钱，耽误时间还算轻的，重者伤了身体，后悔莫及。

司长源是一位内科医生，是一位常年活跃在临床一线的主任医师。他主攻消化内科，对食疗颇有研究。由他亲自主编的这本《健康与长寿》，可以说是他常年从事临床工作的经验之谈。既有保健知识，也有康复良方，我有幸先睹为快。该书可供中老年朋友作为养生手册，不仅读读，不妨试试，你会从中受益，特予推荐。

又有新字升腾

——为《整合消化病学初探》作序

还记得，那是2007年初夏的武汉，
在中华消化学会青年优秀论文竞赛台上，
我们宣告：中华消化病学院成立！
从此，
伴随烈日酷暑、风雪严寒，
从长城内外，到天山南北，
从白山黑水之间，到大河长江之南，
我们这支队伍，
走遍了中华大地一个又一个角落，
把先进知识送进了一个又一个消化学人的心中。
二万五千里长征，人皆知之，
我们也把自己的行动比作长征。
我们的长征，
虽然远不如二万五千里长征伟大，
但确远比二万五千里要长。
二万五千里长征为中国人民的解放事业奠定了基础，
我们的长征带领中国的消化事业冲出了亚洲，走向了世界。
"2013世界消化大会"在上海召开，
实现了中华消化学人跨世纪的梦想，从此开启的是明日的辉煌……
六年多了，

洒下的那么多汗水已经蒸发，
留下的那么多脚步已经消迹，
唯有这本书的字字句句还能唤起那美好的记忆。
过去的事就让它过去吧，
掩卷细思，
又有新卷开篇第一页、第一行、第一字在心中升腾……

倒行逆施好

——为《内镜逆行胰胆管造影（ERCP）》再版作序

我这个人本性喜欢前冲，从不看好倒行逆施。但本书讲的就是"倒行逆施"。这次又来再版，更加倒行逆施。再次请我作序，这是倒行中的倒行，逆施中的逆施。要是往常，我是不愿接受的。然而此次不同，欣然命笔。

2009年，Todd的这本书首次由学刚等译给读者，为内镜工作者带来了福音，现出版社已经售罄。时隔4年，这本书又行再版，可见其在国内医界的重要地位，亦可见国内医者对此书的推崇。这本权威著作的引进，并在国内广受欢迎，有赖翻译的精准。学刚带领的翻译团队，大多出自西京消化病医院，译得精，译得准，实在功不可没。4年前，学刚邀我作序，我欣然接受并向大家推荐。今天，还由我向大家推荐此书的再版，证明我当时的推荐是有点先见之明的。

学刚是中华消化内镜学会副主任委员，从事消化内镜工作20余年，对内镜逆行胰胆管造影（ERCP）深有研究，技术精湛，经常在全国或国际内镜会议上与国内外著名专家同台操作演示和交流。对消化学科的发展有自己独特的见解，对学科发展趋势有准确的把握。4年前，学刚翻译此书以飨读者，为的是借用舶来品传播技术，倡导实用理念，同时也推动国内ERCP的培训与普及。如今看来，学刚的愿望也已实现。

ERCP，我将其戏称为消化科医生的倒行逆施术，如今已成为内镜的重要诊疗手段，而且还在不断的创新发展中。微创诊疗的优点是病人的痛苦小、花费少、恢复快，这也是医学始终追求的目标。目前，消化内镜已成为胃肠道包括胆管、胰腺疾病的重要诊疗手段。内镜下取石和支架放置、超声内镜下对消化道邻近器官疾病的诊断和治疗等日渐普及。

本书最大的特点是实用和全面。作者都是工作在一线经验丰富的内镜医生，从临床实用的角度全面地阐述了 ERCP 的方方面面，尤其是对临床问题的解决办法进行了详细论述。本书再版中，对体例安排做了一些调整，增加了术前准备和质量评估等内容，丰富了操作流程，使全书体系更为全面系统，对使用者更有指导作用。希望此书的再版，能带给大家更大的帮助。

是为序。

Clinical Biobank
——为《临床生物样本库》作序

有人告诉我,美国近10年来心血管病的死亡人数已有明显下降,而同期肿瘤的死亡人数不仅未降,甚有上升。

有人统计过,全世界近10年来发表心脑血管病的论文约260万篇,而同期肿瘤的论文多达2500万篇。

有人分析过,在上述2500万篇肿瘤论文中,其研究对象为肿瘤细胞者占80%以上;用动物肿瘤的达20%以上;还有20%以上的研究用的是裸鼠或免疫缺陷鼠的人瘤细胞移植物。三数相加远超100%,因为有的既用离体也用在体研究。分析此事的不是别人,是我自己。

有人这样看,肿瘤细胞难以代表肿瘤。因为人体的实体瘤只有少数能在体外培养成活建系,又因细胞系在体外长期传代已远离本质的生物学特性;自然动物在生命期内难发肿瘤,多数肿瘤是用大剂量致癌剂在短期内诱发而成,是人为现象;即使是用裸鼠或免疫缺陷鼠的人体肿瘤移植模型,也难代表人体肿瘤的真实特性,由此获得的结果用于临床常大相径庭,或似是而非,甚至南辕北辙。真是"在动物身上见到的阳光未必都给人类带来温暖",说这话的不是别人,也是我自己。

有人注意到,为了解决上述问题,在20世纪中叶,国外就开始收集临床样本,建成可适时应用的临床生物样本库(Clinical Biobank)。特别是近20年的发展更加迅速,显著推进了国外医学研究的进度和质量。中国是一个多民族的人口大国,有丰富的临床样本资源,理当跟随或超过国际步伐,但直到5年前我们才意识到并开展了这项工作。其后各地掀起了建立临床生物样本库的热潮,犹如八仙过海,各显神通。遗憾的是由于缺乏经验,疏于管理,无章可循,建成的很多库虽容量不小但资料不全、质量不高，用其观察到的数据，获得的结果使学界难以信服，论文难以发表。一个又一个的废库成了费电、累人、花钱，但用处不大甚至毫无用处的"人肉冻库"。我曾多次在相关会议上强烈呼吁要有一本实用的工具书来指导工作，可一直"久盼无雨"。我自己又力所不及，因为写成此书很不容易。有幸的是，大家期盼已久的《临床生物样本库》这本带有中国特色的工具书今天终于面世了。写这书的不是我自己，是我的大学同学郭渝成教授，她曾任解放军总医院副院长，既懂专业，又懂管理。她写成了这本书，写好了这本书，写成了这本好书。

大家会发现，她组织国内相关专家写成的这本书，既有国际上建库的理念、实践和标准，又有总医院建库的做法、体会和经验。全书紧扣临床生物样本的规范和要求，围绕样本库的设计与维护，标准化工作流程，自动化建设与信息化管理，质控体系与资源认证，相关法律与伦理学问题等进行了充分的论述，是一本兼顾理论和实践的工具书，可为同行提供有益的借鉴和参考。

我有理由相信，随着此书一本又一本面世，她带来的绝不是一本又一本廉价的书费价值，而是一个又一个"集中保存各种人类生物材料，并供疾病临床治疗和科学研究，堪称无价的生物应用系统"。

是为序。

HI-IBD

——为《炎症性肠病学》第 3 版作序

在消化科，目前难题甚多，然难上加难者当数炎性肠病。36 年前，我参加"文化大革命"后第一批研究生考试，参考者之多，29 取 1。我猜考题中定有炎性肠病，果不其然，因为当时国内该病罕见。考前我做了认真准备，并将溃疡性结肠炎与克罗恩病做成对照表，清晰明了，自然得了高分，成了"状元"。然后窃喜，不禁"胆大妄为"，暗下决心，将用 36 年的"余生"（60 岁退休前）攻克此病，不想后来老师安排我做胃癌研究，与其失之交臂。哪想此病后来"发病越来越频繁，病因越来越复杂，诊断越来越棘手，治疗越来越困难"。去年我已达 60 周岁，看来解决这道难题 36 年肯定不够，也许还需 64 年的等待，加起来就 100 年之久了。

这次在芝加哥开美国胃肠病大会，参会有 1.6 万人之多。有数十个会场，几百个专题，其中数炎性肠病最多，几贯 5 天全程。我几乎把所有时间都放到炎性肠病的会场中，着实深入学习了一把。细听下来总结成四个特点：一是全民性发病，无论全球各地，不分男女老少，都有发病，而且从穷区到富区，从穷人变富人发病更多。二是全身性表现，炎性肠病绝非仅肠而病，只是首发或病变更重而已，其实与全身各系统都息息相关。三是全病理特征，一般一种疾病多以某种改变为主，而炎性肠病的组织中几乎囊括了所有病理变化，急性的、慢性的、良性的、恶性的、增生的、坏死的……无不涉及。如果你去研究体内的分子或因子，只要你愿意研究，几乎都与其相关，但又不是非它莫属。四是全疗法显效，在疗程中几乎所有疗法都有一点效果，病急乱投医，改变或增加任何一种办法，包括晒太阳都会有一点效果，但最终却不持久，都不断根。通常表现为一个"此消彼长"的过程，而且以"彼长超过此消"为多，即旧的未去，新的已来，日积月累，恶性循环。

　　总而言之，无论是发病、病因、诊断和治疗，我们都似抓住了局部，忽视了整体；抓住了直接，忽视了间接；抓住了瞬时，忽视了长期。我们常乐于在局部、直接和瞬时取得一个又一个的突破，但又很快在整体、间接和长期上吃了败仗。我们在不断的研究过程中发现的分子之多、因子之多、理论之多，可越多越发现办法不多。我们一直立足低处，似乎对事物看得很清；但我们不在高处，因而看得不远，有如盲人摸象，坐井观天。这就需要我们站到更高层面，更加宏观地对各种微观发现进行总结、进行分析，而最主要的或最重要的是需要对其进行整合。就是要从整体出发，从整体角度对炎性肠病现有的浩如烟海的发现，不断加以整理、整合，去其糟粕，取其精华，形成符合和适合病人整体诊疗的"整合炎性肠病学"，英文可称为"Holistic Integrative Imflammatory Bowle Disease"，简称HI-IBD，使之成为整合胃肠医学（Holistic Integrative Gastroenterology），甚至成为整合医学（Holistic Integrative Medicine）的重要组成部分。

　　夏冰教授几十年来，无论是在国内还是国外，都一直在从事炎性肠病的基础研究和临床工作，积累了丰富的经验。作为主编，他已先后写成和出版了两本炎性肠病的专著。1998年的第1版只有28章，48万字；2006年的第2版达到43章，93万字，编委也从18人增加到28人，对于推动我国该领域的发展起了重要作用。今年夏教授带领国内外同道完成的第3版，收集的材料、奉献的内容更加全面、更加前沿。全书已达87章，160余万字，编委也增加到了90人。

　　本书最大的特点除了内容越来越丰富外，就是越来越向整合医学的方向迈进。因此，针对前两版书名《炎症性肠病》，我建议略做修改，除了将"炎症性"改成"炎性"外，在其前面加上"整合"，后面加上"学"，改为《整合炎性肠病学》，妥否？请夏教授参考定夺。可以这样说，这是我国第一部有关炎性肠病的整合医学全书。

　　特别要提及的是，夏教授最近几年身体状况欠佳。有时是在病魔缠身，甚至是身心忍受巨大痛苦的情况下完成写作的。所以，他献给我们的不只是一部巨著，而是对事业和后学的满腔忠诚，其精神十分可嘉、百分可赞、千分可学、万分可传。是强烈的事业心和责任感铸就了他的斗志，是强烈的斗志催生了他事业的成功。我为书作序已逾百本，但从来没写过这么长。我总觉得，本书内含的学术内容和精神特质总是说不完，写不尽的……

　　是为序。

拉曼光谱内镜
——为《整合拉曼光谱内镜图谱》作序

近半个世纪以来，消化内科医生在人前越来越有脸面，在人后越来越有声誉。因为我们诊治疾病的水平越来越高，而提升这种水平的重要原因是消化内镜的设备越来越好。

从电子内镜的"清真"，到放大内镜、染色内镜的"点彩"，到超声内镜、共聚焦内镜的"透视"，再到胶囊内镜、小肠内镜的"扫盲"，每一次都是全新的亮相，每一次都是革命性的张扬，每一次都是划时代的影响。真可谓一次超过一次，一浪高过一浪。那么，下一次可谓革命性或划时代的弄潮儿当属谁呢？我以为轮到拉曼光谱内镜，舍其莫属。欲细知者既不能舍其事，更不能舍其人。我知者，不过只言片语，不过万花一隅，或走马观花或道听途说，真要了解全貌"识得庐山"，还需狠花一番功夫。

任建林教授等主编的这本《整合拉曼光谱内镜图谱》，至少实现了三个整合。一是学术整合。拉曼光谱内镜是将传统的拉曼光谱分析技术与现代电子内镜的优势加以整合。现代电子内镜的优点是在宏观或肉眼水平能更清晰、更精确、更便捷地获取病变信息，而拉曼光谱是在此背景上进一步从细胞甚至分子的微观水平反映疾病引起组织、体液、细胞组成的变化。二者结合具有快捷、客观、准确、无痛无损、简洁便用等特点，有"光学活检"内镜技术之称。二是拉曼整合。本书系统介绍了拉曼光谱分析技术的应用基础，拉曼内镜的构造原理，特别是常见消化病在拉曼光镜下的诊断图谱。三是经验整合。本书的编者为来自不同地区、不同专业的专家，特别是厦门大学附属中山医院的任建林教授，新加坡国立大学医学中心的何克裕教授，还有新加坡国立大学生物医学工程系的黄志伟教授，他们都是这方面的权威，有丰富的实践经验，并积累了大量真实宝贵的临床图片。他们编成的这本图谱，既美观又实用，相信可供不少同道学习借鉴和参考。

是为序。

学术与经验的整合
——为《整合胃肠肿瘤学基础》作序

关于胃肠肿瘤,摆在我们面前的有两个难题不容忽视。

第一个不容忽视的问题是,胃肠肿瘤患病率仍在增加。据世界卫生组织2014年发布的《全球癌症报告2014》,全球癌症患者增加的速度令人不安,而且新增癌症有近一半在亚洲,其中大部分在中国,胃癌尤居世界首位。

第二个不容忽视的问题是,中国对胃肠早癌的诊断能力仍显不足。日本1975—2005年的30年间,早期胃癌诊断率从20.9%提升到70%。可中国直到现在依然徘徊在10%左右。结肠癌的现状与此相似。这除了经济状况和民众对筛查认识不足从而导致筛查力度不够外,也与广大医学工作者对早期胃肠癌的认识水平特别是内镜下对早期胃肠癌以及癌前病变的检诊能力有限有关。

众所周知,早期胃肠癌的5年生存率可达95%~97%,而晚期肿瘤多在30%以下。因此,提高普查率,特别是提高相关学者对早期胃肠癌的检诊水平是改善患者预后的关键。磨刀不误砍柴工,要实现早诊早治,对早期胃肠癌基础知识和临床检查技术的掌握至关重要,确需一本全面反映这方面最新知识和技术的专著。

《整合胃肠肿瘤学基础》应运而生。这本书总体实现了两个方面的整合。一是学术整合。该书系统介绍了胃肠道黏膜不同病变的基础和临床研究,胃肠道肿瘤发病的可能机制,早期肿瘤筛查,诊治及预防的最新策略,其中还包括胃肠道微生态,胃肠道免疫,肿瘤的分子影像学和内镜表现等方面的内容。二是经验整合。本书邀请了国内的多位专家参加编写,特别是厦门大学中山医院的任建林教授、台湾大学医学院附属医院的王秀伯教授和香港中文大学威尔斯亲王医院的刘润皇教授,他们都是胃肠肿瘤基础和临床方面的专家,有丰富的实践经验。他们写成的这本书可供相关同道阅读参考,相信能为提高我国胃肠肿瘤的早诊早治水平做出贡献。

是为序。

N METS

——为《国家医学电子培训系统》作序

经过上千名专家几百个日日夜夜的努力,《国家医学数字化教材》,又称《国家医学电子培训系统(National Medical Electronic Training System,NMETS)》,也称《国家医学电子书包(一期)》,终于和大家见面了。作为国内第一部 NMETS,它会成为我国医学发展史上的里程碑,也会成为我国医学教育史上的里程碑。作为编委会的主任委员和总主编,我有幸成为这座丰碑的见证人之一和创立者之一,内心无比喜悦与自豪。

记得我在编委会成立时说过:为我国医学院校的师生编写一部创新型的医学数字化教材,是一件前人从未做过的事,一件后人永远做不完的事。一个人一生要做很多事,能留下长久回忆甚至永久铭记下来的只是极少数,而这件事就是这极少数中的一件。我现在感受到的那种满足与欣慰,绝非是做了一台成功的高难度手术或一个重大科研项目所能比拟的。相信多年后再回顾这件事,仍然是我们一生中引以为傲的一件大事。

编好这部教材绝非易事,需要我们闯出一条新路。因为相比传统纸质教材,它是一种革命性的创新、颠覆和突破。

第一,它是一个国家级的重大创新项目。到目前为止,是唯一得到国家政府、教育部和医学界高度关注与资金支持的数字医学教材建设项目。同时,它又是一个前所未有的新项目,无样书可仿,无经验可循,需要白手起家、从头做起,难度是非常大的。

第二,它是一个国家级的重大教改项目。它不仅仅是教材形式的改变,而是牵一发而动全身,要对教学内容、教学方法、教学手段进行一次整体、全面、深层次的改革,以适应世界医学教育发展趋势和医学教材数字化潮流。

第三，它是一个国家级的系统协作项目。作为一个庞大的系统工程，涉及医学、教育、信息、出版等多个领域的协作配合，仅参编院校就达到近150家，参编的大家名师超过2000人，涉及各种科学技术的应用和创新，需要发扬"两弹一星"的大协作精神，才能把这件事做好。

第四，它是一个国家级的整合医学实践项目。现代医学基础与临床的分科越来越细，导致医生的知识面越来越窄。而NMETS的编写，从整体结构到内容的深度关联，本身就融入了整合医学的理念和实践，使医学生能够具备现代医学的整体视野，从而以更开阔、更宽厚、更扎实的知识和眼界，在未来的职业生涯中登得更高，走得更远。

作为这一套数字化教材的总主编，我深感责任重大。在开始编写时，我强调了四个原则：一是选好队伍，二是定好标准，三是搞好交流，四是抓好进度。在总体特色上，我强调一定要体现出NMETS的风格和特点来，即从纸质的"读剧本"到数字的"看电影"，从纸质的"单航线"到数字的"全球通"，从纸质的"老面孔"到数字的"新人像"，从纸质的"平地走"到数字的"步步高"。上述这些要求，从一期工程试用的教材来看，我觉得很好地实现了我的初衷。下一步，要通过实践来验证和完善，并不断推陈出新，为二期、三期工程筑基夯底。

推动医学教育的改革与发展，打牢医疗改革的教育基础，我们既身逢其时，就要身赴其事。让我们所有的参编者、使用者紧密携手，为打造中国医学数字教材精品，比肩国际数字教材先进水平而共同努力奋斗。

我们的目标一定要实现，我们的目标一定能够实现！

HIO
——为《整合眼科学》作序

有人推测，除眼外伤外，表现在眼部的疾患，真正由眼部组织结构或功能异常直接引起者仅为15%左右，其余的85%皆由全身其他脏器的异常所致。如果一个眼科医生只局限在眼部病变的诊断和治疗，那他就是在用15%的能力治疗100%的疾病，其后果可想而知。

这一推测或结论，不仅难让眼科医生接受，就是其他科的医生也难认同。这是为什么？这是因为我们目前对引起眼科疾病之全身的病理生理变化尚不清楚。有人说眼睛是心灵之窗，其实它又是反映全身健康状态的最好器官。比如睑结膜苍白是血液系统出现了贫血，巩膜发黄或许是肝衰竭，瞳孔变化可能是食物中毒……调理全身不仅可以预防眼病，同时也可治疗眼病。研究导致眼病的全身因素，并将其用于眼病的诊断和治疗，这就是"整合眼科学"，英文叫 Holistic Integrative Ophthalmology。

整合眼科学是整合医学的重要组成部分。整合医学的理论尽管是近年才提出来的，但其实践其实早就开始了。唐初有个名医叫孙思邈，他发现吃得太精易得病，就是现在的脚气病，加吃麸皮可以治好；但吃得太差也易得病，就是现在的夜盲症，吃生猪肝可以治愈（我不知道醒肝明目这个成语是不是这样得来的）。那时并不知道是缺乏维生素A，要是当时搞清楚了肯定会得诺贝尔奖，不过那时诺贝尔先生还没出生呢！现在我们有很多眼病治不了，或治不好，或治不彻底，甚至越治越重，其实是病因没搞清楚。病在眼睛，因在全身，要搞清楚眼病的病因，我们需要向孙思邈老先生学习！

王宁利教授是当今中国有名的眼科医生，他不仅在眼科学领域有很多独到的见解和精湛的技术，更为可贵的是他善于把眼部很多疾病与全身的异常联系起来思考。他邀请眼科以外诸多学科的同道一起写成了这本《整合眼科学》，实属难得。他开了这方面的先河，可称为整合眼科学的奠基人。当然这本还只是开头，并不尽善尽美，因为整合医学的书籍没有先样可仿。认识世界的万事万物很难，要把世界上的万事万物联系起来就更难。但这不要紧，只要我们坚持一年一年写下去，一本一本写出来，最终肯定能收获理想的《整合眼科学》。

是为序。

原汤化原食
——为《华盛顿内科治疗手册》（影印版）作序

有人说，近20年医学知识的进展量相当于之前2000年的总和。美国哈佛大学的校长曾在该校开学典礼上对新生说，同学们，现在我们教给你们的知识10年以后可能一半是错的。当被问及为何教授错误知识时，回答是因为现在不知道哪些是对的，哪些是错的。医学知识目前的半衰期只有5年，如果一个医生6年前毕业，再没学过医学，那他就等于医盲。一方面，知识呈几何指数，甚至爆炸式增长；另一方面，临床工作十分繁忙，多数医生下班时已筋疲力尽。如何从浩如烟海的知识中找寻适于自己正确实施临床诊疗的法宝，这是一个医界急需解决的大难题。有幸的是，华盛顿大学附属Barnes-Jewish医院的专家团队适应这一需要，编写出版了这本经典的工具书——《华盛顿内科治疗手册》。

该书是世界内科学领域标准的参考书，也是全球销量最好的医学专著。自1943年初版以来，已再版达34次，几乎每2~3年更新一版，对内科疾病的诊断及治疗进行及时修订和全面更新。它通过大量图表和临床病例讨论的方式，采用提纲式方法介绍常见疾病的病因和流行病学、病理和生理、症状和特征、诊断和鉴别诊断、物理和化验诊断、治疗和预后，并用循证医学方法对其进行评述。本版还新增了毒理学一章，用以增强临床医生对各种中毒及药物滥用的认识和处理。

天津科技翻译出版有限公司及时引进了这部经典医学专著的影印版，使读者能直接领略原著的原生态风貌。"原汤化原食"，不仅能提高医学生、实习生、住院医师、低年资专科医生的医学英文水平，更能提高他们的医学知识和专业技能知识，是一本不可多得的好书。我有幸先睹为快，借此推荐给年轻同仁。

读书还是原著好
——为《贝塞斯达临床肿瘤学手册》（影印版）作序

有人说，恶性肿瘤患者的 5 年生存率，美国早已超过 60%，而中国才过 30%，这是为什么呢？

有人说，那是因为恶性肿瘤中的构成比不一样，美国人乳腺癌和前列腺癌多，这类癌好治；中国人胃癌和肝癌多，难治。怎么解决这个问题呢？

有人说，要提高中国恶性肿瘤 5 年生存率，就把美国患者引进来，这只是玩笑话，那是不可能的，人家也不会来。

有人说，要提高中国肿瘤医生的学术水平，就把他们派去美国学，这是大实话，也是可能的，他们也喜欢去。但是派出的医生数量有限，学回来要在全国推广也需一定时间，通常在此期间人家又发展了。

怎么能跟上国际前沿，及时与国际同行交流，使中国恶性肿瘤的诊疗达到国际水平？最好的办法是适时引入国际经验。天津科技翻译出版有限公司及时引进了这本《贝塞斯达临床肿瘤学手册》的影印版，读书最好读原著，它不仅可让读者直接领略原著的风貌，而且可使读者及时了解美国肿瘤学当下的水平。

该书由美国国家癌症研究所、国家卫生研究院、约翰·霍普金斯医院、梅奥医学中心、克利夫兰医学中心，以及部分来自欧洲的肿瘤学专家共同编写而成。该书自 13 年前出版第 1 版以来，已再版 4 次，第 4 版增加了大量崭新内容，写作言简意赅，附有大量表格、图片及流程图，各章节后附有问答题，可以帮助读者理解和记忆。因此，本书的显著特点是新颖、易解和适用。我有幸先睹为快，十分乐意推荐给各位同仁。

HICO

——为《整合大肠肿瘤学》作序

如果你在 Pubmed 键入 colorectal cancer，即结肠直肠癌几个字，你可搜索到 108 686 篇相关论著。如果每篇纸质论著 9~10 页，那就多达 100 万页，重约 2000 公斤。如果每篇论著说明一个道理，每个道理只限 20 个字，合起来就是 1000 余页的鸿篇巨制。非常遗憾的是，这些花了纳税人大量钱财，费了研究者大量功夫的知识并未得到充分利用。在我们现行的教科书中，描述结肠直肠癌的章节通常只有 4~5 页，就是在现用的大型专著中结肠直肠癌的篇幅顶多也不过十来页。造成这种状况的可能性只有两种，那就是 Pubmed 收录的这些有关结肠直肠癌的海量数据、证据乃至结论，要么不好用，要么没用好。

诚然，这么海量的数据不一定都好用，有的只是从一个侧面、一批细胞、一堆组织、一个人群甚至只是从一群动物的实验中获得的。有些数据只源于局部、瞬时、静态……可能难以代表医学事实，难以反映医生经验。但是，其中也一定蕴藏着大量有用的、宝贵的东西，是可以视为宝藏的。如何将这些零散、分散的数据或证据，从人体整体角度出发，加以整理和整合，去粗取精、去假存真、由表及里、由浅入深，从而形成完整的新的知识体系，使之更有利于探索大肠肿瘤的病机，更有助于改善大肠肿瘤的诊断，更有益于提高大肠肿瘤的疗效，这就是整合医学。具体到本领域就是整合大肠肿瘤学（Holistic Integrative Colorectal Oncology，HICO）的使命和任务。

房静远教授组织相关专家率先写成了这本《整合大肠肿瘤学》，其显著的特点是尽可能把至今的新知识与已有的"旧经验"充分整合起来，"采风"因标新立异避"陈词滥调"；论理因青出于蓝故根深叶藏；写作因别出心裁而别具一格，读之因博采众长而明目过瘾，确是一本好书。

当然，由于整合医学这类书籍无样本可抄，无规矩可循，无"葫芦"可仿，写作本身就是一种创新。读起来虽总不令人满足或满意，但其遗憾之处正是未来发展之源。只要如此写下去，不断改下去，我深信，一本完整的、更加令人满意的《整合大肠肿瘤学》总会呈现在大家面前。

是为序。

无癌的世界

——为《无癌的世界》（中文版）作序

这是一本美国医生写的书。

书中的有些话好像是对她自己说的，医术仁术，纵然通过没完没了的努力，我们给肿瘤病人究竟带来的是什么？

书中的很多话又好像是对她的同事说的，医者仁心，只要有1%的希望就要用100%的努力去治疗，可这样做对肿瘤病人来说意味着什么？

书中所有的话更像是对她的病人说的，病人是医生的衣食父母。肿瘤病人抱着希望来带着失望去，他们花钱忍受痛苦，医生耗时费尽功夫，到头来病人是倾家荡产，人财两空。将心比心，这样与癌魔斗争，医生和病人究竟得到了什么？

严峻的事实告诉我们，除非处于早期，肿瘤患者的疗效是很差很差的，这是医学上尚未克服的难题。不是医生不努力或不够努力，而是他们确实无能为力啊！确有很少一部分病人获得好疗效，几乎全部病人都想得到这样的效果，可事实必然事与愿违。因为目前我们还无法治愈晚期肿瘤，因为肿瘤的基础研究和临床实践都还没有重大突破，因此，病人和医生的期望和努力都必须适可而止。得了肿瘤不是不要治，但不要过度治，否则就是劳民伤财，结局悲凉。

当然，作者也并未持悲观态度。既然恶性肿瘤目前难以治愈，但可以采取一些措施加以预防，比如戒除烟酒等不良习惯就可使某些肿瘤的发生率大幅下降。这确为上策，关键是很多人明知故犯，我行我素，到得了癌症才悔之晚矣，这类人应该细读此书。

在日常的临床工作中，由于病人多、时间紧，我们每次接诊多为5～10分钟，病人多么渴望与我们交流啊，但常难以如愿。玛格丽特这本书有利于解决这个问题,特别是邓绍平医生将其全文翻译成中文,用词准确,语言流畅,特向病友推荐。她会与你交谈,并告诉你想知道的东西。文中的观点不能说100%正确,对你也未必100%的适用,如有问题,可直接请教你的经治医生。

是为序。

尿中有糖才叫病

——为《重庆医科大学学报·糖尿病专刊》作序

《重庆医科大学学报》邀我为糖尿病专刊作序，糖尿病虽不是我的强项，但备受我关注。关于人体的糖代谢，消化系统至少有三个器官参与，一个是肠，一个是胰，一个是肝。肠是收糖，肝是存糖，胰是用糖。哪一个工作不好都不行，三个工作不好更不行。本刊邀请众多专家从不同角度阐述了自己对糖尿病的真知灼见，很值一读。我作为一个消化科医生，作为一个常处"高糖"状态的人，我想说下面一段话。

糖是一个好东西，人体离不了，因为有益；糖也不是一个好东西，不能多，多了人体受不了，因为有害。

自然界本来没有糖或糖分子独立存在的，酒也是这样。烤酒熬糖，人们找到了制糖的方法，还建起了作坊，直至大规模工业化生产。过去我们吃五谷，所含淀粉要在肠道进行5～6小时复杂的消化才能变成血糖。现在直接吃糖，不消几分钟就成了血糖，长此以往，久而久之，我们体内关于糖代谢的机制几乎全被打乱，从该做功不做功，最后成了做不成功，致使糖尿病发生率陡增，听说中国已有近1亿的糖尿病病人了。

血糖增高就叫糖尿病吗？不！叫我说，糖尿病，糖尿病，尿中没糖不叫病。我的空腹血糖很早就是7mmol/L了，当时正常值是4～6mmol/L，从那时起他们就嘱我开始吃降糖药。我就是不吃，因为我的其他指标是正常的，血糖高一点是身体需要。人在不同的状态，在不同的时段，一个人与另一个人的血糖状态是不一样的，单把我的血糖降下来可能会出事，就像上坡不给车加油一样，那能行吗？现在血糖达7mmol/L的人多了，我已被视之正常，我终于变成了正常人。

糖尿病最早发现在古中国，那时叫消渴症，不知道糖；到古埃及叫多尿症，也不知道糖；一直到古罗马、古印度才叫糖尿病，即尿中有糖。是血糖升高，超过极限，从尿中排出才叫糖尿病。古时诊断糖尿病，医生靠直接尝尿，后来文明一些，是把病人的尿放置于太阳底下，看蚂蚁的选择。如果病人只是血糖高，但尿中无糖，蚂蚁都说不甜，何称糖尿病呢？

关于糖尿病的治疗，一直以来都是用双胍类药物，甚至直接注射胰岛素。现在有一重大突破，就是用黄连素治疗糖尿病有效。初识的机制，黄连素通过抑制肠道菌群改变糖代谢或糖吸收。将来治疗高尿酸血症、高脂血症也可能采用这种方法，很多中药治疗疾病都是通过改变肠道菌群达到目的的。如果用中药改变不了菌群，就可以采用粪菌移植，这是我们中医在几千年前发现的验方。近年国外用之治疗难辨梭状芽孢杆菌肠炎，取得显著效果，国内用之治疗克罗恩病也有突破。动物实验证实，将瘦老鼠的粪菌移植给胖老鼠可使后者变瘦，反之亦然。这为将来治疗糖尿病提供了一个重要线索。

四言共勉

——为《中华消化学会纪念册》作序

2006年7月至2013年12月，这七年半是我生命中很值得记忆的日子。作为中华医学会消化病学分会第八届、第九届主任委员，我和全国老中青同仁同堂，和全球消化界同事同道，和全体消化学会同辈同心，将中国的消化事业推向了一个新的发展阶段。那些心心相印的人，那些和和美美的事，至今令人回味无穷、美不胜收。然历史总是时过境迁、人走茶留，笃信来者总比先人聪明，未来总比过去美好，唯有四言以之共勉。

继承。事业从非突兀而起，万水有源，正因后浪推前浪才成了长江，所以将前人的传统继承下来传承下去，这是后人的职责与使命。凡接班者都忌翻老账，前人有前人的困难，走过来了就是成功。你现在怎样对待前人，将来别人就会怎样对待你。还有……

创新。创新总是历史的要求，大众的期盼，有创新才有源头活水。按部就班，稳当是稳当，但失去的总是前方，得到的只是踏步的原点。那时我们开展青年委员的自荐遴选，成立中华医学会消化病学分会研究基金，改过去一届三年才开一次的全国大会为年年都开，参会者最多一次达到6000余人。还有……

普及。学会要顾及大众，"一枝独秀不是春，百花开放春满园"，丢了群众等于宝塔失基。我们成立中华消化病学院，7年来走过数十个省会及二级城市，开展了数百个学术报告，引起强烈反响。还有……

提升。学会的生命在于学术提升，眼光必须面向世界，只在家里倒腾成不了大器。每年我们不仅有大批大批的专家去参加APDW（亚太消化周）、UEGW（全欧胃肠病周）、WGO（世界胃肠病学组织）大会，做发言及担任主席；而且在上海成功召开了世界胃肠病大会，其规模、人数、质量及影响均为该组织几十年来的空前，受到世界同行的点赞。还有……

继承与创新涉及事业的长度，普及与提升涉及事业的高度，合起来就是学会的立体发展。只有这样，只要这样，中华消化事业必将无往不胜，一步步飞向更高，奔向更远。

HIO

——为《临床肿瘤学》作序

掐指算来，我已为好几本肿瘤学专著作过序。每次作序，我都试图从这些专著中找出肿瘤这个病的共同特点，我更想从这些著者的思想中去总结出肿瘤这个病的相同规律，从而成序，但最后我都未能如愿。

是肿瘤本质本无大是大非，本就杂乱无章，找不到共同特点，寻不出共同规律呢？还是因为我们的功夫不到火候，或现今技术还不及发现肿瘤本质？这依然是一个很值得探讨的难题。

解决上述问题若无更好办法，肿瘤学专著只能这样一本又一本，一个作者模仿一个作者不停地写下去，把不断发生的记下来，把不断发现的写出来，聚水成河，积沙成塔，终究是会实现这个目的的。

张贺龙、刘文超两位教授组织全国相关专家写成的这本《临床肿瘤学》，从基础到临床，从总论到各论，从诊断到治疗，从西医到中医，比较全面地反映了当今临床肿瘤的现状及发展趋势，是一本很有参考价值的工具书，我有幸先睹为快，特推荐给同道。

当然，我也想说另外一句话，随着肿瘤知识、经验、技术和成果越积越多，有机地将其整合起来，写成一本整合肿瘤学专著，这是我一直的期望。希望二位主编从此开始，以此为基础，向这个方向奋斗。我深信，在不久的将来，一本《整合肿瘤学》即 *Holistic Integrative Oncology* 将会展现在世人面前，我等着合手击掌的早日到来。

是为序。

HIPO

——为《整合胰腺肿瘤学》作序

我不知患者间是否有约会,但我知医生中早已有共识。那就是临床疾病中,数癌难治;在癌症中,又数胰腺癌更难治。胰腺癌确诊后的平均生存时间最多一年,且常坐卧不宁,寝食不安,痛不欲生,生不如死……

这世界上的事,最恶者常早原形毕露,最难者常早迎刃而解,这叫倒逼。人是被逼出来的,从妈妈的肚子里。办法也是被逼出来的,从屡次的失败之中。难怪人说"失败是成功之母",我想胰腺癌也会这样。

胰腺癌的研究在当下如火如荼,特别是最近5年,可谓风起云涌,万马奔腾。基础的临床的,宏观的微观的,病因的病理的,诊断的治疗的,内科的外科的,西医的中医的,生理的心理的……一方面我们还要循此研究下去,为识庐山真面目;另一方面,我们应该对这些研究资料进行收集整理,归纳分析,去粗取精,去伪存真,由此及彼,由表及里,从而将数据和证据还原成事实,将认识和知识提升为经验。然后循事实而诊,循经验而治,从循数据医学、循证据医学向循事实医学、循经验医学进军,这就是我们提倡的整合医学(Holistic Integrative Medicine)。落实到胰腺癌就是整合胰腺肿瘤学(Holistic Integrative Pancreatic Oncology,HIPO)。

李兆申、陈汝福、胡先贵三位教授紧随历史潮流,适时组织全国同道,在短期内写成了这本《整合胰腺肿瘤学》,实属不易。大家知道,过去我们在教科书中看到的胰腺肿瘤多不过三四页,我们在消化病专著中看到的胰腺肿瘤顶多也就十三四页,而今我们看到的这本专著则多达730页,为既往的数十倍、上百倍。我有幸先睹为快,手捧书稿,我的第一感觉是过去好比数花独香,而今是百花满园;草读书稿,我的第一感悟是原料备至,快成大餐。所谓快成,而非已成。我的意思是收集的数据、证据已十分丰富，应有尽有，反映了当代的研究水平，但对其间的相互关系还需做连锁分析，也就是串联到位，并联还需更下功夫。好比面前有很多零件，无数零件，最后要组装成飞机才能飞起来，这就是整合。但我相信快成大餐，最后必成大餐，只是时间而已。

　　李教授他们在胰腺肿瘤领域为整合医学的理念和实践开了先河，走出了整合胰腺肿瘤学的第一步，为我们提供了宝贵原料。要做成大餐，怎样做成大餐，什么才叫大餐，仁者见仁，智者见智。也许除了李教授他们，还有人可用此做成大餐来，做成不同的大餐来。不过到了那时，可不要忘记了这些先行者、先驱者曾经的艰辛与贡献。"The Journey of a thousand miles begins with one step"，即千里之行始于足下，他们走的可是第一步。

　　是为序。

写作须知
——为《医学写作概要》作序

谈写作，不能不先谈文字。文字的发展经历了漫长的历史过程，从以物传意、结绳记事到象形字越来越符号化，逐渐脱离图画，形成便于保存和交流的文字，可以说文字的产生使人类的智慧和能力得到空前提高。有了文字，就有了写作和创造书籍的基础。古代的写作十分注重"意"和"法"。《庄子·天道》："语之所贵者，意也"，王充《论衡·书解》："定意于笔，笔集成文"，刘勰《文心雕龙·通变》："望今制奇，参古定法"。不难看出，正确立意是文章的写作前提，温故图新是文章的内容核心，写作法度是文章的成文规范。

现代写作，尤其是科技论文写作，与我国古代相比已发生了许多质的变化。如：科技术语、缩写、计量单位、数字和符号、统计学描述及分析等，必须严格遵从国际标准，规范使用。科技论文的写作目的是要传达科学工作的理念和事实。科学家们通过论文了解和评论彼此的工作。医学论文也像其他科技论文一样，要以清晰、流畅和正确的方法去写，其质量的高低是反映医学科学水平和动向的重要标志。所以撰写医学论文是一项严肃、意义重大的工作，是交流经验、传播科技成果，不断提高临床诊治水平的重要组成部分。

袁天峰等同志编写的《医学写作概要》比较系统、简明地论述了医学论文的写作技巧与要求，有较强指导性，是医学工作者，特别是医学生应备的学习指导和写作工具书。它的主旨是帮助读者多了解一些有关医学论文写作的基本要求、选题方法及一般体裁，从而达到主题和形式的和谐统一。以期矫正一些可能存在的错误观念，清除写作的障碍，使论文内的讯息更容易地传达给读者，当然也冀望更容易被杂志接受发表。当然，该书仅是论文写作领域中的读本之一，难免有不足甚至错误，只作读者参考。希望作者继续认真学习总结与借鉴，虚心听取意见，不断深入研究探索，进一步提高自身素质和能力，为医学写作和编辑事业做出新的更大的贡献。

整合之赞

——为《整合消化病治疗学》作序

整合是时代发展的特征,是解决划时代难题的法宝。西医学的诞生和发展为人类的健康事业做出了巨大的贡献,这是不可否定的,也是不曾替代的。但西医学发展到了今天也遇到了自身难以解决的难题,为此,一个又一个医学模式粉墨登场,循证医学不够来转化医学,转化医学不够来精准医学……为何后者不断出现,就是前者不够用啊!

其实在人类发展长河中,曾经出现过100多种医学模式,包括我国的中医学、藏医学、维医学、回医学、壮医学……他们各自都有发展的道理,各自都有发展的价值,然而为何都逐渐衰退甚至销声匿迹了呢?有政治压迫、经济剥削、武力掠夺,当然也有自己不争气。比如中医药学,如果没有中华人民共和国成立,没有毛泽东主席,恐怕就很难有今天。留下西医学独家发展,近亲繁殖,凡人皆知,无论人和事,唯我独尊最终难以解决自身的问题。

中医药学源于中华民族悠久灿烂的历史文化,是历经数千年探索实践和经验总结的瑰宝,有其独特的理论体系和防治疾病的功效,为中华民族的繁衍昌盛做出了重要贡献,也是世界医学乃至世界文明的重要组成部分。众所周知,用任何一种医学模式来诊治任何一种临床疾病都难达到百分之百有效,有时不能奏效的百分比还十分高。如何借其优势扬长避短、取长补短、各尽所能,你治不了的我治,我治不了的你治,都治不了的一起来治,而且在这个过程中将发现的数据和证据还原成事实,将获得的认识和共识提升为经验,将发明的技术和艺术凝炼成医术,然后在事实、经验和医术这个层面来回反复实践,从而整合成新的医学知识体系,这就是整合医学(Holistic Integrative Medicine,HIM)。

姚希贤教授是我的老师,他在国内消化界享有盛名,是既懂中医又专西医的消化病专家。在他几十年的从医生涯中，一直在将中西医理论相整合，把中西医实践相整合。不断提高，在提高中整合；不断整合，在整合中提高。直至九十高龄，终于写成了这本《整合消化病治疗学》，真可谓是古为今用、洋为中用。西医师遇到难题时，你可以从这本书找到启发；中医师遇到难题时，你可以从这本书中找到答案。这是一本真正的经验之谈，是中西医整合的一次大胆尝试，是一本难得的整合医学专著，我有幸先睹为快，特推荐给同道。

是为序。

畲药
—— 为《整合畲药学》作序

在世界医学发展史中，据传产生过100多种医学体系。比如在中国除了中医药学外，还有藏医、维医、壮医、回医、朝医、畲医……这些医药体系分别从不同角度，采用不同的研究方法，适应不同的文化背景和生活习惯，依据不同的地理环境来研究人体的功能，寻找保障健康和治疗疾病的对策和良方。它们都曾经为本民族，包括住在同地域的其他民族，乃至全人类做出过重要贡献。遗憾的是由于历史原因，或政治压迫，或经济剥削，或武力掠夺，当然也有自身努力不够，都逐渐地衰退，甚至销声匿迹了。只留下西医药独家发展、近亲繁殖。

社会或历史发展的客观规律告诫我们，任何事物的发展如果成了唯我独尊就将遇到难以解决自身矛盾的问题，西医药学也会如此。所以，尽管一个又一个医学模式接连登台，循证医学不够来个转化医学，转化医学不够来个精准医学，这些医学模式总体来说都各有千秋，都有积极意义；但似乎都是在末端使劲、局部发力，到头来解决不了本质问题。

整合医学除了使用科学的方法来研究人体外，还试图将人体相关的一切学问加以整合，形成新的医学知识体系。整合的内容包括传统的民族医学，比如畲医药学。畲医药是我国医学宝库中的一朵奇葩，是畲族人民在特定的历史条件和地理环境下与疾病斗争的实践结晶。它不仅为畲族人民，也为中华各民族的繁衍和发展做出过一定贡献。但是，由于畲族只有语言而无文字，畲医药只能在畲民族中口口相传，未曾经过系统整理，难免传中有误、传中有漏，有濒临灭绝的危险。21世纪初，一批业内有识之士率先开展了畲医药的收集、抢救，对畲医药的处方、验方进行了系统收集和整理，并出版了《中国畲医药学》一书。随后的十余年间，在政府业界各方面大力支持下，研究队伍不断壮大，学术研究不断深入，产业开发不断推进，在诸多领域取得了重大进展，有的方面取得了突破。

在此基础上，程科军和李永福两位同志组织相关学者写成了这本《整合畲药学》，它以整合医学的研究方法对常用畲药的筛选、化学、药理及在常见疾病中的应用进行了全面细致的研究，同时紧密结合产业发展需要对畲药的种植、采收、储存、分析和开展等也进行了全面细致的探讨，基本实现了产业工程的全覆盖，是一本难得的好书，我有幸先睹为快，愿意推荐相关学者参考或应用。

是为序。

专利

——为《临床专利申请案例评析》作序

医学是一种特殊的行业。临床医生每天面临的工作是病因千奇百怪，病态千形万状，病征千变万化，治病要千方百计。面对纷繁多样的患者，复杂多变的病情，总是会碰到不断的例外和意外。例外是超出了现存的知识面，意外是不该发生的发生了。所以，什么是好医生，什么是有经验的好医生，就是能处理例外和意外的医生。为什么他们能处理例外和意外呢？因为他们经历了很多例外和很多意外，这就是经验，也可以说是他们的专利。

临床专利制度的建立一方面是为了保护专利发明者的权益，同时又可借此将其广而告之，广而推之，广而用之，使专利发挥更大的作用，使专利获得更大的效益，也使广大患者从中获益。从例外和意外发展成常态，再从常态中去发现例外和意外，这就是临床医学发展的实践轨迹；而专利是这个轨迹上各种列车的助推器，非常重要。但是，很多临床医务人员申请专利的意识不强，对临床成果的发掘不够，撰写专利申请书的经验不多，导致被授予专利的成功率不高。其实发明是一门学问，但把专利申请书写好，确保申请成功本身也是一门学问。

洪流医生在他的临床工作中，善于总结提炼，申请并获得过不少临床专利。他在专利申请方面积累了一定经验，在此基础上写成了这本书，不仅阐述了专利申请的基本概念和申请流程，还立足于临床专利的实例剖析了专利申请的创新思维和写作要点。因而具有模仿实例多、信息量大的特点，很适合准备申请临床专利的新手阅读使用，也可供其他医学生或住院医师学习参考。我有幸先睹为快，特予推荐。

是为序。

医之道

——为《医之道》作序

我是一名西医师，但我很喜欢中医。因为在我的工作中，确有不少西医药治不好的病用中医药治愈了。我认为，中西医间的整合是未来中国医学发展的出路所在，出息所在。

要谈中医，首先要学习中医。学中医不能一概与西医比较，有人甚至说中医不科学。其实中医，包括西医，可以说医学都要比其他自然科学复杂得多。我们不能用单纯的自然科学理论或标准来束缚医学的发展。同样，也不能完全用西医的理论体系或实践标准来束缚中医学的发展。因为中西医对人体的认识及解决问题的思路和方法是不同的。不同并不等于就是错误，因为中医经过中华民族几千年反复的实践验证，证明对人体的健康是有益的，对疾病的治疗是有效的。

要学中医，首先要学习中文。这里的中文不单指中国文字，而是泛指中国文化。中国文化博大精深，源远流长。中医的理论和实践是建立在中国传统文化的基础之上，如果读不懂几千年传承下来的国学经典，不理解阴阳五行的真实含义，那就很难理解中医和中药，更谈不上对中医和中药的继承和创新了。

本书的显著特点是作者在反复通读《易经》《道德经》《黄帝内经》等典籍基础上，将中国文化，中医药理论与实践，以及西药理论与实践三者相互联系，去解读、分析乃至诠释临床上经常碰到的问题，即为何有时有理无效，而有时又有效无理；为何有时治了不愈，而有时又不治自愈。

这是一本富有整合医学理论和实践创意的书。医学中含有大量科学知识，但同时又含有大量不属于科学范畴，甚至比科学还要重要的知识。可以说凡是与人体有关的一切学问都和医学有关，都可视之为医学知识，以人为整体，将其整合，有所取舍，形成新的医学知识体系，这就是整合医学（Holistic Intergrative Medicine，HIM）。本书是将文化与医学整合的一次尝试，当然毕竟是开始，难达十全十美。但如此走下去，一定是有益的。我们不要去指责它不够完美，那样不公平。但我们可以为之提出建议，那是通向完美的助推器。

是为序。

医之趣
——为《医之趣》作序

赵雅楠同学邀请我为她的书作序,着实让我为难了,思来想去,难以命笔。读医学课本,考医学成绩,多靠死记硬背,我亦如此。然赵同学却发挥联想思维,把身边相近的人和物,把相关领域的奇闻趣事联系起来,去记、去背、去理解、去融合,把一些枯燥的医学知识变成了一部活生生幽默风趣的读物,人见人爱。其实细想,而今的医书器官就是器官,肌肉就是肌肉,细胞跟着细胞,分子连着分子,而在经典的医书《黄帝内经》中,医学知识仅有30%左右,其余则为天文的、地理的、气象的……包罗万象;文学的、历史的、哲学的……博古论今。这才是真正的医书和医学。

而今的医学,学科细划、专业细化、医学知识碎片化已走到了极端。医学生必须读完53本以上教材才能毕业。通常完成了学业,但难以把所学知识整合成系统,难以完成整体治疗病人的工作,只知分子,不知疾病;只知疾病,不知整体;只知治病,不知治人。所以,我们提出了整合医学的理论及实践,整合医学就是从人的整体出发(Holistic),将与人体相关的一切知识加以整合(Intergrative),把数据、证据还原成事实;把认识、共识提升为经验;把技术、艺术凝炼成医术,在事实、经验和医术这个层面,不断地实践,实践出真知,形成新的医学知识体系(Medicine),这就是整合医学(Holistic Integrative Medicine,HIM)。赵同学的这本书有利于在读学生训练 HIM 的思维,形成 HIM 的习惯,将来在工作中取得 HIM 的经验和成果。故此,我愿意推荐给在读医学生。另外,也不失为一本医学科普读物供医学以外的读者阅读参考。

是为序。

延老须知

——为《医学抗衰老行业技术规范化指南》作序

三十年前，我在日本学习。一天，导师问我，你们中国在很多名词前冠以"老"字，是何意思？我答是尊称，比如老张、老李、老师傅、老领导……又比如，我称您为老师。那老鼠呢？我一时语塞，因为民间还有把人逝世称"老"的。其实社会学对"老"字的认同并不一致；再深究，医学对老的认识也还不清楚。

"生老病死"，自然规律。人们对"生、病、死"的关注度从来很高，但对"老"的重视度从来不够。其实，"老"与"生、病、死"从来密切相关。有的早老，叫生来就老；有的快老，叫未老先衰；有的不老，叫该老不老。有的因老而病，人称老病；有的因老而死，人称老死。研究"老"的医学本质，不仅可用之延老、延寿，还可用之促进和提高人类的健康水平。

然而，时下由于对"老"的本质认识不透，民间确有一些抗衰老的验方或技术，加之经济利益驱使，社会上形成了抗衰老市场，五花八门、鱼目混珠。即使是在专业的诊所或医院也很不规范，公有公的道，婆说婆有理。不仅不能延老，反倒致人更老，甚至病死。

中国整形美容协会抗衰老分会组织全国相关专家，以国际上现行指南为基础，经过大量收集、整理、分析和总结现行技术、方剂或方法，并经行业学会对各方面的认识共识进行讨论、汇总，形成了这本《医学抗衰老行业技术规范化指南》。对于指导行业规范化延老、抗衰，防止民间违规操作，从而杜绝各种事故及不良事件的发生，对于不断提高抗衰老保健康的水平具有重要的理论价值和实践意义。

当然，"抗衰老、保健康"是一个永恒的课题，其发展永远在路上。我们可以说这是一个好指南，但不能说它就是最好的指南，因为世界上任何事物都需要发展，没有最好，只有更好。随着医学上对"老"本质的研究不断深入，随着抗衰老经验的积累及技术的不断提高，这本指南将会越写越好，抗衰老的水平也会越来越高。

生存与生命

——为《生存与生命》作序

医生与病人究竟该是什么关系？我说："病人是医生的衣食父母，医生是病人的救命恩人"。没有病人，医生何以维持生存？没有医生，病人何以维系生命？因此，医生与病人应该是同一战壕的战友，共与死神相战；病人与医生是亲密无间的朋友，同以生存和生命相依。

然而，曾几何时，这种关系被曲解、扭离，甚至撕裂。骂医生，杀护士，强为死者跪地"谢罪"，逼为死孩背尸游街……该出来解决矛盾的领导漠不关心，避而远之，生怕惹火烧身；不该出来参与的媒体却煽风点火、添油加醋，混淆是非，颠倒黑白。致使医患纠纷越发越多，越演越烈。到头来，不仅医生的声誉极大受损，而且病人的生命极大受害。

我和张贵平先生素不相识。他寄来书稿，我一口气读完。一页页、一段段、一句句、一字字，不正是在阐述医患关系的解决办法么？他带着妻子求医，5年的所见所闻、所思所想、所言所行、所误所成，善意地告诉我们，只有病人对医生信任和尊重，只有医生对病人关爱和热情，才能共获医疗上理想的结果。

肿瘤是难治的，是无情的，他的爱妻终能转危为安，重获新生，是一所又一所医院、一个又一个医生，经历一个又一个白天黑夜、采取的一个又一个诊疗行动，从死神中夺回来的，这是一场挽救生命的接力赛。有人珍爱生命，情真意切，听起来感动不已；有人挽救生命，你追我赶，读起来荡气回肠。

我年逾60，从医也40余年。我见到的病人或家属，其实多数都和张贵平先生相似，善解医意。这个医，一是医学，一是医生。他们知道医学的难解，医生的难当。其实，误解医生的病人总是少数，对病人不好的医生也是少数。但这两个少数解决不好，就会逐渐演变成主流。所以，我要向这两个少数的人群推荐这本书。从中你可知道，大病当前，作为医生，病人需要什么？生死之间，作为病人，医生需要什么？这本书原来的书名叫《生命如此美丽》，我给作者打电话建议改成《生存与生命》，这样更符合作者的原意，张贵平先生欣然接受了。

这本书可能还有另外一种作用。大家都知道，天有不测风云，人有旦夕祸福。当你或亲属突然被诊为严重疾病，包括肿瘤时，你可能会目瞪口呆，束手无策，甚至天摇地动，一时乱了方寸。此时建议你读这本书，或许可以从中找到办法，从而正确就医。因为这本书是经历之谈，经验之谈，成功之谈。

是为序。

退得境界

——为《整合恶性肿瘤姑息治疗》作序

关于癌症，我们通常视其为敌人。外科医生用手术刀切；内科医生用化疗药杀；放疗科医生用放射线照，都是以杀灭癌细胞为目标，越彻底越好，越干净越好，生怕不能致其于死地。但切来切去，杀来杀去，照来照去，总有一些病例，肿瘤不但未被消灭，肚子里抽出来的癌细胞还是活的，有的还能长期培养、传宗接代。

小时候，我看别人扭秧歌，他们一个个进退自若。先是低头前跨两步，然后是后退一大步，退时伴以仰身、露面、双手扬绸。欢喜极了，漂亮极了，既自喜又众喜。如果他们一直躬身前行，不仅不好看，还会发生危险。如果前面有障碍，那会碰壁的。如果前面是悬崖，那会跌落的。所以，他们安全，他们漂亮，关键是退的那一大步，退出了境界。他们存，是存在退的那一大步；他们胜，是胜在退的那一大步；他们美，是美在退的那一大步。

世上万物的哲理是相通的，也许最终都是相同的。我常在想，对那些杀不全、杀不到、杀不死的癌细胞，我们能否换一种方式，不要去动它。因为动它不仅毫无作用，反倒伤了自身，到头来鸡飞蛋打，赔了夫人又折兵，还不如"人不犯我，我不犯人"，想各种方法与肿瘤长期共存呢。

这本《整合恶性肿瘤姑息治疗》，用的就是上述理念，用各种现存的医疗技术，改善病人的病理状态，提高病人的生活质量，达到长期带瘤生存的目的。是一种"以静制动"的治癌方法，事实证明可以获得良好效果。

王颖副教授组织国内专家翻译的这本书，对于相关学者是十分有用的。原书名没有"整合"二字，是翻译中加进去的。因为这本书与我们提倡的整合医学

（Holistic Integrative Medicine，HIM），说具体一些，与整合肿瘤学（Holistic Integrative Oncology，HIO）十分吻合。那就是从整体角度，将现有对病人有益的临床方法加以整合，使之成为不一定直接杀伤癌细胞，因而对正常组织无副作用，但能提高病人生活质量、延长病人生命的姑息疗法。

我有幸先睹为快，特推荐给相关学者。

是为序。